U0206711

公共卫生与健康传播译丛

Health Communication:
From Theory to Practice
(2nd edition)

健康传播：
从理论到实践 （第2版）

[美] 瑞娜塔·斯齐亚沃　著
Renata Schiavo

李　洁　译

中国社会科学出版社

图字：01-2019-5851 号

图书在版编目（CIP）数据

健康传播：从理论到实践：第 2 版／（美）瑞娜塔·斯齐亚沃著；李洁译．—北京：中国社会科学出版社，2024.3

（公共卫生与健康传播译丛）

书名原文：Health Communication：From Theory to Practice（2nd edition）

ISBN 978-7-5227-3167-4

Ⅰ.①健…　Ⅱ.①瑞…②李…　Ⅲ.①健康—传播学—研究　Ⅳ.①R193

中国国家版本馆 CIP 数据核字（2024）第 044485 号

Health Communication：From Theory to Practice(Second edition)

Renata Schiavo

ISBN 978-1-118-12219-8

© 2014 by Renata Schiavo.

All Rights Reserved. This translation published under license with the original publisher John Wiley & Sons, Inc.

No part of this book may be reproduced in any form without the written permission of the original copyrights holder.

Copies of this book sold without a Wiley sticker on the cover are unauthorized and illegal.

出 版 人	赵剑英	
责任编辑	刘　芳	
责任校对	王　龙	
责任印制	李寡寡	

出　　版	中国社会科学出版社	
社　　址	北京鼓楼西大街甲 158 号	
邮　　编	100720	
网　　址	http://www.csspw.cn	
发 行 部	010-84083685	
门 市 部	010-84029450	
经　　销	新华书店及其他书店	

印　　刷	北京明恒达印务有限公司	
装　　订	廊坊市广阳区广增装订厂	
版　　次	2024 年 3 月第 1 版	
印　　次	2024 年 3 月第 1 次印刷	

开　　本	787×1092　1/16	
印　　张	35	
字　　数	587 千字	
定　　价	149.00 元	

凡购买中国社会科学出版社图书，如有质量问题请与本社营销中心联系调换

电话：010-84083683

本书简体中文字版专有翻译出版权由 John Wiley & Sons, Inc.公司授予中国社会科学出版社。

未经许可，不得以任何手段和形式复制或抄袭本书内容。

本书封底贴有 Wiley 防伪标签，无标签者不得销售。

版权所有　侵权必究

公共卫生与健康传播译丛
编 委 会

学术顾问　支庭荣　暨南大学
　　　　　　刘　涛　暨南大学

主　　编　黄雅堃　暨南大学

编　　委（按姓氏音序排列）：
　　　　郭　军　暨南大学附属第一医院
　　　　郝　黎　广东省人民医院（广东省医学科学院）
　　　　林定坤　广东省中医院
　　　　瞿红鹰　广东省第二人民医院
　　　　孙少晶　复旦大学
　　　　许　静　北京大学
　　　　杨晓霖　南方医科大学
　　　　赵晓泉　乔治梅森大学
　　　　郑子谦　广东省卫生健康宣传教育中心
　　　　钟　布　宾夕法尼亚州立大学
　　　　周树华　密苏里大学

总　　序

健康，系人类永恒的话题，也是社会持续、稳定发展的前提条件。世界卫生组织将健康定义为"身体、心理和社会幸福感全面良好的状态，而不是简单的没有生病或者身强体壮"。在医学界，传统的"生物医学模式"正逐渐转变为"生物—心理—社会医学模式"。伴随着人类生存质量的日益提升与医疗保健观念的变化，公共卫生、自身健康成为日常议题，人们不仅关心病症，还渴望探索疾病背后的心理、文化和社会动因。遵循这一思路，传播学者致力于探索将传播学理论，有效整合于医疗教育及实践的途径。其中，"健康传播"的科普教育扮演着重要角色。

健康传播（Health Communication）主要指健康信息的传播和分享的行为与过程，作为有目的性的干预活动，其意义在于让大众建立起以事实和概念为依据的理性医学观念和疾病预防手段，参与健康传播活动的主体会通过拥护、采纳或维持某种健康行为或政策实践，以达到最终改善个体、社区和公共卫生的目的。健康传播作为相对独立的研究领域，20世纪70年代初始于美国，基于跨学科视域的多元路径，受到不同学科和理论方法的影响，吸引了诸如心理学、医学、社会学和传播学领域的从业者与学者参与其中。总体而言，健康传播研究不仅涵盖医疗保健、健康教育、公共政策和健康管理等范畴，也涉及人文关怀、社会支持、叙事医学和社会营销等"非典型性"健康议题。历经五十多年的发展，随着专业协会、研究机构、学术期刊、医院组织、课程项目的日渐丰富，健康传播已经成为传播学研究版图中的重要分支。

在我国，对健康传播的研究与实践最初萌生于健康教育界，主要参与者为临床医生和卫生专家，现代健康宣教在公共政策、医疗环境、健康观念、社会交往、传播渠道等多维生态因素的综合影响下逐渐成熟。学者们从自身旨趣出发，侧重关注健康传播的某些特定方面，如风险沟通、人际交往、患者赋权、文化研究和传播技术。

文化与心理因素如何影响健康态度和行为？互动媒介如何令受众重塑健康信息？医患之间应该如何建立良好的协作沟通？公共卫生离我们有多远？传播理论为何对健康研究和健康教育如此重要？不断发展的媒体格局为风险沟通带来了何种机遇和挑战？媒介叙事怎样才能兼顾科学性、专业性和艺术性？如何培养熟练驾驭传播技能的跨学科复合型人才？对上述问题的思考，促使我们在知识普及、学理研究、实践应用、高水平人才培养机制等方面对"健康传播"这一重要传播学领域展开系统研究，关注健康的本质及其与传播的关系，加快形成利于健康的生活方式、生态环境和社会制度，实现健康和经济社会的良性协调发展。

习近平总书记于 2016 年 8 月在全国卫生与健康大会上明确指出"要把人民健康放在优先发展的战略地位，为人民群众提供全生命周期的卫生与健康服务"。这些服务包含了宣教、预防、保健、康复、护理多个层面。同年 10 月，中共中央、国务院发布了《"健康中国 2030"规划纲要》，纲要从"普及健康生活、优化健康服务、完善健康保障、建设健康环境、发展健康产业、健全支撑与保障"六大方面全面梳理了"健康中国"作为国家战略重要组成部分的主旨内涵。

无论是健康教育还是促进工作，都离不开健康信息的传播与行为科学的引导，尤其在媒介化社会的当下，健康信息的精准有效传播至关重要，因此需要对信息设计、媒介叙事及传播效果进行及时、深入的思考和研究。"健康中国"作为国家的重大发展战略，具体落实在传播学教研领域，则要对健康理念和公众政策制定做好传播服务。暨南大学新闻与传播学院于 2019 年成立了"健康传播与行为科学研究中心"，致力拓展学科视野，丰富学科内涵，积极回应"健康中国"战略背景下国家对健康传播研究和相关人才的社会需求，以"根植大传播，放眼大健康"的思路，促进医疗系统行政部门、医疗机构和社会组织的协同合作，完善健康传播理念，提升传播能力，达至服务社会、全民健康的美好愿景。

"他山之石，可以攻玉。"三年前我们与中国社会科学出版社携手，共同推动"公共卫生与健康传播译丛"的译介出版。译丛选编相对科学，兼顾知识普及、理论研究、传播策略与效果评估等多个维度，为读者打开了健康传播研究与实践的一扇"窗口"。译丛涵括六册选题，分别是：

《健康传播：当前议题与未来展望》（第 6 版）（Communicating about Health：Current Issues and Perspectives）（6th edition）从文化、社会、组织等角度展开，通过患者、医护人员、公共卫生决策者的视角探讨健康传播，读者将从中了解文化、媒介、个体身份、技术、社会网络及其他因素对健康和康复的影响。

《健康行为：理论、研究与实践》（第 5 版）（Health Behavior：Theory，Research，and Practice）（5th edition）反映了公共卫生领域的最新变化，重点关注健康行为研究，包括健康与社区、文化及传播的关系，并结合经典和时新的理论及案例做出翔实解析。作为健康行为研究的黄金指南，提出了公共卫生和健康行为研究的核心原则。

《公共健康传播：关键工具与策略》（Public Health Communication：Critical Tools and Strategies）涉及公共卫生政策、健康促进、健康教育、社会营销及社区健康教育等，阐述公共卫生语境下的核心概念、传播策略、新媒体技术及效果研究等诸多话题。

《健康传播：从理论到实践》（第 2 版）（Health Communication：From Theory to Practice）（2nd edition）全面介绍了健康传播领域的理论与各种专题，涉及健康传播项目开发、实施与评估的操作指南。强调以人为本的理念和健康传播干预方法，以及健康与各种社会因素的互动关系，具体阐述在健康传播语境下行为、社交及组织传播的重要性。

《媒介演变环境下的风险与健康传播》（Risk and Health Communication in an Evolving Media Environment）以论文集的形式呈现了风险与健康传播领域中顶尖学者的最新讨论。话题包括卫生保健、职业安全、气候变化传播、突发天气报道、恐怖袭击、风险沟通、公共政策等，驾驭媒体特征，形成独到的见地。

《健康传播中的文化反思：作为跨文化接触的社会互动》（Rethinking Culture in Health Communication：Social Interactions as Intercultural Encounters）从文化视角对健康传播进行跨学科探讨，特别关注健康背景下的社会互动，阐述卫生保健过程中患者、专家与决策者的文化结构。探讨文化影响医疗保健的方式，引入新的方法来理解社会关系和健康政策，将其作为一个涉及文化价值观、期望、动机和行为模式的动态过程。

总　序

纵观国际健康传播领域积累的理论体系和经验方法，我们希冀这套译丛，能够为有志耕耘于健康传播领域的专家、学者及从业者带来启示，共同探求当前中国"健康传播"的研究方向、理论建构、方法路径与应用实践，不断完善符合中国国情的"健康传播"学科体系，争取政府、临床、社会和媒体协同创新，提升中国健康传播研究的国际影响力、参与度和话语权。

暨南大学新闻与传播学院院长、

博士研究生导师

2022 年 10 月

译者序

在过去的十年中，健康传播堪称国内传播学研究最重要的新兴领域之一。这本《健康传播：从理论到实践》（第 2 版）是美国健康传播学界较有代表性的著作，全面介绍了健康传播的主要理论、干预方案和当前的主要议题，还提供了健康传播项目设计、实施和评估的实践指南。作者强调以人为本和参与式健康传播干预措施的重要性，重视健康的关键社会决定因素以及健康和社会各个领域之间的相互联系，并把健康传播干预措施的关键成果聚焦在行为结果、社会结果和组织结果上。

作者反复强调，健康传播尤其注重实践性。它研究、解决的问题来自现实生活中那些经受疾病之苦（或潜在风险）的人们，通过干预性的过程来实现目标群体的行为改变——这一点我特别想与各位读者共勉。在之前的教学和研究中，不少对健康传播抱有浓厚兴趣的学生有一个通病，就是在宿舍里找研究选题，而忘了应该到社会生活的疾病情境中去，了解那些面临疾病风险或正在与疾病搏斗的人们，了解他们的所思所想，了解他们存在哪些信息和沟通方面的困境、需求、误区，并已经或正在为此付出怎样的代价。

健康传播第二个核心特征是跨学科性与多部门合作，它涉及公共卫生、传播学、社会心理学、市场营销、教育学等诸多领域。因此，每一个有志于从事健康传播研究和实践的人，都需要去学习本专业之外的其他学科课程，特别是掌握公共卫生体系和医疗行业的基本运行规律及规则。

最后，健康传播的基石是"以人为本"，它要求研究者和从业者对人，特别是对弱势群体怀有深厚的共情能力和关爱之心，孜孜以求改善人们的健康结果。

从结构上看，本书分为四个部分，共有 16 章和两个附录，全书译文约合

58万字。每章都以"本章内容"和"本章目标"开始，介绍这一章的主要框架；每章末尾的"关键概念"总结归纳该章的要点，"讨论与练习"提供了有针对性的习题，"核心术语"则将这一章内出现的重要专业术语进行汇总。另外，附录还提供了相应的网站或网页，可以获得关于健康传播的各种重要信息。该书可作为相关专业高年级本科生或低年级研究生学习的课程教材，也可供从事相关领域实践工作和研究的人员自学参考。

这本书的翻译工作伴随着整个新冠肺炎疫情，彼时健康和疾病问题成为每个人生活的核心议题，一切都被长久甚至永久地改变。在此期间，我的母亲被确诊了癌症并进行了手术和化疗，她在这一过程中体现出来的冷静和乐观让亲朋好友们既钦佩又怜惜，但其实，隔着手机屏幕，我依然常常能感受到她的无助和害怕。母亲的患病让我对于本书中所讲到的一系列议题有了更切肤的感受，比如健康信息与健康决策、医患沟通与依从性，比如人际交往与社会支持，又比如文化习俗等因素如何影响疾病、治疗和健康观念。

该书的翻译由我和四位已毕业的研究生、一位博士生合作完成。分工为：原版前言、绪论和附录由我承担，第一章、第二章和第十四章由康静诗和我共同承担，第三章、第四章、第五章和第十三章由林淑婷和我共同承担，第六章、第七章、第八章、第九章、第十五章和第十六章由陈竿秀和我共同承担，第十章、第十一章和第十二章由张静和我共同承担。在此基础上，我又对全部译稿做了逐字逐句的修订、编校甚至重译。

在该书翻译中我所坚持的原则只有一条：忠于原文。译稿中仍然存留的问题均由我负责，由衷恳请读者和同行不吝指正，事实上，我自己每看一遍都会发现还有错误、疏漏和值得改进之处，不胜惶恐。

感谢在本书翻译过程中给予我诸多专业帮助的朋友和同仁：复旦大学发展研究院王帆教授，北京大学深圳医院黄贤君女士，暨南大学外国语学院王方老师，广州市卫生健康宣传教育中心余凯鹏医生，广东省妇幼保健院马远珠医生，湖南省第三人民医院王欢医生。

感谢我的研究生胡可、陈琳、陈宛钰、胡骞、徐汝佳、杨晓兵、钟昕参与校对了部分译稿，并提出宝贵意见。

感谢本书主编黄雅堃教授的精心组稿，感谢中国社会科学出版社刘芳编辑的认真审阅和细心修改。作为大学老师，我只有在完成繁重的教学和科研任务之余才能利用业余时间进行译书，非常感谢我的儿子向往之的陪伴、我的母亲周解云女士的督促，以及家人在各方面的理解和支持。

世界卫生组织（WHO）对健康有一个权威的定义："健康不仅是没有疾病或者身体不虚弱，而且指身体上、精神上和社会适应（社交）上的完好状态（Wellbeing）。"这常常让我想起 2005 年在上海双年展上看过的一个艺术作品——"药佛"。整整一面墙的透明塑料瓶里装满了花花绿绿的各种药丸：香砂养胃丸、六味地黄丸、逍遥丸、乌鸡白凤丸、头孢、速效救心丸……而所有的塑料瓶都是佛像的形状。艺术家在作品介绍里说："药者医身，佛者医心。"那么信息与沟通呢？

李　洁

2024 年 1 月于美国

目　　录

前　言 / 1

致　谢 / 1

绪　论 / 1

第一部分　健康传播简介

第一章　什么是健康传播？ / 11

　　定义健康传播 / 12

　　21 世纪的健康传播：核心特征与定义 / 18

　　健康传播的环境 / 30

　　公共卫生、医疗保健和社区发展中的健康传播 / 31

　　营销组合中健康传播的角色 / 33

　　主要的传播领域一览 / 34

　　健康传播周期 / 35

　　健康传播的"可为"与"不可为" / 36

　　关键概念 / 38

　　讨论与练习 / 39

　　核心术语 / 39

第二章　健康传播当前的理论与议题 / 41

　　前提：传播模型和理论的使用 / 42

　　健康传播的主要理论 / 43

　　战略性行为和社会改变的传播模型 / 63

其他理论与计划框架 ／ 67

公共卫生与医疗保健领域当前的议题及问题：对健康传播的影响 ／ 71

关键概念 ／ 84

讨论与练习 ／ 84

核心术语 ／ 85

第三章 文化及其他因素对健康与疾病观念的影响 ／ 86

什么是文化？ ／ 87

定义健康和疾病的方式 ／ 88

理解不同情境下的健康观念：基于比较性概述的视角 ／ 91

性别对健康行为及健康与疾病观念的影响 ／ 95

健康信念与期望：对健康传播的影响 ／ 97

文化能力及其对健康传播的影响 ／ 99

关键概念 ／ 101

讨论与练习 ／ 102

核心术语 ／ 103

第二部分 健康传播方法与行动领域

第四章 人际传播 ／ 107

人际行为动力学 ／ 108

人际传播的社会认知过程 ／ 110

以社区对话为例的大规模人际传播 ／ 114

推销和咨询服务的力量 ／ 115

沟通：一项临床核心技能 ／ 119

技术中介传播对人际传播的影响 ／ 129

关键概念 ／ 131

讨论与练习 ／ 132

核心术语 ／ 133

第五章 大众媒体、新媒体传播与公共关系 ／ 134

新媒体时代健康传播的"变"与"守" ／ 135

　　大众传播媒介与公共关系　／ 139

　　公共关系的定义：理论与实践　／ 140

　　大众传媒、健康相关决策与公共卫生　／ 149

　　新媒体与健康　／ 156

　　整合新媒体传播，覆盖服务匮乏的群体　／ 167

　　大众媒体和新媒体特定的评估指标　／ 168

　　关键概念　／ 171

　　讨论与练习　／ 173

　　核心术语　／ 173

第六章　社区动员和公民参与　／ 175

　　社区动员和公民参与：一种自下而上的路径　／ 176

　　社区动员对健康知识和健康实践的影响　／ 189

　　风险和危机传播中的社区动员和公民参与案例　／ 204

　　关键概念　／ 207

　　讨论与练习　／ 208

　　核心术语　／ 209

第七章　专业医疗传播　／ 210

　　医务人员沟通：点对点的方法　／ 211

　　医疗（临床）传播中的理论假设　／ 215

　　如何影响医务人员的行为：理论综述　／ 216

　　专业医疗传播的关键要素　／ 218

　　主要传播渠道和活动概述　／ 224

　　利用信息技术弥合全球健康行业人力资源缺口　／ 227

　　跨文化健康传播与改善医疗：在临床教育中优先考虑健康差距　／ 228

　　关键概念　／ 229

　　讨论与练习　／ 230

　　核心术语　／ 231

第八章　健康传播中的支持者关系和战略合作伙伴关系　／ 232

　　支持者关系：基于实践的定义　／ 233

　　承认所有支持者群体的合法性　／ 235

支持者关系：一种结构性的方法 / 236

发展成功的多部门的战略合作伙伴关系 / 239

关键概念 / 247

讨论与练习 / 248

核心术语 / 249

第九章　政策传播和公共倡导 / 250

作为整合传播的政策传播和公共倡导 / 251

与决策者和利益相关者沟通 / 253

公共倡导和公共关系中的媒体 / 257

影响新媒体时代的公共政策 / 260

关键概念 / 262

讨论与练习 / 263

核心术语 / 263

第三部分　健康传播干预的计划、实施和评估

第十章　健康传播计划过程 / 267

为什么计划很重要 / 269

进行健康传播计划的方法 / 270

健康传播周期与战略计划过程 / 272

进行健康传播计划的关键步骤 / 274

有效的健康传播项目的关键要素 / 279

建立项目总体目标：一个实践的视角 / 282

结果性目标：行为、社会和组织层面 / 283

关键概念 / 285

讨论与练习 / 286

核心术语 / 287

第十一章　情境分析和受众分析 / 288

如何形成综合性的情境分析和受众分析 / 289

数据讨论和分析 / 291

呈现、共享和报告研究结果　／ 310

常用研究方法概述　／ 312

关键概念　／ 326

讨论与练习　／ 327

核心术语　／ 328

第十二章　制定传播目标和战略　／ 329

如何制定和验证传播目标　／ 330

制定传播战略　／ 336

关键概念　／ 343

讨论与练习　／ 343

核心术语　／ 344

第十三章　设计和实施行动计划　／ 345

行动（战术）计划的定义　／ 346

行动（战术）计划的关键要素　／ 349

整合合作伙伴关系与行动计划　／ 365

规划一个成功的项目执行方案　／ 367

关键概念　／ 371

讨论与练习　／ 371

核心术语　／ 372

第十四章　健康传播干预的结果评估　／ 373

评估——健康传播计划的核心要素　／ 374

评估的趋势与战略概述：是什么、为什么以及如何测量　／ 375

评估指标应包括弱势群体和服务匮乏的群体　／ 390

评估新媒体干预：新趋势与模型　／ 391

监测：项目评估的基本要素　／ 394

将结果与特定的健康传播干预相联系　／ 397

评估报告　／ 398

关键概念　／ 401

讨论与练习　／ 402

核心术语　／ 403

目　录

第四部分　田野研究案例和经验

第十五章　美国健康传播的案例和经验　/ 407

　　从理论到实践：美国案例精选　/ 408

　　新兴趋势和经验　/ 426

　　关键概念　/ 428

　　讨论与练习　/ 428

　　核心术语　/ 428

第十六章　全球健康传播的案例和经验　/ 429

　　从理论到实践：全球健康传播案例精选　/ 430

　　新兴的趋势和经验　/ 450

　　关键概念　/ 452

　　讨论与练习　/ 452

　　核心术语　/ 453

附录 A　健康传播中的政策简报范例和在线资源列表　/ 454

附录 B　健康传播在线资源　/ 462

参考文献　/ 481

前　言

自 2007 年第 1 版《健康传播：从理论到实践》出版以来，来自许多不同行业的专家和学者纷纷与我联系，说这本书为他们提供了一种框架，激励他们分享并讨论与社会、健康、传播相关的经验和话题。在美国和世界其他地区，许多教师和学生（包括我自己的学生）把本书用作课程的一部分，他们的反馈非常重要。我对所有促进我思考和专业能力提升的人表示感谢，他们的意见和建议以及我们之间的许多对话是促成第 2 版的主要原因。

其他促成第 2 版出版的原因还包括健康传播的自我进化、科技的进步，以及补充第 1 版中关于前沿动态和理论的不足。第 2 版进一步强调了健康传播干预应该以人为中心、注重人的参与，同时，关键性社会决定因素与其他健康因素、其他社会领域之间的互动也应当纳入考量。在强调健康传播干预的行为、社会和组织结果的同时，本书也展示了多个领域的新信息、新理论模型、新资源和新案例分析，这些领域包括健康平等、城市健康、新媒体、应急和风险传播、健康传播战略伙伴关系、政策传播和公共倡导、文化能力、健康素养，以及与各种健康主题相关的健康干预评估。

最后，很高兴我能继续从我的工作中、从我有幸与之共事的人们那里不断学习。我曾鼓励人们关注社区传播的所有权和参与度，让人们根据自己的文化偏好决定参与的程度、时间和方式；支持我这一建议的呼声越来越强烈，我也越来越意识到，我从事这一工作的原因就是试图对人们的健康和生活产生影响。随着工作的开展，弱势群体所面临的诸多挑战不断增长，这让我意识到在保持对行为和社会影响强烈关注的同时，应鼓励人们从以疾病为中心的思维转向将健康与相关的社会、政治和环境问题联系起来，这一点相当紧迫。

使公众回归公共健康。

全球化思维，本土化行动。

解决健康差异。

这些不只是口号，也是激励我工作和写作本书的座右铭。

致　　谢

跟所有长期在做的项目一样，本书第 2 版受到许多人的启发，也是我多年思考和工作的成果，我对许多同事都心怀感激。首先，我由衷感谢我的主编，Jossey-Bass 出版社的 Andy Pasternack 和 Seth Schwartz，他们为本课题提供了非常宝贵的帮助和专业的指导，他们的鼎力支持、鼓励与投入，见证了本书出版的整个过程。没有他们，我绝不可能完成本书！

感谢 Joshua Bernstein、Erin Driver、Rachel Gonzales、John Kowalczyk、Doris J. Laird 和 C. J. Schumaker 对第 2 版修订计划的意见与反馈，感谢 David Anderson、Ellen Bonaguro、Kathy Miller 和 Mario Nacinovich 对第 2 版提出宝贵建议以及为出版做出的重大贡献。向所有对第 1 版和第 2 版的草稿提出建议，或帮助提供本书相关案例研究、访谈的专家朋友和同事们表示感谢，他们是 Doug Arbesfeld、Susan Blake、Joe Casey、Lenore Cooney、Amanda Crowe、Gustavo Cruz、Chris Elias、Everold Hosein、Marina Komarecki、Destin Laine、Rafael Obregon、Sherry Michelstein、Elil Renganathan 和 Lisa Weiss。感谢本书中的案例研究的各位作者，感谢他们的慷慨、投入的时间和贡献。非常感谢 Radhika Ramesh，她是纽约大学传媒、文化和传播学硕士，曾是我的学生和同事，她专注而注重细节，在第 2 版中担任研究和编辑助理。感谢 Ohemaa Boahemaa，她在繁忙的工作安排中帮助完成了本书中许多图表的设计。感谢 Prarthana Shukla，他是第 1 版的研究助理。感谢之前我在公共卫生领域的学生们，特别是 Lawrence Fung 和 Ellen Sowala，以及其他使用本书第 1 版并提出改进建议的同事和学生。

感谢来自纽约大学和亨特大学公共卫生学院（the CUNY School of Public Health at Hunter College）的同事们，我的学术和教学经验归功于他们：Marilyn Auerbach、Jo Ivey Boufford、Jessie Daniels、Nicholas Freudenberg、Sally Guttmacher、Susan Klitzman、James Macinko 和 Kenneth Olden。同时感谢这两个机构的其他许多同事，我们在社会、健康、传播领域有过很多交流与项目合作。需要指出的是，May May Leung，她专业、优雅，具有幽默感；Marcia Thomas 和 Lorna Thorpe，我们定期进行午餐会议并保持友谊；还有 Jack Caravanos、Paula Gardner、Judith Gilbride、Barbara Glickstein、Lydia Isaac、Heidi Jones、Diana Mason、Khursheed Navder、Stacey Plitcha、Lynn Roberts、Diana Romero、Yumari Ruiz、Arlene Spark 和 Christina Zarcadoolas。特别感谢 Sally Guttmacher 鼓励我写作本书。我也对来自哥伦比亚大学的同事 James Colgrove、Leah Hopper、Lisa Melsch 和 Marita Murrman 表示感谢，他们为我 2013 年秋季在梅尔曼公共卫生学院（Mailman School of Public Health）教学提供机会和支持，我期待着我们未来的合作。

我在健康传播和相关领域的实践经验归功于很多人，他们中有同事、合作者、多年来我有幸与之共事的客户。我与他们曾在无数的日日夜夜进行头脑风暴，并受益良多。很难把所有人的名字都列举出来，所以，如果我未提到这些年曾经对我的工作给予莫大帮助的人，请原谅我。在过去十年里，我有幸与之共事的同事的简短名单包括：Upal Basu Roy、Ohemaa Bohaemaa、Patricia Buckley、Joe Casey、Paula Claycomb、Lenore Cooney、Samantha Cranko、Blake Crawford、Amanda Crowe、Gustavo Cruz、Isabel Estrada-Portales、Rina Gill、Matilde Gonzalez-Flores、Elena Hoeppner、Everold Hosein、Neha Kapil、Scott Kennedy、John London、Alka Mansukhani、LaJoy Mosby、Asiya Odugleh-Kolev、Lene Odum Jensen、Denisse Ormaza、Radhika Ramesh、Akiko Sakaedani Petrovic、Barbara Shapiro、Glenn Silver、Teresa（Tess）Stuart、Kate Tulenko、Marie-Noelle Vieu、Beth Waters、Jennifer Weiss、Lisa Weiss 和 Sabriya Williams。特别感谢过去的同事 Daniel Berman 和 Frances Beves，感谢我们多年的友谊，以及我们多次的头脑风暴。

我也想感谢来自 *Cases in Public Health Communication and Marketing*、*Journal of Communication in Healthcare* 和 *The Nation's Health* 等期刊的同事：Lorien Abroms、Samantha Ashton、Susan Blake、Michelle Late、Craig Lefebvre、Esme Loukota、Ed Maibach、Kimberly Martin、Mario Nacinovich、Mark Simon 和 Charlotte Tucker。感谢你们提供机会，对重要的健康传播主题做出的巨大贡献。

如果没有美国公共卫生协会（APHA）下属的公共健康教育和健康促进部（PHEHP）健康传播工作组（HCWG），致谢将不完整。健康传播工作组（HCWG）不仅为我在美国公共卫生协会（APHA）提供了一个家，还为我提供了丰富的工作机会和活动，让我与许多杰出的同事建立联系：他们是 Gary Black、Marla Clayman、Rebecca（Becky）Cline、Carol Girard、Marian Hunman、Julia Kish Doto、Jennifer Manganello、Judith（Jude）McDivitt、John Ralls、Doug Rupert、J-J Sheu、Julie Tu Payiatas、Carin Upstill 和 Meg Young。感谢公众健康教育和健康促进部（PHEHP）的同事 Heather Brandt、Michelle Chuck、Regina Galer-Unti、Jeff Hallam、Stuart Usdan 和 Katherine Wilson 对我的支持。

感谢在此提到的所有人，感谢我无意中遗漏的人和过去十年与我共事的人，你们为我的工作和思考做出贡献，恕我因空间有限不能一一列举。也感谢世界各地的所有专业人士，他们以创新的战略思维、创造力和献身精神，支持、帮助和促进健康传播领域的发展。

最后，感谢我的丈夫 Roger Ullman 对我无尽的支持和终生的合作，感谢我的女儿，Oriana 和 Talia，她们启发我工作和生活的灵感。感谢我的母亲 Amalia Ronchi，尽管我们存在分歧，但她也许给了我人生中最重要的一课：关爱他人并且尽力去理解他们。这对健康传播也同样重要。

纪念安迪·帕斯特纳克（Andy Pasternack）

"来自 Jossey-Bass 的问候！"这是我记忆中第一次与安迪的互动。得知我正在考虑写一本关于健康传播的书籍，他通过电子邮件与我联系，当时我并不知道安迪的工作态度如此卓越。

安迪非常热衷于为他认为重要的问题提供新的资源，这有助于推动人们的工作。他为"作者更喜欢与 Jossey Bass 合作"这一事实感到自豪，并致力于创造一个支持性的环境。他关心"他的"作者们，并希望看到他们在职业生涯中取得成功。安迪总是和蔼可亲，喜欢与人沟通，谈起他的家人和员工时常常一往情深，知道如何促成事情。他的耐心和鼓励对我写这本书至关重要，我真不敢相信他在离世的前几周还和我通信讨论了封底的事。感谢安迪的远见和专业精神，我们会想念他。

绪　论

健康传播存在于一个相当复杂的环境中，在这一环境中，无论是鼓励、支持人们采取并维持健康的行为，还是决策者和专业人员引入新的政策和实践，抑或卫生保健专业人员提供充足而有文化针对性的护理，从来都不是简单的任务。而且，这些潜在的变化以及行为和社会结果大多取决于各种社会决定因素：例如，我们的生活、工作和老龄化环境，健康服务和信息的可获得性，充足的交通、营养与食品，公园和娱乐设施，社会经济条件和机会，以及社会和同行支持等。

例如，儿童免疫是近代最伟大的医学和科学成就之一。由于免疫接种，在全球很多国家，那些曾经威胁儿童生活和福祉的疾病变得日益罕见或已被根除。然而，对于大多数与健康有关的其他问题和干预措施而言，如何改变公众的想法，使父母愿意为他们健康的孩子免疫接种，需要全世界多学科共同努力。自首例儿童疫苗问世以来，健康传播在它的成功应用中发挥了基础性的作用。以一个新生儿的母亲邦妮为例，她在孩子出生时或几天后即为孩子接种了疫苗。

邦妮是一个 25 岁的美国母亲，有一个漂亮女儿，她既兴奋又非常害怕，因为育儿对她来说是全新的领域。她读过关于免疫好处的书，但不记得应该给孩子免疫接种的具体疾病。她不认识任何患有小儿麻痹症、百日咳、乙型流感或嗜血杆菌病的人，但听到过与免疫接种可能相关的不良事件或潜在风险的信息，并且不确定哪些信息是正确的。她很困惑，不知道自己是否该给孩子接种疫苗。

邦妮的案例是健康传播如何成功介入和干预的典型案例：

- 鼓励邦妮、她的朋辈和她所在社区畅所欲言讨论免疫接种的利弊、相关障碍、社会规范或其他可能影响其决策的社会决定因素；

●为邦妮提供基于研究的、可靠的免疫接种信息；

●鼓励邦妮、她的朋辈、她所在社区成员和专家们参与互动，讨论解决免疫接种的障碍，有效整合父母、其他关键群体和利益相关者的意见、偏好和需求；

●促进邦妮与她的儿科医生或医疗保健服务提供者进行沟通，在临床中提供信息与解答，赋权给她；

●提高医疗保健提供者对患者需求和常见问题的认识，并为医疗保健方提供跨文化健康传播、健康素养和健康差距等方面的培训和资源；

●开发如宣传册、海报、网页和其他可靠来源的信息工具，保障邦妮能从她的医疗保健提供者那里得到充分的信息；

●鼓励新手妈妈建立以场所、活动和社交媒体为基础的论坛，来讨论和决定免疫接种问题，获得朋辈支持；

●借助消费类媒体、育儿出版物、社交媒体网站和其他媒介，提高公众关于儿童疫苗可预防的疾病和免疫接种的益处的认知，使邦妮和其他父母能够熟悉疫苗可预防的疾病的重要性和免疫接种的好处；

●对及时免疫接种的相关政策、要求和条例进行公众倡导，宣传免疫接种在儿童和社区保护中的重要性，特别是重视弱势群体的具体需要和考量；

●着力于社会决定因素（例如健康服务和信息的可接近性，教育、生活和工作条件等），这些因素可能有助于解决一般人口中特定人群的低免疫接种率。

只有深入了解邦妮和其他新手父母的生活方式、担忧、信仰、态度、社会规范、障碍以及新生儿和免疫接种信息的来源，健康传播才能发挥作用。研究和了解邦妮生活的文化、社会和政治环境也很重要，她从家人、朋友和工作环境中得到了何种支持？谁最能影响她对孩子福利和成长的相关决策？她害怕免疫接种吗？她所在社区是否有任何以儿童免疫接种为重点的保健计划？已有经验教训是什么？她能及时获得免疫接种信息吗？她是否对其医疗保健提供者在免疫方面的沟通方式感到满意（换句话说，她是否认为自己能够理解医疗服务提供者与她讨论的信息，并做出决定）？在试图通过健康传播项目来促进邦妮及其同龄人的行为变化之前，上述问题只是需要回答的众多问题中的一部分。

最重要的是，任何形式的健康传播干预都需要以传播理论为基础，从过去的干预行动中吸取经验教训，并深入了解健康传播的全部潜力。传播被认为是实现 21 世纪发展目标的重要学科和全球性议程，事实上，健康传播有助于整合人口、健康和环境相关的问题，改善不同国家的公共卫生和社会状况。例如，卢旺达健康传播实践促成了"人口、健康和环境"（PHE）网络的建立，PHE 网络是一个论坛，用于跨领域交流 PHE、社区网络、可接触资源等方面的信息，还依赖于各种传统的沟通渠道（例如，社区会议、参与式计划）以及大众和新媒体（例如，当地电台、报纸和互联网）。这一新建立的东非网络体系旨在"改善卢旺达和整个东非政策制定者、研究人员和从业人员之间关于人口、健康和环境问题的沟通"。

在美国，《健康人民 2020》这一国家级公共卫生十年计划提出，健康传播和健康信息技术包括如下领域。

目标：利用健康传播策略和健康信息技术（IT），提升人口的健康产出和医疗保健质量，并实现健康平等。本目标描述了健康传播和健康信息技术的多种方式，它将对健康、医疗保健和健康平等产生积极影响：

- 支持医患共同决策；
- 提供个性化的自我管理工具和资源；
- 建立社会支持网络；
- 提供准确的、可接近的、可操作的、有针对性的或定制的健康信息；
- 促进健康信息技术的使用，促成健康信息在医疗保健和公共卫生专业人员中的交流；
- 对健康风险和突发公共卫生事件采取快速、知情的行动；
- 提高健康素养能力；
- 提供与多元文化群体和难以触达的人群相连通的新机会；
- 在项目和干预措施的设计中提供合理的准则，导向更健康的行为结果；
- 增加互联网和移动接入。

来源：US Department of Health and Human Services. Healthy People 2020. "健康传播与健康信息技术". http：//healthypeople. gov/2020/topicsobjectives2020/overview. aspx？topicid＝18. Retrieved July 2012b.

读完这本书后，你可能会意识到，上述领域中的三部分"可以囊括所有其他领域"（Schiavo，2011b，p. 68）："建立社会支持网络……提供与多元文化群体和难以触达的人群相连通的新机会……在项目和干预措施的设计中提供合理的准则，导向更健康的行为结果"（Healthy People，2020）。这些都提到要创新、整合不同的沟通领域、策略、媒体以及健康和社会问题（毕竟，健康传播并非神丹妙药），提醒要关注弱势群体并与他们有效地连接，并强调交流与传播是建立在理论模型、规划框架、以往经验和教训基础之上。

关于本书

本书 2007 年第 1 版问世，它为来自公共卫生、医疗保健、全球健康、社区发展、非营利性机构、公共和私人部门的学生和专家们提供了关于健康传播前沿议题和策略的综合指导，这些议题影响了健康传播领域的理论和实践，提供了规划、实施和评估健康传播干预的实际操作指南。第 2 版更进一步强调了健康传播干预以人为中心和参与式方法的重要性，强调应考虑到健康的关键社会决定因素以及健康和社会各领域之间的相互联系。

除了仍然关注健康传播干预的行为、社会和组织结果的重要性，第 2 版还包含更新的信息：理论模型、资源、健康公平的案例研究、城市健康、新媒体、突发或危机传播、健康传播的战略伙伴关系、政策传播和公众宣传、文化素养、健康素养，以及与各种卫生主题相关的健康传播干预措施评价。

谁应该阅读本书

我希望有很多人会读这本书，他们在未来的几年里能与我分享他们的观点和反馈，帮助每个人努力改变人们的健康和生活。以下是这本书的主要目标人群。

学者：如果你是学校或研究项目的教师，涉及以下领域——公共卫生、全球健康、健康传播、社区卫生、传播研究、健康教育、护理、环境卫生、营养、新闻、社会创新设计、医学、健康与生命科学、社会工作、公共事务、国际事务或心理学，本书提出的多学科健康传播路径也许能够补充你在工作中可能用到的其他理论或实践方法，并为你提供一个有用的教学工具。我也希望，本书强调的一些理论概念、经验教训和问题能在你的教学和研究中得到进一步探讨。这本书的设计适应大多数课程安排，并满足各种研究生和本科高年级课程的需要。

学生：在日常生活以及健康和社会变革的各种活动中，健康传播不可或缺，我希望本书能进一步激发你对这一领域的兴趣，且其中一些关键概念能在你的整个职业生涯中一直伴随左右。本书旨在为你提供一些理论资源和实践技能，以解决你日后人生道路上的许多挑战。它也反映了我的教学理念、我帮助学生发展基本策略和关键技能的承诺，以及我的信念，即所有课程都应该是一个充满活力的信息交流论坛，在这个论坛中，我从学生的角度学习，而他们从我的经验中学习。为此，第2版还包括了许多使用过第1版的我的学生的观点和建议。

健康和社会变革机构：不管你是在公共部门、非营利机构、学术机构、医疗保健机构或私营部门工作，还是在多边机构工作，我希望本书能够为实施健康与社会问题之间的干预措施提供帮助，或者支持你在不同的群体和人群中创建传播运动（campaign）以改善健康结果和生活质量，并最终促进行为、社会和组织变革。我希望这本书能帮助你实现愿景。

项目管理者：本书包括许多实战建议和全面的实践指南，从中很容易获得用于制定、实施和评估健康传播干预的相关资源，并用于你对工作人员和相关合作伙伴的培训。

医疗服务提供者：健康传播是医患沟通和专业医疗沟通环境中越来越重要的能力，因为它对于优化患者结果和促进临床实践至关重要。本书涵盖了这两个交流领域，还包括其他相关主题，如医疗服务提供者在公共卫生环境中的作用，利用信息技术创新解决新出现的需求并弥合全球卫生工作者之间的鸿沟，以及通过增加跨文化健康传播培训来补充临床教育的差异和不足。鉴于临床医护人员在医疗、公共卫生和全球卫生中发挥的作用越来越大，这些主题旨在吸引教育工作者和卫生保健提供者。

社区领导者：虽然社区领导者也被定义为健康和社会变革的主体，但我认为，鉴于社区在美国和国际环境中所扮演的角色，及其应在健康传播过程中发挥的作用，有必要将这一特定类别纳入其中。我希望来自不同部门的社区领导者阅读本书，并发现它有助于设计和实施基于社区的干预措施和组织论坛；同时了解到当人们讨论健康、疾病以及所诉求的行为、社会和组织结果时，社区如何有效发声。

最后，本书的一个基本前提是，良好的健康（或缺乏健康）在社区发展、人们获取社会经济机会的能力等方面起着积极（或消极）的作用。因为，健康传播能在如下方面至关重要：提高人们对上述领域之间的紧密联系的认识，倡导政策和社会变革，促进健康行为。此外，我希望本书能够为社区和社会发展领域的同行们提供资源，特别在如下问题上：决定健康的关键社会因素有哪些？健康问题对人们的工作绩效、社区和整个社会事务有何影响？以及如何就健康议题进行沟通？等等。

内容概述

本书的两个基本前提是：（1）健康传播的跨学科性和多面性；（2）个体、社会、政治和疾病相关因素相互依赖，影响着健康传播干预，更广泛地说，影响健康和社会产出。考虑到这些前提，本书模块和章节的主题划分有助于提高文本的可读性和清晰度。读者应始终考虑健康传播各种理论和实践之间的联系，以及所有影响这一领域的外部因素（政治、社会、文化、经济、市场、环境，其他形成或促成某个特定情况或健康问题的因子）之间的联系，以及影响该领域的关键群体和利益相关者。绪论是本书的重要组成部分，有助于最大限度地理解和使用本书。

本书分为四个部分和附录。第一部分关注健康传播的定义——理论基础、背景和关键行动领域。这一部分还明确了文化、地理、社会经济、种族、年龄、性别对人们健康和疾病观念的重要影响，以及他们对健康问题的应对和解决办法。最后，本部分论述了健康传播在公共卫生、医疗保健、社区发展、市场营销或私营部门中的作用。

第二部分重点介绍第一部分所定义的健康传播的不同领域：人际传播，大众传播，新媒体传播，社区动员和公共参与，专业医疗传播，健康传播中的支持关系和战略伙伴关系，政策传播和公众宣传。

在第二部分的所有章节中，关键的健康传播问题均以问题或案例研究的形式提出，随后是对特定传播方式或领域的讨论。所有章节均在健康传播的跨学科性和综合方法背景下讨论具体的传播领域，特别强调了如何选择和调整健康传播战略、活动、材料、媒体和渠道，以适应快速变化的社会、政治、市场和公共卫生环境。

第三部分为健康传播干预方案的制订、实施和评估提供了全面指导。每章都包括上述各阶段的具体步骤，而案例研究、实践提示和具体实例旨在帮助读者理解计划设计过程，并在实践中培养业务技能。这一模块还探讨了健康传播项目测量和结果评估的最新方法、趋势，以及基于新媒体的干预项目的工具和评估方式。

第四部分探讨了健康传播案例研究，包括两章内容，分别以美国和全球其他地区健康传播的案例为主要对象。然而，正如第十六章所言，鉴于对全球健康的现有综合定义、关键主题、新趋势和案例研究所获得的经验教训，这一部分在很大程度上适用于跨越地理边界的健康问题。

附录 A 包含健康传播项目规划的资源和工作表。附录 B 列出的在线资源包括了健康传播领域的工作清单、会议、期刊、组织、研究中心和项目。阅读本书时，应参考正文结尾处的健康传播核心术语表，以及第一部分中健康传播的定义。核心术语以粗体突出显示，并在它们第一次在本书中出现时简要定义，以便读者在阅读时熟悉它们。

本书许多章节都从一个实际的例子或案例开始，这源于对交流方式的需求，这种交流方式基于对目标受众的认知、信仰、态度、行为、变革障碍以及他们所处的文化、社会和民族背景的深入了解。本书虽然参考了当前的理论和模型，但也强调了健康传播从业人员在制订方案、告知规划和实施管理过程中的经验将有助于推动和发展现有理论、模型和方法。

每章以供读者思考、练习和实施的问题讨论作为结尾。所有章节相互关联，但也各自独立。教师可在 www.josseybass.com/go/schiavo2e 上找到进一步的补充资料；其他资料，如视频、播客和阅读资料可在 www.josseybass publichealth.com 上找到。欢迎对本书发表评论，可发送至 publichealth@wiley.com 或 www.renataschiavo.com。

作者笔记

作为一个花费大量时间在健康传播教学、实践和思考上的人，我完全理解关于健康、行为和相关社会问题的复杂性。要想改变人类社会行为，获得更好的健康产出，并对人们的生活质量产生积极影响，往往需要一生的努力，这也与我们自己的职业变化交织在一起。我们会不断改变，我们的工作和信仰也会随着时间的推移而改变或发展。在某种程度上，我希望我们持之以恒从职业和个人经验中学习，并质疑自己，因为唯有如此，才能让我们的理念始终如一：改善人们的健康和生活。

我衷心感谢和钦佩所有的专家、学生、病人、决策者和普通人，他们每天都在为自己、家庭、社区、特殊群体或所有人的健康做贡献。还包括那些公共卫生、医疗保健、社区发展和城市规划领域的所有专业人士和研究人员；那些从事高要求职业的学生和年轻从业者们；那些努力做到充分知情和正确决策的患者们；那些为减轻和管理人类病痛而奉献一生的医疗保健专业人员；那些力图为人类社区和儿童提供保持健康所需的自然、建筑环境的城市规划者及环境学家们；还有那些大众媒体，新媒体权威人士，政府官员，协会，倡导团体，全球公共或私营健康组织，以及可能对健康和社会变革产生影响的所有人们。

我相信，了解当前的健康传播理论和实践可以对健康及社会问题有所助力，并使所有群体和个人更容易接受这一工作。我希望这本书能对此有所裨益，并能让你一窥我的世界。

第一部分

健康传播简介

亲爱的读者，当你翻开这本书时，我很好奇你对健康传播的已有想法是什么，关于健康传播你已有的知识有哪些。我希望这本书能帮我插上耳朵，倾听你们的讨论，从而让我能了解各位的想法：健康传播如何推进了你的职业目标？对实现各种行为、社会和组织的改进有何助力？……这些改进也许有助于改善你所在的邻里、社区和国家的健康状况。毕竟，健康传播的主旨之一是去了解那些我们希望加入和关心的群体。这也是为什么在本书的第1版中，我呼吁大家能够记录并分享自己的亲身经历。

第一部分是整本书的基石，聚焦于以下三个目的：第一，对健康传播进行定义——包括健康传播的理论基础、应用环境和主要的实践领域；第二，阐述文化、地理、社会经济、种族、年龄与性别如何显著影响人们健康与疾病观念的形成、了解健康问题的途径以及解决方式；第三，探讨健康传播在公共卫生、医疗保健、社区发展、市场营销或私营机构中所扮演的角色。

本部分共有三章，其主要内容以目标为导向，旨在对健康传播领域进行介绍，并兼顾理论性与实践性。第一章将带你迈入健康传播的大门，介绍健康传播的主要情境和实践领域、健康传播的周期性本质以及健康传播的计划框架（将在本书第三部分中详细探讨）。第二章概述健康传播的主要理论，以及目前对健康传播理论与实践产生了影响或可能产生影响的健康公共议题，并简要讨论若干经典的计划框架与模型（美国和其他国际组织的健康传播干预中曾使用过这些计划框架和模型）。在与各类群体就健康和疾病问题进行的沟通中，文化、种族、地理、性别、年龄及其他因素相当重要，传播如何受这些因素影响，又如何反作用于这些因素——这部分的问题将在第三章讨论。另外，第三章还展示了健康与疾病的各种概念，并将文化竞争力确立为实现有效健康传播的一种核心能力。

再次欢迎你们进入我的世界！

第一章

什么是健康传播？

本章内容

- 定义健康传播
- 21 世纪的健康传播：核心特征与定义
- 健康传播的环境
- 公共卫生、医疗保健和社区发展中的健康传播
- 营销组合中健康传播的角色
- 主要的传播领域一览
- 健康传播周期
- 健康传播的"可为"与"不可为"
- 关键概念
- 讨论与练习
- 核心术语

本章目标

本章为讨论当前的健康传播奠定基础，并强调健康传播在公共卫生、医疗保健、社区发展以及非营利组织、私营机构中的重要性。本章阐述了健康传播的核心要素、实践领域与局限，并向读者介绍"社会、组织与个人因素"如何与公共健康传播（Association of Schools of Public Health，2007，p. 5）、临床以及其他健康场景中的传播干预（Hospitals and Health Networks，2012）相互影响。

健康传播是一个在公共卫生、医疗保健、非营利与私营机构中不断发展且日益受到关注的领域。许多研究者与组织不断尝试对它进行定义或再定义，但由于健康传播自身的跨学科特性，许多定义各有差异；然而，当我们比较分析这些定义时，发现它们绝大多数都指出了健康传播的以下功能：影响、支持与赋权给个人、社区、医疗保健专业人士、政策制定者或特殊团体，促使他们去采纳与维持某一行为，或是某一社会性的、组织性的、政策性的改变，这些改变最终能够改善个人、社区与大众的健康状况。

了解健康传播的真正含义，为健康传播的实施建立合适的环境，这也许可以帮助传播管理者和其他公共卫生、社区发展、医疗保健领域的专业人员尽早地明确员工的培训要求、他们所服务的社区在哪儿，以及谁将参与到传播过程中来。同时，这些举措将有利于培养正确的组织、思维与能力，促成传播方法的成功运用，从而达成某一群体、利益相关者、社区的既定目标。

定义健康传播

什么是传播（Communication）？

要理解健康传播理论与实践，首先需要对"communication"的字面意义进行思考。"communication"有以下几种定义：1. 个体之间通过说话、写作或使用一套共通的符号与行为系统等方式进行信息交换；2. 信息——口头的或书面的信息；3. 沟通的行为；4. 密切关系——一种互相理解与共情；5. 途径——一种接近或沟通的方式，比如一扇连接门（Encarta Dictionary，January，2007）。

> 目标受众（Intended audience）或关键群体（Key group）：在传播过程中，健康传播干预（项目）希望接近、并力图使之参与的所有群体。

实际上，以上所有的这些含义都能够帮助定义什么是设计良好的健康传播干预。与其他传播形式相比，健康传播应该基于一种有着共通符号与行为系统的双向信息交换方式；这种双向信息交换方式是可触及的，能在传播的实施者、目标受众或关键群体之间创造"互相理解与共情"。在本书中，"**目标受众**"和"**关键群体**"这两个术语交替使用，但"关键群体"这个术语也许更能体现一个优质的健康传播干预项目的参与性本质。在这些项目中，社区和其他各关键群体领导着变革过程。对于那些一直在工作中使用健康传播干预的参与性模型的研究者而言，"目标受众"和"关键群体"两个术语的区别主要是不同模型和组织文化中的术语使用偏好。然而，"受众"（audience）一词包含了更多的消极含义，使用"关键群体"也许更能揭示在传播过程中为这一群体赋权的重要性，并真正地理解将优先权、需求、偏好作为所有传播干预的关键前提何等重要。

最后，回到在本节开始时"传播"这一词汇的字面意义，即渠道或**传播渠道**指方式或途径，比如健康传播的信息和材料通过大众媒体或新媒体触达并连接关键群体，它和信息（messages）是健康传播干预项目接近和动员目标群体参与的"连接门"。

传播的根基在于人们彼此需要分享意义与观点。对早期传播形式（比如文字）进行溯源与阐释时，研究者所推测的人们开始发展图形符号和其他早期书写形式的许多原因都与健康传播的发展原因相似。

关于文字起源的一个最重要的问题是："为什么文字会兴起？原因是什么？"（Houston，2004，p. 234）尽管关于这一问题的答案争论纷纭，但许多已有的理论都表明：文字发展是由于城邦统治与仪式的需要（Houston，2004）。具体而言，在古代的中美洲，早期的文字也许被用于帮助当地统治者"通过宣传的方式来控制下属与震慑敌人"（Houston，2004，p. 234；Marcus，1992），或带着"宣传"某些观点的意图（Houston，2004，p. 235），"在利己的宣传中掌控主导和支配性的信息"（Houston，2004，p. 234）。换言之，我们有理由猜测：影响他人以及与他人产生连接的欲望和需求是促使早期文字产生的最重要原因。这种需求在许多其他的传播形式中也同样明显，都是试图在人群中营造支持、认同、友善以及实现赋权。

传播渠道（Communication channels）：由项目计划者（传播者）所选择的接近目标受众的途径，它承载健康传播的信息和材料。

13

健康传播既有定义

健康传播的关键目标之一是促进参与以及赋权、影响个人和社区。由于健康传播旨在通过分享健康信息来改善健康状况，因此这一目标是值得称赞的。实际上，疾病控制与预防中心（CDC）将健康传播定义为：对传播策略的研究和使用，该传播策略能告知、影响个人和社区的健康决策，改善健康状况（CDC，2001；US Department of Health and Human Services，2012a）。单词"influence"也被包括在《健康人民2020》（US Department of Health and Human Services，2012b）中，在这里，健康传播被定义为："在重要的健康议题上告知、影响和激励个人、组织机构和公众的艺术与技巧。"（US Department of Health and Human Services，2005，pp.11-12）

> 弱势群体（Vulnerable population）：由于缺乏支持他们达到良好健康状况的条件，从而在生理、心理或社会层面面临较高健康风险的群体。
>
> 健康资源或服务匮乏群体（Underserved populations）：因地理位置、种族、社会或特定社区而无法充分地接触健康（或社区）服务、基础设施或信息的群体。
>
> 健康平等（Health equity）：指在保持健康与有效地处理疾病和危机方面提供给每个人同样的机会，不因人们的种族、性别、年龄、经济状况、社会地位、环境和其他社会决定因素而有所差异。

然而，健康传播还有更为广泛的任务，它与健康传播的潜在影响群体——弱势群体、健康资源或服务匮乏的群体息息相关。**弱势群体**指由于实现良好健康状况的条件不足，从而面临生理、心理或社会层面较高健康风险的群体，比如孩童、老人、残疾人士、移民、受到污名化与社会歧视的特殊群体。**健康资源或服务匮乏的群体**指因地理位置、种族、社会或特定社区而无法充分地接触到健康（或社区）的相关服务、基础设施、信息的群体。《健康人民2020》

（US Department of Health and Human Services，2012b）描述道："使用健康传播策略……来改善民众的健康状况与医疗保健质量，并实现健康平等。"**健康平等**指在保持健康与有效地应对疾病和危机方面，提供给每个人同样的机会，不因人们的种族、性别、年龄、经济状况、社会地位、环境和其他社会因素而有所区别。而这只有当创造出一种易于接受的和有利的环境时才能实现，在这样的环境中，不同的社区与部门能够以一种包容和代表弱势群体、健康资源与服务匮乏群体的方式，充分共享、理解、吸收和讨论信息。这需要在传播过程中对所有参与的——或应该参与的——关键群体与部门的多样化需求、信仰、禁忌、态度、生活方式、社会经济、环境与社会规范有深入了解。健康传播还要求传播的信息应该简明易懂，这一特点在 Pearson 和 Nelson（1991）对传播的定义中已经得到了很好的阐述——他们将传播视为"理解与共享意义的过程"。（p. 6）

让我们来看一个例子，与朋友、同事或刚刚认识的人就他们的个性特征开玩笑会导致不同的结果，朋友可能会被逗笑，而同事或刚认识的人却可能感到被冒犯。在传播活动中，理解传播的语境与对目标受众的逐渐了解之间是紧密关联的，这使得所有的意义都按照传播者意图被共享与理解成为可能。因此，传播是一个长期的战略性过程，尤其是在公共卫生和医疗保健等生死攸关的问题上。这不仅要求我们去真正了解那些寻求参与的关键群体与社区，还要求我们在受众参与和反馈的基础上，愿意且有能力对传播干预的目标、策略与活动进行调整、适应与再定义。

多年来，公共卫生、非营利组织、商业部门等机构已经成功利用健康传播干预来推进与健康相关的目标。正如许多研究者提到的，健康传播源于诸多学科与理论领域，包括健康教育、社会行为科学、社区发展、大众和语言传播、市场营销、社会营销、心理学、人类学和社会学［Bernhardt，2004；Kreps，Query and Bonaguro，2007；Institute of Medicine，2003b；World Health Organization（WHO），2003］。健康传播依赖于不同的传播活动或实践领域，包括人际传播、大众媒体、新媒体传播、战略政策传播、公众倡导、社区动员、公民参与、医疗沟通、支持者和战略伙伴关系（Bernhardt，2004；Schiavo，2008，2011b；WHO，2003）。

表 1.1 提供了一些健康传播最新的定义，这些定义是由一些经常用来描述

健康传播特征与作用的关键词所连接而成。很明显,"共享意义或信息"、"影响个人或社区"、"告知"、"激励个人与关键群体"、"信息交换"、"行为改变"、"参与"、"赋权"、"实现行为与社会结果"是健康传播最为普遍的属性。

健康传播另一个重要的属性是"支持与维持变化"。实际上,一项成功的健康传播干预的核心要素始终包括项目的长期可持续性、开发传播工具和步骤,并促使个人、社区或其他关键群体采纳或维持一项被建议的行为、实践或政策。如果我们将这一实践视角与表 1.1 中的许多定义整合起来,就会在表格之后得到一个新的定义。

表 1.1　　　　　　　　　　　　　　　健康传播的定义

关键词	定义
	"健康传播是向公众告知健康问题、使重要健康议题在公共议程上保有一席之地的关键策略。"(New South Wales Department of Health, Australia, 2006)
	"对告知并影响个人与社区促进健康决策的传播策略的研究和使用。"(CDC, 2001; US Department of Health and Human Services, 2005)
告知并影响个人和社区的决定	健康传播是一种"通过行为矫正来预防疾病的途径"。(Freimuth, Linnan and Potter, 2000, p. 337) 一种"研究和实践如何告知、影响个人与社区促进健康决策的方法"。(Freimuth, Linnan and potter, 2000, p. 338; Freimuth, Cole and Kirby, 2000, p. 475)
	"健康传播是向特定的受众制定和扩散信息的过程,以此影响他们的认知、态度和想法,有利于健康的行为选择。"(Exchange, 2006; Smith and Hornik, 1999)
	"健康传播是使用传播技巧与技术,(积极地)影响个人、群体和组织,以促进有利于人类与环境健康的状况。"(Maibach and Holtgrave, 1995, pp. 219-220; Health Communication Unit, 2006) "可能包含多样化的活动,比如医患互动、课程、自助小组、邮件、热线电话、大众媒体运动与事件。"(Health Communication Unit, 2006)
激励个人与关键群体	"在重要的健康议题方面对个人、机构和大众进行告知、影响与激励的艺术和技巧。范围包括疾病预防、健康促进、医疗保健政策、商业以及社区内个人生活与健康质量的提升。"(Ratzan and others, 1994, p. 361)
	"有效的健康传播指在合理的科学与道德考虑的基础上,就重要的健康议题对个人、机构和大众进行告知、影响和激励的艺术与技巧。"(Tufts University Student Services, 2006)

关键词	定义
改变行为，实现社会与行为目标	"与健康教育类似，健康传播是一种方法，它力图在预期时间内就某一特定问题改变大量目标受众的一系列行为。"（Clift and Freimuth, 1995, p. 68）
	"有确凿证据表明，公共健康传播对健康行为产生了影响……另外，许多公共机构也认为健康传播是（促进）行为改变的有力工具。"（Hornik, 2008a, pp. xi-xv）
	"行为改变的确与公共健康传播有关……"（Hornik, 2008b, p. 1）
	"……基于协同性与战略性而进行设计、实施与评估的健康传播策略，能以显著而持续的方式改善健康，它赋予人们改变行为的能力，促进社会变革，从而取得积极的成果。"（Krenn and Limaye, 2009）
	健康传播与其他学科"也许有些不同，但是它们有着同样的目标：通过改变人们的态度、外部结构以及矫正或消除某些行为来实现社会变革"。（CDC, 2011a）
增加对健康类议题的认知与了解	"健康传播的目标就是增加对健康类议题的认知与了解，以改善目标受众的健康状况。"（Muturi, 2005, p. 78）
	"传播意味着把促成理解作为实现发展的基础，它强调人际互动。"（Agunga, 1997, p. 225）
赋权	"传播通过向人们提供关于特定健康问题与干预的认知来赋予人们权利。"（Muturi, 2005, p. 81）
	"变革性的传播不仅仅要就健康风险对人们进行教育，还要创建最可能使人们有能力抵抗不良社会影响的社会关系类型。"（Campbell and Scott, 2012, pp. 179-180）
	"传播过程是更广泛的赋权实践的核心，通过这一赋权实践，人们能够形成自己对于问题的理解，能思考和讨论观点，进行协商，参与社区和国家层面的公共讨论。"（Food and Agriculture Organization of the United Nations and others, 2011, p. 1）
信息交流，双向对话	"建立在双向对话基础上的伙伴关系和参与的过程。在这一过程中，传播者与受众在平等的基础上进行信息、观念、技巧和知识的互动交流，从而提高认知、分享知识、达成共识，并确定可能的有效行动。"（Exchange, 2005）
	"健康传播是一套科学性发展、战略性扩散与批判性评估，它致力于使相关的、准确的、易获取的、易理解的健康信息在传播者与目标受众之间流动，以此促进公众健康。"（Bernhardt, 2004, p. 2051）
参与	"有效健康传播最重要、远远未被意识到的一个维度恰与传播的参与性息息相关。"（Kreps, 2012a, p. 253）
	"为了成功吸引受众的注意，健康传播必须富有参与性。"（Cassell, Jackson and Cheuvront, 1998, p. 76）

总的来说，**健康传播**是一个多面向、多学科的理论研究与实践领域，它致力于通过接触不同群体，交流与健康相关的信息、观点和方法，从而影响和支持个人、社区、医疗保健专业人员、患者、政策制定者、组织机构、特殊群体与大众，实现参与和赋权，使他们能够支持、介绍、采纳或维持某项健康（或社会）行为、实践或政策，最终改善个人、社区和公众的健康状况。

> 健康传播（Health communication）：一个多面向、多学科的理论研究与实践领域，致力于通过接触不同的人群以交换健康信息、观点和方法，并以此影响、动员、赋权与支持个体、社区、医疗保健专业人员、患者、政策制定者、组织、特殊团体以及公众，使他们认同、介绍、采纳或维持一项健康的或社会的行为、实践或政策，而这最终能改善个体、社区以及公众的健康状况。

21 世纪的健康传播：核心特征与定义

健康传播通过鼓励行为改变与社会变革来改善健康状况，它越来越被视为大多数公共卫生干预的组成部分（US Department of Health and Human Services，2012a；Bernhardt，2004）。它也是一种综合性的路径，依赖于目标受众的充分理解和参与。

健康传播理论向其他学科与理论多有借鉴。实际上，在过去的五十年里，健康传播本身及其理论基础均历经了演化与变革（Piotrow, Kincaid, Rimon and Rinehart，1997；Piotrow, Rimon, Payne Merritt and Saffitz，2003；Bernhardt，2004），它越来越普遍被视为"倡导和整合新兴理论方法与实践的先锋"（Drum Beat，2005）。

最重要的是，传播者不再仅仅被局限为那些写新闻稿的以及与媒体相关的人员，而是触及了那些公共卫生、医疗保健、非营利或健康产业的基层人员。传播不再被视为一种技能（Bernhardt，2004），而是一门科学，它需要专业训练与激情，并依赖于不同的**传播载体**（Health Communications Unit，2003b）与渠道运用。如 Saba（2006）所言：

> 从过去到今天，健康传播从业者接受"在职"培训——这可能是最为普遍的趋势。来自不同领域（社会学、人口统计学、公共卫生、心理学以及包括电影制作、新闻和广告等不同细分专业的传播学）的人们进入或被带入健康传播项目，通过团队合作，他们学会如何将自己的技能应用于新领域，并从其他从业者那里学会健康传播的通常运作和基本"行话"。从20世纪90年代中期开始，为了应对日益增长的对健康传播专业人员的需求，美国一些大学逐渐启动健康传播课程与项目，健康传播领域由在职培训开始转向职前教育。健康传播也吸引了来自学术界的目光，相关论文的发表和出版数量与日俱增。

> 传播载体（Communication vehicles）：通过传播渠道以传递信息的材料、事件、活动和其他工具的统称。

人们越来越认识到，"传播从业者的专业技术水平能影响传播结果"，健康传播包括预先的架构设计、完美的项目执行、严格的评估过程，既要基于充分的能力与专业训练，更需要来自不同领域的组织支持与议程设置（Association of Schools of Public Health，2007；US Department of Health and Human Services，2012b；American Medical Association，2006；Hospitals and Health Network，2012；National Board of Public Health Examiners，2011）。

"健康传播的学习需要一生的努力，并且要通过不断开发新的培训计划和工具来实现进步"（Schiavo，2006）。这样的训练也许可以从学术研究开始，但应始终通过实践经验、实地观察和其他机会进行学习补充，这些学习机会包括在职培训、继续职业教育与持续性的指导。

当来自公共卫生、医疗保健、社区发展和其他不同学科的专家团队共同进行讨论与应用时，健康传播才能发挥最大的潜力。团队能否在干预目标和预期结果上达成合作并协调一致——这是任何项目能否成功地设计、执行与生效的关键。

最后，需要谨记的是，解决健康问题没有灵丹妙药。健康传播是一门不断发展的学科，需要不断吸取经验教训，并将多学科的方法应用于行动干预。这也和本书的一个基本前提一致，即从业者的经验是发展理论、模型与方法的关键因素，反之亦然，这些理论、模型与方法应该致力于指导健康传播项目的计划、实施与评估。

表1.2列出了健康传播的核心要素，接下来的几节内容将进行更深入的分析。

表 1.2　健康传播的核心要素

• 以人为本
• 基于证据（循证）
• 多学科
• 战略性
• 以过程为导向
• 成本效益好
• 创造性的支持策略
• 特定的受众与媒体
• 建立关系
• 以行为结果和社会结果为目标
• 涵盖弱势群体

以人为本

健康传播是一个以人们的需求、偏好为出发点和目标的长期行动。"目标受众"不应该仅仅是一个靶子（即"target"，这一术语已经被全球许多从业人士使用，指代那些传播干预项目所聚焦的特定群体，他们有着相似特征——比如年龄、社会经济和种族；但这并不一定意味着缺乏受众参与），还应是一个积极参与者。这一理念体现在对健康议题的分析和优先级别安排过程中，也体现在寻找符合文化语境与高性价比的方案的过程中；甚至在所有健康干预的计划、实施与评估中，目标受众都应该作为引领者来参与方案的设计。这也是为什么"关键群体"这个词更恰当，因为它更好地代表了来自不同社会阶层与专业领域的人，如社区负责人、教师、父母、医疗保健专业人员、团体负责人，以及其他的关键群体与众多利益相关者。然而，关于这一点，不同的组织也许会有不同的文化偏好。

在立足于以人为本进行沟通时，对社区和其他关键群体进行研究颇有必要，因为大多数干预活动的有效性、可持续性通常与其主要受益者（以及能影响主要受益者的人）的参与程度有关，但这一点往往在实践中做得不够充分。社区和不同部门如何参与健康传播实践？通常他们应当与主持项目的机构或者领导者一起工作，或在项目设计之初就吸纳社区成员加入。举个例子，如果一项健康传播干预活动旨在帮助乳腺癌幸存者，那么应与患者群体及其领导者以及那些能为幸存者发声并能代表他们需求及偏好的患者（代表）一起，设计、讨论、确定优先级、测试、实施与评估所有的策略与核心元素。最重要的是，这些群体要有投入感与足够的代表性，他们应该是行动过程中的主角，引领行为和社会的变革。

基于证据（循证）

健康传播扎根于研究。成功的健康传播干预不仅依赖于对关键群体的真正理解，还需要对社会情境、政治环境有充分的了解——包括那些过往项目的经验、教训、政策、社会规范、核心议题、工作与生存环境以及在解决特定健康问题时所遭遇的障碍。健康传播的总体前提是：行为与社会变革受到人们生活与工作环境的制约，也受到他们身边的人的影响。许多社会决定因素（也称为**决定健康的社会因素**）与健康传播互相影响（Association of Schools of Public Health，2007），这些因素包括社会经济状况、种族（race，以不同肤色划分）、族群（ethnicity，以不同文化认同划分）、文化、接受医疗保健服务的途径、支持户外活动的环境、能提供营养食物的社区、教育水平、富有关怀且友善的医疗环境。这就需要不断发展基于传统媒体、互联网和新媒体的综合性研究方法，进行**情境分析**和**受众分析**。基于所有研究结果得出**受众概况**，这是有效介入与参与的最后一步，这一步骤包含整个分析中所有的关键群体和利益相关者。情境分析和受众分析是健康传播（在本书中，受众分析被划分为情境分析中的一个组成部分）的基础步骤，其本质是参与性与赋权的，这将在第十一章中再详细介绍。

> 决定健康的社会因素（Social determinants of health）：即影响健康状况的各种社会性决定因素，同时这些社会性因素也与健康传播相互影响。
>
> 情境分析（Situation analysis）：在计划过程中使用的术语，用于描述对个体、社会、政治、环境、特定社区以及行为等各种相关因素的分析，这些因素会对健康议题及潜在解决方案中的人们的态度、行为、社会规范和政策产生影响。
>
> 受众分析（Audience analysis）：即针对所有关键群体的特点、人口学指标、需求、偏好、价值观、社会规范、态度和行为，基于研究的、具有参与性的综合策略性分析。
>
> 受众概况（Audience profile）：关于受众研究（受众分析）主要结果的分析性报告，也是情境分析的关键部分。

多学科

健康传播"在本质上是跨学科的"（Bernhardt，2004，p. 2051；Institute of Medicine，2003b），且源于多种学科（Bernhardt，2004；WHO，2003），它认识到了实现行为和社会变革的复杂性，并运用基于多个理论框架和学科的综合性方法。这些理论框架与学科包括健康教育、社会营销、行为改变与社会变革理论、医疗与临床模型（参见第二章对主要理论与模型的全面介绍）。另外，健康传播还借鉴了其他学科——比如心理学、社会学、人类学（WHO，2003）等学科以人为本的方法，以及已成功应用于非营利组织与企业的各种经验，而非固定在单一的理论与模型上。在任何干预活动中，人总是居于中心地位，因而在选择最适用于人的模型、理论和策略时，健康传播往往采用个案法，以确保人们能够参与健康问题尤其是参与解决方案制定的过程，从而为人们迈向健康之路保驾护航。

Piotrow，Rimon，Payne Merritt 和 Saffitz（2003）对健康传播的四个不同阶段进行了归纳：

（1）临床阶段：基于医疗保健模型和理念——如果人们知道提供（医疗）服务的诊所地址，他们自然会想方设法前往。

（2）户外阶段：在路径上更积极主动，扩展服务范围，注重社区的信息分发和各种教育与沟通类（information、education、communication，IEC）产品。

（3）社会营销时代：来源于商业观念，即消费者们会买那些他们想要的、价格优惠的产品。

（4）战略行为沟通阶段：基于各种行为科学理论模型，这些模型聚焦于如何影响社会规范和政策环境，从而对个体改变和社会变革的动态互动过程提供便利和赋权（pp. 1-2）。

近来，健康传播已经发展到第五个"阶段"——致力于行为改变和社会变革的战略沟通：强调"行为和社会科学的各种模型"与"市场营销、医疗和社会规范的各种模型"，并将这两者结合起来，旨在实现持久的行为与社会结果。然而，即使在每个不同的阶段，许多其他阶段的理论方法也同样适用。比如，在情境分析中，依然会使用商业和社会营销的各种工具与模型——甚至结合社区对话、其他参与性的或者基于新媒体的方法（详见第二章、第十章）——来分析变化所发生的环境。而在接触关键意见领袖和其他主要利益相关者的早期阶段，McGuire 关于劝服传播（1984；见第二章）的理论将有助于传播者获得来自**利益相关者**的支持，而这些支持能够使那些具有重要性与紧迫性的健康问题得到恰当的解决。诸如此类的理论灵活性要求传播者将目光聚焦于关键群体和利益相关者，并不断寻找最佳方法和计划框架，通过动员参与、实施赋权，以达成行为和社会结果。与其他特征一样，多学科这一特征使得整个传播过程流畅贯通，且有利于回应人们的需求。

> 利益相关者（Stakeholders）：对特定议题有兴趣或承担责任的所有个体与群体，如政策制定者、社区领袖和社区成员等。

一些颇有声望的组织与研究者早就强调灵活的理论基础的重要性——这些

理论基础应源于个案的积累和选择（National Cancer Institute，2005a）。比如，美国卫生与公众服务部（2002）和国立卫生研究院（NIH）下属的国立癌症研究院（2002）就指出选择计划框架十分重要，应"能帮助（传播者）确定最适用于理解问题和情境的社会科学理论"（National Cancer Institute at the National Institutes of Health，2002，p. 218），这些理论框架（见第二章）也已被应用于促成个体、人际、组织、社区与社会各个层面的变化。

在这里，我们并不是不重视传播计划或执行中的理论架构。相反，在完成项目评估的初级阶段之前，计划框架、模型与理论都应保持一致。只有这样，传播者才能通过对比**项目产出**，吸取经验教训，并重新定义理论架构与**传播目标**（National Cancer Institute，2002）。概言之，多学科理论架构是健康传播领域的显著优势，也是传播项目从计划到执行成功与否的关键之一。

项目产出（Program outcomes）：与计划阶段的期望相比较，所测量的知识、态度、技能、行为、社会规范、政策和其他参数所产生的变化。

传播目标（Communication objectives）：为实现总体项目目标需要完成的中间步骤，并辅之以具体的行为、社会和组织目标。

战略性

健康传播项目需要有合理的战略计划与精心的行动设计，并对受众的特定需要做出回应。举一个例子，邦妮是一个 25 岁的新手妈妈，她正为是否应该给刚出生的宝宝注射疫苗而举棋不定，怎样的策略能够促进邦妮与她的保健医生进行便利的沟通呢？只有当以下要素得到证实时，所谓的策略才具有意义：（1）邦妮主要受到（或至少明显受到）她的保健医生而非家人或其他新手妈妈的影响；（2）医生对患者需求的理解存在缺口，这阻碍了医生与患者的有效沟通；（3）医生缺乏合适的工具来与患者以有效的方式谈论这个议题；（4）研究数据已经得到验证，验证方式是基于社区对话和包括邦妮和她的同龄人在内的参与性方法；（5）邦妮和新手妈妈群体以及那些代表她们的团体参与设计了相关的干预方案。

传播战略应当以研究为基础，且所有的活动都要服务于这些战略。因此，我们不能单纯地依赖工作坊、新闻稿、手册、录像或其他任何介质来实现有效传播，除非它们的内容和形式能体现所拟定的战略，并且在人们心里占据着优先地位。为了实现这一目标，健康**传播战略**需要回应那些已经被前期研究认可、被目标受众确认的实际需求。

> 传播战略（Communication strategies）：关于如何实现传播目标的整体方案的陈述。

以过程为导向

传播是一个长期的过程，持续性的关注和解决方案才能影响人们的观念及行为。传播建立的基础是对关键群体、社区和环境的深刻理解，其目标则是在受影响的群体、社区成员与关键的利益相关者之间达成一致，共同行动。

大多数（如果并非全部）健康传播项目来源于传播专家的设想，而这些设想则归功于社区、关键意见领袖、患者群体、职业协会、政策制定者、社区成员和其他主要利益相关者们的行动参与、意见和建议。

健康传播是一个长期的、以人为本的过程，第一步应当是依据特定的健康议题参与到关键群体中去，和他们探讨解决这些问题的恰当方法。这一过程往往需要灵活运用理论以适应人们的需求、偏好与优先选择。

很多注重过程的健康传播项目进行到半途时有可能遭到误解。因此，健康传播不能仅仅关注渠道、信息和媒介，还要尝试在目标受众中建立共识与主人翁意识。需要强调的是，健康传播意味着运用多样化的渠道与方法（包括但不限于大众媒体或新媒体）改善健康状况，并同时帮助推进公共卫生和社区发展，或创造市场份额（这取决于健康传播策略是否应用于营利性目的），或鼓励人们遵守医嘱、养成健康的生活方式。

"交换"（Exchange）是一个关于促进健康传播发展的网络与学习项目，以英国为基地，有多个合作伙伴。它对健康传播的界定是"基于双向对话的合作伙伴关系与参与性过程，传播者与受众之间可以在平等的基础上进行信息、观念、技巧和知识的互动交换，以促进理解，共享知识，达成更广泛的共识，并确立潜在的有效行动"（2005）。这一定义适用于所有场景与情境，但也隐含一个假定，即那些改善健康状况的健康传播项目与发展中国家有着更强的相关性。传播项目通常要依靠创造性的解决方案来弥补当地基础设施与能力的不足，这些解决方案的提出则通常要与当地的社区领袖、社区机构、政府官员、公众和社区代表进行数月的讨论。口碑传播和社区领袖的号召力——这些通常就是传播者所能使用的全部手头资源。

举一个例子，玛丽亚是一位拥有四个孩子的母亲，她的父亲75岁，他们居住在非洲撒哈拉沙漠以南的一个小村庄里。这个小村庄几乎与主要的大都市地区完全隔绝，很少人拥有收音机或掌握阅读的能力。当地疟疾肆虐，村里儿童感染疟疾的死亡率很高，这一疾病对孩子的危险性超过老人——玛丽亚却并不知道这一点。在这个小村庄里，老人享有更高的社会地位，因此，如果玛丽亚有足够的钱买一顶蚊帐，以保护家人不受蚊虫叮咬和疟疾的频繁威胁，她很可能会让她的父亲而不是孩子们使用蚊帐，因而孩子就无法受到蚊帐的保护。但如果村庄领导者告诉她不要这样做，她也许会改变主意，转而用蚊帐保护孩子——这将是玛丽亚、她的同龄人群以及其他村民们采纳新的社会规范而迈出的第一步。

在传播过程中，社区领袖与其他成员的参与也许会促使玛丽亚改变原来的习惯，而当地组织和权威人士也至关重要。首先，这些组织和权威得到社区领导的尊敬与信任；其次，他们得始终保持开放的心态来听取建议，以及在所有主要利益相关者的帮助下寻求解决方案。由于发展中国家的社区能力不足，又很难接触合适的传播渠道，上述过程可能比发达国家任何类似的倡导项目耗时长得多。因此，传播者更应该把传播视为一个持续性过程，并且为项目的每一小步前进而鼓掌。

成本效益好

成本效益是健康传播从商业与社会营销中借用的一个概念。对公共卫生和非营利组织而言，成本效益尤其重要，因为，缺乏充足的资金或合适的经济规划常常会破坏计划。成本效益好意味着传播者能利用最少的人力与经济资源来达成目标；当然，传播者也应该寻求创造性的解决方案，寻求伙伴关系，以已有的材料或项目作为起点，与其他部门、外部群体或同一领域中的利益相关者达成合作，扩大协同效应，以尽量减少内部资金和人力资源的使用。

医疗保健环境中的健康传播

健康传播在医疗保健环境中担任着极为重要的角色，其中最广为人知且最重要的应用也许是医患沟通，我们将在第四章中详述。除此之外，传播在以下方面也得到应用：协调医疗保健提供者之间的合作，鼓励临床经验的广泛传播，促进科学进步的推广应用，以及全面管理医疗保健系统的多部门复杂运作（参见第七章和本书中的其他相关章节）。

《健康人民2020》认为有必要对公共卫生和医疗保健系统的工作与战略进行有效整合，这一建议也反映了来自美国和全球许多知名人士与组织的心声。它指出，多种新技术、新工具整合下的健康传播在以下方面大有潜力：

- 提升医疗保健的质量与安全性；
- 提升医疗保健与公共卫生服务供应的效率；
- 提升公共卫生信息的基础建设；
- 为社区与家庭护理提供援助；
- 帮助临床决策与消费者决策；
- 培养健康技能与知识。

（US Department of Health and Human Services，2012b）

创造性的支持策略

创造性或创意是传播者需要具备的重要资质，这意味着他们能考虑多样化的选择、形式与媒介渠道，以覆盖和接近不同的群体；创造性还有助于健康传播人员设计出具备可持续性和成本效益好的干预方案。然而，如果对那些有研究数据支撑的、并经目标受众中的相关利益者确认过的受众需求不予回应的话，即使是绝妙透顶的想法、设计与执行俱佳的传播工具，也依然无法兑现行为和实现社会变化。正是由于没有意识到上述问题，诸多传播项目和资源都未能发挥应有的作用。

比如推广使用经杀虫剂处理的蚊帐这一议题，在制定、分发这一健康信息的小册子之前，首先得让目标社区认识到疟疾传播的周期，并产生免受蚊虫叮咬的需求。如果大多数的社区成员仍然相信疟疾是因为在河里洗澡而感染，或者只是发烧的并发症（Pinto，1998；Schiavo，1998，2000），那么干预的第一步应该是让人们确立正确的疾病意识，并辅之以对疾病传播周期和后续防护措施的特定关注——所有的传播材料和活动都需要先解决上述最基本的信息需求，然后才能介绍如何使用杀虫剂处理过的蚊帐，以及为何把它作为保护措施。在设计传播策略时，我们需要注意文化友好性，要有创造性地分享关于疟疾的信息，发挥创意，吸引社区成员参与到特定的干预项目中来，激励他们采纳保护性的健康行为，从而使整个社区受益。简而言之，如果某个设想不满足受众需求和健康传播干预的核心战略时，不管它看似多么伟大、煽情或新颖，都不值得我们运用创意去发展和实施。

特定的受众与媒体

2001 年美国遭遇炭疽热病毒生物恐怖袭击，它提供的最惨痛教训之一就是基于特定受众的信息与渠道至关重要。彼时，含有致死性炭疽芽孢杆菌的信件被寄给了参议员和媒体人士（Jernigan and others，2002；Bland Hard and others，2005），政府工作人员面临被炭疽病毒感染的风险，例如位于华盛顿特区和其他地区的邮政系统工作人员。事实上，华盛顿特区邮局的两位工作人员就因为吸入了炭疽热病毒而丧命（Blanchard and others，2005）。

在被卷入的医疗保健人员、患者、邮政系统员工以及公众人物和媒体看来，这场危机中的沟通前后矛盾且杂乱无章（Blanchard and others，2005；Vanderford，2003）。邮政系统员工和参议员都曾表示，这场危机削弱了他们对公共卫生机构的信任（Blanchard and others，2005）。一些分析指出，当时运用"一种信息，一种行为"法来进行沟通（UCLA Department of Epidemiology，2002），导致邮政系统员工中非裔美国人或患有严重听力障碍的人产生了被遗弃的感觉，特别是华盛顿特区布伦特伍德邮局（Brentwood）的员工。这一后果很大程度上是源于对所有的受众使用相同的信息和策略方式进行沟通。换言之，对所有的受众都使用相同的信息和策略方式，可能会产生相同的、非特定的行为，但这些相同的行为结果无法与受众各自所属的特定社区和群体建立关联（Blanchard and others，2005）。对于公共卫生系统官员来说，有必要提升自己与不同类型群体的沟通能力，这些群体既包括不同种族、不同社会经济地位的群体，也包括那些具有阻碍沟通的生理局限（比如患有听力障碍）的人群

（Blanchard and others，2005，p. 494；McEwen and Anton-Culver，1988）。

从炭疽热病毒恐慌中吸取的经验教训也证实，良好的健康传播实践有其基本原则：即要基于特定的关键群体、渠道对信息进行量身定制，以便最有效地触达他们，特别是弱势群体和那些资源与服务匮乏的群体。由于目标受众可能由多个关键群体组成，为了让他们都采取恰当的行为，即使在时间与资源都缺乏的情况下，也应该避免"一种信息，一种行为"法（UCLA Department of Epidemiology，2002）。在制订针对特定受众的信息和活动计划时，想要提高目标受众的信息知晓度、理解度与信任度，当地的倡导者和社区代表的作用至关重要。

关系建立

传播与关系息息相关，建立与维护良好的关系，是成功进行健康传播干预的关键所在。而且，建立与维护良好的关系可以帮助构建长期的、成功的伙伴关系与联盟，确保利益相关者对健康议题的认可，并进行口碑传播。

最重要的是，良好的关系可以帮助营造"意义与理解共享"（Pearson and Nelson，1991，p. 6）的环境，这恰恰是在个体、社区和公众层面达成社会结果或行为结果的核心所在。良好的关系应该由主要的利益相关者、关键群体、健康组织、社区组织、政府代表以及许多其他相关的健康传播队伍一起构建。我们将在第八章和第十章中详细讨论成功的伙伴关系守则与发展过程。

以行为结果和社会结果为目标

目前，我们正从"战略行为传播时代"（Piotrow，Rimon，Payne Merritt and Saffitz，2003，p. 2）过渡到"行为与社会影响的传播时代"。一些研究模型与指南（e.g. Healthy People 2020，COMBI，Communication for Development；参见第二章）显示，在制定健康传播干预方案时，"以行为变化与社会变化为驱动"的思维非常重要。尽管健康传播的终极目标一直是要影响行为、社会规范与公共政策（后者往往有助于社会变革与规范的制度化），但行为与社会目标对于健康传播干预设计的重要性正被再次强调。

"你希望人们做什么？"是在传播计划中第一个应该被问的问题。你是希望父母们在孩子两岁前就为之接种疫苗？是想让人们意识到自己患心脏病的风险并进行预防？是希望人们向牙医咨询口腔癌筛查的信息？是希望本地立法者支持更为严格的婴儿汽车安全座椅使用法规？是盼望社区与特殊群体一起创建朋辈支持的环境，以劝阻青少年吸烟？是鼓励跨部门（比如雇主、医生等）合作，为那些健康资源匮乏的群体提供社会支持？我们要想为传播项目设定恰当的、以研究为基础的目标，第一步就得回答以上这类问题。

虽然不同的理论（见第二章）可能会单独地强调行为结果或社会结果的重要性，但这两个指标实际上互相关联，社会变革也通常源自一系列个体、群体、社区、社会和政治层面上的行为结果。

涵盖弱势群体

健康传播越来越被视为缩小**健康差距**、促进健康平等的核心领域，例如，联合国儿童基金会（UNICEF）等国际组织一直在加大投入，力图以一种基于平等的方式来进行项目计划，《健康人民 2020》也同样提出了类似的明确要求，因此，健康传播需要关注并涵盖弱势群体和健康资源匮乏的群体。这样的包容性不但要求项目对弱势群体产生有效的影响，还意味着弱势群体能参与到所有干预项目的计划、执行与评估当中，以保证他们能够发声以及他们的意见成为整个传播过程的一部分。为弱势群体和健康资源匮乏的群体培养领导力也非常重要，这样他们才能充分地提出当前和长期的健康与社区发展议题，并找到解决方案。

> 健康差距（Health disparities）：在弱势群体和健康资源匮乏的群体中，疾病和健康问题更为普遍和严重；也指不同人群健康结果的整体差异。

健康传播的环境

当我们审视健康传播环境出现的变化（图 1.1）时，不难发现，无论是受众、健康行为、产品、服务、社会还是政治环境，所有这些因素都互相关联、相互影响。同时，健康传播干预会打破这些因素之间已有的平衡，并改变它们在某一具体的健康议题、解决方案中所占的比重，也会改变它们在目标群体的居住环境、工作环境和老龄化环境中所占的比重。

图 1.1 也反映了营销模型、社会生态模型（Morris，1975）、行为与社会科学建构和其他的理论模型（VanLeeuwen，Waltner-Toews，Abernathy and Smit，1999）的主要原则。这些模型被应用于公共卫生、医疗保健、全球健康和其他领域，展示了个人、群体和社区行为方面不同因素（包括个人的、人际的、社区的、社会政治的、组织的和公共政策）之间的联系与影响，帮助我们理解行为与社会改变发生的过程。关于健康传播理论基础的讨论将在第二章详细展开。

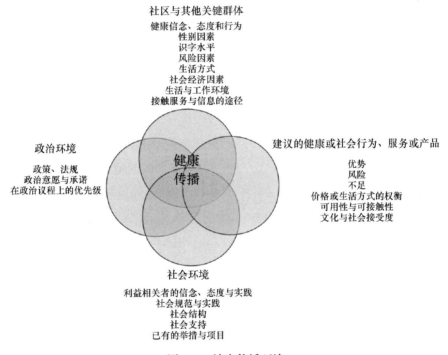

图 1.1 健康传播环境

公共卫生、医疗保健和社区发展中的健康传播

许多全国性的多边组织呼吁人们应该战略性地、频繁地使用传播，这些呼声近来逐步得到落实，而此前健康传播在多部门合作中处于边缘性地位，被视为一种技巧而非一门学科，被局限为单单依靠公共卫生和其他领域的专业人员

来扩散科学、医疗方面的新发现（Bernhardt，2004）。本部分内容回顾了人们如何看待健康传播在公共卫生、医疗保健和社区发展中所扮演的角色，同时提醒读者，上述重要领域需要加大合作。

公共卫生中的健康传播

在公共卫生领域，健康传播受到普遍认可。许多公共卫生组织与其领导者（Bernhardt，2004；Freimuth，Cole and Kirby，2000；Institute of Medicine，2002，2003b；National Cancer Institute at the National Institutes of Health，2002；Piotrow，Kincaid，Rimon and Rinehart，1997；Rimal and Lapinski，2009；US Department of Health and Human Services，2005，2012b）都意识到健康传播在改善目标人群和特殊群体的健康结果、健康状态时所发挥的作用。最重要的是，人们对健康传播及其实践（例如，人际传播、专业医学传播、社区动员和公民参与、大众媒体与新媒体传播）的覆盖面有了新的认识。

在美国公共健康纲要《健康人民2010》（US Department of Health and Human Services，2005）中，健康传播所关注的范畴被界定为"包括疾病预防、健康促进、医疗保健政策，以及关乎社区中所有个体的健康保健、生活质量的事务"（pp. 11-20；Ratzan and others，1994）。健康传播"将传播与健康这两个领域结合在了一起"（pp. 11-13），被视为公共卫生中具有重要意义的一门科学（Freimuth and Quinn，2004；Bernhardt，2004）。尤其是在流行病与新兴疾病频发的时代中，许多国家人口老龄化、城市化日益加大，慢性病患者人数日益增长，这些因素扩大了社会群体差距，拓宽了社会经济鸿沟，加剧了恐怖主义和全球威胁，但同时也促使一种"强调预防、以患者为中心"的健康理念进入人们视野。因此，《健康人民2020》将健康传播定义为一门促进健康平等的重点学科（US Department of Health and Human Resources，2012b）。

社区发展中的健康传播

如前文所述，健康不仅仅是没有疾病，还指一个生命体在生理上、心理上、社会上的完全安宁状态，它受到我们所居住、工作、成长与老去的环境的多种因素影响。

社区发展兼顾研究与实践，指的是社区成员、普通民众、专业人士、赞助商以及其他人士对当地社区各方面的改善。在更传统的意义上，社区发展一直致力于为特定社区和民众提供或增加途径，使他们能获得充足的交通渠道、工作机会、其他社会经济机会、教育和各种基础设施（例如，公园、社区中心等）。由于所有的这些干预（或影响）因素都与人们保持健康或有效治疗疾病、解决紧急问题的能力息息相关，许多组织呼吁在社区发展、医疗保健以及公共卫生领域之间加大合作（Braunstein and Lavizzo-Mourey，2011）。

> 社区发展（Community development）：兼顾研究与实践，指的是社区成员、普通民众、专业人士、赞助商以及其他人士对当地社区各方面的改善。

在社区发展、医疗保健、公共卫生这三个领域的合作过程中，健康传播能发挥关键性作用。首先，健康传播有助于搭建不同组织文化之间的桥梁，为公共卫生、医疗保健、社区发展的相关组织和专业人员提供协同运作；其次，健康传播能提升人们关于"健康的关键社会决定因素如何影响健康状况"的意识；再次，健康传播能将"良好的健康状况"和"健康平等"纳入社会经济发展的关键要素中；最后，健康传播能吸引和动员来自不同领域的专业人员采取行动。概而言之，健康传播可以帮助社区成员和来自不同部门的专业人员增强跨部门合作，执行相关措施，使美国以及全球其他地区的各种社区与人群受益。我们将在书中对这一重要主题进行探索。

营销组合中健康传播的角色

如前文所述，健康传播战略是不同语境下各种干预活动的集合体，在私营机构中，健康传播主要应用于营销领域。其中，许多理论和模型将人置于传播干预的中心位置，这一做法被广为采纳与应用。

许多私营机构将健康传播视为营销组合中的一个关键要素，而营销组合的定义主要来自社会营销理论的4P原则，即产品（product）、价格（price）、地点（place）与促销（promotion）。换言之，就是"开发、供应与推广优质产品"（Maibach，2003）。第二章将会对营销模型进行详尽的讨论，因为它对健康传播具有重要的理论与实践影响。

主要的传播领域一览

全球健康传播（global health communication）这一术语越来越多被用于囊括不同的传播方法和实践领域，比如人际传播、社会和社区动员以及宣传（Haider，2005；Waisbord and Larson，2005）。一项设计良好的健康传播项目需要整合不同的实践领域，而这些实践领域的选择则基于预期的行为与社会结果目标（WHO，2003；O'Sullivan，Yonkler，Morgan and Merritt，2003；Health Communication Partnership，2005a）。健康传播应该纳入关键群体与利益相关者，运用符合文化规范的行动纲领和传播渠道，采用参与式方法展开调查研究——只有满足以上条件，健康传播才能实现持久的效果。请记住：健康传播中不存在灵丹妙药。

信息的重复性与频率也是健康传播的关键点。共振效应（resonance effect）指的是使用多样化的信息源、载体和传递者来达成信息传播的滚雪球效应——提醒人们目标行为是什么（比如，遵守孩童免疫需求，使用蚊帐防止疟疾，试图戒烟，等等），告知人们它有什么好处，从而激励人们在行为上有所改变。第二部分将有专题章节对此详细介绍。

• 人际传播。它是经由人际渠道（比如一对一会面，或群组会议）的沟通，有三个要素：积极的倾听；社会和行为理论；能连接、识别、有效处理受众需求及其偏好的能力。人际传播包括"个人营销与咨询"（WHO，2003，p.2），这主要发生在与关键群体和主要利益相关者的成员进行一对一沟通时，也发生在团体活动中，以及信息材料与服务分发地点。人际传播还包括医患沟通，即致力于通过促进医生与患者之间关系的改善，以提升（患者的）健康福利，这也被公认为健康传播最重要的议题之一（US Department of Health and Human Services，2005）。最后，人际传播还包括社区会话，即在研究和实践中征求社区意见、在整个传播过程中融入社区参与者并为其赋权，这也是人际传播实现规模化的一个例子。

• 大众传播与新媒体传播。指通过熟练使用具有文化竞争力、适合受众的大众媒体、新媒体、社交媒体和其他各种传播渠道，在公共议程上设置健康议题，促使公众意识到并关注健康议题的原因、风险，倡导特定解决方案，促成主要的利益相关者、社区或广大民众采取实际行动。

● 社区动员和公民参与。这是一个自下而上的参与性过程，包括公共咨询和公民参与的各种方法。通过使用多重传播渠道，社区动员致力于让社区领袖和整个社区都参与解决健康问题，确定行为或社会变革的关键步骤，将目标行为落到实处。

● 专业的医学传播。这是一种同伴支持形式，旨在接近医疗保健专业人士，并让他们参与和实现下列目标：（1）扩散科学、医疗上的新发现；（2）鼓励优秀临床经验的广泛采用；（3）构建医疗照护的新概念和新标准；（4）宣传近来的医学发现、信念、指标和政策；（5）改变或确立新的医疗重点；（6）推动健康政策的改变及其他目标。

● 健康传播中的支持者关系与战略合作伙伴关系。支持者关系体现在以下过程：（1）在主要的利益相关者之间就健康议题及其潜在的解决方案达成共识；（2）通过主要社区和地区的参与，扩展项目的触达范围；（3）发展同盟；（4）管理、预测（可能遭遇的）批评和对手；（5）与其他健康组织和利益相关者保持稳定的联系。高效的支持者关系通常能带来具有战略性的、多方位的合作伙伴关系。

● 政策传播与公众倡导。它指使用多种传播渠道、场所与媒介，以影响政策制定者的观点、态度和行为，从而影响对特定议题的各种政策和经费的议案、执行与维持，包括政府关系、政策简报与传播、公众倡导和媒体倡导，等等。

健康传播周期

美国与全球其他国家的许多权威组织均认为，采用严谨的、以理论为导向的系统性方法进行健康传播干预项目的设计、实施与评估，这一点相当重要（Association of Schools of Public Health，2007；US Department of Health and Human Services，2012b；WHO，2003）。第二章讨论了不同类型的组织在各种专业场景下所使用的、以理论为导向的项目框架。

本书第三部分将对健康传播的计划、实施、评估各个步骤提供详细指导，并强调健康传播干预不同阶段的周期性本质。你可以在第十章中找到对健康传播周期与战略性计划过程的全面介绍，图1.2则简要地给出了健康传播计划的主要步骤与基本框架（这些会在第三部分中再具体介绍）。从图1.2中还可以看到，健康传播周期中的战略性计划与其他两个步骤之间具有直接关系（其他两个步骤分别是：项目实施和监测；项目评估、反馈和完善）。

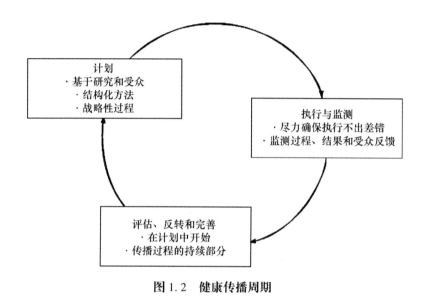

图1.2 健康传播周期

健康传播的"可为"与"不可为"

健康传播无法在真空中发挥作用，它通常是更大范围的公共卫生、社区发展干预或企业发展的重要组成部分。由于健康议题的复杂性，至少在给定的时间范围内，健康传播也许"无法同等有效地解决所有问题或传播所有信息"（National Cancer Institute at the National Institutes of Health，2002，p. 3）。

健康传播无法弥补当地基础设施的缺失，例如适当的健康服务、医院或其他能帮助社区成员保持健康的基础服务，如公园、畅通的交通系统、娱乐设施、共享单车项目以及出售营养品的商店，等等；也无法解决当地保健能力的不足，例如与人口规模不相称的数量不足的医疗保健服务人员；更无法挽救在诊断、治疗与预防疾病方面医疗方案的不足。但是，健康传播鼓励变革，倡导创建友好的环境，以支持健康服务的发展，增加对医疗和科学的更多资金投入，扩展获得医疗保健和社区服务的途径，并为新兴的医疗领域或偏远地区招募更多医疗保健专业人士——这些将有助于确保政治承诺的实现，获得利益相关者的认可与社区参与，从而制订针对不同社区的特定解决方案，改善整体健康福利。

健康传播的作用日益凸显，众多研究者与组织机构都不断强调它在医疗保健和公共卫生领域中的潜力与贡献。比如，美国国立癌症研究院与美国国立卫生研究院（2002）的出版物上不约而同地出现了这一专题。

了解健康传播的作用与潜在影响十分重要，这能帮助我们为团队成员、项目伙伴、关键群体与利益相关者设定切实的预期目标，改善健康及相关的社会结果。表1.3列出了健康传播的"可为"与"不可为"。

表 1.3　　　　　　　　健康传播的"可为"与"不可为"

可为	不可为
1. 唤起对健康问题及其根源的（关注）意识，以促进政策或实践的改变	1. 无法在真空中发挥作用，也不能独立于公共卫生、医疗保健、营销和社区发展干预等领域之外
2. 融入社区与关键群体，并为之赋权	2. 不能弥补当地基础设施、服务或能力的缺失
3. 影响研究议程与偏好，影响对医疗与科学发现所需经费的支持	3. 无法弥补预防、诊断、治疗方案与服务的不足
4. 提升大众与社区关于影响健康和疾病的诸多社会决定因素的认知	4. 至少在一定的时间范围内，无法"同等有效地解决所有问题或传播所有信息"（National Cancer Institute at the National Institutes of Health，2002，p. 3）
5. 鼓励不同领域的合作，比如公共卫生、社区发展和医疗保健	
6. 确保利益相关者对健康与相关社会议题的认可	
7. 对那些可能改变社会规范的认知、信仰与态度产生影响。	
8. 促进数据化，促进新议题涌现，以建立新的医疗照护标准	
9. "增加对健康服务的需求。"（National Cancer Institute at the National Institutes of Health，2002，p. 3）	
10. 展现行为改变的收益，鼓励行为改变	

续表

可为	不可为
11. "展示健康技能。"（National Cancer Institute at the National Institutes of Health，2002，p. 3）	
12. 引发公共讨论，从而促进疾病诊断、治疗或预防	
13. 提供建议并"促成行动"（National Cancer Institute at the National Institutes of Health，2002，p. 3）	
14. 建立支持者关系，以支持不同部门、社区的健康和社会变革	
15. 为人们能平等地获得已有的健康产品与服务而发声	
16. 增强与第三方的关系	
17. 提高患者的依从性，改善患者的健康状况	

关键概念

● 健康传播是一个多面向、多学科的研究领域，理论与实践并重。它致力于触达不同人群，交流与健康相关的信息、观点和方法，从而影响和支持个人、社区、医疗保健专业人员、患者、政策制定者、组织机构、特殊群体与大众，动员他们参与，提供赋权，使他们能够拥护、引进、采纳或维持某一健康或社会行为、实践和政策，最终改善个人、社区和公众的健康状况。

● 健康传播应该包括弱势群体与健康资源匮乏的群体，为他们代言。

● 健康传播日益受到公共卫生、医疗保健、社区发展和私营机构（包括非营利组织与企业）的关注。

● 健康传播在促进健康平等上能发挥重要作用。

● 社会决定因素（也被称作健康的社会决定因素）与健康传播相互影响。

● 健康传播的主要特征之一是多学科的本质，这意味着它具有理论的灵活性；在考量不同情境、不同关键群体的独特性与个性化需求时，这一特征尤其不可或缺。

● 我们正身处（注重）行为与社会影响的传播时代，美国和全球其他地区的诸多研究模型与指南均强调，在制定健康传播干预时，"行为和社会变化驱动"的思维模式非常重要。

● 健康传播是不断发展的学科，应该始终从实践中吸取经验教训。从业者应在理论探索和模型建构方面发挥重要作用，为健康传播的新方向提供参考。

● 健康传播有"可为"，也有"不可为"，换言之，意识到健康传播的关键特点及其局限性非常重要。

● 健康传播依赖于不同的行动领域。

● 设计良好的项目是整合不同领域的结果，这些领域应根据预期的行为与社会结果进行选择。

讨论与练习

1. 在阅读本章之前，你对健康传播的定义或作用有什么想法吗？如果有，在读完本章之后，你的想法或观点有什么变化？

2. 你认为健康传播最主要的两个特征是什么，为什么？它们与本章中谈到的健康传播的其他主要特征有什么关系？

3. 联系你的个人经历，谈谈某个健康信息、健康传播项目或与健康相关的遭遇（比如就医），它们如何影响你对特定健康问题的看法和决策？描述一下这次经历，并注意其中影响你健康行为和决策的关键因素。

4. 你曾经参与过健康传播项目的制定或实施吗？如果参与过，你从中有哪些主要收获？这些收获与本章中介绍的健康传播属性有哪些联系？

5. 你能列举一些健康传播项目的例子吗？它是如何帮助解决你所在的邻里、社区、城市和国家中的弱势群体与健康资源匮乏的群体的需求？如果有，你观察到这些接受帮助的群体是否有所变化？或者，健康传播项目对他们产生了什么影响？

核心术语

受众分析 audience analysis

健康平等 health equity

受众概况 audience profile

目标受众 intended audiences

渠道 channels

关键群体 key groups

传播渠道 communication channels

项目产出 program outcomes

传播目标 communication objectives

情境分析 situation analysis

传播战略 communication strategies

健康的社会决定因素 social determinants of health

传播载体 communication vehicles

利益相关者 stakeholders

社区发展 community development

健康资源与服务匮乏的群体 underserved populations

健康传播 health communication

弱势群体 vulnerable populations

健康差距 health disparities

第二章

健康传播当前的理论与议题

本章内容

- 前提：传播模型和理论的使用
- 健康传播的主要理论
- 战略性行为和社会改变的传播模型
- 其他理论与计划框架
- 公共卫生与医疗保健领域当前的议题及问题：对健康传播的影响
- 关键概念
- 讨论与练习
- 核心术语

本章目标

（1）简要介绍健康传播的主要理论、计划框架及其影响；

（2）介绍理论性、战略性传播准则在不同的环境和关键群体中的应用（Association of Schools of Public Health，2007）；

（3）回顾影响当前健康传播理论与实践的主要议题。

最近几十年，健康传播领域经历了巨大的发展与变化，这一趋势仍在继续。健康传播多学科的本质是其最重要的特性之一，这一观点得到许多组织与权威的认同 ［Institute of Medicine，2003b；Bernhardt，2004；World Health Organization（WHO），2003；Kreps，2012b；Rimal and Lapinski，2009］。

尽管研究者和机构已经对健康传播的理论基础进行了认定，但不同学科之间的交叉（比如，行为和社会科学、社会营销、发展理论和健康教育）、社会科学和人文学科的交叉仍在不断发展。一些学者提出了传播理论与模型的"谱系"（Waisbord，2001，p.1），另一些学者则并不强调理论的时间序列和相互依赖性，而是主要关注这些理论对于项目的设计和结果可能会产生什么影响（Institute of Medicine，2002）。同时，当下的健康议题与热点会影响健康传播的理论与实践，而传播干预能高效地应对21世纪的健康与社会挑战。

前提：传播模型和理论的使用

对于健康传播领域的学生和年轻从业者而言，理论与模型尤其重要。理论能提供强有力的工具，帮助我们理清思路，懂得如何分析健康问题，设计出以特定行为和社会结果为导向的干预措施。对于一个要求严格的项目来说，无论是传播研究、公益项目，还是回顾性分析、效果评估，理论在任一层面都具有显著的重要性。考虑到时间因素，在商业、非营利组织和私营机构中，传播理论和框架的使用通常没那么严格（见第十四章）。

总体来说，传播的理论模型与框架通常用于：

- 为传播的规划、监测与评估提供基础。
- 激发特定的传播方案。
- 帮助健康传播项目特定阶段的实施。
- 强调把"对关键群体的了解"和"健康传播情境"作为规划、实施与评估过程的一部分。

回顾这些理论和模型，资历尚浅的健康传播从业者和学生应该牢记：它们只是经过筛选的内容，理想情况下，应该对健康传播理论和文献进一步探究和阅读。理论、模型和计划框架应该（1）被视为手段的一部分，并根据具体情况进行选择；（2）回应受众需求；（3）着眼于特定的健康状况，以及其中起决定性作用的所有因素；（4）告知、引导信息发展，确定恰当的传播渠道；（5）根据新出现的因素和需求重新调整。在选择过程中，我们还应该考虑项目的预期目标，以及它致力于实现的行为与社会结果。接下来我将对所有读者（包括当前的健康传播从业者、研究者、医疗保健人员和其他专业人士）提供一个概述，简要介绍那些激励着健康传播领域发展的主要理论和模型，以及影响理论和实践的核心议题与热点。

健康传播的主要理论

健康传播受到不同的学科和理论谱系的影响（见图2.1），其中最重要的理论分类如下：行为与社会科学理论、大众媒体与新媒体理论、市场营销与社会营销理论、医学模型、社会学和人类学。这些不同学科理论的核心原则反映在各个计划框架和模型中，接下来我将概述一系列理论、模型以及它们给健康传播实践带来的影响。

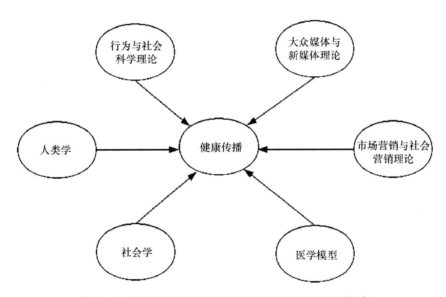

图2.1　健康传播理论受到不同领域和理论谱系的影响

行为与社会科学理论

行为与社会科学的理论旨在分析与解释个人、社区和社会层面上发生的变化，其中一些理论关注引发行为或社会变化的关键步骤，另一些则聚焦于传播过程和群体动态。大部分理论强调个体和外部因素之间的相互联系与依赖，如前文所述，这种联系在健康传播中意义重大。

创新扩散理论（Diffusion of Innovation Theory）

由罗杰斯（Everett Rogers）提出（1962，1983，1995），旨在解决的问题是：新想法、新概念或新实践如何在某一社区内、"某一社会内，或不同的社会之间"进行传播（National Cancer Institute at the National Institutes of Health，2002，p. 226）。根据人群特征和接受、采纳创新的倾向性可以分为五类（Beal and Rogers，1960）：

- 创新者；
- 早期采纳者；
- 早期追随者；
- 晚期追随者；
- 落后者。

该理论的总体前提是变化随时间而产生，可以分为以下五个阶段（Rogers，1962，1983，1995；Waisbord，2001；Health Communication Partnership，2005c）：

- 意识；
- 知识和兴趣；
- 决策；
- 试验或实施；
- 对行为的确认或否定。

理论还发现，创新者通常比其他子群体更快地决定是否采纳新想法、新概念或新实践（Beal and Rogers，1960；见图 2.2）。因此，他们能发挥榜样作用，劝服其他四类人群（包括落后者）接受并采纳新的行为与实践。

与很多理论相似，创新扩散理论经常被误用和误解（Health Communication Partnership，2005c）。一些批评指出，从创新者到落后者群体的涓流效应①并非总是奏效（Waisbord，2001）。罗杰斯对这一理论进行了修正，将重心由

---

① 涓流（trickle-down）效应或理论：经济学理论，认为在市场机制的调节下，经济增长的收益会自动地、逐渐地流向低收入阶层。也用以形容富人在社会塔顶，但富人有钱之后财富会下渗，惠及穷人。在这里指一个社区或社会中，新想法、新概念或新实践从最先采纳的创新者到最晚接受的落后者之间的传播与渗透。——译者注

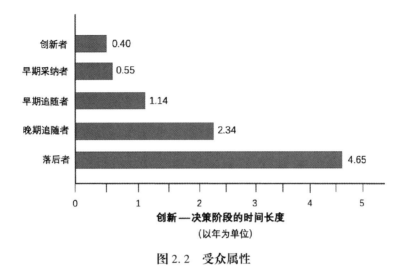

图 2.2　受众属性

资料来源：Beal，G. M.，and Rogers，E. M. *The adoption of two farm practices in a central Iowa Communi-ty·Special report*，no. 26，p. 14. Ames，Iowa：Agricultural and Home Econmics Experiment Station，Iowa State University，1960. 经授权使用。

"一种劝服方法（在个人与群体之间的信息扩散）"调整为"由不同的参与者创造、共享信息，以达成共识的一个过程"（Waisbord，2001，p. 5；Rogers，1976）。

　　创新扩散理论持续在健康传播的研究、规划与评估中发挥重要作用，其主要贡献是"早期受众细分模型"。该模型揭示了将目标受众视作复杂的集合体的重要性。这个复杂的集合体包括不同子群体、处于不同阶段、具有不同需要和偏好，而这些因素在制定、传播信息与展开活动时都需要纳入考虑。这一理论还为"创新者研究"提供了坚实的框架基础，即致力于在最初采纳的群体——创新者中评估项目的影响（Schiavo，Gonzalez-Flores，Ramesh and Estrada-Portales，2011）。

　　最后，这一理论是我们考量关键群体的意识、知识和兴趣水平的有效工具（Health Communication Partnership，2005c）。模型划分了个体行为的阶段性，这提供了一个重要视角——在考量行为和社会改变的实现时，要思考它们所需的时间与外部条件。它还提醒我们要不断地动员创新者、早期采纳者群体及其代表人物参与到项目规划和评估中，这对于项目的可持续性和目标受众的广泛参与性均至关重要。该理论的应用案例参见案例 2.1。

案例 2.1　创新扩散理论：实践案例

露西娜（Luciana）是一个 19 岁的大学生，她住在意大利南部的一个沿海小镇，喜欢去海边玩耍。在暑假和晚春的周末，她每天有四到六个小时在海边度过，晒太阳、与朋友们聊天、打沙滩排球或游泳。然而，她只在开春或初夏的时候使用防晒指数（SPF, sunscreen protection factor）较低的防晒霜，而一旦她的肤色晒成了小麦色，她可能就不再使用防晒霜。她的大多数朋友几乎不使用任何防晒霜，即便使用，也是低防晒指数，与露西娜使用的那款类似。冬天，露西娜则使用紫外线太阳灯来使自己的肌肤保持小麦色。

夏季，意大利人最喜爱的消遣之一就是晒出一身小麦色的皮肤，他们认为这样富有魅力，还会互相恭维、赞美对方。因此，尽管露西娜和朋友们也许知道长时间、持续性的暴晒有罹患皮肤癌的风险，但审美需求与社会认同淡化了这一担忧。露西娜对皮肤癌不太了解，觉得自己根本还没到需要考虑皮肤癌的年龄，她并不认为有必要使用较强防晒指数的防晒霜。研究（Monfrecola, Fabbrocini, Posteraro, and Pini, 2000）表明，在一定程度上，露西娜这个虚构人物的观念与行为代表了那些居住在地中海沿岸的意大利年轻人。

根据创新扩散理论，如果露西娜开始使用防晒指数更高的防晒霜，或者限制自己晒紫外线太阳灯，那么她可以被视为同龄人中的创新者或早期采纳者。以下一些事实表明露西娜足以成为创新者或早期采纳者：（1）受教育水平：她是一个大学生；（2）社会经济背景：她的父母都是拥有高学历的专业人士，并且教导露西娜根据新信息对现有行为进行批判性思考；（3）人格特质：她理性、足智多谋且充满魅力，经常被视为同龄人中的领导者；（4）媒体接触程度：她具备良好的阅读能力，通过不同类型的媒体来获取信息；（5）对于新变化的态度：如果她充分了解新事物、新行为以及相应的收益，那么她很愿意去尝试；（6）社会参与：她是几个学生组织、社会团体和政治团体的活跃成员。理想的情况是，露西娜可以通过与同伴、朋友交流来促使他们追随自己的新行为；实际的情况是，露西娜的大多数朋友不使用任何防晒霜，并且在行为改变上比露西娜更滞后。

如果我们分析创新扩散的不同阶段（产生意识，萌生了解该知识的意愿和兴趣，做出决策，进行试验或采纳，对行为认可或否定），会发现第一步是得让露西娜意识到皮肤癌的严重性、近期患病率的增加，以及皮肤癌与阳光照射、太阳灯使用之间高度相关。换言之，首要的是得增强露西娜对使用防晒霜的必要性的认知和相关健康意识，所有皮肤癌的相关疾病信息、数据和事实都应服务于这一目标。

如果情况显示露西娜早已意识到皮肤癌的严重性和相关风险因素，那么信息传播和互动过程的重心则应该放到让她和她的同伴们与皮肤癌产生关联（创新扩散理论的第二个阶段）。"皮肤癌也可能在年轻人当中发生"、"阳光暴晒的危害从青年时就存在"等知识可能会增强露西娜对过度日晒的关注。然而，在她的认知里，美黑的皮肤比未美黑的皮肤更有吸引力，这将会阻碍她采取相应的健康行动，所以，需要尽快解决这个问题，将焦点转向关注皮肤如何衰老、阳光暴晒对皮肤的伤害等涉及审美观的议题。

在创新扩散理论的接下来三个阶段，即露西娜做出决策、进行尝试、继续使用防晒霜并限制自己使用太阳灯，我们应该通过适当的传播工具和倡导活动引导整个社会来支持、维持这一行为。在这些阶段中，露西娜需要认识到行为改变带来的好处，意识到这一改变与自己的生活方式相契合，能够轻松地改变并且坚持下去。防晒霜免费样本和防晒霜使用说明（不仅是为了防止皮肤晒伤）能够促进对防晒霜的使用，但社会支持与同伴参照才是使某个行为改变持续下去的关键所在。

露西娜的其他顾虑也需要回应：（1）未美黑的皮肤或轻微美黑的皮肤也具有吸引力（Broadstock，Borland and Gason，1992；Monfrecola，Fabbrocini，Posteraro and Pini，2000），可以通过名人、机构、家中长辈或其他榜样去倡导这一审美观，从而增强效果；（2）降低可能致死的疾病风险。只有将露西娜的需求纳入所有传播活动的设计之中，并请她作为一个核心角色参与到项目整体过程中，变化才会发生。如果她的需求得到充分满足，那么露西娜也许会成为朋友圈、同龄人与社交群体中宣扬防晒霜使用的宣传大使和创新者［在 Weinreich（1999）中可找到关于皮肤癌的例子］。

在本章接下来的部分里，读者可以将露西娜的例子或其他案例应用到我所讨论的所有理论和模型中，思考当我们使用不同的理论框架来解决同一健康问题时，如何应用不同的方式来组织想法。

健康信念模型（Health Belief Model，HBM）

健康信念模型（Becker，Haefner and Maiman，1977；Janz and Becker，1984；Strecher and Rosenstock，1997）最初是用于解释为什么人们不参与那些能够帮助他们诊断或预防疾病的项目（National Cancer Institute at the National Institutes of Health，2002）。这一模型的主要假设是：为了养成健康行为，关键群体需要意识到那些严重的甚至危及生命的疾病风险，并且认识到，会有各种潜在的障碍和消极因素阻挠人们实现行为改变，但是改变所带来的收益会超过付出的成本障碍。HBM是最先用于解释健康行为变化过程的理论之一，与许多其他的模型类似，它还促进了健康教育领域的发展。《健康人民2010》将健康教育定义为：系统的、有计划的综合性学习，旨在促使个人、群体或社区形成、促进和加强健康相关行为（US Department of Health and Human Services，2005，pp. 11-20；Green and Kreuter，1999）。

HBM有以下核心要素：

- 对疾病易感性的感知：个体对自己是否会感染某种疾病或是否有健康风险的认知。

- 对疾病严重性的感知：个体对某种疾病或健康问题的严重性（比如，永久的生理性或精神性功能损伤），或是否有生命危险的认知，认为它是否值得重视。

- 对收益的感知：个体对采纳的健康行为的好处的认知，这些行为最终能降低疾病的严重性、发病率以及致死率等风险。

- 对障碍的感知：个体对采纳健康行为时会存在什么阻碍（包括经济支出与其他各种在生活方式上的妥协）的认知。

- 行动线索：可以表明采取行动的重要性的公共事件或社会事件，比如，被诊断患有同一种疾病的邻居，或者大众媒体宣传倡导。

- 自我效能：在很少有或没有他人帮助的情况下，个体对自我采纳与维持健康行为的能力具备自信。

Pechmann（2001）把 HBM 称为"风险学习模型，因为其目的是传授有关健康风险的信息和能使这些风险最小化的行为"（p. 189）。HBM 的总体前提是：知识能带来改变，通过聚焦于信息、渠道和教育方法，将知识传播给目标群体（Andreasen，1995）。

"一些研究者认为，HBM 没有预设或显示一个能促成变化的策略"（Rosenstock and Kirscht，1974，p. 472；Andreasen，1995，p. 10），它对于健康传播的主要贡献在于强调知识的重要性，这是促成变化非常必要的一步，但目前还不够受重视。HBM 还为受众研究提供了一个实用框架，以帮助人们厘清受众概况，完善健康传播项目。下文中案例 2.2 展示了如何应用 HBM 对一项关于艾滋病（HIV）预防的大众媒体运动进行评估。

案例 2.2　理论模型在评估大众媒体运动中的作用

情境与项目描述

1988 年，秘鲁卫生部的"国家艾滋病计划"（NAP，National AIDS Program）开展了一项关于性行为与 HIV 相关知识、态度的家庭调查，该调查得到居民传播服务机构、人口委员会及约翰·霍普金斯大学的技术与资金支持。调查发现，人们对 HIV 传播路径的认知有着诸多误区，而且，受访者最近一个月的避孕套使用率较低（13%）（Saba and others，1992）。为了进行 HIV 预防的公共健康教育，秘鲁"国家艾滋病计划"及其合作伙伴决定在电视、广播与影院三个渠道投放广告，开展一场为期六周的大众传播运动。

基于理论的评估

项目小组开发了一套测评量表——健康信念模型 HBM 指数——和相关参数，并开展后续调查，通过对比来评估传播运动的效果（Jette and others，1981）。调查对象需对三个变量的认知程度进行 0—3 的评分：（1）HIV 病毒的易感性；（2）艾滋病的严重性；（3）使用避孕套是对抗 HIV 的有效保护措施。那些认为自己容易感染 HIV 病毒、艾滋病是一种严重的疾病并且把使用避孕套作为有效预防措施的人可以得 3 分，那些没有任何上述意识的人得 0 分，得 1 分和 2 分的人则介于中间位置。

结果显示，在大众媒体运动之后，人们关于 HIV 的易感性、严重性和避孕套使用的收益的相关认知均有所提升；避孕套使用率则从 13% 增加到了 16%。HBM 指数与避孕套使用率之间的相关性可以使我们更好地了解受众行为改变情况。在这场运动后，HBM 指数高的群体中有 20% 的人使用避孕套，而 HBM 指数低的群体中避孕套使用率只有 9%。很明显，参与活动的受众中 HBM 指数高的人的避孕套使用率显著高于 HBM 指数低的人，HBM 指数高的群体是最容易改变的。

结论

本案例运用理论模型指导和组织对数据的阐释，并评估大众媒体运动。理论指导着关于受众概况的假设，有些受众在接触到健康教育等"行动线索"时更容易发生变化。理论模型所提供的可预测性对受众细分、信息设计和效果评估非常有价值，帮助了传播者针对核心受众群体现有的感知、态度、需求和行为，量体裁衣，进行方案定制。

注释

1. 前测与后测调查由结构化问卷组成，调查时间为本次为期六周的运动启动之前和结束之后。样本年龄段为 15—44 岁，社会经济地位涵盖了中层、中下层与下层，其中男性 1913 个样本，女性 2443 个样本。

2. HBM 指数中，2—3 分被认为是高分；0—1 分被认为是低分。

参考文献：Jette, A. M. and others. "The Structure and Reliability of Health Belief Indices", *Health Services Research*, 1981, 16 (1), 81-98.

Saba, W., and others. "The Mass Media and Health Beliefs: Using Media Campaigns to Promote Preventive Becal Models in Evaluating Mass Media Campaigns", Unpublished case study, 2012a. 授权使用。

社会认知理论 (Social Cognitive Theory，SCT)

社会认知理论（SCT；Bandura，1977，1986，1997）也叫社会学习理论，它把行为看作行为、个人因素和外部环境三个因素相互作用的结果，任意一个因素的变化都将决定着其余两个因素的变化（National Cancer Institute at the National Institutes of Health，2002）。该理论的一个重要前提是强调外部环境，即外部环境是"观察学习"的来源。在特定环境中，人们对某个行为进行观察，了解其后果，并在个体和人际影响下，逐渐重复并予以采纳。社会认知理论包括如下核心要素（Bandura，1977，1986，1997；National Cancer Institute at the National Institutes of Health，2002；Health Communication Partnership，2005d）：

- 注意力（Attention）：人们对正在模仿与观察的行为的认识。
- 记忆力（Retention）：人们对正在模仿与观察的行为的记忆能力。
- 再现力（Reproduction/trail）：人们再现正在模仿与观察的行为的能力。
- 动机（Motivation）：人们内心对于做出该行为的冲动与意愿。动机会受到各种社会的、情感的、生理的因素影响，比如，同伴与家庭成员对于该行为的支持。动机也会受到自我效能的影响。
- 表现（Performance）：个人定期地、有规律地做出该行为的能力。
- 自我效能（Self-efficacy）：在很少或者没有他人的帮助下，个人对于自己做出并维持该行为的能力有信心，这在实际生活中将发挥重要作用。

在项目研究与规划中，社会认知理论可以为众多不同的问题提供框架。但对健康传播而言，它最重要的贡献是确认了哪些因素会影响既定行为的记忆力、再现力和动机，其影响机制如何（Health Communication Partnership，2005d）。

理性行为理论（Theory of Reasoned Action，TRA）

理性行为理论（AjzenandFishbein，1980）认为，个体行为主要取决于行为意向，而行为意向又是由对行为的态度和主观规范决定的（Ajzen and Fishbein，1980；Health Communication Partnership，2005e；Coffman，2002）。

- 个人对该行为的态度。总体来说，人们对一种行为、一个人、一个概念或一个观点的态度即所持有的正面或负面情感（比如，"我吃水果和蔬菜""我朋友的男朋友"）。
- 个人对该行为的主观规范。在理性行为理论中，主观规范指爱人、朋友、家人、同事、专业组织或其他个体对我的潜在行为可能会有怎样的观点和评判。这些观点和评判可能是积极的，也可能是消极的（比如，"我的朋友不支持我抽大麻""我的医生建议我每周至少锻炼两次"）。

在理性行为理论的视野下，针对特定行为结果的个人信念导致态度的产生，比如，"抽大麻可能会对我的注意力和工作表现产生不良影响"。这些被称为**行为信念**。

　　主观规范受到**规范性信念**的影响，这是指"我认为对我重要的他人是否会支持或反对我的行为"。比如，"我认为如果我开始吸食大麻，我的一些朋友也许会反对"。规范性信念的另一个构成元素是个人对他人的顺从性或认同动机（Coffman，2002）。比如，如果一个人的规范性信念是"我认为如果我开始吸食大麻，我的一些朋友也许会反对"，那么个人的顺从性可以通过以下问题来进行评估："我是否在意这些不支持我吸大麻的朋友？在意到足以让我不再吸食大麻？"换言之，"我在意他人对我的认同和期待吗？"

　　TRA 是一个在健康传播领域中具有影响力的理论，且经常用于效果评估（Coffman，2002），然而，我们不能武断地认定行为意愿总能转化为实际行动。传播可能会在支持行为意向与提高意向转化为实际行动等方面发挥重要作用，这要求干预手段和传播工具与时俱进，增强社会支持和社区参与，才能使人们更容易去尝试、采纳新的健康行为，并将它融入个人的生活方式之中。

　　TRA 在分析并判断什么会改变人们对健康行为（或社会行为）的态度以及行为背后的原因时尤其有用。同时，它还是一个为**主要受众**和**次要受众**进行画像的好工具（Health Communication，2005e）。

　　行为信念（Behavioral beliefs）：指在理性行为理论中个人对于特定行为后果的信念。

　　规范性信念（Normative beliefs）：指在理性行为理论中，个人认为对自己重要的他人会支持还是反对自己的行为。

　　主要受众（Primary audiences）：指项目希望他们有更直接的参与、并从改变中受益最多的人群。

　　次要受众（Secondary audiences）：那些也许会对主要受众的决策、行为产生影响的所有个人、团体、社区和组织。

社会规范理论（Social Norms Theory）

研究**社会规范**如何影响行为的相关理论对于健康传播而言特别重要。因为，在以社区为中心或以人口为中心的干预过程中，要想实现受众的行为改变和社会变化，理解并影响其规范至关重要。以社会规范为中心的理论认为，要使大多数人愿意采纳或维持某个特定行为，不仅要让他们看到改变所带来的明确收益，同时还得让他们相信群体内的其他人也会采取同样行为。

> 社会规范（Social norms）：群体成员所广泛持有的、关于人们在特定社会环境或群体情境中的行为标准。

社会规范理论不断发展。其中，Bicchieri 的新社会规范理论对核心假设提出了挑战，他认为，已有研究过于关注做出决策的理性过程，然而，人们决策时常常并没有深思熟虑。他们遵从社会规范是对特定社会情境中所接收的信号的自动响应，一种情况是有条件的，即人们对社会期待的理解，即观察并遵循"约定俗成的规范"；另一种情况是"道德规范"，即人们对特定情境中情感反应的无条件回应（Bicchieri, 2006）。

因此，为了实现健康和社区发展的行为或社会目标，我们必须审视、理解并影响现存的社会规范。例如，在流行性感冒或其他紧急情况下，社会规范可能会阻碍人们执行推荐的保健行为与措施，比如保持社会距离、避开拥挤场所、安全地照顾家人或安置逝者等（Schiavo, 2009b）。

在社会规范理论的应用上，分析每个目标群体并为之制定**关键影响力路线图**也同等重要。此外，我们不能低估特定把关人（比如，长者、社区和宗教领袖等）在道德与社会上的权威性。社会线索和对情境的情感反应都依赖于文化价值观以及人们交往的同伴群体，因此，重要的是让把关人和其他相关群体都参与到影响社会规范的过程中来。

> 关键影响力路线图（Key influentials roadmap）：对某些团体和利益相关者群体的识别与描绘，这些团体和利益相关者的观念、道德观和期望极大影响着某个特定群体或人口。

观念的形成（Ideation）

观念的形成（Kincaid，Figueroa，Storey and Underwood，2001；Rimon，2002；Cleland and Wilson，1987）指新的思考方式，以及通过社会交往在本地以及文化上同质的社区中传播这种新方式（O'Sullivan，Yonkler，Morgan and Merritt，2003，pp. 1-3；Bongaarts and Watkins，1996）。该理论应用于策略传播，用于识别能对观念的形成产生影响的因素（Rimon，2002；Kincaid，Figueroa，Storey，and Underwood，2001），比如态度、知识、自我效能、社会支持和影响、朋辈支持，以及其他能影响和决定健康行为的因素（见图2.3）。

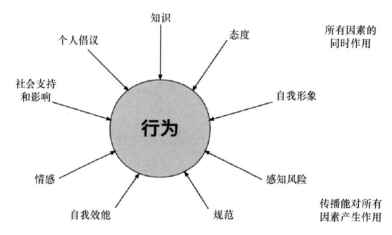

图2.3　观念的形成

来源：Kincaid，D. L.，and Figueroa，M. E. Ideation and Communication for Social Change. Health Communication Partnership Seminar，April 23，2004. 授权使用。

Rimon，J. G. Behaviour Change Communication in Public Health. Beyond Dialogue：Moving Toward Covergence. The communication Initiative，2002. www. cominit. com/strategicthinking/stnicroundtable/sld － 1744. html. Retrieved Nov. 2005. 授权使用。

观念的形成的核心前提之一是"影响个体的观念形成的因素越多，个体采纳健康行为的可能性就越大"（Kincaid and Figueroa，2004）。换言之，个体与社区行为受到人们生活与工作的社会环境的影响。

聚合理论（Convergence Theory）

与其他社会过程类型的理论相似，聚合理论强调，在任何能带来社会变革的集体或群体行动中，"信息分享、达成共识和意见一致"至关重要。它以如下观点为基础：个人的感知和行为受到同一群体中其他成员的感知和行为的影响，这些成员既包括专业协会中的成员、同事、家人，也包括个人网络中的成员，比如同伴、朋友、工作上或生活中的熟人。

这一理论有三个显著特点：

1. 信息在参与性的过程中被共享。传播者与受众没有界限，每个人都创造并分享信息，参与者包括个人、社区、群体和各种组织机构（如专业协会、教会和学校）。

2. 传播强调个体对共享信息的认知与解释，鼓励持续性的对话，促进对共通意义的相互理解与认同。

3. 传播是横向的。所有的参与者彼此平等，致力于达成一致性意见，从而激发潜在的集体行动。

这一理论将传播再定义为一个过程，在这个过程中，所有参与者都要尊重并考虑其他成员的感受、情感和信念。同时这一理论也强调了社会网络和关键影响因素在社会变革中的重要性。

行为改变的阶段模型（Stages of Behavior Change Model）

也被称为跨理论模型，它将行为改变看作是经历了不同阶段或步骤的过程，每一个阶段描述了不同"层次的改变动机或准备程度"。这一模型将行为改变分为五个阶段：

1. 前意向阶段（Pre-contemplation），在这一阶段中，个体没有采纳某一健康行为的意愿，但是正在对其进行了解。

2. 意愿（Contemplation），在这一阶段中，个体正在考虑是否采纳这一健康行为。

3. 决策（Decision），在这一阶段中，人们决定采纳这一健康行为。

4. 行动（Action），在这一阶段中，人们尝试短期地实施这一健康行为。

5. 维持（Maintenance），在这一阶段中，人们长期性地（至少超过六个月）保持着这一健康行为，理想状况下，它将融入日常生活之中。

在健康传播中，这些不同的阶段可以用于目标受众的不同时期，以识别关键群体。除了其他相关的特征外，这些关键群体在行为改变上有着相似的动机和准备水平（Weinreich，1999）。行为改变的阶段模型可以在针对上述群体设计传播目标、信息和策略时发挥工具性作用（National Cancer Institute at the National Institutes of Health，2002）。

传播劝服理论（Communication for Persuasion Theory）

这一理论由社会心理学家 Willian McGuire 所发展，聚焦于人们如何处理信息。他（1984）强调，为了接受和实行某种新行为，劝服传播包括互相依赖的12个步骤（McGuire，1984；National Cancer Institute at the National Institutes of Health，2002；Alcalay and Bell，2000）：

1. 接触信息；

2. 关注信息；

3. 发现信息的有趣之处，或者认为该信息与自己相关；

4. 理解信息；

5. 探究这种新行为如何贴近、融入他/她的生活；

6. 接受被提出来的变化；

7. 记住并巩固这一信息；

8. 能够在相关的语境或情境中想到该信息；

9. 根据检索到的信息或消息做出决策；

10. 在行为上与做出的决策保持一致；

11. 该行为受到积极的强化；

12. 将这一行为融合到生活之中。

这12个步骤相互依存，任何一个步骤的成功都严格取决于先前所有步骤的实现。信息设计、信源可信度、传播渠道以及目标受众和推荐行为的特征（推荐行为应能轻易地融入人们的生活），都会对行为结果产生影响。

虽然健康传播当前更聚焦于使目标群体参与进来，而非一直对他们进行劝服，但劝服理论提供了一个坚实的框架，指导我们如何接近关键群体与利益相关者，确保他们尽早参与和投入到健康议题中来。在此过程中，同样重要的是：核心价值观与需求可能会应时而变。因此，就需要传播者在规划和评估中考虑这些变化，并根据人们的生活方式、偏好与需求来重新定义推荐行为。

组间理论（Intergroup Theories）

组间理论意在传播语境与决策情境中解释组间行为，它为跨文化传播和信息设计策略提供裨益，对健康传播产生持续性影响的内容则包括"焦虑与不确定性管理理论（anxiety and uncertainty management，AUM）"和"问题整合理论（problematic integration theory，PIT）"。

AUM 理论由 WillianB. Gudykunst 提出，解释了组间传播的有效性是如何通过"精心管理互动中焦虑与不确定性的程度"来得以提升（Littlejohn and Foss，2009a）。AUM 探究了动机、知识、技能和文化差异在有效传播中扮演的角色，以及人们管理焦虑和不确定性的能力（Gudykunst，1993）。该理论对流行病与紧急环境下的风险传播也具有启发性意义，在应对流行病与紧急环境的危机时，人们主要依赖于核心专业人士、社区小组与社区领导者来充分地解决风险传播过程中的焦虑与不确定性。

类似地，问题整合理论（PIT）（Babrow，1992，2007）分析人们对传播和生活体验进行接收、处理与反应的过程，聚焦于"传播在制造与解决主观不确定性中的作用"（Bradac，2011，p.456），并在健康传播已经有了许多应用（Littlejohn and Foss，2009b）。PIT 理论的主要前提包括：传播过程和问题整合与社会文化的信念、结构相关，这些信念和结构决定了人们如何将新信息和体验与已有信念和文化认同进行整合，或和谐，或矛盾。Babrow（1992）归纳了问题整合的不同表现形式，包括认知上的、情感上的、沟通上的或动机上的各种不适。PIT 理论对跨文化的健康传播有重大的启示，因为它指出，在试图触达目标群体和利益相关者时，识别与合理解决文化和社会观念相当重要。

大众与新媒体传播理论（Mass and New Media Communication Theories）

这部分包括了大众媒体与新媒体理论的内容，这些理论影响着健康传播实践，提供了传播原则与实用性指导，这些原则既通用于大众媒体与新媒体领域，也适用于健康传播的其他行动领域。

大众媒体（Mass Media）

没人会质疑大众媒体在覆盖利益相关者群体和受众数量上的显著能力，如果恰当地使用、选择能回应受众需求及偏好的大众媒介，那么收音机、电视、纸质媒体以及互联网都可能是连接传播者与受众之间的有力工具。

大众传播理论聚焦于调查研究大众媒体对目标人群的影响，其许多核心原则与发现都能应用到全球健康传播的各个领域。当我们对这一理论谱系进行回顾时，以下定义非常重要：

●媒介效果（Media effects），大众媒体的行为（对所覆盖到的群体）所导致的结果，无论这一行为是有意还是无意。

●媒介力（Media power），指媒体产生影响的总体潜力，尤其是指计划中的影响。

●媒介有效性（Media effectiveness），指媒体实现既定目标的有效性，通常包括实现传播意图或所规划的传播目标（McQuail，1994，p. 333）。

尽管一些研究者将大众传播理论划分成不同的时期与子类别（McQuail，1994；Health Communication Partnership，2005b），但对它们进行综合性讨论超出了本书的范围。因此，我仅以下面这个理论作为例子。

大众媒体的培养理论（Cultivation Theory of Mass Media），由 George Gerbner 提出，它指出："如果人们重复、密集地暴露在大众媒体中，媒体对'现实'的偏离性定义会导致人们认为媒体塑造的这种'现实'顺理成章，结果就是大众媒体所描绘的现实被受众合法化，并对他们的行为产生影响。"（Communication Initiative，2003a；Gerbner，1969；Gerbner，Gross，Morgan，and Signorielle，1980）换言之，"培养"指的是大众媒体通过持续性的信息暴露来浸润目标受众的感知，从而产生长期效果，这一过程依赖于大众媒体"突破时间、空间和社会群体的传统束缚"的能力（Communication Initiative，2003a；

Gerbner，1969）。

"培养"不仅贯穿大众媒体，同时也适用于健康传播。实际上，使用包括大众媒体在内的各种传播渠道，使利益相关群体和目标受众持续性地暴露在信息中，浸润他们的感知——这一点被广泛应用于实践，以确保受众在健康议题与解决方案中的参与性。

新媒体理论（New Media Theories）

新媒体在健康传播中应用的无限可能引起了诸多讨论，新媒体理论主要试图解释：围绕着某一健康或社会问题，新媒体如何帮助建立社区、影响人们的参与、分享知识、扩展社会网络、检测信息和策略，并最终影响行为和社会变革的过程。例如，社会影响模型着眼于确立虚拟社区中个体参与的个人与社会动机。根据这一模型，虚拟社区中促进参与的许多动机因素（比如社会提升、娱乐价值和自我探索）反映了在现实社区中促进参与的关键动机因素（Dholakia，Bagozzi，and Pearo，2004；Hsu，Ju，Yen，and Chang，2007）。

然而，新媒体和**社交媒体**具有匿名性，它们提供给用户的视觉信息也存在缺失，这也许会改变群体动力场；具体到某些健康或社会议题，也许还会使用户对他者的感知"从主要是'人际的'变为'群体性'的感知（刻板印象）"（Lea，Spears，and de Groot，2001，p. 527）。在健康传播中，新媒体匿名性的吸引力取决于特定群体的文化价值观以及特定的健康或社会议题。

尽管本书第五章和第十四章对不同群体和各类组织的新媒体使用、基于新媒体干预的计划和评估方法进行了综合性讨论，但这里值得一提的是，与其他传播渠道一样，基于新媒体的方法应该与其他传播形式相结合，才能使所有项目的行为和社会效果最大化。

> 新媒体（New media）：那些基于数字技术的媒体，比如互联网、电脑游戏、数字电视和移动设备，以及对各种传统媒体形式的重造，使它们采纳并适用于新媒体技术。
>
> 社交媒体（Social media）：新媒体和社交网站的一个分支，旨在建立社区，连接用户。社交媒体是分享和讨论信息的工具（Stelzner，2009）。

营销模型（Marketing-based Models）

在私营（商业和非营利）部门，营销是指鼓励消费者或特殊群体使用产品或服务的策略活动。随着时间的推移，营销模型也影响了公共卫生、保健和社区发展干预。以下两个模型有不少相似性，均对健康传播的理论基础做出了贡献。

社会营销（Social Marketing）

社会营销指"将商业营销技术应用于分析、计划、执行和评估项目，这些项目旨在影响目标受众的自愿行为，以提升他们的个人福利和社会福利"（Andreasen，1995，p. 7）。与商业营销类似，行为改变是社会营销的终极目标。尽管有时候商业营销同样也鼓励人们采纳健康行为，比如免疫接种或依从药物，以改善目标人群的健康状况，但在商业营销中，行为改变主要是使赞助商受益（Andreasen，1995）。

而社会营销实践则以消费者为中心（Andreasen，1995；Kotler and Roberto，1989；Lefebvre，2007），强调以下四个元素，即社会营销的"4P"原则。

● 产品（product）：组织或项目方希望看到目标受众所采纳的行为、服务、产品或政策。在社会营销中，产品可以是有形的，比如售卖、分发的避孕套或蚊帐，也可以是无形的，比如被推荐的行为。

● 价格（price）：正在推广的产品价格，或采纳某种新行为、新政策、新实践时人们所付出的情感、身体、集体和社会成本。

● 地点（place）：产品的分销渠道，比如服务点、批发经销商等；或最可能通过信息和传播工具触达目标受众的地点，从而促进新行为的采纳。

● 促销（promotion）：信息是如何被传送的。它指的是如何刺激目标受众，使其尝试特定的推荐行为，或采纳新的政策和实践。

社会营销往往与健康传播其他理论、模型一起使用，应该与具体的健康议题及其潜在解决方案紧密结合。最重要的是，要保证社区参与。

一些批评者认为，社会营销是一种自上而下的模式，它不允许有效变革所需的社区参与，尤其是在发展中国家里："对他们而言，社会营销就是一种非参与性的战略，因为它将大多数人当作消费者，而非主角。"

（Waisbord，2001，p.9）然而，近年来社会营销模型业已包含了社区参与、动员以及其他的参与性策略，因此同样适用于社会变革（Lefebvre，2013）。《健康人民2020》将特定的社会营销目标纳入健康传播和健康信息技术所属领域。

对健康传播领域而言，社会营销的主要贡献之一是提供了一套系统性的、以人为中心、以市场为导向的方法。社会营销模型在关键群体画像、情境分析、营销分析、界定健康问题以及确定可能的解决方案上格外有效（见第十一章）。

社会营销的另一个贡献则与成本—收益及竞争分析有关。竞争性的社会营销方法鼓励对所有替代性产品的分析和理解，比如人们可能会拥有的替代性行为或产品（Andreasen，1995），这有助于开发出更理想的"产品"——它将更容易被人们采纳，更适合人们的生活方式、信念和需求。在健康传播中，"产品"总是无形的，需要与行为和社会结果相一致，例如免疫或艾滋病预防的实践或政策的变化。

最后，社会营销旨在唤起人们的疾病和风险意识（见案例2.3），对不同群体和人口的行为及社会变化也助力不少。在公共卫生领域，其他模型和技术对社会营销的补充与整合将更进一步地鼓励健康项目的可持续性发展与社区长期参与（Waisbord，2001），以及促进当地解决健康与发展问题的能力建设。

案例2.3 提升对旧金山婴儿死亡率差距的认识

在旧金山，非裔婴儿的死亡率是白人婴儿的两到三倍。为了解决这一健康差距，旧金山公共卫生部（the San Francisco Public Health Department，SFDPH）与社区组织、加州大学旧金山分校家庭健康成果项目组（the Family Health Outcomes Project at the University of California，San Francisco）合作，在疾控中心"2010年达标"项目（CDC REACH 2010）的经费支持下，建立了"七项原则"（the Seven Principles Project）项目。其中包括一项社会营销活动，目标为：（1）提高生活在旧金山的非裔美国人对婴儿死亡率差距的了解；（2）提升人们关于婴儿猝死综合征（SIDS）高发病率相关信息和风险因素的认知；（3）鼓励家庭采取行动。

方法

"七项原则"项目与当地非裔美国居民合作，开展了三项多媒体活动，并试图通过焦点小组访谈来获得项目反馈。这三项活动都使用同样的媒介渠道来传播信息，这些渠道包括：大多数非裔美国人社区附近的公共汽车站台与公共汽车上的广告、海报、卡片、小册子、讲义、教堂小扇子，以及在非裔美国人社区的广播电台中发布公共健康服务通告。主要的信息包括以下内容：（1）在旧金山，非裔婴儿的死亡率是所有婴儿的两倍；（2）为了降低婴儿猝死综合征的概率，婴儿睡觉时仰卧最佳；（3）避免非裔婴儿死亡，立刻采取行动。该活动还提供了热线电话号码，以方便大众能参与到该项目中来。

非裔美国人对婴儿死亡率和婴儿猝死综合征的知识、态度和信念的相关研究与发现，构成了上述健康运动的主要概念和活动的基础。在"七项原则"项目设计之初，旧金山公共卫生部进行了一系列的焦点小组访谈，评估非裔美国人现有的认知水平，从而帮助制定有效的干预策略。焦点小组包括250个来自非裔美国人社区的成员，结果显示，在这次活动之前，超过一半的参与者不了解任何有关旧金山婴儿死亡率差距的问题。接下来，公共卫生部开展了一场针对非裔美国人的电话调查，804位18—64岁的被调查者中，只有39.6%的人清楚这一差距；而28.5%的被调查者没有意识到，让婴儿仰睡能降低其患猝死综合征的风险。尽管婴儿死亡率差距现象已经持续多年，但很明显，这一信息并没能有效地传播至非裔美国人社区。"七项原则"项目旨在缩小这一信息沟。

结果

运动结束后，对654位非裔美国人的后续电话调查显示，这一活动触及大多数社区，与活动之前相比，非裔美国人对婴儿死亡率差距的认知有了显著的提升——62.7%的参与者意识到这一差距，而运动开始之前只有39.6%的人对此有认识。在预防婴儿猝死综合征的正确睡姿方面，目标受众的认知并没有显著增加（70.4% vs 71.7%），但那些接触到该运动的人更知道什么才是正确的睡姿（79.7% vs 64.3%）。

来源：Rienks, J., and others, "Evidence That Social Marketing Campaigns Can Effectively Increase Awareness of Infant Mortality Disparities", Paper presented at the Annual Meeting of the American Public Health Association, Philadelphia, Dec. 13, 2005. 授权使用。

整合营销传播（Integrated Marketing Communications，IMC）

作为一种计划概念，整合营销传播"能识别某项综合计划的附加价值，这一综合计划用于评估各种传播方法的战略作用，并将这些方法结合起来，实现清晰、一致以及最大化的传播效果"（Belch and Belch，2004）。它是私营机构用于制定、执行和评估品牌传播项目的一种战略方法，它考虑并解决消费者的观点、需求、信念和感知，依赖于对可衡量目标和方法的战略整合（Schultz and Schultz，2003；Novak and others，1998）。这种前沿性的营销方法已被应用于多个学术项目，并成了许多院系课程的一部分（New York University，2013；University of Utahn，2013；Emerson College，2013），它的原则也反映在一些战略行为传播的模型中。

IMC 指出，对于全世界大多数受众而言，信息流在持续增长（Schultz，Tannebaum，and Lauterborn，1994；Renganathan and others，2005），因此，信息的清晰性、一致性以及"具有可信度的整合协调方法至关重要"（Renganathan and others，2005，p. 310）。IMC 对健康传播最重要的贡献是强调了多层面战略方法的重要性，该战略方法要求以人们的观点为基础，并解决他们的关键需求。

战略性行为和社会改变的传播模型

许多模型包含或结合了本章中介绍的行为、社会、大众媒体、新媒体或营销理论，我们将选择一些模型和计划框架的案例来进行阐述。

发展传播模型（Communication for Development，C4D）

发展传播（DW Communication）这一概念诞生于半个多世纪以前，旨在解决来自发展中国家的关键问题及其经验教训。自 1970 年代以来，这一领域持续发展，并极力强调社区的所有权和参与。发展传播被定义为："一种与社会规划变革相关联的传播艺术与科学，这种变革以促使社会从贫穷状态过渡到动态的社会经济增长状态为目标，力图使社会更加平等，更多个体的潜能得到发展。"（Quebral，1971，1972，2001）

在全球发展的背景之下，C4D 指出，要想实现可持续的民主发展与行为及社会变革，社会需要在各种层次引入多种传播形式。一些国际和多边组织将 C4D 作为一个计划框架应用于传播干预，比如在联合国儿童基金会（UNICEF），"C4D 被定义为一个系统的、有计划的和基于证据的战略过程，以促进积极的、可测量的个体行为和社会变革，这是发展计划、政策倡导和人道主义工作的组成部分。C4D 确保与儿童、他们的家庭和社区进行对话和协商，并确保他们的参与。换言之，C4D 优先考虑当地情境，并依赖于复合型的传播工具、渠道和方法"（UNICEF，2012，2013a）。

尽管许多其他的传播模型和计划框架业已包含某些概念（比如聚焦于参与、横向沟通与集体行动），但 C4D 以人权为基础、以创造社会福利平等分配为最终愿景，更进一步地将上述概念容纳在内，以谋求长期的行为与社会改变。在联合国儿童基金会，C4D 通常被用于促进"健康、营养以及其他关键的社会结果，使得儿童、家人、社区都能从中受益"（UNICEF，2012）。美国和其他国家以及众多国际学术项目（Ohio University，2013；Malmo University，2013［Sweden］）尤其关注发展传播的理论与实践。

行为影响传播模型（Communication for Behavioral Impact，COMBI）

COMBI 是一个针对社会动员和战略行为传播干预的综合模型（Parks and Lloyd，2004；Renganathan et al.，2005；Schiavo，2007b；Hosein，Parks，and Schiavo，2009），"自纽约大学 1994 年开始将整合营销传播应用于社会发展以来，其理论基础和十步规划法逐渐成熟，其中也包括联合国儿童基金会和联合国人口基金会的投入"（Hosein，2008；Hosein，Parks，and Schiavo，2009）。2000 年，这一模型被世界卫生组织（WHO）运用到了日内瓦的社会动员工作当中。"到如今，WHO 及其合作伙伴根据这一模型，对来自非洲、亚洲、东欧、拉丁美洲、加勒比和北美地区超过 50 个国家的公共卫生专业人士和政府机构进行了培训。这一培训提升了当地的战略传播能力，也促进了全世界超过 60 个 COMBI 项目的发展与执行。"（Hosein，2008）

COMBI 模型主要应用在卫生健康领域，但其主要的原则和方法与其他领域也有关联。比如，在联合国儿童基金会摩尔多瓦的儿童保护和青少年法律项目中，COMBI 模型被作为项目的一部分来应用（E. Hosein，personal communication，

2005，2006）；该模型在阿尔巴尼亚与约旦也进行了类似的尝试。2009 年，在柬埔寨一项关于产前护理的项目中，联合国儿童基金会运用了该模型并获得成功（E. Hosein，personal communication，2012，2013）。"此外，COMBI 具备与美国和国际组织的其他战略传播模型结合使用的潜力……用以开发新工具与规划资源。"（Hosein，Parks，& Schiavo，2009，p. 547；Johns Hopkins University，2005；UNICEF，2006c）

由于强调行为影响，COMBI 模型使用基于研究的、参与式方法来识别与解决影响健康结果的行为问题（Renganathan and others，2005；E. Hosein，personal communication，2005，2006）。它有两个基本原则，"第一，什么也别做——不要定制 T 恤、印发海报和小册子、制作视频，除非你已经确立了清晰的、准确的、特定的行为目标（specific behavioral objectives，SBOs）。第二，什么也别做——不要定制 T 恤、印发海报和小册子、制作视频，除非你已经成功地对初步的行为目标展开了情境式的'市场'分析"（Schiavo，2007b，p. 51；Renganathanandothers，2005）。情境式的市场分析需要将所倡导的行为带回到社区本身，聆听社区成员的意见，以识别出其中的"传播要素"，从而确保这些成员的参与度（E. Hosein，personal communication，2005，2006）。在这里，核心的营销准则是倾听消费者。例如，根据 COMBI 原则，行为目标的一个范例是，在"丝状虫日"当天，在丝状虫预防项目工作人员入户的情况下（或居民自行前往分发点），一定数量的人在家服下 4—6 片药物（Renganathan and others，2005）。

虽然 COMBI 模型聚焦于解决特定的疾病及相关的健康行为，但它对社会变革也会产生影响。例如，它最初的核心就着眼于那些损害了整个社区与国家，尤其是发展中地区和国家社会经济发展状况的传染性疾病（WHO，2003；Renganathan and others，2005），它对发展与社会变革的贡献在于帮助"移除那些使人们贫穷的显著障碍"（Renganathan and others，2005，p. 318），降低整个家庭和社区的疾病致死率。此外，该模型还有助于增强人们的健康素养与在疾病方面自理的能力。

与大多数其他类型的干预措施和模式一样，仅仅只靠 COMBI 并不足以解决发展问题（Renganathan and others，2005）和公共卫生的缺陷。但是，它能帮助做出改变。要解决广泛的社会问题，如健康差距、贫穷和不公正等所有导致的健康问题，我们需要多种不同的公共卫生战略和干预措施。这些战略和干预措施都应依赖于长期承诺、循序渐进的方法和广泛的民众参与，以及在决策者、利益相关者、资助机构、人口、社区和个人层面上进行的一系列行为变化。作为一种减轻疾病负担并改善健康服务的方法，COMBI 在上述更宽广的语境下展开运作，并支撑起了公共卫生的某一基本目标。

COMBI 整合了来自多个学科的原则与方法，如市场营销、大众传播、信息教育传播、社会动员、人类学和社会学。它从 IMC 汲取最新的发展与经验教训，建立整合式的方法，使用包括活动、渠道和特定受众信息的战略组合，以分析人们的感知、态度和行为（WHO，2003；Renganathan and others，2005；Hosein，Parks，and Schiavo，2009）。

COMBI 将 IMC 的核心知识纳入考量，包括人们的感知——即人们"相信什么是重要的或真实的"（Renganathan and others，2005，p. 309）——对态度和行为的影响。它还强调，在要求人们认可及采纳健康行为、产品或服务时，清晰、可信以及一致的信息传播相当重要（WHO，2003；Renganathan and others，2005）。

格林模型（Precede-Proceed Model）

由 Lawrence Green 和 Marshall Kreuter 所创立（Green and Kreuter，1991，1999；Green and Ottoson，1999）。格林模型是"一种分析行为改变因素的方法"（National Cancer Institute at the National Institutes of Health，2002，p. 219），这一模型假设那些长期的、持续的改变总是自愿发生（Communication Initiative，2003b；National Cancer Institute，2005a），并由个人动机所决定，且这样做会受到个体所在社区与社会结构的影响；也就是说，个体需要感到有能力改变自己的生活质量（National Cancer Institute，2005a）。影响行为改变的关键因素分为三类（National Cancer Institute at the National Institutes of Health，2002，p. 219）。

●诱发因素：在进行干预之前，会影响个体意愿改变的知识、态度、行为、信仰和价值观。

●促成因素：个体生活的环境或社区中有利于或阻碍改变的因素。

●强化因素：会持续影响个体行为采纳（包括社会支持）的积极或消极

因素。

格林模型强调将个体作为社会环境的一部分，它还在个体和社区层面上支持个体赋权与能力建设，这是可持续的行为和社会变革最重要的组成部分之一。在某些方面，这一模型与本章之前讨论过的社会规范理论相反，社会规范理论认为人们在作出决定时，通常不会过多地考虑社会期望。在现实生活中，取决于特定的团体和议题，这两种过程往往相互结合。

社会变革传播模型（Communication for Social Change，CFSC）

CFSC 模型是一个针对传播计划、执行与评估的参与式模型，它最初是在洛克菲勒基金会的支持和赞助下发展起来的。该基金会于 1997 年召开了一次会议，探寻传播和社会变革之间的联系，在这次会议及后续会议所有与会者的建议下，该模型逐步成型。

社会变革传播指"公共与私人对话的过程，人们通过这一过程来定义自己是谁，想要什么，以及如何实现"（Gray-Felder and Dean，1999，p. 15）。作为一个综合性模型，CFSC 用于描述社区对话的"迭代过程"，该过程"始于社区外部或内部的催化剂或刺激"，当该过程"发生效用时，会导向集体行动并解决所面对的普遍问题"。

在这一模型中，社会变革的结果性指标包括"领导力、参与的程度和公平性、信息平等、集体的自我效能感、主人翁意识和社会凝聚力"（Figueroa，Kincaid，Rani，and Lewis，2002，p. iv）。需要强调的是，在应用这一模式时，社会变革（比如，减少贫困、减少艾滋病感染）的实现可能需要很长时间，需要一些中期评估指标来评估项目进展（Rockefeller Foundation Communication and Social Change Network，2001）。社会变革是在个体、群体和社区层面一系列渐进行为变化的结果。因此，即使在社会变革模式的语境之下，行为结果仍应该是健康传播中的一个重要评估参数。

其他理论与计划框架

其他一些模型、计划框架也对健康传播的理论和实践产生影响，接下来我们会讨论医学模型和逻辑模型等。

医学模型（Medical Models，MM）

传播同样受到健康和疾病具有内生性原因这一观念影响，随着时间的推移，两种医学模式在医患情境中影响了传播，并影响到健康机构和专业人员如何识别和理解相关的议题与因素，以及如何把它们纳入公共卫生干预的处理范畴。

第一种模式是"生物医学模型"——已经存在了数个世纪，它的理论前提是：欠佳的健康状况是一种"可以用生理（physical）手段解释、识别和治疗"的生理现象（du Pré，2000，p. 8；Twaddle and Hessler，1987）。生物医学模式并不考虑个体的心理状况、个体观念、社会观念、态度与规范或其他能影响健康和疾病的因素。因此，基于这一模式所做的传播工作往往是信息性的、教条主义的、维权的、"有效的"和"集中的"（du Pré，2000，p. 9）。在这种模式下，传播依赖于自上而下的方法，医务人员或健康机构把自身的行动局限于"传播关于疾病的医学与科学知识，以及制定相应的解决方案"。

首先，这一模式缺乏对患者或目标群体在感受和社会经验上的共情（Friedman and DiMatteo，1979；Laine and Davidoff，1996；du Pré，2000）。其次，它没有考虑到，当前大多数疾病和对这些疾病的诊断在很大程度上受到社会与文化习惯、个体心理状况的影响。比如，肥胖、糖尿病和抑郁症都很明显受到外部因素的干扰，这些外部因素包括生活方式、情感压力、文化信仰与偏好。最后，这种模式也没有考虑到疾病预防，疾病预防要求其专业人员和组织机构去触达目标群体的核心信念、感受和需求，从而使那些感兴趣的个人和社区参与到所推荐的行为和活动中。

第二种模式是"生物—心理—社会模式"。它的理论前提是，健康状况不佳不仅是一种生理现象，而且"还受到人们的感受、对健康的看法以及他们生活事件的影响"。它强调以病人为中心，逐渐取代了生物医学模式，当然这也要归功于许多专业协会（例如，美国医学协会和美国家庭医生学会）和一些医院、大学的努力。这些医院与大学开设医患沟通的指导和课程，强调患者的感受、文化、教育水平、需求以及其他各种关键因素的重要性，这些因素会帮助患者提升依从性，取得治疗成果。这一模式也很适用于当前健康传播的众多实践和理论，这种模式下的传播往往趋向于移情和相互依赖，对患者的需要及感受较为敏感，并且旨在引发对科学与医学问题的理解。

逻辑模型（Logic Modeling）

> 逻辑模型（Logic modeling）：这是一个灵活的框架，被应用于教育学、公共—私人伙伴关系、健康教育和许多其他领域的项目规划与评估。

逻辑模型是一个灵活的框架，被应用于教育学（Harvard Family Research Project，2002）、公共—私人伙伴关系（Watson，2000）、健康教育（University of Wisconsin，Extension Program Development，2005）和许多其他领域的项目规划与评估。

该模型总结包含了导致特定健康或社会问题的各种关键因素，计划的关键组成部分，对项目战略、目标和关键活动进行定义的基本原理，以及预期的项目成果和对它进行评估的标准及指数。总之，逻辑模型用于解释影响健康或社会问题的各种关键因素之间的关系、计划组成部分和相关结果。

逻辑模型还被当作规划、评估公共传播活动（Coffman，2002）以及其他健康传播干预措施的有效工具。在你考虑所有与项目相关的选择时，它可以用于思维组织，帮助核心利益相关者、合作伙伴以及团队成员迅速掌握特定项目及其基本原理的重点。逻辑模型建立在不同的理论和假设之上，适用于不同的健康问题和受众需求。然而，它的第一步始终是去分析具体情境、影响因素，以制定合适的策略与活动，并确立切合实际的目标。

附录 A 提供了一张资源列表，展示了用于健康传播的逻辑模型如何发展。案例 2.4 是我们所制定的逻辑模型的例子，用于评估全国婴儿死亡率预防项目的影响（Schiavo and others），这一项目由少数族裔健康资源中心办公室（Office of Minority Health Resource Center，OMHRC）、健康和人类服务部（Department of Health and Human Services，DHHS）、少数族裔健康办公室（Office of Minority Health，OMH）共同制定与执行。

案例 2.4 为预防婴儿死亡率的国家健康计划所制定的逻辑模型（由美国少数族裔健康办公室、健康与人类服务部设计）

<table>
<tr><td colspan="3" align="center">**项目名称：健康宝宝，从你开始**</td></tr>
<tr><td colspan="3">长期健康问题：非裔美国人中可预防的婴儿高死亡率（定义为一周岁前死亡的婴儿）
长期目标：降低美国人尤其是非裔美国人中的婴儿死亡发生率</td></tr>
<tr><td align="center">导致因素</td><td align="center">策略与方法</td><td align="center">结果与影响</td></tr>
<tr>
<td>

• 对"非裔美国人婴儿死亡率过高"这一情况缺乏了解
• 对预防婴儿死亡与孕前护理之间的关系认识不足
• 对什么是孕前护理、其时间、重要性以及相关行为缺乏了解
• 长期的影响：非裔美国人对婴儿死亡率等健康结果的忽视的历史
• 社区参与和社会支持受限，尤其是那些在最易感的城市和地区
• 男人及其他家庭成员的支持和参与有限
• 在医患环境中缺乏对卫生预防的关注
• 冲突的优先事项、护理机会（少）以及健康生活方式和卫生预防的其他障碍

</td>
<td>

• 非裔美国人里大学生群体通过以下方式参与：
　◇ 定制化的健康信息
　◇ 通过同伴教育培训，建立健康大使和同伴教育者培养库
　◇ 加强少数族裔健康办公室（OMH）对（少数族裔）学校和机构的参与
• 与卫生部门、项目以及其他当地和州健康组织建立合作关系
• 在基于宗教信仰的社区中进行推广
• 在高中的推广
• 社区游说与健康事务
• 大众媒介的传播
• 卫生保健人员的教育

</td>
<td>

短中期过程相关因素：
• 在关键活动中保留信息：核心项目信息
• 提高非裔美国人对婴儿死亡率的高负担、相关风险因素及成因的认识
• 提高对预防婴儿死亡与孕前护理之间联系的认识
• 提高对孕期护理关键行为的认识
• 提高有意向采纳、维持孕前健康行为的人数
• 提升关于该话题的社区参与和基于社区的倡导活动的数量
• 提高医患环境中对孕前护理的关注与支持
• 提升关于该话题的地方、州合作伙伴关系的数量

总结评估结果：
• 提高能采纳与维持至少三到四项推荐行为的妇女与男性的数量，这些推荐行为是孕前健康与护理的一部分
• 提高将孕前护理纳入日常就诊过程的医生的数量
• 提高以社区为基础的其他卫生组织的数量，制定计划以解决预防婴儿死亡和孕前护理的问题，并将其作为组织的一个核心优先事项

</td>
</tr>
<tr><td colspan="3">

来源：Schiavo, R., Gonzalez-Flores, M., Ramesh, R., and Estrada-Portales, I., "Taking the Pulse of Progress Toward Preconception Health：Preliminary Assessment of a National OMH Program for Infant Mortality Prevention ", *Journal of Communication in Healthcare*, 2011, 4 (2), 106, Figure 1. CW. S. Maney & Son Ltd. 2011. 授权使用。

</td></tr>
</table>

公共卫生与医疗保健领域当前的议题
及问题：对健康传播的影响

除了理论和模型之外，还有许多议题、问题也会对健康传播的理论与实践产生影响，这些问题大多数与特定的国家、环境、政治局势、健康或人口等相关。由于问题的范围之广，数量之多，本书无法进行全面讨论，接下来将主要围绕影响当前健康传播领域的一些议题进行讨论。

健康差距（Health Disparities）

如同之前所讨论过的，作为公共卫生、保健和社区发展领域的指导性原则之一，"健康公平（healthe quity）"概念已在世界范围内兴起。健康公平强调减少健康差异，致力于最小化或消除不同人口和群体之间幸福与健康状况的差距（参见第一章对健康公平与健康差距的定义）。正如马丁·路德·金常被引用的名言，"在所有不平等的形式中，健康方面的不平等是最令人震惊以及最不人道的"（Randall，2002）。

美国国立卫生研究院（NIH）将健康差距定义为："存在于美国特定人口群体中的疾病与其他不良健康状况的发病率、流行率、死亡率和负担的差异。"（Center for Health Equity Research and Promotion，2005）不幸的是，"健康差距正持续地减少美国及全球的众多社区在经济与社会发展中的机会"（Health Equity Initiative，2012b），它们"与大多社区特有的各种因素相联系，这些因素包括社会经济条件、种族、族群和文化，（是否有）获得保健服务的途径，支持体育锻炼的建筑环境，能便利地购买廉价的营养食品的场所，可最大限度地降低环境与其他卫生风险的良好住房，能够让弱势群体获得服务与支持体系的有效交通工具，能准确反映文化水平且符合文化语境的健康信息，以及关爱和友好的临床医疗环境"（Health Equity Initiative，2012b）。一些健康差距也与"不同族群、性别之间的遗传和生理差异有关"（Center for Health Equity Research and Promotion，2005）。

尽管"健康是公民社会、社会与文化成长、政治稳定以及经济可持续发展的基础"（Families USA，2012），但只有59%的美国成年人对健康差距有所了解，其中包括那些受健康差距影响最大的族群与群体（Benz，Espinosa，Welsh，and Fontes，2011）。近十年来，人们对健康差距的认知率只增加了5%（Benz，Espinosa，Welsh，and Fontes，2011），而在许多弱势群体中，这种差距依然维持甚至还有所扩大。健康传播可以通过以下方法来降低或消除健康差距：

- 提高对健康差距及其根源的认识（比如，健康的社会决定因素）；
- 鼓励社区行动以及多部门的伙伴关系，以确定、设计和实施针对社区的解决方案；
- 跨越不同文化、社会经济地位、地理边界以及其他可能影响健康结果的因素，以触达弱势群体；
- 制定计划、工具和资源，从而实现健康公平的行为、社会和组织结果；
- 发起支持健康公平的专业化、社会化运动；
- 促进实现健康公平所需的长期社会变革过程。

患者与社区赋权（Patient and Community Empowerment）

患者赋权是现代医学中的一个重要概念，也是医疗环境下制定健康传播策略的一个核心支柱。然而，这个术语的内涵因不同的健康场景（health settings）、语境（contexts）和环境（environments）而有所区别。比如，该术语指患者对疾病及其治疗方式的认识，患者能够与医生进行知情讨论，从而参与治疗和预防决策。它也指患者有能力坚持医务人员推荐的治疗方案或预防措施，或采纳能改善健康状况的行为。它还包括患者能参与健康政策、卫生保健法规、医疗实践、研究资金和社会变革等方面的公共辩论。

"社区赋权患者合作组织"（Partnering for Patient Empowerment Through Community Awareness，2005）和"欧洲医生常务委员会"（the Standing Committee of European Doctors，2004）这两个组织重在提升患者对疾病与健康资源的了解，并改善医患沟通，另一些组织则致力于有效地动员患者群体参与政策和社会变革的过程。艾滋病和其他危及生命的疾病给全世界患者们上了重要一课，随着时间的推移，艾滋病防治活动家们在药物审批条例、研究资金、政策、药物获取渠道以及公众对艾滋病的认知等议题方面均影响巨大。

由于患者们的参与程度不同，必须避免笼统地使用"患者赋权"这一术语。当一项健康传播干预项目试图吸引患者或公众时，应该考虑，患者在理想状态下能够做什么，以及哪种赋权可能会帮助患者改善健康结果——这将为该项目的建设与推广提供信息。

类似地，社区参与（community engagement）、参与（participation）和赋权（empowerment）构成了有效健康传播干预的中心准则。只有当社区成员聚集在一起，了解到健康、社区发展、各种服务（卫生保健领域内部与外部）可获得性之间的联系，传播干预才能获得现实机遇，引发可持续的结果，并不断调整和实施各种社会支持，最终改善社区健康和提升幸福。第六章将再进一步讨论社区动员与参与。

慢性疾病的兴起（The Rise of Chronic Diseases）

在过去的几十年里，慢性病（比如肥胖、糖尿病、心血管疾病等）带来的负担发生了指数级的增长。在全世界范围内，慢性病已经取代传染病，成为导致死亡的主要原因（WHO，2005c）。比如，在纽约，因慢性病死亡的人数占所有死亡总人数的75%，而因传染病死亡的比例仅有9%（Lee，2012）；在1880年，纽约因慢性病死亡的人数只占13%，而因传染病死亡的人数却高达57%（Lee，2012）。

由于慢性病受到多种因素的影响，并被人们的居住、工作、娱乐环境所塑造，因此，健康的社会决定因素需要被纳入所有的干预之中。对慢性病的预防、管理伴随人们的一生，传播干预措施的复杂程度也相应更高，需要在不同的层次上提供帮助（Halpin，Morales-Suárez-Varela，and Martin-Moreno，2010）：

● 社会层次：通过政策倡导、禁令、城市规划，提供服务与信息（包括但不限于卫生保健服务），帮助创造健康的社会语境与社会环境。

● 社区层次：通过鼓励社区行动和多部门的合作，促进对健康行为的社会支持，为社区特定的需求与议题提供解决方案，并围绕该议题实施社区动员。

● 卫生保健层次：鼓励最优的临床经验广泛使用，培养医护群体的**文化能力**（即跨文化语境下与他人价值观、情感和信仰相联系的能力，并将各种差异作为互动的一部分，有效地进行整合解决），应对健康素养问题，促进社区和患者在临床保健中的参与，以及持续性地提升对预防保健重要性的认识。

● 个体层次：在不同的人口和群体中促进健康行为的采纳，进行常规化的医疗体检。

总而言之，慢性病具有复杂性与多因素性的本质，只有持续性的、多层次的传播干预才有可能产生长期效果。

> 文化能力（Cultural competence）：跨文化语境下与他人价值观、情感和信仰相联系的能力，并将各种差异作为互动的一部分，有效地进行整合解决。

预防医学与预防行为的局限性（Limits of Preventive Medicine and Behaviors）

近几个世纪以来，医学与科学不断进步，尽管预防医学依然无法消灭疾病，但它已经延长了人们的预期寿命，提升了许多人的生活质量。

预防医学并不总是奏效，这个概念可能会给一些人造成麻烦，因此在设计健康传播干预措施时应该予以考虑。以埃德瓦多为例，男性，50岁，来自波多黎各，中低收入阶层。他喜欢吸烟，但由于吸烟可能会引发口腔癌，因此他的家人敦促他戒烟；他的家人们还希望他能够定期体检，并且改掉只有在严重患病时才就医的习惯。最近，他们家有一个经常吸烟且患上口腔癌的表亲去世了，这使埃德瓦多的家人们感到震惊。然而，埃德瓦多有一个从来不吸烟的挚友也患上了口腔癌，于是埃德瓦多与希望他改变健康习惯的家人们据理力争：

- 戒烟也不能保证就不会得癌症。
- 他从吸烟与喝酒中获得快乐。
- 为什么他的家人们如此担心口腔癌呢？表亲的例子只是个案。
- 他太忙了，无法定期抽空去医生那里体检。

尽管埃德瓦多关于预防医学及其局限性的阐述是对的，但如果采用综合的、跨文化能力的健康传播干预的视角，让他了解以下事实，可能会帮助他理解家人的立场：

- 波多黎各男性的口腔癌发病率是美国拉美裔男性的两倍（Hayesandothers，1999），并且根据观察，也高于美国的白人男性（Hoandothers，2009；Parkinandothers，1997；Suarezandothers，2009）。
- 烟草与酒精都是致使人患口腔癌的主要风险因素（Blot and others，

1988；Mashberg and others，2006）。实际上，它们的叠加效应是 1+1>2 甚至更多。与那些既不抽烟也不喝酒的人相比，烟酒成瘾的人患口腔癌和咽喉癌的风险是前者的 6—15 倍（Mashberg and Samit，1995）。

● 戒烟是一种降低口腔癌风险的常规预防办法（Lewin and others，2000；Matiella，Middleton，and Thaker 1991；US Department of Health and Human Services，1986，1994）。

● 社会支持（比如来自朋友、同伴或与他人）有助于人们戒烟（Mermelsteinandothers），所以与家人、朋友交流自己戒烟的意图和好处，以寻求他们的支持及参与，这也许能帮助人们成功地戒烟。

当然，为了鼓励埃德瓦多戒烟，还需要考虑和解决许多其他问题。例如，埃德瓦多的社会背景、戒烟的潜在困难、医生是否会优先让他进行口腔癌筛查、临床环境以及同伴们的支持与友好程度。不过，我们始终要记得，大多数人对疾病的风险因素及相关信息并不了解，因此，首先将疾病的数据统计与信息纳入健康传播的干预措施中，能使所倡导的行为和社会变革合理化。其次，将健康议题放置在一个比家庭和朋友圈更大的背景之下，也有助于吸引人们的注意力。最后，数据显示，某些疾病可以被预防，所以，尽可能地展示这些病例能够帮助人们接受预防医学和预防行为，即虽然预防并非永远奏效，但在大多数情况下能发挥作用。

移动、按需和受众驱动的传播环境（A Mobile，On-Demand，and Audience-Driven Communication Environment）

互联网、移动技术等极大地拓宽了"卫生保健的范围，使其超越了传统界限"（Eysenbach，2001，p. e20），从而改变了健康传播实践。越来越多的患者、卫生保健专业人员、公众和社区都依赖于互联网和移动技术来提供各种服务和进行沟通，包括健康问题咨询、虚拟药房、从业人员远程学习、医疗和公共卫生信息系统（例如疾病监测系统）、用于患者支持小组和健康记录的应用程序，等等（Gantenbein，2001；Eysenbach，2001）。

电子健康（E-health）已经成为"医学信息学、公共卫生和商业的交叉领域，即通过互联网及其相关技术来提供或加强卫生服务和健康信息"。（Eysenbach，2001，p. e20）在健康传播中，消费者和专业人士对互联网与移动技术日渐依赖。首先，这打开了使用交互性健康传播工具的大门，比如网站、网络游戏、移动应用程序、在线新闻发布室、疾病症状模拟、民意调查、研讨会等，这些通常属于大型健康传播干预的一部分。其次，它推动了互联网和移动技术对健康信念、行为、结果、政策的影响，以及对各种与健康相关的传播（如医患沟通）的影响。最后，它提出了一系列新问题，如关于新媒体信息来源的准确性问题，互联网和移动技术使用与患者隐私、平等获取的问题——因为还有很多人也许没有资源、能力去使用新技术，尤其在健康事务上。最重要的是，新技术的出现创造了一个移动的、按需的、受众驱动的传播环境，这种环境迅速地与其他传播领域和渠道进行整合，创建了一个以健康议题为中心的新型社区，新型社区同时被用于尝试新的干预措施，确保受众对各种议题的反馈，比如支持那些希望戒烟的人、提醒孕妇去看医生等（Abroms, Pad-manab-han, Thaweethai, andPhillips, 2011；Evansandothers, 2012）。上述问题我们将在第五章中详细介绍。

互动健康传播被定义为"个体——即消费者、患者、医护人员或专业人士——使用（或通过）电子设备或传播技术接触、传递健康信息，或接收关于健康问题的指导与支持"（Robinson, Patrick, Eng, and Gustafson, 1998, p. 1264）。一些其他的学科也影响了互动性健康传播（Gantenbein, 2001），其中包括"公共健康信息学"，它指"信息和计算机科学与技术在公共卫生实践、研究和学习中的系统应用"（US Department of Health and Human Services, 2005, p. 23）；也包括"医学信息学"，即"与医学实践、教育和研究的认知、信息处理和传播任务有关的领域"（Greenes and Shortliffe, 1990, p. 1114）；还包括"消费者健康信息学"，它是"医学信息学的一个分支，分析消费者对信息的需求，研究并实施使消费者如何接触信息，并将消费者的偏好建模并整合到医学信息系统中"（Eysenbach, 2000, p. 1713）。

除了健康传播计划的扩展以外，互联网、移动技术和其他新平台的使用为健康传播从业人员提供了更多机会，使他们可以为美国以及全球的弱势群体在增加接触途径、提升新媒体素养方面提供政策支持，以及帮助人们评估不同种类的新媒体信息的准确性、可信性和相关性。"健康传播和健康信息技术（IT）既是卫生保健和公共卫生的核心，也是社会关于健康观念的核心"（US Depantment of Health and Human Services, 2012b）。因而，健康传播研究及实践既有助于促进我们了解技术进步，又能扩大和有效利用技术进步。

低健康素养（Low Health Literacy）

低健康素养指无法阅读、理解和处理健康信息、选择和服务（Zagaria，2004；Zarcadoolas，Pleasantand Greer，2006）。它是人们在各种语境和传播环境之下做出有效决定的重要前提（Schiavo，2009d），也是健康传播中最重要的问题之一。无论信息多么准确、引人入目或具备可视性，如果人们无法理解它，那么任何传播的目的都将不战而溃。**健康素养**水平影响着我们在各种环境和国家中交流健康与疾病问题，大量研究证明，它对一系列的健康问题都影响显著。

低健康素养困扰着各个年龄群与不同种族背景的人们。"将近一半的美国成年人——9000 万人——在理解与处理健康信息上存在着困难。"（Institute of Medicine，2004，p.1）在加拿大，有相当一部分人缺乏处理复杂信息（包括健康信息）所需的基本读写能力。比如，他们难以拼写单词或计算，或难以阅读理解纸质文本（Gillis，2005）。

除了阅读、写作与数学能力不足以外，下列因素也会导致健康素养较低（Institute of Medicine，2004；Zorn，Allen，and Horowitz，2004；Schiavo，2009d）：

- 口语、听力或理解能力较低或不足；
- 语言障碍与技能缺失；
- 自我表达能力差，接触医疗体系的能力低；
- 背景信息不足；
- 社会经济地位低；
- 缺乏互联网接触途径，电脑技能与新媒体素养也较低；
- 性别与文化角色；
- 参与健康决策的总体水平。

健康素养（Health literacy）：为了做出合适的健康决策，个体拥有的获取、处理与理解所需基本健康信息和服务的能力水平（US Department of Health and Human Services，2005，pp.11-20；Selden and others，2000）。

《健康人民 2010》将健康素养描述为"为了做出合适的健康决策，个体获取、处理与理解所需基本健康信息和服务的能力水平"（US Department of Health and Human Services，2005，pp.11-20；Selden and others，2000）。在战略规划与项目实施的所有阶段，健康素养都需要被纳入考虑，以提升人们的这一能力。特定的健康素养目标成为《健康人民 2020》"提升人口健康素养"的一部分，主要包括以下内容（US Department of Health and Human Services，2012b）：

● 在关于如何应对疾病、照料健康状况方面，医生总给予患者简单易懂的指令；

● 医生总是让患者描述自己将如何遵循医嘱；

● 在填写表格时，医疗健康提供方的办公室总是为人们提供帮助。

由于健康素养对临床环境内外不同类型的传播领域（包括医患沟通，社区参与和动员，以及大众媒体与新媒体传播）都有影响，应将重点放在人们的需求和偏好，以及**"健康素养—健康传播连续体"**（指健康素养促进传播的同时，传播也提升了健康素养的水平）（Schiavo，2009d）方面。

在提升总体健康素养水平和培养技能上，健康传播干预也发挥关键作用。它可以帮助提高医护人员、公共卫生官员、社区领导者、行业代表和卫生保健领域其他人士的认知，使他们意识到需要以自己的方式来接触患者与公众。在全书中，我们都有考虑与提及健康素养。关于健康素养的网络资源请参见附录 A。

健康素养—健康传播连续体（Heath literacy-health communication continuum）：健康素养促进传播的同时，传播也提升了健康素养的水平。

管理式医疗与其他削减成本的干预措施对健康的影响

管理式医疗出现于美国，它对医患关系以及媒体、公众、医护人员对医疗保健的认知都产生了全面影响。美国和全世界许多地方都在实施削减成本的干预措施，例如，亚洲一些国家越来越多地采用管理式医疗（Gross，2001），英国的医疗改革也逐渐为管理式医疗行业敞开大门（Royce，2012）。

基本上，管理式医疗机构全方位管理医疗成本和健康服务。传统来看，医疗保健的许多方面，例如初级保健医生的选择、医疗检查与其他流程等，只由医生或患者决定，而现在则受到了管理式医疗的审查和影响。在过去的几十年里，医疗保健的责任主体已经从政府转移到了公司（比如管理式医疗组织）或个人。

由于就诊的患者越来越多，医生单独为每个患者接诊的时间日益压缩。从患者的角度来看，医疗质量逐渐变差，他们无法与医生进行长时间交谈，只能随意地接受检查，而且其他医疗程序可能提供的人性化服务也有所缺失。尽管本书不讨论削减成本式干预的利弊，但这种医疗保健环境对健康传播的启示值得关注：

● 健康传播规划应该考虑医生、患者对于成本削减的干预措施的意见，以及他们认为这些干预措施如何影响自己的职业与个人生活。

● 健康传播活动可以帮助医护人员提高传播技能，并通过管理期望、以简洁而有效率的方式解决问题、对患者的需求和担忧表现出同情心等方式来优化医患沟通。

● 通过宣传倡导、大众媒体运动、专业和政府关系以及其他战略性活动，健康传播可以帮助创造一种氛围，促使管理式医疗组织、立法者以及其他关键群体意识到必须在医疗质量和成本削减措施之间保持适当的平衡。

上述只是一些例子，用以说明当前成本削减环境中应考虑的各种因素，以及如何将这些因素整合进战略性健康传播规划。

传染病重现（Reemergence of Communication Diseases）

许多已经开始减缓甚至消失的传染病再次出现，它在如下两方面影响健康传播。首先，这是健康传播复兴的原因之一。由于结核病等某些疾病的发病率不断攀升（CDC，1994a），许多专家和机构指出，需要使用健康传播来提高对传染病持续性风险的认识（Freimuth，Cole，and Kirby，2000）。

事实上，如果没有有效的预防措施和传播策略，许多传染病可能再次成为公共威胁。比如美国和许多其他国家的儿科医生发现，越来越多的父母在儿童疫苗的接种上表现得过于自满（Macartney and Durrheim，2011）。许多父母和年轻的医护人员也许从来没有见过疾病的毁灭性影响（National Foundation for

Infectious Diseases，1997；Vernon，2003），例如在疫苗问世之前，脊髓灰质炎和 B 型流感嗜血杆菌曾经是美国儿童细菌性脑膜炎与后天性智力低下的主要原因（National Association of Pediatric Nurse Practitioners，2005）。

2005 年明尼苏达州一个阿米什人奶牛农场社区发生了 5 例小儿麻痹症，这再次敲响警钟：在世界各地包括发达国家，疫苗可预防的传染病仍然存在威胁。在大多数情况下，被感染只是坐一趟火车或飞机的事。

其次，传染病的重现也促使医疗卫生界重新定义风险传播，进一步突出危机和应急传播的原则及策略。《健康人民 2010》将风险传播（riskcommunication）确立为与健康传播相关，其定义为"个人和群体关于健康风险信息的沟通"（US Department of Health and Human Services，2005，pp. 11-13）。《健康人民 2020》也包括风险传播方面的具体目标：增加关于公共卫生危机和紧急风险的信息的比例，以保护公众健康。

健康传播通常会在目标群体中采取策略，提升人们对疾病严重性和风险的认知，使人们将自己与风险联系起来，并学习如何降低风险。目前，由于对疾病预防（或缺乏）的新态度导致许多传染病再次出现，这使得一个更为系统的风险传播方法的出现，它强调，相关社区要参与到公共卫生和人道主义危机传播从准备到响应的所有步骤中去。为此，多个相关领域正在融合，以综合利用那些成功经验和模型。其中包括风险传播（传统上具备长期的、频繁的、以行为为导向的、专家主导的，并聚焦于"危害、后果、文化观念和态度"以及其他的一些显著特征），以及危机传播（传统上是被动的、非常规的、侧重于危机变化和状态、权威人物主导的、短期的）（Schiavo，2009c；Reynolds and Seeger，2005）。**危机与应急风险传播**融风险传播与危机传播为一体，应用于准备、回应、治愈流行病和新发疾病等各种危险（CDC，2013b）。

美国卫生与公共服务部（2002，p. 4）将**风险传播**定义为"在个体、群体和机构之间交换信息与观点的交互过程"，它还包括有关风险类型、等级的讨论，以及在多种环境中管理风险的方法、策略和活动。它还强调，由于公共卫生突发状况下风险传播（也叫作**应急风险传播**）的复杂性，这一过程应该由不同的关键群体、社区、利益相关者和社会部门一起参与，通过有效的、多部门与整合式的传播干预措施以恰当地应对风险，这些干预措施依赖于多个行动领域（比如，大众媒体和新媒体传播、社区动员和公民参与、政策传播与公共宣传）与策略。

危机与应急风险传播（Crisis and emergency risk communication）：融风险传播与危机传播为一体，应用于准备、回应、治愈流行病和新发疾病等各种危险。

风险传播（Risk communication）：在个体、群体和机构之间交换信息与观点的交互过程。或个体与群体关于健康风险信息的传播。

应急风险传播（Emergency risk communication）：公共卫生和人道主义突发状况下的风险传播。

全球城市化

城市和城市生活与公共卫生的总体状况具有越来越高的相关性。"2008年，在世界历史上，城镇人口将第一次超过全球总人口的一半，到2030年，居住在城镇的人口将增至近50亿人。城市增长主要集中在非洲和亚洲。"（UNFPA，2012）城市环境下的健康传播干预与其他环境下的健康传播规划、执行与评估相似，然而，面对一些特殊的问题、趋势与挑战，则需要设计特定的课程与模块，并对公共卫生、医疗保健和社区发展领域的专业人员、非营利组织和政府机构，进行有针对性的培训。

比如，2009—2010年的一项研究调查揭示了城市健康环境中战略传播能力建设的几大需求领域（Scgiavo and Ramesh，2010；CommunicationInitiative，2010；Schiavo，2010b），强调"培训模块和课程"的需求，这些培训模块与课程旨在"解决城市环境中异常突出的多样性和健康差距问题"。受访者指出，在高度多样化的语境下，他们需要工具和策略的帮助，才能在有限的资源内针对不同人群（包括不同种族、族裔以及不同的社会经济水平）制定传播干预措施。特定的培训需求主题主要为健康差距、多样性、传播框架、传播规划和评估方法（Schiavo and Ramesh，2010）。随着城市范围的持续扩张，我们在健康和疾病方面的交流方式也面临着新的挑战与机遇，城市环境中健康传播的研究与能力建设将会持续加强，以满足城市社区的需求与偏好。这一主题将在本书的相关章节中进一步探讨。

生物恐怖主义的威胁

面对生物恐怖主义的威胁，公共卫生官员、政府、组织和社区的领导者们必须根据紧急状况的各种可能，重新审视传播策略。从 2001 年美国炭疽邮件生物恐怖袭击事件的经验教训中，我们总结出以下传播策略核心要素，旨在避免潜在公共卫生威胁（见第一章）：

- 清晰、及时、准确、针对特定受众的信息；
- 可信度高的发言人；
- 战略规划；
- 协调与合作；
- 合适的渠道；
- 跨文化能力与传播（culturally competent attitude to communication）。

尽管上述要素均来自精心设计、执行良好的健康传播项目，但在紧急情况之下，准备工作更为重要。在健康传播中，准备工作与以下条目息息相关：

- 行为结果的清晰性；
- 可供不同组织与多边机构在国家和全球范围内协调使用的标准协议书；
- 针对每个特定风险小组的风险评估及相关准备措施；
- 社区对话与协商，以确保社会对紧急应对措施的认同，并评估现有的障碍、特定社区的偏好以及那些可能影响到实施的因素；
- 社会动员中伙伴的参与和培训（比如教师、宗教领袖、社区领导者、医护人员等）；
- 提前选拔、培训那些能面向目标受众进行演讲的主要发言人；
- 提前准备应对来自不同群体或大众媒体的潜在问题；
- 其他基于特定群体、特定问题的工具和活动。

基本药物的国际获取

在非洲或其他发展中国家和地区，艾滋病发病率颇高，这不仅威胁到人们的生命安全，也阻碍了这些地区的经济和社会发展，因此，人们非常强调平等获取救命药物的重要性（Ruxin andothers，2005）。如果不能给那些最需要的人提供治疗，现代医学无疑就是失败。在发展中国家，影响药物获取的因素包括成本、储存与运送药物的能力、充分的医疗培训、当地药物分销的基础设施、医院和治疗中心的条件，以及政治意愿（Ruxin and others，2005）。对于确保药物的可获取性和治疗有效性而言，以上所有因素同等重要。

艾滋病和公共卫生领域的一些组织［比如无国界医生组织（Doctors Without Borders），国际保健合作组织（Medicus Mund International），世界卫生组织（World Health Organization）］已经开展了各种工作与运动，多部门伙伴关系正在成为诸多国家开展工作的优良模式。它将当地政府、公司、当地非政府组织和其他利益相关者聚集在一起，共同承担责任，保障药物获取。这个问题十分复杂，值得写一本专著来加以阐述。

总体来说，与其他类型的干预一样，健康传播可以建立共识，从而提升人们对策略、经验教训的学习，促使不同利益相关者承担各自责任，最终帮助推进这场博弈。

这是进入健康领域的人不能忽略的一个话题，并受到全球健康干预的多次强调。它还与健康服务的获得、受过充分训练的健康工作者等问题紧密关联，这部分我们将在第三章进行讨论。

全球健康工作者人才流失与发展中国家的能力建设需求

健康传播无法弥补缺失的当地能力、训练以及基础设施。当不能提供健康服务或者与特定群体相去甚远时，健康传播应该帮助促成政治意愿与社会意愿，这对建设医院、招募和培训当地的医护人员、提供健康产品而言很有必要。这也是发展中国家的大问题，但其实能力或训练的缺失也经常影响发达国家的卫生保健，例如，当地医院医疗用品短缺，为病人配备的护士或医生人数不足，等等（Physicians for Human Rights，2004；Colwill and Cultice，2003）。在增强当地能力和扩建基础设施方面，健康传播可以通过下列方法发挥作用：

- 增加对人才流失的关键因素的了解。
- 提倡在以下方面提高资金投入：医护人员培训与稳定，患者临床护理，以及将社区参与和朋辈沟通策略整合到临床护理的干预措施中去。
- 让当地领袖和政府官员参与评估当地需求以及创建、更新健康服务的过程。

●提升当地医护人员对于标准化医疗实践的意识。

●培训患者和家庭护理人员，以便他们能够提出正确的问题，无论是在医生办公室、本地会议上，还是在所有其他做出医疗保健相关决策的场所。

●提高特定健康问题、疾病或当地需求的领导者与组织的知名度。

●提高当地对疾病严重程度和疾病风险的认知，以便通过适当的服务和培训，在社区内优先解决这一问题。

当地能力与培训的缺乏迫使传播者们反思传播干预的局限性，也促使他们优先考虑那些与创建公共卫生干预措施相关的策略，这些策略与干预措施有助于发展核心受众、政治意愿与创新，以解决现存的缺陷。

关键概念

●健康传播的理论基础受到行为与社会科学、健康教育、社会营销、大众和口语传播、新媒体理论、医学模型、人类学和社会学等的影响。

●在本章中，最突出的理论和模型分为以下几类：行为和社会科学理论、大众传播和新媒体传播理论、基于营销的模型以及其他理论框架，包括医学模型和逻辑模型。

●人们认识到健康传播的多学科本质。

●理论、模型框架可以影响健康传播不同的方面与阶段。它们应被视为一个综合"工具包"里的组成部分，根据具体情况以及与群体相关的问题、需求进行选择。

●许多问题和议题影响着健康传播的实践，需要在分析当前的医疗环境时加以考虑。

讨论与练习

1. 以某个实际的健康问题为例，选择一个本章所介绍的理论，根据其步骤，说说健康行为可能会发生哪些变化？案例 2.1 是一个关于创新扩散理论的例子，可以作为参考。

2. 在你看来，使用理论框架和模型的主要好处是什么？你是否参与过任何基于理论的健康传播干预？如果有，讲讲你从中主要学到了什么。

3. 你觉得本章提到的当前的哪些问题最影响健康传播实践，为什么？你是否有参与解决过这些问题？或者参与过关注这些问题的哪些健康项目？你最近是否有听到过关于这些话题的新闻？如果有，是什么？在不久的以后，你觉得可能还会有哪些问题将改变健康传播的实践？

4. 运用本章提供的逻辑模型（参见图 2.4），与同学研讨分析导致某个健康问题的主要原因，既可以从专业角度出发，也可以从个人视角切入。

5. 分析并陈述本章中同一类别里不同理论的共同元素，或者比较本章所讲的两个不同理论类别（或理论谱系）里的关键要素。

核心术语

行为信念 behavioral beliefs

规范性信念 normative beliefs

主要受众 primary audiences

次要受众 secondary audiences

社会规范 social norms

关键影响力地图 key influentials roadmap

新媒体 new media

社交媒体 social media

逻辑模型 logic modeling

文化能力 cultural competence

健康素养 health literacy

健康素养—健康传播连续体 health literacy-health communication continuum

危机与应急风险传播 crisis and emergency risk communication

风险传播 risk communication

应急风险传播 emergency risk communication

第三章

文化及其他因素对健康与疾病观念的影响

本章内容

- 什么是文化？
- 定义健康和疾病的方式
- 理解不同情境下的健康观念：基于比较性概述的视角
- 性别对健康行为及健康与疾病观念的影响
- 健康信念与期望：对健康传播的影响
- 文化能力及其对健康传播的影响
- 关键概念
- 讨论与练习
- 核心术语

本章目标

本章通过比较分析宗教、族裔、文化、年龄和性别因素对健康与疾病观念的影响，旨在：

1）强调在研究型传播干预措施中有必要始终考虑受众特殊的信念、行为和特征；

2）提供信息与反思，帮助读者"衡量文化、环境、社会公平对健康的影响"（Association of Schools of Public Health，ASPH Education Committee，2009，p. 11），以及"将社区纳入基于实证的、具有文化能力的项目中来"（p. 11）。

1976年美国独立两百周年庆典之际，国会通过了《美国民俗保护法》［the

American Folklife Preservation Act（Public Law 94-201）（1976）]。在起草这项法案时，国会对民俗文化的概念界定如下：美国民俗是指美国的各种因家庭、种族、职业、宗教、地域等而不同的群体所共享的传统表达性文化（expressive culture）；表达性文化具有广泛的创造性和象征性形式，如习俗、信仰、技术技能、语言、文学、艺术、建筑、音乐、戏剧、舞蹈、表演、仪式、盛典、手工艺术；这些表达形式主要通过口头相传、模仿或表演的方式来学习，并且通常以非正式教学或非专业机构指导的方式得以延续（Hufford，1991）。

任何文化的传统表达都影响着人们日常生活中大大小小的决策，可能是在为子女选择生日蛋糕上，可能是在每个与育儿相关的重要抉择中；它们还反映在儿童、医生或工人用来称呼同龄人以及其他人的俚语中（Hufford，1991）；当祖辈为孙辈们讲述各种传说与故事时，关于传统文化的记忆也被唤起和传播。作为口语和非口语的传统，它们影响着各种信息被如何接收、接受及阐述。这些传统、惯例和信念也影响着不同群体的健康与疾病观念，事实上，健康与疾病的观念与一个人的成长及其文化、宗教、族裔、与性别相关的价值观和信念等诸多因素相关。

在健康传播领域，设计和执行一个项目，要想使它能跨越文化壁垒并产生实际的行为结果和社会效果，文化价值观和信念具有至关重要的作用。

什么是文化？

曾有人将文化比作一座冰山（Peace Corps，2011）。"在水平线以上，冰山仅有一个较小的可见部分，而在水平线以下，则隐藏着更大的、不可见的部分"（Peace Corps，2011，p. 10），文化也是如此，有些部分可以被直接观察到，有些部分则只能凭直觉、想象和研究来感知（见图 3.1）。文化不仅与**普世价值观**（universal values）（身处同一文化或在某些情况下跨文化的不同群体间所共有的情感和感受）相互影响，同时也与**个人价值观**（personal values）（源于个人、群体或社区过去的经历所产生的情感和感受）相互影响（Peace Corps，2011）。如前文所述，文化是研究人类行为的重要维度，并与其他因素（如年龄、宗教信仰、地理位置等）共同影响公众的健康与疾病观念。

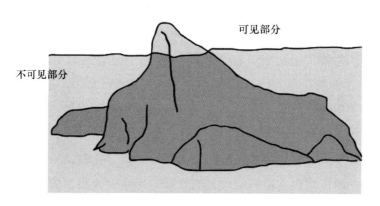

可见部分

不可见部分

图3.1 将文化比作冰山

> 普世价值观（Universal values）：身处同一文化（或在某些情况下跨文化）的不同群体间所共有的情感和感受。
>
> 个人价值观（Personal values）：源于个人、群体或社区过去的经历所产生的情感和感受。

定义健康和疾病的方式

定义健康和疾病看起来并不困难，毕竟，人们似乎都能意识到自己是否感冒或患上其他疾病。但事实上，在全球各地，不同的文化一直以各自的方式定义着健康和疾病。大部分研究者认为，个体关于健康与疾病的观念深刻地影响着他们对待健康行为、疾病预防与治疗的态度。

下面将介绍长期以来被广泛用于定义健康的两个模型，尽管这些模型需要根据具体的语境——即目标群体和利益相关者的文化和地理属性——来考虑，但它们仍能有效帮助我们理解健康与疾病的观念是如何随时间而演变的。

医学界的健康观念

在医学观念中，健康被严格地定义为"没有疾病"（Balog，1978；Boruchovitch and Mednick，2002），更确切地说，是没有显现出任何与疾病相关的身体症状和体征。这一概念反映了第二章所讨论的生物医学模型，在 20 世纪前半叶的医疗保健专业人士中尤为流行（Boruchovitch and Mednick，2002）。

然而，与生物医学模型一样，这种观念仅考虑了健康和疾病的生理特性，却忽视了其他因素如心理问题或生活方式问题对疾病的影响。此外，它通过强调疾病来定义健康（Boruchovitch and Mednick，2002），但没有考虑到，通常在更大程度上，健康是指身心安宁的一种综合状况。

有研究表明，当人们处于快乐、精力充沛的状态，并且认为自己无疾病感染的风险时，更倾向于感到自己是"健康"的（Andersen and Lobel，1995；Campbell，1975；Pew Research Center，2006；Veenhoven，2008）。即使在有些"生着病"的人身上，这种说法有时候也同样适用（Andersen and Lobel，1995，p. 132）。健康的人往往比不健康的人（例如那些承受着巨大生理或心理压力的人）更快从疾病中恢复过来，并获得更好的预后结果（Dougall and Baum，2012；Gouin and Kiecolt-Glaser，2011；Godbout and Glaser，2006），因此，健康的含义远不止于没有疾病。例如，非裔美国人早产率和婴儿死亡率较高，这可能与其社会经济地位低下或社会歧视导致的慢性压力有关（California Newsreel，2008；Lu and Lu，2007）。

世界卫生组织对健康的定义及其与健康的社会决定因素的关系

对健康做出定义，是 1946 年发布的《世界卫生组织宪章》（World Health Organization Constitution，1946）的重要原则之一。在过去的半个多世纪，这一定义改变了许多医疗保健和公共卫生专业人员对健康和疾病的理解。"健康是指在生理、心理、社会交往等各方面整体上达到一种宁居的状态，而不仅仅是没有疾病和不虚弱"（p. 2）。这一健康概念指出了生理、心理、医学、社会、生活方式等不同因素之间平衡互动的必要性。平衡本身，以及对有助于实现良好健康状态的平衡生活的需要，是这一定义的一个关键原则，这在一定程度上反映了第二章所讨论的生物—心理—社会医学模式。

事实上，有若干个因素，或者说健康的决定性因素，会影响健康结果。这些因素（见图 3.2）涉及不同类别：居住和工作环境；社区、人口或群体因素，如文化、性别、种族，以及其他社会影响因素，包括人们给予和接受的社会支持，此类社会支持与健康和人们当前正实行或计划改变的社会行为有关；社会经济机会和相关政策；获取服务和信息的途径，这不仅包括医疗保健，还包括交通、公园及娱乐设施、社区中心等各种基础服务。

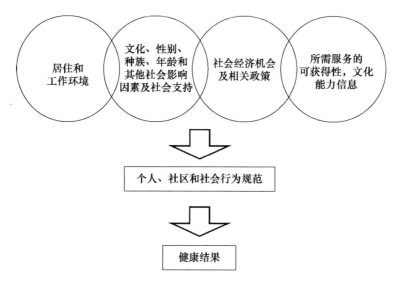

图 3.2　作为复杂多维概念的健康结果

来源：Adapted Schiavo, R., Boahemaa, O., Watts, B., and Hoeppner, E., "Raising the Influence of Community Voices on Health Equity: Introducing Health Equity Exchange", *Journal of Communication in Healthcare*, Aug. 2012a. http://maneypublishing.com/images/pdf_site/Health_Equity_Exchange_-_Renata_Schiavo.pdf.

"平衡"的概念也显现在许多群体和文化对健康的定义中。比如，传统东亚人的健康信仰（以中国人为例），是一种以"阴""阳"两种生命力量为中心的平衡观（Matsunaga, Yamada, and Macabeo, 1998）。其中"阴"代表女性力量，被形容为黑暗、寒冷和潮湿的；由"阴"导致的疾病（阴病）需要以阳（热）治之，才能恢复健康并重归平衡；鸡肉、某些草药等热食通常被建议用来治疗"阴"病（Rhode Island Department of Health, 2005d；Raven, Chen, Tolhurst, and Garner, 2007）。"阳"则代表男性力量，被认为是光明、火热和干燥的（Matsunaga, Yamada, and Macabeo, 1998, p. 49）；由"阳"导致的疾病（阳病）需要以冷食治之，如蔬菜（Rhode Island Department of Health, 2005d）或某些草药。癌症是阴病的一个典型例子，而耳部感染则被视为一种阳病（Rhode Island Department of Health, 2005d）。在中国传统文化里，冷和热并不代表实际温度，而是用来定义和表征两种相反的力量（Matsu-naga，Yamada，and Macabeo，1998）。

再比如，在一些西班牙传统文化中，人们同样在疾病、治疗和食物间寻求冷与热的平衡（Rhode Island Department of Health，2005b），而这里，冷和热指的是实际温度。对西班牙人来说，大量饮用冷饮（如水或橙汁）会导致重感冒，热汤或茶被视为一种健康的选择。在美国，许多西班牙裔认为健康是在处理好社会和家庭内部的事务、保持快乐和幸福感、整洁、有充足的休息和睡眠时间等各元素之间取得平衡的结果（Rhode Island Department of Health，2005b）。

不过，并不能武断地说中国人或西班牙裔缺乏关于疾病的基础医学知识，或是不知道疾病与细菌的关系，事实上他们具备这些知识。我在此强调的是，与许多其他文化一样，在中国与西班牙文化中，"健康"的含义远甚于所谓的"没有疾病"，而是个体状态以及与他人关系都良好的结果。

缺乏针对性（Lewis，1953；Boruchovitch and Mednick，2002）和可供测量的参数是世界卫生组织健康模型的局限性之一，这会使得对医学、行为和社会结果的评估变得复杂。

理解不同情境下的健康观念：基于比较性概述的视角

健康的定义因文化、地域而异，民族、宗教、社会经济和年龄等因素影响着人们对健康和健康行为的认知。比如，在一些贫困和营养不良问题严重的国家，较大的体型被认为是健康的标志，因为这意味着此人享有财富和足够的食物（Mokhtar and others，2001）。但在许多西方国家，体重超重却意味着生活方式不健康，比如，缺乏锻炼或不良的饮食习惯。

首先，宗教和精神信仰影响着人们对疾病本质的信念，以及应对疾病或选择何种治疗方案的能力。一些问卷调查和理论模型，如"宗教和精神信仰的皇家自由调查"（The Royal Free Interview for Religious and Spiritual Beliefs），已经被编写和翻译成多种语言，广泛应用于评估宗教和精神信仰对患者的潜在影响。除此之外，"皇家自由调查"旨在了解人们多大程度上将疾病归咎于上帝的意志，或多大程度上依赖宗教信仰和宗教活动来应对疾病所带来的压力

（Pernice and others，2005）。

在评估宗教和精神信仰对健康和疾病观念的影响时，必须对这两个词进行区分，因为它们指向不同程度地参与宗教的活动。宗教通常被定义为在一个有组织的宗教机构内部（如天主教会）进行的一系列精神实践活动与精神行为，在某些情况下，它也可能鼓励或激发特定的健康行为；精神信仰则是一个更大的范畴，它包括人们的价值观、关于生命意义的思考，以及在某种程度上参与有组织的宗教活动的潜力（Emblen，1992；Mueller，Plevak，and Rummans，2001；Hill and Pargament，2003；Pernice and others，2005）。"精神信仰是通过艺术、诗歌、神话和宗教活动来表达的。无论是宗教还是精神信仰，二者通常都强调生命的意义和目的，精神信仰是一个比宗教更具包容性的概念"（Dein，Cook，Powell，and Eagger，2010，p. 63），在不同文化中，二者都会在疾病的认知和应对方面扮演重要角色。事实上，包含在宗教和精神信仰中的传统与价值观会影响人们如何理解病因、医嘱、治疗依从性以及对疾病结果的态度（如乐观情绪或是宿命论观点）。有报告指出，宗教信仰能够左右患者决策，进而影响临床建议（Coward and Sidhu，2000）。这说明，在预防和管理疾病时需要强调文化能力，理解和尊重目标群体的宗教或精神信仰。

其次，年龄是定义健康和健康行为的另一个重要因素。比如在加拿大，随着年龄的增长，人们愈加认为适当的营养习惯与健康息息相关。在选择食物时，年长的加拿大人比年轻人"更注重营养"（Health Canada，2002）。而在美国，仍有相当数量的老年人对许多疾病的病因持宿命论的观点，认为医学治疗终究无力回天，并倾向于将疾病视为"衰老的一个必经过程"（Goodwin，Black，and Satish，1999）。一般来说，健康与疾病的观念会随着时间的推移而改变，且往往随着年龄的增长而渐趋复杂。

最后，与先进科技的接触也有助于人们界定什么是健康。对于那些经常使用先进科技的人来说，互联网和移动技术促进了文化视角的融合和对许多疾病的理解。同样地，广播电视也给世界各地的家庭带来了来自不同国家与文化的影像，传递了不同的模式与生活方式，并且随着时间的推移，这些模式与生活方式能够被吸收或模仿。然而，如果认为人们在新的信息与模式影响下就不再考虑传统信仰和社会价值观，则未免过于天真。事实上，对于任何一种特定文化而言，健康与疾病新观念的形成往往都是既有观念与新观念微妙平衡后的复合产物。

在进行项目倡导与干预时，在项目设计初期，健康传播者需要考量人们所接触的新模式、新信念对现有的健康与疾病观念可能产生的影响，并对之进行持续的监测和评估。传播者应始终将跨文化交流工作视为一个文化融合的机会，而不是强调单一文化的正确性；还应尽可能地开发充足的资源和工具，来支持那些在初始阶段便坚持新观念和新行为的人群，使这些新的信念能够得到社会和家庭圈子的鼓励。下面的案例表明，对健康与疾病观念的误解，以及两种不同文化的间接冲突，可能产生灾难性的后果（Fadiman，1997）：

> 莉莉是一个三个月大的苗裔癫痫患儿。为了控制莉莉的癫痫发作，医生为她制定了一套复杂的药物治疗方案。然而，她的父母认为，莉莉之所以会得癫痫，是因为她"失去了灵魂"；而且，由于药物治疗方案的复杂性和副作用，莉莉的父母没有遵循医嘱给她服药。相反，他们根据自身的苗族传统信仰来帮助她，将她带到氏族首领和萨满那里，献祭动物并购买了昂贵的护身符，希望能以此引导她的灵魂回归。莉莉的医生认为，父母不对莉莉进行药物治疗的做法是在危害她的生命，于是他们报告了儿童服务保护部门。相关部门认定莉莉的父母失职，暂时剥夺他们的监护人资格，将莉莉送去了寄养机构。在这个故事中，莉莉最终成为两种文化冲突的受害者，尽管二者的本意都是为了救她，但结果却不尽如人意：首先，一个原本亲密无间的家庭被迫分离；其次，莉莉的家庭所在的苗族社群对现代西方医生的信任也产生了动摇（American Medical Student Association，2005）。

在我们研究和接近任一目标群体或社区时，应当考虑到健康观念和疾病观念这两个基本概念。表3.1比较了不同人口和族群对健康与疾病的观念，提供了这两个基本概念的诸多变体。需要注意的是，表中的信息仅包含事实示例，来自已发布的数据和报告，可能并不适用于所描述群体类别中的所有个体。事实上，这些不同类别中的人可能有各自的个体观念，其形成不仅受社会文化因素影响，还受家庭教育、性别、教育水平、生活经历、生活环境以及其他特定议题的影响，应具体问题具体分析。

表 3.1   不同人口和族群健康与疾病观念的比较

		视健康为	视疾病为
人口或族群	非裔美国人（美国）	"保持心灵、身体和灵魂之间的精神和谐"的结果。（University of Michigan Health System，2005） "幸福感"，以及在没有过度痛苦或压力的情况下在社会中"履行自身角色"的能力。（Rhode Island Department of Health，2005a）	由自然因素、饮食不足、受风寒导致。（University of Michigan Health System，2005） 上帝对不良行为的惩罚。（University of Michigan Health System，2005）
	越南人（原籍国和美国籍）	"am"和"duong"两种对立力量之间的适当平衡，相当于中国文化中的"阴"和"阳"。（Matsunaga，Yamada 和 Macabeo，1998；Rhode Island Department of Health，2005d）	"身体失衡"的表现。（Rhode Island Department of Health，2005d）
	韩国人（原籍国和美国籍）	有机与无机元素、身体与心灵之间的平衡。（Matsunaga，Yamada，and Macabeo，1998；Pang，1980）	组成人体的许多要素之间的失衡。（Matsunaga，Yamada，and Macabeo，1998）
	西班牙裔	"bienestar"（幸福）的感觉，指的是一种在情感、生理和社会层面达到平衡的状态；身体冷热体液之间的平衡。（Rhode Island Department of Health，2005b）	情感、生理和社会的各要素之间的不平衡；体内冷热不均的表现。（Rhode Island Department of Health，2005b）
	美洲原住民（美国）	一个象征着完美和平等的循环；表现为心灵、身体、精神与自然之间的平衡。（Rhode Island Department of Health，2005c）	
	中国人（原籍国和美国籍）	身体、心灵与精神之间的平衡，通常以"阴"和"阳"来表示。[Centers for Disease Control（CDC），2008a]	阴阳失调，"气"（代表生命能量）的不平衡，情绪不协调，天命所致，来自祖先和精神世界其他寻仇者的干扰。（CDC，2008a）
	索马里人（原籍国和美国籍）		"由恶灵或'邪恶之眼'引起，可能源自对某人的过度赞美（即对一个人美貌的恭维可能使其招致诅咒）。"（CDC，2008b）

续表

		视健康为	视疾病为
宗教团体	天主教徒		人性堕落和某种邪恶的反映；亚当之罪的后果。（Ukrainian Catholic Church in Australia, New Zealand, and Oceania, 2006）
	穆斯林	一种动态平衡的状态。（AI-Khayat, 1997）	惩罚；一种洗去罪孽的方式。（CancerBACKUP, 2006）
	印度教徒和锡克教徒	善业的结果（"生命轮回"，Sheikh, 1999, p.600），即个体行为造成的果报决定其命运。（Sheikh, 1999；CancerBACKUP, 2006）	对前世今生不当行为的惩罚。（CancerBACKUP, 2006）
年龄组	儿童（巴西）	正面情绪。（Boruchovitch and Mednick, 1997）	"与生病有关的负面情绪"；"不健康"。（Boruchovitch and Mednick, 1997）
	老人（墨西哥）	应对上帝心怀感激之事；取决于一个人的生活状况。（Zunker, Rutt, and Meza, 2005）	在此年龄是习以为常的事；因年轻时缺乏保持健康的必要知识（而导致）。（Zunker, Rutt, and Meza, 2005）
	老人（美国）		衰老的必经过程。（Goodwin, Black, And Satish, 1999）

性别对健康行为及健康与疾病观念的影响

社会性别（gender）是指男性和女性在社会和家庭中各自承担的角色和责任，它区别于生理性别（sex），后者体现的是一种生物学特征（Zaman and Underwood, 2003）。虽然这两个术语经常被互换使用，但只有社会性别（gender）指的是与特定生理性别相关联的文化价值观。传播、文化与社会性别是相互联系的，传播活动需要考虑到性别的含义为何，还需考虑在涉及性别含义的相关文化价值观、组织和活动中，该含义是如何变化的（Wood, 2009）。

在许多文化中，不同性别所承担的角色和责任不同，这种多样性在健康与疾病的观念中往往有所体现。但是，在应对性别传播时，我们应避免再次陷入关于性别刻板印象的陈词滥调中。正确的做法是研究在特定文化中性别属性是如何随时间演变，又如何影响了与医疗健康相关的决策与定义。

妻子和母亲往往承担着为家庭成员提供医疗保健服务的角色，这一角色通常影响着女性对健康与疾病的观念，也影响了许多疾病的控制与流行（Vlassoff and Manderson，1998）。例如，Finerman（1989）的报告称，在厄瓜多尔的农村地区，妇女可能不愿意接受来自专业人士或家庭以外的人士提供的医疗保健服务，这源于她们试图捍卫自身作为家庭健康守护者角色的需要，因为这一角色享有特权并且受人尊敬。在疾病管理、控制和预防中，我们需要尊重和维护妇女作为主要照顾者角色的自我期待。

与男性相比，性别还影响着女性健康信息的获取、治疗和干预的资金来源以及应对疾病的方式（Vlassoff and Manderson，1998）。此外，当女性患上诸如艾滋病、结核病等被高度污名化的疾病时，她们往往比男性更易于被家庭和社交圈子边缘化。

此外，在许多文化中，男女性别权力不平等，这迫切要求健康传播者必须针对不同性别提出各异的角色榜样和行为建议（Zaman and Underwood，2003）。例如，与青少年谈论性和危险性行为时，有必要教导女孩们要有主见，坚持要求自己的性伴侣使用避孕套来预防性传播疾病（STDs）。在大多数以年轻女孩为受众的性传播疾病宣传中，这是一个基本的性别要素。

近年来，互联网和其他信息技术进一步将女性甩在了身后，在全球许多国家和社区导致了巨大的性别鸿沟。例如，Obayelu 和 Ogunlade（2006）的报告称，尼日利亚一些女性受当地文化和其他社会压力的影响，认为"与信息通信技术（ICTs）打交道会使女性发疯"，另一些女性则"认为'技术'一词具有男性内涵，尽管'信息'似乎更具女性化"（Obayelu and Ogunlade，2006，p. 55）。在发展中国家，人们能否获得信息通信技术培训和扫盲的机会，既与其经济和社会机遇相关，也与其建立跨区域与跨性别网络的能力有关。"信息通信技术为女性提供了更多选择，包括克服文盲障碍、创造创业机会、允许女性在家工作和照顾家庭、在农村地区获取信息通信技术，以及提高和丰富她们的生活质量。"（Obayelu and Ogunlade，2006，p. 55）因此，21 世纪健康传播的重点之一是通过接受和应用先进技术来缩小性别鸿沟，创造文化变革，对女性赋权并使她们参与其中。

就健康与疾病观念而言，与性别相关的角色与责任的变化或许是健康传播项目在特定健康议题上所产生的影响之一（Zaman and Underwood，2003）。因此，需要持续了解、监测和评估医疗保健环境中的性别属性，并在它与健康传播项目的影响之间建立关联。这些变化可能会潜在地影响与性别有关的健康及疾病观念，并向我们揭示，在健康传播环境中不同因素是如何相互联系的。

健康信念与期望：对健康传播的影响

在西方文化这样以结果为导向的社会中，满足和管理期望是大多数工作及人与人互动间的一个重要属性。当然，在任何一种文化中，实现对他人的承诺都极其重要。

在公共卫生和健康领域，要求人们做出行为改变通常是为了达到更好的健康目标。健康与疾病的观念因文化和群体而异，健康信念亦是如此。健康信念影响着人们如何评估不同结果与推荐行为的相关性，那些感到能胜任自我健康管理的人，往往对自己改变不良生活方式和改善健康的能力抱有乐观的态度。与之相反，如果他们认为疾病是上帝对过去某些错误行为的惩罚（如某些文化或宗教团体的情况），他们可能会对自己改变所谓"命运"的能力更悲观，或是依赖于祷告来寻求帮助。表3.2展示了一些特定病症的疾病定义，这些定义可能会影响不同文化中的人们如何看待特定病症。

表3.2	特定病症的疾病观念示例
癫痫症是"灵魂丧失"的一种表现。（American Medical Student Association，2005；Fadiman，1997）——苗族	
结核病源于上帝的诅咒、恶灵或罪孽。（Kapoor，1996）——印第安人	
智力迟钝是由于"死马之魂"。（Chan，1986；Erickson，Devlieger，and Sung，1999）——韩国人	
被蚊子叮咬后，孩子在炙热的阳光下行走或待得过久时，他的血液会变热，由此导致疟疾。（Ahorlu and others，1997，p.492）——尼日利亚伊格博族	
糖尿病是体内一种永久性的疾病，它会导致可怕、悲观和艰难的未来，并最终使人丧失独立性。（Meeto and Meeto，2005）——亚洲人	

续表

"精神分裂症是指人格分裂或多重人格。精神分裂症患者是暴力和危险的。"（Health Canada and Schizophrenia Society of Canada，1991）——北美地区
某些类型的结核病是由繁重的工作、过度忧虑或老一辈传给年轻一代导致的。（Le and Nguyen，2013）——越南人
"……人们在强行拿走属于他人的东西后，会因为巫术患上'震颤性疾病'（帕金森病）……"（Mshana，Dotchin，and Walker，2011，p. 5）——坦桑尼亚北部农村地区
艾滋病病毒是来自上帝的惩罚，安全套并不可信；艾滋病病毒或艾滋病可由巫术引起；……艾滋病病毒被添加到了安全套的润滑剂中（Bogart and others，2011）——南非

信念还影响人们对某一结果的期望程度。在评估某一结果及其对个人、社会和文化的吸引力时，人们会受到逻辑和情感论据的影响，因此，一定要了解和评估所推荐行为的哪些结果更具备优势和吸引力。

以朱莉为例，她是一位严重超重的 52 岁女性。在年度体检中，医生发现她患有 2 型糖尿病，这种疾病通常与肥胖有关，并以高血糖（葡萄糖）为特征。到目前为止，朱莉没有表现出糖尿病的任何主要症状，除了感到疲倦和几次视力模糊。她认为这些症状是由于她在当地一家制造公司工作过长时间，以及近期一些个人事件"让她觉得更嗜睡"。因此，当她的医生建议她减肥，以规避糖尿病的潜在长期风险，包括眼部并发症、肾脏疾病、渐增的心脏病发作风险、中风和血液循环不良问题时（American Diabetes Association，2005），她不认为自己有遵循这些医嘱的必要性，对如何降低糖尿病的潜在风险不感兴趣，因为她没有任何明显的症状。

对于肥胖和严重超重的患者来说，糖尿病的预防和控制只是减肥的诸多益处之一，其他好处还包括减轻肥胖的心理影响，要知道，肥胖已被高度污名化，往往会限制个人在教育、就业、人际关系和其他领域的机会（Wang，Brownell，and Wadden，2004）。此外，患上与肥胖相关的并发症的风险也会降低，如某些癌症、肺功能的改变、高血压和心血管疾病等（Bray，2004）。

一个计划周密的健康传播项目应考虑到所有这些潜在的结果，并评估它们对目标群体的重要程度。为了说服人们优先考虑减肥（如朱莉的情况），传播者和卫生保健人士应该首先明确患者最期望实现的结果是什么——这应该成为所有沟通和传播工作的切入点，并理解和解决患者的需求与偏好，创造一个接受度高的环境，再来介绍和讨论其他潜在结果带来的收益。

　　无论发生在何种环境中（例如医生办公室或公共论坛），传播互动及其相关的健康实践活动都应该有效并高效。有效指的是达到预期结果，例如在朱莉的案例中指的是控制糖尿病或减轻肥胖的心理影响；高效指的是以最少的时间和最低的成本（包括经济上和情感上的）达到预期结果。

　　同样重要的是患者对整体体验质量的期望值。影响体验质量的因素包括：遵从推荐行为的难度（如控制甜食的摄入）；来自朋友及家人的支持；在所居住的社区获取健康食品的难易程度；其他特定的社会、社区及个人因素。另外，减肥潜在的负面影响也应被考虑在内，共同来评估推荐行为及其结果的整体吸引力。

　　许多经验都强调了理解并管理健康信念和期望的重要性。正如 Babrow（1991）在戒烟相关研究中所指出的，下列因素在很大程度上决定了吸烟者参与戒烟活动的意愿：实现预期成果的可能性，对戒烟的积极后果（如"改善健康、成功戒烟和省钱"）和消极后果（如潜在的"体重增加、压力和时间损失"）的衡量。

　　健康传播项目能够突出期望的结果和推荐行为之间的因果关系，并帮助开发工具和资源，这些工具和资源将为实现推荐行为提供简易的方法，并且为之设定切合实际的期望。最后，正如 Babrow（1991，p. 96）所表明，传播中的信息"可能会灌输乐观、希望或信仰"，而这取决于人们的健康信念和相关的文化价值观。

文化能力及其对健康传播的影响

　　文化能力被定义为"在消费者及其社区所呈现的文化信仰、行为和需求的背景下，个体和组织有效运作的能力"（US Department of Health and Human Services，2006b）。简单来说，文化能力是指能理解不同人口、社区或种族的独特特征和价值观，以有效的方式解决问题，并在不同文化、不同观点之间建立起沟通的桥梁。具有文化契合性的护理，指的是医疗保健专业人员在一定社会和文化环境内，提供因患者而异的、能够切实增强患者的治疗效果（Frable，Wallace，and Ellison，2004），同时有助于减小健康差距的医疗护理服务。从健康传播领域以及更广泛的公共卫生和医疗保健层面来说，当前大多数城市及其他多样性类型的环境，赋予了文化能力与日俱增的重要性。

> 文化能力（Cultural competence）：能够在不同文化中理解他人的价值观、情感和信仰，并将其作为互动交流工作的一部分，有效地处理这些差异。

近来，公共卫生和健康传播领域的专家和组织机构之间达成了共识，强调在健康结果、行为，以及提高健康传播干预措施的有效性上，文化发挥着不可或缺的作用（Kreuter and McClure，2004；Institute of Medicine，2002，2003b；Liu and Chen，2010）。一个精心设计且执行良好的健康传播计划依赖于对目标群体的深入理解，并根据他们的需求和信念对计划进行精确调整。这也意味着，我们需要去真正理解沟通的对象，理解是何种文化价值观在激励着他们。

事实上，虽然共同价值观和其他表达性文化通常与年龄、种族、宗教、性别和地理界限有关，但即便在同一种族或年龄群体中，也可能存在着不同的子群体。这些子群体在理解与参与同一健康议题时，可能有其特定的文化阐释，或是与其他子群体处于不同的阶段。例如，大都市的贫民区与富人区中的青少年烟民群体有着不同吸烟习惯和信念，如果认为设计一个单一的戒烟项目就能将之同时应用于上述两个群体，这种想法未免过于天真。项目的某些核心要素可能是相同的，但其他要素则应根据不同目标群体的独特特征及偏好来处理。

尽管第十一章对受众细分进行了详细讨论，但从现在开始，读者们就应思考细分的受众群体各自的文化、行为、心理、人口、社会经济、地理等因素，以及细分的受众群体各自的风险因素，并尝试将它们综合应用到最近所面临的健康问题中去。**受众细分**指将大的群体和人口细分为一个个小群体（或部分）来理解，这些小群体具有相似的特征、偏好和需求（Boslaugh，Kreuter，Nicholson，and Naleid，2005；Moss，Kirby，and Donodeo，2009）。例如，无论你的朋友们有没有意识到并发症和疾病的潜在风险，你是否只会用一种方法来帮助他们戒烟？当周围的同龄人都认为吸烟是件很酷的事，你会采取什么方法去帮助一个朋友戒烟呢？如果你有一个朋友因无法戒烟而感到内疚，却又生活在反吸烟人群中，你将如何去帮助他呢？在处理受众细分问题时，我们将面临诸多变量，文化便是其中之一（Kreuter and McClure，2004）。

> 受众细分（Audience segmentation）：将大的群体和人口细分为一个个小群体（或部分）来理解，这些小群体具有相似的特征、偏好和需求；是情境分析和受众分析的关键步骤之一，并有助于完善受众画像。

受众细分是健康传播从市场营销中借鉴而来的术语，健康传播学认为，无论是在传播项目的计划阶段、执行阶段还是评估阶段，每个阶段的参与式方法都需要不断创新，比如采用社区磋商与社区对话的方式，或是采用社区主导的评估方法，来了解参与互动的每一群体的独特性。

文化能力这一概念确立了进行精准传播干预的必要性，这种干预往往采取全方位的方法来应对特定群体的关注点、偏好和需求（Kreuter and Skinner，2000；Slater，1996；Kreuter and McClure，2004）。文化能力也是项目成功的关键所在，它与目标群体如何交换、处理和评估信息密切相关；同时，为特定受众量身定制语言和文化参考，为不同的学习风格定制信息沟通方式，使用可信度高的传播者，这些方面也同样重要（更多的关于文化及文化能力在信息沟通中应发挥的作用，以及如何选择恰当的传播渠道和发言人等问题，请参见第十三章）。

关键概念

●文化好比冰山（Peace Corps，2011），冰山在水平线以上有可见部分，而在水平线以下，则有着不可见的部分。文化也是如此，有些部分可以被直接观察到，有些部分则只能凭直觉、想象和研究来感知。

●健康和疾病的观念受到文化、种族、民族、年龄、性别、社会经济条件和地理界限等因素的影响。

● 性别不仅影响健康和疾病的观念，还影响健康信息的获取、治疗干预项目的资金来源以及应对疾病的方式。在许多文化中，当一个人患有艾滋病或结核病等被高度污名化的疾病时，它还可能决定着患者所经历的社会边缘化程度的差异。

● 健康传播干预应分析并考虑不同的健康和疾病观念，才能更有效地抵达目标群体。

● 健康信念与期望之间的张力影响着人们采取和维持健康行为的意愿，同时也受到文化的影响。健康传播可以强调所推荐的健康行为和结果之间的因果关系。

● 文化能力对于健康传播来说至关重要。

● 在健康传播中，文化能力的主要意义在于，它既促发了在各种专业和社区环境中进行受众细分和能力建设的需要，又推动了特定群体的信息、渠道和传播者的发展。

讨论与练习

1. 在思考健康与疾病的定义时，列出一些影响你的普世价值观和个人价值观。请举例说明这些价值观如何影响了你个人做出与健康相关的决策。

2. 你如何看待本章中苗族孩子莉莉的故事？你认为这件事本该如何发展（若有可能的话）？

3. 你在什么情况下会说自己身体是健康的？有什么家庭或文化信念影响了你对健康和疾病的观念？你的家庭或族裔群体有什么应对疾病的特殊方式吗？请举一个例子，说明你的健康如何受到生理、心理以及社会因素的影响？

4. 请你描述一段跨文化传播的个人经历——例如，与来自不同文化或民族背景的医疗健康服务提供者就健康内容进行沟通，或是参与涉及不同群体或人口的研究或项目。

5. 在健康传播中，患者的健康信念与期望之间的关联及冲突主要有哪些？你能否提供现实中的一个例子或个人经验，说明具有文化能力的传播如何帮助解决这些问题？

核心术语

受众细分 audience segmentation
文化能力 cultural competence
个人价值观 personal values
普世价值观 universal values

第二部分

健康传播方法与行动领域

当读者即将翻开本书的第二部分时，他们可能已经与同辈、同事及他人探讨过健康传播领域中的各种议题，读者们可能会反思：如何将第一部分所讨论的概念和理论应用于当前和未来的实践中？由于第二部分侧重介绍第一部分所界定的健康传播的不同领域，也有读者可能会直接进入这一部分，以了解某一特定领域的特殊议题。

第二部分主要关注健康传播的不同行动领域、相关理论方法、实践方法以及案例研究。主要内容包括人际传播（第四章），大众媒体、新媒体传播及公共关系（第五章），社区动员与公民参与（第六章），专业医疗传播（第七章），健康传播中的支持者关系和战略合作伙伴关系（第八章），政策传播和公共倡导（第九章）。虽然每一章都聚焦于特定的行动领域，但这六章内容都强调了在健康传播干预中运用综合方法的重要性。这需要策略性地融合不同的传播领域及相关媒体渠道，同时这种融合能鼓励行为和社会改变，以促成患者、社区和公共健康成果的实现。

第四章

人际传播

本章内容

- 人际行为动力学
- 人际传播的社会认知过程
- 以社区对话为例的大规模人际传播
- 推销和咨询服务的力量
- 沟通：一项临床核心技能
- 技术中介传播对人际传播的影响
- 关键概念
- 讨论与练习
- 核心术语

本章目标

本章回顾人际行为与传播动力学中的一些关键因素，并从实践层面出发，聚焦于社区对话、咨询服务、个人推销和医患沟通等人际传播的重要领域。在此基础上，本章强调将所有接触均视为一次双向交流信息和观点的机会，以及开启一段长期关系的潜在契机。

1999 年美国家庭医师学会（AAFP）代表大会上，Harry Depew（曾获该学会 2000 年度家庭医生奖项）先用手语无声地向观众席发问："如果你是一个身处聋人世界的健听人士，你无法理解手语，当你与你的医生交流时你会有何感受？"接着，他大声地问出了这个问题（AAFP，1999）。Harry Depew 提出的问题实际上涉及人际传播中一个特定的沟通需求和领域——医患沟通。在他描述的情境中，人的孤立感和挫败感与我们因无法与传播者连接而导致健康信息或其他信息被误解、阻隔的感受十分相似。

健康传播以行为［World Health Organization（WHO），2003］或社会改变为目标，人际传播是其中一个重要的行动领域，包括医患沟通、社区对话（大规模人际传播）、咨询服务和个人推销（与目标群体在家中、办公室或休闲场所进行一对一接触）。

人际行为动力学

人际行为受多种文化因素的影响，尽管每个个体都有其独特的交际风格，但在行为与互动如何发生方面，以及此种行为与互动是如何被解释、被感知方面，社会习俗、社会规范以及特定群体或社区的传统和价值观发挥着重要作用。

所有互动都包含语言和非语言的信号与符号，从而帮助人们理解行为和沟通行动的意义，社会心理学家倾向于认为信号是非自愿行为，符号则是自愿行为。例如根据以上定义，口头表达一个人的感受（Krauss and Fussell，1996）说"我很尴尬"是一个符号，而脸红是对尴尬的响应，是一个信号。

符号是社会约定俗成的结果（Sebeok，2001；Lim，Liu，and Lee，2011）。例如，英文"embarrassed"（尴尬的）一词的意义为所有英语使用者所熟知和共享（Krauss and Fussell，1996），在这种背景下使用该词受到其社会规范和习俗的支持。

一些所谓的信号可以被控制，因此具备符号价值（Krauss and Fussell，1996）。例如，面部表情能够被控制和修饰，以诱导他人相信我们希望他们相信的东西，并掩饰我们的真实感受（Kraut，1979；Porter and ten Brinke，2008）。想必大多数人都能回想起这样的情景：在与爱人发生痛苦的争执之后，不得不马上与同事会面或是参加一场商务聚会，在这种情况下，人们通常会控制面部表情，掩饰所有与刚刚发生的争执相关的负面感受。尽管这个例子显示，我们很难在理论上对信号和符号进行严格区分（Krauss and Fussell，1996），但这种区分仍旧能提供一个有用的框架，来解释人际行为和传播的组成部分。

在对信号和符号进行诠释时，我们也有必要考虑到文化的影响。在生命早期，文化已经开始对意义产生影响，社会化进程开始于家庭，它引导着儿童逐步为其成年角色做好准备。此外，社会化进程受到特定人口或群体的社会规范和文化因素的影响（Moment and Zaleznik, 1964；Grusec, 2011；Berns, 2013），儿童如何对待其家庭和社区的教师、老年人，也取决于父母的教育水平、文化价值观、年龄、传统以及社会环境。

权力和社会地位的差异同样影响着人际行为动力系统，以及人际关系的亲密程度或正式程度（Hwa-Froelich and Vigil, 2004；Hofstede, 1984, 2001）。在一些文化中，人们会因为年龄、经济财富、受教育程度、职业或出生顺序而被赋予更高的社会地位（Hwa-Froelich and Vigil, 2004）。

在不同的文化中，信号和符号往往具有不同的含义，姿势、社交信号、面部表情和惯用语都会对人际关系产生影响。在解释人们的行为时，需要意识到文化差异对人际行为的意图可能产生巨大影响。若缺乏对这些差异的理解，往往会使得一些善意的交流行为的效果差强人意。

在公共卫生和医疗保健领域，与文化有关的变量和相关诠释影响着人际行为，可以对沟通产生积极作用，带来更好的患者预后效果，增强患者的治疗依从性，或是在某一特定群体或人口中获得更好的疾病控制的机会。表4.1列举了医疗保健场景中可能影响人际关系和沟通的不同文化维度。虽然它只展示了文化规范和价值观，而且这些例子可能随着时间的推移而产生变化，并不适用于所有情境，但其中的洞见依然可以帮助我们应对人际交流场景的多样性，甚至也同样适用于其他传播领域和交流场景。

表4.1　　　　　　　　　　　　　文化规范与价值观比较

文化的维度	美国医疗保健文化	其他文化
自我意识与空间感	非正式的； 握手	正式的； 拥抱、鞠躬、握手
沟通与表达	明确的、直接的沟通； 强调内容，意在言中	含蓄的、间接的沟通； 强调语境，意在言外
着装与外表	"穿出成功"原则； 着装接纳范围广； 较为随意	着装被视为地位，财富和声望的象征； 宗教规则； 较为正式

文化的维度	美国医疗保健文化	其他文化
食物及饮食习惯	饮食是生活所需，快餐	用餐是一种社交行为； 宗教规则
时间与时间观念	线性、精确的时间观念； 崇尚准时； 时间就是金钱	弹性的、相对的时间观念； 将时间用于享受人际关系
亲属关系、 家庭、朋友	关注核心家庭； 为自己负责； 崇尚年轻，年龄被视为不利因素	关注大家庭； 忠诚于家庭并为之负责； 年龄可以积累地位和尊重
价值观与规范	个人取向； 独立； 倾向于直面冲突； 任务导向	集体取向； 从众； 倾向于维护和谐； 人际关系导向
信念与态度	平等主义者； 挑战权威； 性别平等； 行为和行动影响并决定未来	等级制度者； 崇尚权威和社会秩序； 男女的性别角色有别； 命运控制并预先决定未来
思维过程与 学习风格	线性的、逻辑的； 聚焦于问题解决； 内控型； 个体掌握自我命运	横向的、整体的、同时的； 接受生活的磨难； 外控型； 个体接受命运的安排
工作习惯与实践	基于个人成就的奖励模式； 工作具有内在价值	基于资历和人际关系的奖励模式； 工作是生活所需

来源：Gardenswartz, L, and Rowe, A., *Managing Diversity*：*A Complete Desk Reference and Planning Guide*, New York：McGraw-Hill, 1993, p.57. © The McGraw-Hill Companies, Inc. 授权使用。

人际传播的社会认知过程

人际行为通常受到社交信号、偏好、需求以及差异化的个体认知过程的影响。社会认知因素在信息的共享、评估、处理和吸收方面起着关键作用。

社交信号、需求

当人们能够共享意义并相互理解时，变化就此产生。在健康传播中，只有当人们对信息进行了理解、处理和记忆（Krauss and Fussell, 1996），并感到有动力将之应用于日常生活时，信息才能对态度产生影响。

出于有效性考虑，传播需要对特定的社交信号和需求做出回应，这一原则同样适用于不同类型的人际传播，如一对一教学、咨询服务、推销和医患沟通。

有研究者从满足特定需求和欲望这一角度出发来解释人们在人际传播情境中的行为（Step and Finucane，2002；Kellerman and Reynolds，1990；Roloff，1987；Schutz，1966；Frisby and Martin，2010）。Rubin、Perse 和 Barbato（1988）提出了人际传播动机模型，以解释人际传播的动力和动机。基于此模型，人们通过互动和交谈来满足彼此特定的需求：

- 成为某一社会群体的一员，或将他人纳入某一群体中；
- 对他人的欣赏；
- 控制他人的行为，增加行为依从性；
- 被逗笑、被娱乐；
- 从日常生活中逃离和解脱；
- 放松，缓解压力。

研究表明，当交流行为的动机是将他人纳入某一群体或使自己成为某一群体的成员时，人们往往不那么焦虑。此外，对美好生活的追求（如对生活总体满意、拥有良好的健康状况、有经济保障和社会满足以及其他因素）同样影响着人们交流的动机（Barbato and Perse，1992；Step and Finucane，2002）。

年龄和性别也会影响人际传播的动机。例如，年龄介于18—25岁的年轻人通常将沟通作为娱乐、放松、获得群体认同感或从日常生活中暂时逃离的一种手段（Javidi and others，1990；Step and Finucane，2002；Barbato，Graham，and Perse，2003）；而中老年人更倾向于将交流作为表达赞赏或感到被赞赏的方式（Javidi and others，1990；Step and Finucane，2002）。Barbato 和 Perse（1992）的研究还发现，愉悦和情感是那些生活满意度和社交活跃度较高的老年人进行交流的动机，而那些健康状况、活动能力和社交活跃度较差的老年人则为了掌控和慰藉而交流。人际传播中同样存在着性别差异：女性似乎更倾向于在沟通中表达情感或欣赏，而男性的动机主要是掌控（Step and Finucane，2002，p. 95；Barbato and Perse，1992）。因此，当我们基于性别进行传播干预时，首先必须对不同性别在互动时的不同沟通风格和态度进行深入了解。这些性别差异可能包括处理信息的方式、对任务和关系的态度、与特定性别相关的价值观以及领导风格和动机因素，等等。而且，这种分析方法不仅要应用于不同性别的情境中，还应进一步扩展，覆盖传播过程中传播者试图接触和纳入参与的所有群体及利益相关者。

还有其他许多因素影响着人际互动的质量和基调。一些显而易见的因素包括相似的教育环境，亲密程度和相互信任的程度，对所讨论话题的胜任能力，对新观念的接受程度以及个人的心理状态。

大多数人更容易与来自同一地方的人在价值观和表达方式上产生熟悉和认同感，这是开展一段良好的人际互动的征兆。但一段良好的人际互动的形成还在于，双方是否尊重与信任对方胜任所讨论话题的能力，以及与该话题共鸣的程度。

个人经历也会影响人际沟通，并会影响他们如何处理与那些先前和自己拥有相同文化价值观和信仰的人之间的关系。例如，一对夫妇来自保守国家，在这一国家，女性不能与男性一起参加任何形式的社交活动，当他们在一个男女平等观念被广泛接受的国家生活过之后，可能会重新审视他们原有的信念，并与他们的同胞展开不同于以往的互动和交流。当他们结束这段旅程返乡时，改变原有信念的冲动往往会对他们的人际关系产生影响，而在此之前，他们的信念建立在共同的价值观以及恪守这些价值观的基础上。

这一例子指出了文化和社会因素在人际互动和交流中的重要性，它还说明互动与交流行为可能会随着人们的信念与价值观的改变而不同。因此，传播活动需要对信念和态度的变化保持敏感，并认识到，这些变化通常是其他人际关系和交流的结果。概言之，认识到人际传播的因果效应并迅速适应其变化非常重要。

认知过程

使用推理、直觉或感知来获取知识的过程与交流及交流方式密切相关。每当人们与他人互动时，他们都在共享信息，而新信息和既有信息如何被认知和处理，这取决于人们所采用的传播方式。

例如，心理学家早就指出，人们试图解决问题时的表现会受到问题呈现方式的影响（Glucksberg and Weisberg，1963；Chiu，Krauss，and Lau，1998）。在美国，在工作中秉持"我能行（I-can-do）"的态度被视为一种重要品质，这类人群觉得所有任务都在他们的能力范围之内，没什么问题是无法解决的，他们还会将自身的热情与自信传递给下属和同事。他们本能地以乐观心态来应对问题和局面，这会使人们感到自己能胜任并有能力解决问题，从而提高他们的绩效。相反，如果面对问题时，某人总是强调所有最坏的情况，并对解决的可能性都报以怀疑，那么他很可能会觉得自己所做的一切都难以奏效。

知识和态度的改变同样也受信息呈现方式的影响。建立开放、彼此信任的沟通关系是创建接纳性环境的第一步，在这一环境中，参与者们认为信息是可靠的、值得被考虑的。一切成功的沟通与互动通常都基于对他人观点的良好理解（Brown，1965；Park and Raile，2010）。开放和信任往往具有传染性，人们只需率先迈出一步，就可以在他人身上催生出同样开放和信任的交流，换言之，交流中的开放性、信任及友好态度可以相互塑造（Deutsch，2012）。下面是一个人际传播对行为影响的案例，展示了一位母亲与她女儿的儿科医生交谈时的两种不同情境，以及它们对知识、态度和行为的影响。

贝丝：我的孩子刚出生两天就得接种乙肝疫苗，我对这一做法感到很不舒服，我为什么现在就得给她接种乙肝疫苗呢？

情境一

医生1：我们一直在为新生儿进行预防接种工作，没什么好担心的。

贝丝：但她是那么小，那么脆弱。

医生1：她的忍受力实际上比你想象的要大得多。

贝丝：我相信你说的是对的，但我想再缓缓。

情境二

医生2：我知道这一切看起来既陌生又可怕，也知道你在为你的女儿担忧。但我们的疫苗是安全有效的，我们每天都为许多新生儿接种疫苗。

贝丝：但为什么我们现在就要这样做呢？

医生2：我们建议在出生后就接种第一剂乙肝疫苗，而且，越早这样做，你就能越快接受免疫接种的概念，这对你的宝宝会更好。你也希望她尽快被保护起来，免受严重疾病的侵害吧？我希望能帮助你解除担忧，你还想知道些什么吗？你想和其他人谈谈吗？比如我们这里有很多疫苗接种经验丰富的执业护士。

贝丝：没关系，不用了。你已经说服了我。感谢你花时间（为我解释），我们给她接种疫苗吧。

需要重视的是，单一的语言表达或单独使用语言对态度改变的影响是暂时性的（Chiu，Krauss，and Lau，1998）。Eiser 和 Pancer（1979）研究偏见性语言对态度改变的影响，他们请研究参与者写下各自对死刑的观点，部分参与者所收到的阅读文章支持死刑，另一些参与者所阅读的文章则使用反对死刑的话语。在实验起初，参与者对死刑的态度确实有所改变，这反映了文章对他们可以产生影响，但仅在六天后，他们就恢复了原来的观点（Eiser and Pancer，1979；Chiu，Krauss，and Lau，1998）。

在健康传播中，将一个推荐行为定义为"健康的"或"保命的"远远不够，为了促成更长期甚至永久的态度改变，所有的相关表述都必须反映当地的文化价值观，且有证据支撑（Chiu，Krauss，and Lau，1998），并能够被转化为工具以促进实际应用。这是人际传播和健康传播中关于信息开发的一个重要概念，事实和工具对于增加语言表达的可信度、激励人们做出行为改变至关重要。

以社区对话为例的大规模人际传播

倾听社区及其成员的意见，并鼓励跨部门采取行动和建立合作关系，响应社区及其需求，这应当是所有健康传播干预的关键基石。**社区对话**是一个过程，旨在创造如下有利环境：在这一环境中，社区及其成员可以自如地提出自己的想法和兴趣，并就被咨询的具体问题提供建议和意见。"与辩论不同，对话强调通过倾听来加强理解。它阐明了共同的观点和目标，并允许参与者表达他们的个人兴趣。"（Agriculture and Agri-Food Canada，2012）这里所说的对话是指发生在社区层面的对话，包括多种形式，从围坐在餐桌旁的会谈，到在社区活动中心发生大型讨论并达成共识的过程，从在互联网及其他新媒体平台上进行的对话，到研讨会和投票，等等。因此，社区对话是一种大规模的人际传播形式，人际传播的所有基本原则以及人际行为动力学的知识都适用于此。社区对话的过程"基于这样一种信念：参与是一种公民权利，它会提高决策的准确性，并有助于增加社区对决策的接受度"（Duignan and Parker，2005，p. 2）。

> 社区对话（Community dialogue）：一个过程，旨在于创造如下有利环境：在这一环境中，社区及其成员可以自如地提出自己的想法和兴趣，并就被咨询的具体问题提供建议和意见。

社区对话的方法及其工具已被纳入各种传播计划框架中（见第二章），并已被不同类型的公民、社区组织和机构所使用。鉴于社区对话是社区动员和公民参与不可或缺的组成部分，我们将在第六章中对该议题及其实际应用展开进一步讨论。

推销和咨询服务的力量

在商业领域，**个人推销**是一种公认有效的方法，它指的是针对潜在客户或特殊群体，在客户家中、办公室、工作或休闲场所展开的一对一接触、"门到门接触"（WHO，2005b，p. 27）。

> 个人推销（Personal selling）：它指的是（1）针对不同群体在其家中、办公室、工作或休闲场所展开的一对一接触；（2）推销个人形象和专业知识的能力，这是一项在大部分咨询活动中应具备的重要技能。

在公共卫生、医疗保健和健康传播领域中，个人推销也有诸多应用，比如医药销售代表。在非营利事业领域，推销者的角色通常包括志愿者、社会工作者、培训师、健康专业人士或社区发展代表等，他们会挨家挨户地访问。其作用是使关键群体参与到互动中来，并向人们解释、推荐并展示特定的健康行为或实践的益处。此外，在建议他人采纳保健服务和行为时，该角色还起到解答相关疑问并解决担忧和恐惧的作用。

例如，"门到门免疫行动"被认为是全球根除小儿麻痹症（学名：脊髓灰质炎）运动的一项核心战略（Joyner，2001；WHO，2012b）。世界卫生组织（WHO）、联合国儿童基金会（UNICEF）以及致力于根除小儿麻痹症的其他组织一起发起"国家免疫日"，成千上万的志愿者和健康专业人士前往发展中国家的偏远村庄和贫困地区，在学校、集市及其他人群聚集场所建立了"一日诊所"，说服当地民众为孩子接种疫苗。在 1999 年的"国家免疫日"期间，仅仅在印度一个国家就有"250 万名志愿者和健康专业人士利用各种方式前往目的地，包括沿着干涸的河床骑骆驼或徒步，他们还将疫苗保存在冰上送至免疫站"（Joyner，2001）。2005 年，联合国儿童基金会及其合作伙伴发起了另一项"门到门运动"，旨在一年内为 7700 万名非洲儿童接种脊髓灰质炎疫苗（Li，2005）。南苏丹的脊髓灰质炎免疫运动则以 320 万名 5 岁以下的儿童为对象，于 2012 年 2 月和 3 月在南苏丹 10 个州开展了"门到门"的国家免疫日活动（WHO，2013b）。

但个人推销并不是单独运作，在大多数情况下，推销工作需要辅之以其他传播干预措施，如新媒体和大众媒体的推广宣传、社区动员，以及本书稍后将讨论的其他传播方法（参见案例 4.1 中的示例）。所有这些活动都有助于形成社会共识和支持，使人们认识到响应志愿者、健康工作者的"敲门行动"多么重要。如果不创造一个支持性的环境，让人们愿意听取改革推动者的建议，那么大多数推销工作可能会以失败告终，或只能产生很微弱的效果。就小儿麻痹症的案例而言，因为战争、基础设施缺乏和贫穷，许多地区原本无法进行疫苗接种，而"门到门免疫行动"使这些地区成千上万的儿童都获得疫苗接种（Joyner，2001）。同样，个人推销也是世界卫生组织在多个国家成功预防淋巴丝虫病的关键因素之一（见案例 4.1）。

案例 4.1 个人推销与咨询服务案例研究

淋巴丝虫病

淋巴丝虫病（LF）是由一种生活在人类淋巴系统中丝状寄生虫引起的疾病，患者非常痛苦且会导致毁容。该病主要通过蚊虫叮咬在人类间传播，全球约有 1.2 亿人被感染，另有逾 10 亿人面临感染风险。

淋巴丝虫病是世界卫生组织致力于消除的七种疾病之一。1997年世界卫生大会制定的消灭战略是：每年联合使用两种抗寄生虫药物对地方性流行社区进行治疗，连续五到六年。为使全民药物治疗战略成功，超过70%的总人口应服用规定数量的淋巴丝虫病预防药物。该项目的另一个基本内容是为那些因淋巴丝虫病而身患残疾的患者提供支持。

行为目标：在淋巴丝虫病日当天，通过预防助理获得并服用预防丝虫病药物。

COMBI计划是专为印度（泰米尔纳德邦）、肯尼亚、尼泊尔、菲律宾、斯里兰卡和桑给巴尔等几个国家和地区量身定制的。这一计划对预期的行为结果有着明确且单一的诉求：使药物在选定的这一天被接受和服下。

整个工作的核心，是由一群具有奉献精神的个人（健康工作者、教师和志愿者等，他们被称为"丝虫病预防助理"），挨家挨户地向所有符合条件的个人分发药物。在此之前，他们还对一些家庭进行了两次预先拜访，向他们解释这一项目的内容，展示药物，描述预期结果，并回答相关疑问或疑虑。丝虫病预防助理的工作离不开社区的积极动员、大量的广告宣传、媒体的广泛报道以及政治和宗教领袖的支持。

影响		
国家及地区	总目标人口（人）	已实现覆盖率（占总人口百分比，%）
印度（泰米尔纳德邦）	2800万	74
肯尼亚	120万	81
菲律宾	450万	87
斯里兰卡	950万	86
桑给巴尔	100万	83

来源：World Health Organization. Mediterranean Center for Vulnerability Reduction. "COMBI in Action：Country Highlights." 2004a. http：//wmc. who. int/pdf/COMBI_ in_ Action_ 04. pdf. 授权使用。

然而，个人推销是一种需后天习得的沟通技巧，它依赖于本章目前讨论过的许多人际传播原则，还要发挥个人特点和优势。它需要人拥有强大的倾听技巧、了解他人的需求并能与他人互动的能力，还需要在承认他人观点、换位思考、能够共情的基础上去反驳异议，这实际上囊括了通过集思广益和寻找共同点来解决冲突的能力。在特定的健康传播运动或公共卫生干预措施中，这一技能要求掌握相关主题的知识，并获得可能接触的目标群体和社区的信任。

此外，个人推销一词还可以指贩卖个人形象和专业知识的能力，一项与关键群体和利益相关者一对一互动时所需的技能，它依赖于大量能被这些群体识别的语言和非语言信号，包括姿势、整体自信水平、言谈、表情、着装规范（休闲与正式），以及与他人建立联系并表达真挚关怀的能力。然而，信号和符号的含义往往因不同的人群和文化而异。如前文所述（见表4.1），若干文化、社会因素可能会影响人们在不同关键群体和人口中推销自身形象的能力，同时也会影响竞争力和专业度。

咨询服务可以被界定为由专业人士在个人、心理、健康或专业事务等方面提供的一种帮助。在咨询服务中，推销技能强有力地决定了咨询师左右咨询者的信念、态度和行为的能力，它会影响健康传播人员是否有能力向他人提供建议，或者让意见领袖优先采纳所建议的健康议题，推销技能还会影响医患关系和治疗依从性。

> 咨询服务（Counseling）：由专业人士在个人、心理、健康或专业事务等方面提供的一种帮助，包括通过一对一的互动、个人推销和其他人际沟通方式。

由于咨询顾问在提供建议和塑造他人的个人生活及职业生涯方面所扮演的特殊角色，因此，无论他们是医生、护士、心理学家、律师、健康传播从业人员、社区组织者、图书管理员，还是公共卫生、社区发展或医疗保健行业的专业人员，都需要得到目标群体的信任和尊重。只有当受众对咨询顾问所作出的承诺怀有信心，才会与之建立联系并采纳其建议。

最重要的是，面对被建议的议题时，人们需要建立一种"主人翁意识"，因为尽管医疗保健专业人员是某一特定疾病或健康问题的专家，但直接承担健康结果和受影响的却是患者本人。

一些文化上的细微差别可能会影响这些基本概念。在某些文化中，患者将疾病视作上帝的意志或惩罚，或受某种文化信仰的影响，他们也许并不太遵从医嘱，或者并不积极参与治疗和预防。但无论何时，包括医疗服务人员在内的咨询顾问所承担的角色都是提供帮助、弥合文化差异，并设法将每一次的接触都转变为富有成效的合作伙伴关系。

鉴于已有文献表明医患沟通会对患者的治疗效果和整体满意度产生影响，因此，接下来的内容将着重关注"医患沟通"这一医疗保健领域的重要人际传播形式。

沟通：一项临床核心技能

生病是人生活中最脆弱的时刻之一，尤其是罹患严重、慢性或危及生命的疾病；同时，这也是患者需要理解医务人员所分享的信息并不断适应的过程。对患者而言，重要的是感受到医护人员将他们的病情放在首位。而站在医务人员的角度，各种相互冲突的日程、管理式医疗需求（见第二章）、时间不足或者不充分的沟通和培训，都可能会阻碍他们与患者建立彼此信任与开放的关系。

当然，已有证据表明，有效的沟通能够提升患者对医嘱的依从性、患者满意度、患者保留率及改善总体健康结果，甚至降低医疗事故诉讼率（DiMatteo and others，1993；Garrity，Haynes，Mattson，and Engebretson，1998；Lipkin，1996；Lukoschek，Fazzari，and Marantz，2003；Belzer，1999；Zolnierek and Di-Matteo，2009）。正如 Lukoschek，Fazzari 和 Marantz（2003）所强调的，医患接触提供了一个最重要的契机，"通过一对一的、个性化的信息沟通对降低慢性病的发病率和死亡率产生重大影响"。案例 4.2 从医疗服务人员的角度展现了有效的医患沟通能够产生全面的积极影响：无论是患者的治疗结果、身体状况，还是健康的关键社会决定性因素（如社会支持水平以及人们在生活和工作环境中与同伴和其他人的互动）。

案例 4.2　有效的医患沟通对患者治疗结果的影响：基于儿科护理医师的视角

CPNP 的 Mary Beth Koslap Petraco 是纽约萨福克郡卫生服务部的儿童健康专员、全国儿科护士从业者协会免疫特别兴趣小组的主席，以及纽约州立大学石溪分校的临床助理教授。她对于医患沟通重要性的思考来自她在这方面丰富的工作经验。

文化能力在护理工作中非常重要。在美国，护士们会接受专门的教育来消除其文化偏见，并根据患者的文化信仰来开展工作。这是受过美国教育的护士所具备的独特属性，有助于他们与患者建立有效关系。

良好的医患关系能有效地改变患者对疾病的态度，帮助患者以积极的方式使用自身文化，为患者赋权，使他们在生活中改变自身行为从而改善健康状况。

很久以前，我就意识到，我所遇见的孩子们的父母比我懂得更多儿科保健知识。在接受了这一事实后，当我试图引导父母为他们的孩子做出必要的改变，并强化他们已有的积极行为时，事情就容易得多。

想要建立良好的医患关系，有许多关键的因素，首要的是给予患者尊重。医务人员应进行自我介绍，清楚告知患者在此次诊疗中所扮演的角色，不要以居高临下的姿态与病人交谈；要使用患者能理解的语言；要对病人的积极行为和努力予以肯定；要始终将他们视为具有独特需求和信仰的个体，个性化地予以对待。

由于护士所接受的教育和培训，他们能建立起良好的医患关系。护理既是一门艺术，也是一门科学，它所立足的基础，与有效沟通的关键步骤（评估、执行和评价）相一致。

医患接触不应仅仅被用于确定患者的身体状况或治疗疾病，还应被用于评估患者的整体健康状况。例如，当一名十二岁的西班牙裔女孩含糊其辞，抱怨因胃部不适而无法上学，我们可能会发现，病情实际上与生理问题无关。这个女孩家庭幸福，也很爱她的母亲，她的母亲是一名家政工，只会说西班牙语。她是个好学生，但最近却不愿意去上学，通过与她和她母亲的交谈，我们发现她在学校遭到了一群孩子的霸凌，并受到人身攻击的威胁。

于是我们教她和她的母亲去与学校老师沟通，并且要求学校安排一名西班牙语翻译，以便与其他孩子的家人沟通。我们和这位母亲预先进行了角色扮演，以免她到学校去时无所适从。我们还建议她在学校会谈中特别申明，如果这种情况得不到制止的话，警方将会介入。几周后，当这位母亲来到我们的办公室进行回访时，她脸上的笑容如此灿烂而珍贵。同样珍贵的是我们知道现在这个女孩在学校很快乐，学习也很好。

护士可以使患者的生活有所不同——这就是我为什么认为护士应该始终维护病人的权利，尤其是那些健康资源和服务匮乏的人群。

在所有疾病领域，有效的沟通都是治疗的一部分。那么，怎样才能最好地实现这一目标，克服一切现有困难以建立良好的医患关系呢？

重要的一步是认识到沟通是一项核心的临床技能，它能够帮助患者遵守医生所建议的治疗方法和健康行为，并提升患者的整体满意度和治疗效果。与其他类型的人际互动一样，了解患者的文化价值观、语言偏好、沟通风格差异、生活和工作环境、生活压力来源，及其语言和非语言表达的特定含义（见表4.1）——这些是建立良好关系的基础。

这一切都始于培训。研究表明，医生对"与患者共享信息的重要性"的态度高度影响着患者对健康信息的理解，而这一态度是由医生在医疗培训期间的经验决定的（Lukoschek, Fazzari, and Marantz, 2003；Eisenberg, Kitz, and Webber, 1983）。例如，经过三年的培训，对于与治疗和其他医疗建议有关的决策过程，大多数医生往往都采取参与性的态度。但是同样三年后，外科医生却转向了一种稍微专制的态度，尽管他们最初所持的观点与住院医师类似。这或许反映了外科医生医学训练的等级地位和任务导向特征（Eisenberg, Kitz, and Webber, 1983）。

案例4.3中的例子展示了不同医生对待沟通的态度会导致不同的结果。它还指出，在医患沟通中采取移情和参与式方法非常重要，这样的方法可能更适用于促进患者的依从性，并建立真正的合作伙伴关系。

案例 4.3　医生态度对患者行为的影响：一个真实案例

卡门是一位 61 岁的西班牙妇女，当时她正在美国探亲（为保护患者和医生的隐私，患者姓名和相关信息已被更改）。在旅途中，她因脊柱手术而住院。此前她一直遭受背部疼痛折磨，而这一症状被其西班牙医生所误诊。在美国期间，她的疼痛愈加剧烈，结果一场严重的感染几乎摧毁了她的两块椎骨，并影响到她的行走能力。

在美国的手术很成功，然而，身处异国他乡，卡门又不会说英语，无法与医生和护士沟通，她感到分外孤独。她的亲戚们尽可能经常地来看望她，但他们也要兼顾自己的工作和家庭。他们聘请了一名翻译，以便卡门每天能和医院的工作人员交流几个小时，这也许能减少一些她的孤独感。

手术大约十五天后，卡门的医生建议她试着站起来，然后坐到椅子上。当时他没有通过翻译和她说话，而是直接指导护士帮助她，且没有对卡门的痛苦表现出足够的同情。卡门试图从床上起来，但她的疼痛让她感到十分痛苦。在第一次尝试后，她让翻译告诉医生她累了，需要休息，以后再试。

几个小时后，她的内科医生来了。这位医生已经得知了先前发生的事情，并已事先和卡门的亲戚电话沟通过如何处理这个问题。她先热情地向卡门打招呼，并开始通过翻译与她交谈。卡门告诉这位内科医生，自己之前试图站起来，但处在极大的痛苦中。尽管她的亲戚刚刚已经打电话来安慰过她，但她仍不确定自己是否愿意再试一试。卡门认为要求她试图站立的建议不合理，毕竟，在大多数国家，接受过此类手术甚至其他创伤性更小的手术的患者，往往要卧床休息更长的时间。

这位内科医生向卡门解释说，这一建议在美国较为常见，它有助于改善和加速患者的康复。医生强调了早日下床活动的好处，并对卡门的痛苦表示同情。她还提到，她将咨询疼痛方面的专家，看看他们能否采取一些措施，以帮助卡门在尝试恢复活动能力时减轻一点痛苦。她向翻译员确认卡门已经理解了所有的信息，并询问她是否还有其他问题。

> 　　卡门决定在护士和翻译员的帮助下再试一试。几次尝试后，她站了起来并成功坐在了椅子上。整个团队——医生，护士和翻译员——都鼓励并祝贺她的努力。她仍旧承受着巨大的痛苦，但她也为自己的成功感到高兴，毕竟，这表明她的身体可能很快就会康复。
>
> 　　医生的建议随后被证明是有效的，术后不到一个月，卡门就能够借助拐杖走路了。如果没有内科医生娴熟的沟通干预，这个故事可能会有不同的结局，卡门可能需要更长的时间才能重新站起来，也许还会因为长期不活动而引发某些后遗症。

最后，我们需要记住，其实大多数医疗保健专业人士都非常注重与其患者进行良好的沟通，能够给予他人帮助本就是他们选择职业的初衷。然而，缺乏沟通技巧的相关培训或是其他各种障碍，都可能会使其中一部分人无法有效地与患者建立起有效的医患关系。

健康差距：临床教育新重点

在美国和全球范围内，健康和医疗保健方面的差距普遍存在，某些情况下甚至在加剧。例如，"最近的研究表明，尽管美国整体健康水平得到了稳步改善，但少数族裔群体获得的医疗服务质量较低，他们较少能享受到常规医疗程序，发病率和死亡率高于非少数族裔。即使是在控制性别、年龄和社会经济地位等变量的情况下，差距依然存在"（American Medical Association，2013）。

在城市化和多元化的时代，医疗保健的质量与平等已成为一个日益突出的议题。与此同时，多样性和包容性已被公认为高水平的临床护理的核心要素，也是组织机构和社区工作的核心要素（Nivet，2012）。众多组织和知名人士（New York Academy of Sciences，2012；Lunn and Sanchez，2011；American Medical Association，2013）一直在鼓励医疗保健专业人士反思自己的医疗实践，以此来根除临床和护理工作中的不平等现象，并鼓励医学院在临床教育中将健康差距问题作为教学重点。

其中，**跨文化健康传播**已成为临床教育中关于健康差距的一个突出领域，美国医药协会发布报告《不平等的治疗》（2003a）建议，把对医疗卫生专业人员进行文化能力培训作为实现医疗健康平等的关键举措之一。

> 跨文化健康传播（Cross-cultural health communication）：健康传播和人际沟通的系统性方法，它强调健康传播过程中的一个关键要素——跨文化交流的能力。这一要素要求具备包容性、多元化意识以及弥合文化差异的能力，从而使社区和患者的声音能够被倾听，并得到适当的回应和采取行动。

在关于文化能力和跨文化传播的培训课程中，极为重要的是为医生、护士和其他医疗保健人员提供信息、资源以及易于使用的工具，以便他们评估患者的社会经济环境和生活环境，发现和解决那些影响患者依从性的障碍。另外，在开发和实施新的社区驱动模式以提供医疗保健服务时，医疗保健服务提供者及其所在的机构可以发挥关键作用，点对点沟通和社区参与策略能够帮助加强临床建议、提高临床环境中的文化能力，并解决那些影响患者预后的关键社会决定因素。随着医疗健康服务不断走向高品质和平等化，临床教育必须确保能解决那些影响有效医患沟通的主要障碍。

影响有效医患沟通的障碍

尽管医务人员和公共卫生专业人员都认为医患沟通很重要，但数据显示，医患沟通仍有待改进。例如，美国的一项研究表明，患者平均发言仅18—22秒就会被医生打断（Belzer，1999；American Medical Association，2005c）。然而，有研究显示，"如果被允许自由发言，在问诊最开始，患者自我陈述的时间将接近2分钟"（American Medical Association，2005a）。最重要的是，患者能够在如此短的时间内讲清楚自己大部分的问题和症状（Belzer，1999）——这意味着更好的医患关系、"更少的复诊、时间更有效且沟通更有针对性"（American Medical Association，2005c）。

时间并非唯一障碍，表4.2展示了与患者有关的障碍，其中大多数可以通过改善医患沟通和简化信息来消除。例如，研究表明，受教育程度和语言障碍可能会导致患者无法充分理解医疗信息（Lukoschek，Fazzari，and Marantz，

2003），因此，使用行话和复杂的医学术语会对患者的信息理解产生负面影响。美国医学协会（2005d）指出，无论其受教育程度如何，大多数患者喜欢简单易懂的健康信息。事实上，大多数人在被诊断出慢性或威胁生命的疾病时，都会产生一种脆弱感和压力感，或是害怕医疗过程会扰乱接下来的生活。在这样的情境下，即使是受教育程度高的患者也不愿承受额外压力。

表4.2　有效医患沟通的障碍：患者因素

受教育程度
健康素养水平
语言障碍
文化或种族差异
年龄
认知局限性
对医学术语和科学术语缺乏理解
疾病所带来的压力
与医疗服务人员之间的权力不平等
社会经济状况（包括生活和工作环境）

　　正如第二章所述，健康素养是影响医疗质量和平等的另一个关键因素，需要作为解决医患沟通障碍的重点予以优先考虑。具备文化能力的医务人员能察觉、回应不同健康素养水平的患者，且在如下方面也表现优异（Schiavo，2009b）：

•努力建立和维护一个充满爱心、有参与感和友好的临床环境；

•使用简单直接的语言；

•倾听患者的担忧；

•对患者提问采取积极主动的态度；

•具有识别非语言信息的能力；

•通过重复、反馈和随访机制来增加患者对医疗信息的记忆，提升患者的理解水平和依从性。

　　同样地，语言和文化上的障碍可以通过口译员、医学培训和跨文化传播培训课程（包括毕业前、后）来解决。研究表明，被医疗专业人员认为可以同义替换的词，可能在患者那里有不同的含义（Lukoschek，Fazzari，and Marantz，2003；Heurtin-Roberts and Reisin，1992）。例如，"hypertension"（高血压病）一词经常可被代替为"high-pertension"（高压病），即一种与生物医学性高血压（hypertension）有关的、涉及血液和神经的慢性疾病。但不少非裔美国人认为 hypertension 和 high blood pressure（在英语中都有"高血压"之意）这两个词含义不同（Lukoschek，Fazzari，and Marantz，2003；Heurtin-Roberts，1993），而这种理解差异可能会影响他们对医疗建议的依从性（Heurtin-Roberts and Reisin，1992）。

一些医务人员对文化差异和其他的障碍非常了解，而另一些则可能在其整个职业生涯中都难有机会关注这些内容。从医务人员的角度来看，医疗保健行业工作压力大，工作任务过于繁重，他们无法腾出时间来进行充分的沟通。比如，为了满足管理式医疗和其他削减成本的需要，基层医院或儿科的医生每天必须接诊的患者越来越多（请参阅第二章）。

在美国，医生的年接诊量从 1980 年的 5.81 亿人增至 2003 年的约 8.38 亿人，增幅超过 40%（Robert Graham Center，2005）。以儿科医生为例，每位医生每周平均接诊 93.6 名病人（American Academy of Pediatrics，2005a），只有 30% 的儿科医生认为他们在问询和沟通技巧上受到了充足的培训，大多数的人是通过职业生涯中的实践来完善自我，而超过一半的人"在平衡工作与个人责任上感到压力重重"（American Academy of Pediatrics，2005b）。

当医务人员参加沟通技能培训后，学到的技巧和方法能帮助他们节省时间、提升患者整体满意度、避免医患冲突。因此，在最初的不情愿和怀疑过后，大多数医务人员都沉浸于练习医患沟通的技巧。

医患沟通趋势

近几十年来，西方国家的民众见证了医患关系的不断变化。患者已经越来越多地参与到自身的保健工作中，对健康议题有了更多的了解；一些患者组织致力于强化患者的权利，并创建多种网络和工具促进患者教育和赋权。艾滋病危机向我们展现了让患者和公众参与到医疗卫生决策和政策中来的重要性，其中患者行动主义的经验教训为传统的医患沟通提供了一个崭新的视角。至少在社会最富裕的阶层中，各种互联网和其他新媒体的新平台为医疗健康信息提供了被讨论、咨询和分析的空间。

医务人员不断适应并鼓励新型的医患关系，在这种新关系里，权力的天平较少地倾向于医生一侧。患者青睐那些善于沟通而又风度翩翩的医生，不少医务人员在这方面积累了丰富的实践经验，并已能利用多种工具。

近来，美国医学协会（AMA）（2005a）、美国家庭医师学会（AAFP）（1999）和美国医学院学会（AAMC）（1999）发起了多项倡议，反复强调医患沟通的重要性，要求医生具备相应的技能和工具，以便与患者更加高效地沟通，并呼吁将沟通技能作为一项核心竞争力纳入各级医学教育中。

其中，美国医学院协会（AAMC）（1999）的成员包括美国 141 所医学院、加拿大 17 所医学院以及 400 多家教学医院，已经为医学生制定了若干与沟通技能相关的目标。美国医学协会（AMA）基金会（2005b）已成为"无障碍健康传播协会"（Clear Health Communication）的成员，该合作协会内含多个组织和多名行业领导者，以解决低健康素养为目标。2007 年，"无障碍健康传播协会"开始与全国患者安全基金会（NPSF）（2007）建立战略合作。

医疗服务人员正在越来越多地学习沟通技巧，以帮助他们向患者传达负面消息。例如，一些专门的沟通课程会教授肿瘤医生如何运用既有同理心又高效的方式与癌症患者讨论其诊断结果、预期寿命、治疗方法以及其他敏感话题。有些课程会采取角色扮演之类的沟通技巧，让医务人员在与扮演的病人的对话中练习沟通方法（Zuger，2006）。

此外，一些专业组织一直致力于为患者提供沟通技能和技巧。"无障碍健康传播协会"发起"问我三个问题"倡议，旨在教导患者向其医生提出三个问题，以帮助患者理解自身的疾病问题和医生建议的治疗方案（American Medical Association，2005d）。这一方法可以帮助患者保持专注、提出正确的问题，还能最大限度地减少与医生的沟通不畅。同时，这也是一项造福医务人员的服务，因为它可以带来更加简短和更有针对性的医患对话。

尽管仍有许多工作尚待推进，但西方国家医患沟通的新趋势、新举措为医疗健康领域开辟了一条更具参与性的道路，我们期待这一新趋势能够帮助患者更充分地利用见面问诊的机会，也希望能帮助医者更加有效地传递信息。在大多数发展中国家以及医患权力关系尚未发生转变的文化系统中，健康传播培训和其他类型的干预措施可以鼓励人们，让他们通过与其医生更好地沟通来更多参与自身的医疗决策。

需要记住的是，在西方国家行之有效的模式可能在世界的其他地区或是不同种族中并不奏效。例如，"许多印度人（尤其是年龄较大的患者）更喜欢医生直接为他们做出与健康相关的决策，不愿意由医生提供多种可供讨论的选择或采取更具患者参与性的决策方式。他们通常将医生视为权威人士，更习惯于回答问题而非主动提问。他们可能更倾向于扮演被动角色，并在表达自身的担忧时感到犹疑"（Health Equity Initiative，2011）。诸如此类的例子进一步诠释了了解患者偏好及其文化的必要性，提醒我们跨文化传播培训在临床教育中的重要性。

将医患关系转变为合作伙伴关系

根据定义，合作伙伴关系要求所有参与者平等地致力于共同事业，并明确自身所扮演的角色。在医患关系中，共同事业指的是患者的健康。

有关沟通方法、信息开发方面的培训可以帮助医疗工作者提高沟通技能，以更有效的方式解决患者的问题和疑虑；它还可以帮助医生以某种方式主导对话，使患者能够专注于话题，并感到医生是真正在为其健康考虑。

总结来看，理想状态下，针对医务人员的沟通培训应侧重于以下主题：

- 关于沟通方法论及其如何影响行为改变的简要概述；
- 沟通技巧如何帮助提高时间效能；
- 有效沟通的益处；
- 常见障碍及其解决办法；
- 由于文化、种族、年龄及性别差异导致的健康信念和健康态度差异；
- 健康的社会因素对患者治疗效果的影响（包括如何与患者讨论其生活和工作环境对其健康的影响）；
- 关于所有主题的实用技巧和示例；
- 互动环节：让医疗服务人员在不同的情境中练习和测试他们的沟通技巧。

下列实用技巧则可以帮助医生与患者建立良好的信任关系，这些技巧也适用于所有的人际互动场景：

- 根据患者的文化和种族偏好恰当地问候患者。例如，在许多西方国家中，可以直接称呼患者的名字（first name），这有助于打破隔阂。但在与韩国患者打交道时则不建议这样做，因为他们更喜欢被连名带姓地称呼（Matsunaga, Yamada, and Macabeo, 1998）。

- 通过微笑使患者放松，与患者家属交谈，建立良好的眼神交流（如果文化上允许的话）。

- 不要频繁看表或是看门，以免让患者产生"下一个病人可能更重要"的感觉（Belzer, 1999）。

- 对患者所关心的问题和需求表示感同身受。

- 倾听，避免打断。

- 帮助患者专注于自己的医疗问题。

- 识别非语言信息。

- 提供书面材料，安排随访或后续联系，以强化关键信息和医疗建议。

仅关注医务人员的沟通技巧还不足以实现有效的医患关系，随着患者进一步参与到健康决策中，对患者进行相关培训、提供一些沟通工具将有助于他们与医务人员建立合作伙伴关系。培训可以从以下几个方面来帮助患者：

- 学会正确地提问；

- 保持专注；

- 熟悉常见的医学术语；

- 了解如何区分可信和不可信的信息来源（包括在互联网及其他环境中）；

- 解决可能妨碍他们遵循或信任医生建议的各种障碍；

- 对医生的时间及经验表示尊重；

- 识别并讨论生活和工作环境中可能影响自身健康或医嘱依从性的关键因素。

传播专家可以通过专业协会、患者群体和医务人员了解问题，帮助他们提高整体沟通技巧，协助改善医患关系。他们还能为影响政策和医学教育课程出一份力，以确立有效沟通对于健康结果的核心作用。

技术中介传播对人际传播的影响

如果没有认识到互联网、视频技术、电话、移动技术及其他媒体在过去的几十年间对人际传播产生的影响，关于人际传播的讨论就是不完整的。越来越多的沟通正以技术为中介，通过电子邮件、语音邮件、视频会议、短信或其他渠道进行。这些新的互动形式可能会消解非语言传播（如面部表情、手势等）和其他因素（如不同场所——正式场所与非正式场所对医疗卫生或商业会话的潜在影响），而这些部分原本在面对面的互动中相当常见。

不过，也有研究指出，即使人们依赖电子媒体，他们仍会继续参与"扎根"的过程，这里的"扎根"指发现、理解和共享共同意义的能力（Brennan and Lockridge，2006；Brennan，1990，2004；Clark and Brennan，1991；Clark and Schaefer，1989；Clark and Wilkes-Gibbs，1986；Schober and Clark，1989）。以一封电子邮件为例，在这封邮件中，一位母亲请求她的密友帮她从学校接孩子回家。如果邮件只写着"能麻烦你帮我把孩子从学校接回来吗？"那么除非收件人已经知道学校的地址、放学的时间、孩子和老师的名字，以及接到孩子后应将孩子带到何处，否则这一请求就是不明确的。这些额外的事实将帮助收件人进行评估并最终排除可能的障碍（如先前的工作承诺），同时，这位母亲仍需等待其朋友的答复。这种动态过程与以往面对面互动非常类似，都有两个阶段：陈述阶段，即这位母亲向其朋友寻求帮助并描述任务要求的阶段；确认阶段，即需要等待朋友的答复以确认他（她）是否理解并接受了这项任务（Brennan and Lockridge，2006；Clark and Schaefer，1989）。

在健康领域，以技术为中介的传播形式为敏感话题提供了一个私人讨论的空间，人们可以在此与其他有过类似健康问题的人建立联系，结成关系网，并了解新的医疗解决方案等。这些新平台同时也对医患关系产生了影响，例如，一些医生抱怨患者总是会提出大量不必要的疑问和担忧，缘由是他们在互联网上接触了并不可靠的医学信息。但是，互联网及其他前沿技术的出现提高了患者和公众参与个人及公共卫生决策的能力。

在诸如艾滋病（HIV/AIDS）这样危及生命的疾病中，互联网的使用提高了人们应对疾病的能力。例如，通过促进个人赋权、增强社会支持、帮助感染者互助，互联网影响了艾滋病病毒感染者的应对技能（Reeves，2000；Coursaris and Liu，2009）。

媒介技术对人际传播和健康传播的其他影响还因人口、群体而异。它与媒介内容获取、社会经济条件、媒介素养水平以及特定的媒体使用偏好有关，以上各方面都可能因群体的不同而不同。我们将在第五章中对新媒体传播进行更加全面的讨论。

最后，无论采用何种形式的媒介技术来交流健康问题，牢记并应用人际传播所有的基本原则和价值观都非常重要，性别、年龄、文化、种族、地理因素和文化水平都会影响以技术为中介的传播活动。无论使用哪种媒介，这都将是一场讨论健康与健康行为的心灵对话。

关键概念

- 人际传播是健康传播的一个重要领域。
- 人际行为和传播受到文化、社会、年龄、性别、文化程度、健康素养水平、个人因素和态度的高度影响。
- 人际传播动力系统取决于因不同文化和群体而异的信号（比如非自愿行为）和符号（比如言语表达的使用）。
- 人际传播的类型有社区对话、个人推销、咨询服务和医患沟通。
- 社区对话是一种大规模人际传播，它旨在创造一种良好的环境，使社区及其成员可以自如地提出自己的想法和兴趣，并就被咨询的具体问题提供建议和意见。
- 个人推销指的是：（1）针对不同群体在其家中、办公室、工作或休闲场所展开的一对一接触。（2）推销个人形象和专业知识的能力，这是一项在多数咨询活动中应具备的重要技能。在实际应用中，这两种定义紧密相连、相互依存。个人推销可以通过培训来习得，但它也取决于个人、社会和文化因素。
- 要想个人推销措施起到良好的效果，需要其他传播活动（如公共关系、社区动员）在行为之前创造一个良好的环境。
- 咨询服务是由专业人士在个人、心理、健康或专业事务等方面提供的一种帮助，在咨询服务中，推销技能强有力地决定了咨询师左右咨询者的信念、态度和行为的能力。
- 医患沟通是人际传播的一个重要领域，会对患者满意度、保留率和整体健康结果产生影响。

- 需要反复强调的是，在包含跨文化健康传播培训的临床教育中，健康差距应被优先考虑，以解决医疗健康领域在质量和平等方面的问题。

- 医患的有效沟通取决于一系列与患者、医务人员相关的因素以及若干外部因素（比如时间限制与管理式医疗需求）。

- 传播专家可以帮助改善医患沟通。他们能帮助医务人员和患者了解各自所面临的关键问题，并提高他们的沟通技巧。他们还可以与专业协会、患者群体和医务人员合作，对公共政策和大学课程产生影响，例如把有效沟通作为核心的临床能力。

- 技术进步对人际传播产生了巨大的影响。如今，许多类型的人际传播都以技术为中介，通过电子邮件、视频会议、电话、短信及其他方式进行。

- 许多支配着人际传播活动的因素，也对以技术为中介的人际传播活动产生影响，如文化程度、健康素养水平、年龄、性别、文化、种族和个人因素等。

讨论与练习

1. 很多语言符号和非语言符号会影响我们对医患沟通的满意度以及对医疗建议的依从性。请根据你的文化、年龄段、性别、家庭价值观、个人偏好或其他因素，举例描述，例如，你希望医生如何问候你？在信任和遵守提供给你的健康信息时，哪些特定的个人的、文化的价值观或信仰会影响你？是否有任何非语言符号会使你感到困惑或是被冒犯？

2. 玛丽亚是一位41岁的白人妇女，她即将迎来她的第一个孩子。怀孕八周后，她出现了明显的流产征兆。她非常想要这个孩子，对流产的消息感到非常沮丧，尤其是担心自己可能无法再怀孕。请思考，她的医生应该如何以具有共情能力的方式向她宣布这个坏消息，并为她设定切合实际的期望。请以角色扮演的形式来模拟练习，想想玛丽亚可能会提出哪些问题，并评估医生在这一模拟案例中采取的沟通方式、沟通态度的利弊。

3. 你是否参加过任何形式的社区对话？或在媒体上阅读过相关信息？请以你自己的经验为例或根据其他有关社区对话的研究，讨论它如何帮助社区确定某一健康议题的优先事项以及下一步行动。

4. 在本章中，个人推销被定义为（1）针对关键群体和利益相关者进行的一对一、门到门的互动；（2）推销个人形象及其专业知识的能力。请结合你的专业、个人经验或最近的阅读材料，举例说明这两重含义。

5. 请回顾图4.1，并使用5—10个形容词来描述医生1与医生2的沟通风格、方式，并讨论：在你看来，哪些关键因素最终影响了这位母亲在两个情境中的不同选择？

6. 思考并讨论应如何在临床环境中正确地使用信息技术（如电子邮件、短信等）。你认为医疗服务人员在何种情境下应该（或不应该）与其患者通过电子邮件进行交流，请举例说明。

核心术语

社区对话 community dialogue

个人推销 personal selling

咨询服务 counseling

跨文化健康传播 cross-cultural health communication

第五章

大众媒体、新媒体传播与公共关系

本章内容

- 新媒体时代健康传播的"变"与"守"
- 大众传播媒介与公共关系
- 公共关系的定义：理论与实践
- 大众媒体、健康相关决策与公共卫生
- 新媒体与健康
- 整合新媒体传播，覆盖服务匮乏的群体
- 大众媒体和新媒体特定的评估指标
- 关键概念
- 讨论与练习
- 核心术语

本章目标

本章回顾了大众传播、公共关系、大众媒体和新媒体之间的关系，并将它们放在新媒体时代的健康传播语境下进行讨论，将公共关系确立为大众传播及其他健康传播干预的关键领域，并对大众媒体和新媒体的使用、战略进行了概述。本章还为大众媒体和新媒体传播项目要获得成功提供了一些切实可行的建议，并讨论了大众媒体和新媒体的评估指标。

"多年前，美国人拿着吐司和咖啡当早餐，公共关系先驱爱德华·伯奈斯改变了这一切。"（Spiegel，2005）伯奈斯被公认为现代公共关系之父，在20

世纪 20 年代中期发起的公关活动中，他引用了他舅舅弗洛伊德的许多理论使美国人信服——"培根加鸡蛋才是真正的美式早餐"（Spiegel，2005；Museum of Public Relations，2005），而且更健康。尽管现在培根加鸡蛋也已经被一些新习惯所取代（如吃冷麦片或根本不吃早餐）（ABC News，2005），但它们仍然广受欢迎：只有十分之一的美国人早餐吃吐司或其他种类的面包或糕点（ABC News，2005）。

公共关系战略和活动通常被用于引发人们对某个事物的兴趣，如某个观念、新政策、产品、服务、推荐的行为、专业领域、公司、机构或非营利组织。作为健康传播干预的一部分，合乎伦理的公共关系以可信的事实和数据为基础，在商业、非营利、医疗保健和公共卫生等领域得到了广泛应用。在新媒体时代，公共关系理论与实践已经发展出适用于新媒体和社交媒体的新的模型和战略。

新媒体时代健康传播的"变"与"守"

我们生活在一个激动人心的健康传播时代，互联网、移动通信等技术正以前所未有的速度发展，并被世界各地的人们所采用。技术为传播者提供了无数新的渠道和战略选择，成为多媒体健康传播干预的一部分。通过各种媒体（如专业和个人博客、社交媒体、播客、聊天室和移动应用程序等），电子健康（见第二章）和**移动医疗**（使用移动和无线技术设备进行健康干预，以寻求改善患者和公共卫生状况的医疗）正在兴起，为健康和社区发展问题提供了创新的沟通方式。

> **移动医疗（mHealth）**：指通过移动和无线技术设备进行健康干预，以求改善患者和公共卫生状况的医疗。
>
> **大众媒体（Mass media）**：以大量受众或特定比例人口为目标对象的传播方式；大众媒体的传播对象因不同国家或群体而异。

在这一多媒体环境中，**大众媒体**（以大量受众或特定比例人口为目标对象的传播手段；在不同国家或群体中，大众媒体的传播对象可能有所差异）与新媒体之间的区别总是在不断变化中。例如，在某些与信息相关的应用（如网站、电子期刊和数字图书馆）和相关功能（如健康信息的搜寻和检索）方面，互联网充当了（在许多情况下替代了）很多传统媒体，如印刷、广播以及书籍（Flanagin and Metzger，2001；Schiavo，2008，2009a），这种情况主要发生在北美、欧洲和一些亚洲国家。在这场技术革命中，一些发展中国家和发达国家中服务匮乏的群体仍处于落后地位，数字鸿沟的出现源于多种因素：技术的获取和质量，互联网连接成本（在一些非洲国家，这一成本可能比美国或大多数欧洲国家高出数百倍）（World Health Organization［WHO］，2007），公众的媒介素养和健康素养。

例如，在一些非洲国家，"即使在能够接入互联网的地方，这种连接对少数精英用户而言也往往没有什么实际价值"，"当欧洲或美国大学里的用户们享受着1700万比特/秒的互联网传输网速时，身处非洲的用户的网速要比前者慢500—600倍"（WHO，2007）。又如，在美国，许多群体可能缺乏检索、评估和理解健康信息的能力，约有三分之一的美国人缺乏健康素养（National Opinion Research Center，2010）。无论是缺乏健康素养和媒介素养，还是接触计算机和信息技术的机会有限，都会对健康差距明显的、服务匮乏的群体和社区产生负面影响。目前，对于这些群体而言，互联网还不能与大众媒体相提并论。

新媒体（相关定义请见第二章及词汇表）和社交媒体的普及率已经出现指数级增长（见表5.1），并将继续增长。通过创建在线社区、实现跨地域合作，新媒体帮助人们就许多不同议题建立联系。不过，互联网和移动技术的交互功能——如社交媒体、短信和在线论坛——在健康问题上的应用还不能与大众媒体相提并论，至少还无法跨越社会经济地位、年龄和种族不同的群体。那些高度关注健康问题的人群会更多地通过新媒体接触健康信息，这将导致健康差距越来越大（Dutta，2009，p.71），因而有必要制定适当的战略来弥合数字鸿沟，提高整体媒介素养，将新媒体全面应用于健康传播。

表5.1　　　　　　　　　　　　　　网络和新媒体普及率

美国	国际
81%的美国成年人使用互联网。 ·71%的人访问视频分享网站（YouTube/ Vimeo）。 ·三分之一的人浏览博客。 ·69%的人使用社交网站（Facebook、Twitter、LinkedIn、Instagram、Pinterest）。 95%的美国青少年使用互联网。 65岁及以上的美国成年人中，有53%的人使用互联网和电子邮件。 72%的互联网用户承认会在网上寻找健康信息。 87%的美国成年人拥有手机。 ·55%的人使用手机上网	全世界有32.5%的人使用互联网。 北美洲、大洋洲和欧洲的互联网普及率最高。 亚洲是世界上互联网使用的主要地区。 96%的加拿大家庭拥有电脑。 非洲正在成为一个快速增长的手机用户市场： ·2011年手机普及率为62%。 ·预计到2015年，手机普及率将增长至84%。 ·尼日利亚、埃及和南非是增长最快的市场

来源：GSMA（2011）；International Telecommunication Union（2012）；*Internet World Stats*（2012）；Pew Internet & American Life Project（2011b，2011c，2012a，2012b，2013a，2013b，2013c，2013d）.

新媒体正被越来越多地用于大众传播和社区传播。在进行健康传播项目的规划、执行和评估时，必须考虑到新媒体时代的"变"与"守"，以便我们继续专注于实现行为、社会和组织层面的成果，并最终帮助改善人口和社区的健康状况。

本章将重点关注大众媒体和新媒体传播，因为它们与**大众传播**（涉及大量人口和普通公众的研究及实践领域，同时也是健康传播的一个关键领域）的实际应用相关，也和针对特定社区、人口和群体的其他类型的干预有关。鉴于新媒体在21世纪的突出地位，表5.2列出了新媒体时代"变"与"守"的核心要素，在此基础上我们将探讨大众传播、多媒体和公共关系之间的关系。

> 大众传播（Mass communication）：传播学的一个研究和实践领域，也是健康传播的关键领域，它以较大比例的人群和一般公众为传播对象。

表5.2　　　　　　　　媒体时代健康传播的"变"与"守"

"变"	"守"
·传播环境已变得可移动化、可搜索化、可定制化和按需传播化。	·基于新媒体的干预措施"必须与其他健康传播领域相结合，形成综合性方法"（Schiavo，2008）。
·当下的媒体环境中，每一个受众同时又是发布者；每一次点击都会促成一个新的想法、产品或服务的成功或失败。	−综合性方法能提高效能，扩大覆盖面，并呼应着人们每天的沟通方式。
−来自不同群体的参与度和实时反馈有所提高。	·"一场基于技术的革命，而非一场健康传播革命"（Schiavo，2008）
−在线网络社区为人们提供了融入群体的机会，并帮助人们应对疾病和危机。	−干预措施的设计仍应以实现特定群体的行为和社会目标为目的。
·计算机、互联网、电信和电视技术的融合为用户提供了无数选择。	−理论和战略导向型的传播学原理应继续为基于新媒体的干预措施提供信息。
−信息过载：媒体总时间更多，但信息时间减少。	·每个关键群体和利益相关者都有其特殊性、需求和偏好，这是干预措施设计的核心。
·数字鸿沟和计算机技能是影响健康素养和驾驭医疗系统能力的关键因素。	−与其他传播领域一样，评估对基于新媒体的干预措施也至关重要。
−弱势群体仍被排除在这场新媒体革命之外。	−评估实际效果时不应局限于计数和跟踪
−英语在新媒体领域占据主导地位，非英语母语者也基本被排除在外。	
·新闻传播速度快，伪信息和网络霸凌亦是如此。	
·各种关键群体和利益相关者都面临着新的挑战和机遇	

来源：Schiavo，R.，"The Rise of E-Health：Current Topics and Trends on Online Health Communications"，*Journal of Medical Marketing*，2008，8，9−18. Schiavo，R.，"E-Health：Current Trends，Strategies，and Tools for Online Health Communications." Presented at the Office of Minority Health Resource Center，Rockville，MD，Mar. 24−25，2009a. Schiavo，R.，"Health Communication in the New Media Age：What Has Changed and What Should Not Change"，Workshop presented at Health Equity Initiative，2012b.

　　基于新媒体的干预措施仍然应以传播理论和严格的计划框架为基础，最重要的是，要以人为本。同样的准则也适用于所有其他传播领域、媒体和渠道，因为促进健康和社会改变并无其他捷径。作为健康传播的一个关键领域，通过公共关系战略和多媒体平台，大众传播与美国和全球的广大人口交流公共健康和社会问题。

大众传播媒介与公共关系

一般而言，大众传播的基本功能是就公共利益议题进行告知、教育，提供娱乐，促成共同行动和建立社区。大众传播有助于创造有利环境，服务于新的或重要的健康议题、健康的社会决定因素、政策、产品和服务，这一环境也能为其他类型的传播领域和活动提供支持并开辟道路。反过来，这又可以激励人们参与到社区活动或新的社会运动中，并采纳相应的健康行为和社会行动。

想要在目标群体和人群中营造"我在很多地方听到过这种说法"的感觉，大众传播应立足于大多数人能产生共鸣的共同意义和方式。然而，全球化的大众（ISeek Education，2013）打破了地理界限，日益多元化，寻找共同意义的挑战也在加剧，因此，传播从业人员需要对大众传播的理论、实践、不同类型媒体的特性及其当前或潜在的使用有更深刻的理解。

在健康传播的内部和外部，大众传播媒介是一个战略混合体，由所谓的"旧"媒体（印刷、广播、娱乐和动画媒体，这些媒体多年来一直在发展，实际上并不"旧"）和新媒体（包括博客、维基、视频、播客、社交网站、移动技术和短信等）组成。这些媒体正在以创新的方式被应用于各种议题和领域。在这种情况下，受众既是媒体消费者又是内容提供者，媒介素养也就成为大多数健康相关专业和领域越来越重要的能力。

公共关系（PR）是"一门旨在建立和促进与公众的良好关系的艺术和科学"（American Heritage Dictionary of the English Language，2011），几十年来一直是大众传播的支柱。其概念和模型一直随时间推移而演变，这不仅反映了新的传播理论和趋势，也反映了媒体的特性以及新闻业的标准和实践的演变（Duhe，2007）。

> 公共关系（Public relations）：一门旨在建立和促进与公众的良好关系的艺术和科学。

毫无疑问，新媒体的出现也在改变着公共关系的实践。新媒体创造了一个互动的环境，使组织和公众可以讲述和表达自己的故事。"大的、等级森严的实体，在采用和应用新媒体技术方面往往落后于较小的、更灵活的组织……以往被边缘化的声音正在受到关注，它们在挑战着甚至掩盖着主导性话语。"（Duhe，2007，p. x）无论是依靠大众媒体、新媒体还是其他传播渠道，公共关系都将是传播过程的重要部分，因为人的因素是无法被替代的。

公共关系的定义：理论与实践

"关系"一词是所有公共关系定义及其实际应用的基础。与健康传播的其他领域一样，公共关系是一门基于关系的学科，同样，医疗保健或公共卫生中公共关系的基础也应是对公众的需要、需求和欲望的深入了解。这一点适用于表 5.3 中列出的公共关系的所有职能：公共事务、**社区**关系、问题管理、危机管理、媒体关系和营销公关。

表 5.3　　　　　　　**公共卫生和医疗保健的公共关系职能**

公共事务	一种促进公众讨论并最终达成共识的战略方法，议题是某一组织或其主要利益相关方、目标受众可能实施的卫生政策或行政程序
社区关系	公共关系的一个实践领域，指从业者和组织与那些可能影响其行动或受其行动影响的社区（指具有共同价值观、事业、需求并共享同一地理位置的群体）建立、培养并努力保持互惠互利关系。社区关系是支持者关系的诸多方面之一（见第八章），也是健康传播的一个组成部分
问题管理	一种多维度的正式管理流程，它"对可能影响组织及其利益相关方的新趋势、相关事项或问题进行预测，并采取适当行动"（Issue Management Council，2005）
危机管理	一种通过预先制定的应急计划和活动来预测、规避或处理潜在危机的前瞻性方法，以帮助各组织确保其公众了解正在实施的解决方案和正在处理的具体问题。该方法通常高度重视对大众媒体的使用
媒体关系	一种兼具主动和被动的方法，旨在与重要的健康报道记者、博客作者以及线上、线下专家进行互动，并"有计划地利用媒体"（Economic and Social Research Council，2005a）。包括印刷、广播、电视、娱乐媒体、网络记者、博客作者和作家
营销公关	该领域侧重于发展战略计划和关系，以促使主要利益相关者和公众认可并使用本组织的健康产品和服务

社区（Communities）：各种社会的、种族的、文化的或地理的社群，例如学校、工作场所、城市、街区、患者团体、专业团体或各种协会；具有共同价值观、目标和需求的团体

公共关系理论

从历史上看，公共关系的理论基础不仅受到伯奈斯与精神分析之父弗洛伊德的影响，也受到许多其他理论和实践的影响。伯奈斯的一些理论假设至今仍然适用于现代公共关系实践，他认为，如果你想让人们按你的意愿行事，那么"你不要去听他们说什么，而是试着找出他们真正想要的东西"（National Public Radio，2005）。这一概念肯定了心理、情感和潜意识因素在人类行为中的重要性，正是弗洛伊德的主要观点之一（National Public Radio，2005；Museum of Public Relations，2005），近年来也得到了社会规范理论的支持（见第二章）。

一些公共关系的理论还强调性格因素与公关干预的三个目标——"注意力、接受度和行动力"——之间的相关性（Smith，1993，p.193）。例如，有学者主张在公共关系实践中使用心理类型理论（Smith，1993），这一理论主要应用于教育、宗教和商业领域来理解和预测"人类互动的模式"（p.177）。如果将之应用于公共关系，它可以帮助从业者分析关键群体、利益相关者的心理类型和学习偏好，从而为他们量身定制信息。如表 5.4 所示，史密斯确定了四种主要心理类型：

ST：感觉思维型（Sensitive/thinking）；

SF：感觉情感型（Sensitive/feeling）；

NT：直觉思维型（Intuitive/thinking）；

NF：直觉情感型（Intuitive/feeling）。

表 5.4　　　　　　　　　　与公共关系相关的心理类型特征

	ST	SF	NT	NF
更倾向于……的人	感觉与思维	感觉与情感	直觉与思维	直觉与情感
专注于……	事实：是什么	事实：是什么	可能性：可能是	可能性：可能是

续表

	ST	SF	NT	NF
决策根据是……	客观分析；理性	个人热情；情感	个人热情；理性	客观分析；情感
倾向于	切实可行，注重实效	有同情心和友好的	逻辑性和独创性	热情洋溢，见解独到
善于……	应用事实和经验	满足人们的日常需求	建构理论概念	认识到人们的愿望
对……敏感	因果关系	他人的情感	技术与理论	人的潜能

注：ST：感觉思维型；SF：感觉情感型；NT：直觉思维型；NF：直觉情感型

来源：Smith, R. D., "Psychological Type and Public Relations：Theory, Research, and Applications", *Journal of Public Relations Research*, 1993, 5 (3), 177-199. © Lawrence Erlbaum Associates. 授权使用。

如表 5.4 所示，以上每种类型都有不同的特征和学习习惯，这些特征和习惯影响着他们的决策过程，以及他们对不同信息呈现方式的反应（例如事实性信息与主要诉诸情感的信息）。

尽管心理类型理论可能难以被严格地应用于公共关系实践中（事实上，心理类型的数据只存在于选定的受众中，而且可能因为获取数据的成本高昂，无法及时、科学地进行统计），但公关从业者应普遍懂得"理智和情感"（Smith，1993，p. 195）对人们的信念和行为的影响。在制订公关计划时，了解人们的学习风格和偏好是准备工作的一部分，这在新媒体传播中同样重要，因为人们的行动（包括通过社交网站和其他媒体分享信息，以及对所分享的信息采取实际行动）是即时的，信息需要具有情感和图形的吸引力才能引起目标群体的共鸣，并最终在社交网络和媒体上被分享。

同时，公共关系理论和实践一直在探讨多元公众的概念，以及有必要根据其特征、需求、欲望和对特定问题的信念而以不同的方式对待他们。这也是群体动力学模型和方法的主要假设之一，它们在应用于公共关系时，试图解释组织与不同群体之间的关系，以及这些群体之间的相互作用。在实践中，当某一组织、想法、产品或是行为引发公共讨论时，多元受众中存在不同的观点、参与程度（例如领导者与追随者）、兴趣和态度。公关干预往往会打破原有的平衡，促使多个关键群体的态度和观点发生转变，从而也可能改变这些群体之间的动态关系。

在这一视角下，公共关系就是"在某一组织和决定其成败的公众群体之间建立、维持互利互惠关系的一种管理职能"（Cutlip，Center，and Broom，1994，p.2）。将公共关系视为一门关系管理学科，这已成为其理论基础的一部分（Ledingham，2003），并在实践中得到应用。Center 和 Jackson（1995）指出，"公共关系实践所期望的结果是公众关系，即一个拥有有效公共关系的组织将获得积极的公众关系"（p.2）。

在新媒体时代，公共关系对"关系"的强调依旧没有太大变化。"公共关系专家是最早接受社交媒体的一批人，无论是从机构角度出发为客户提供咨询，还是在公关团队内部出谋划策，他们往往都是社交领域中的领头羊。"（Swallow，2010）无论公共关系从业人员使用何种工具来与媒体建立联系，他们大都同意并强调"人际关系将继续推动社交媒体与公共关系之间的联系"，并表示，他们花费了"80%的时间与记者、博客作者和其他意见领袖讨论问题"（Swallow，2010）。换句话说，"人的因素历来是、并仍将是关键"（Swallow，2010）。网络关系与声誉管理只是公共关系进行自我重塑和理论应用的众多领域之一。

对公众及公关人员所服务的组织而言，公共关系从业人员的价值往往取决于他们与媒体、社区代表以及其他主要利益相关者的接触程度和密切程度。公共关系能扩大健康信息的覆盖面，利用互利互惠关系的力量来推动讨论和解决特定健康问题，它是更大范围的健康传播、医疗保健和公共卫生干预措施的基本工具。为了取得成效，公共关系从业人员应该阅读、理解和关注他们的受众（无论是线上还是线下），运用大众媒体、新媒体和社区关系来与受众对话、交流。

公共关系实践

尽管公共关系的历史不足百年，但它现在已经被广泛应用于各类组织，除了那些销售产品的企业外，还包括大学、基金会、非营利组织、学校、医院和协会等。事实上，美国公共关系协会（PRSA）对公共关系的官方定义强调了不同类型的组织对公共关系的广泛使用，以及这些组织"必须赢得同意和支持"多元公众（PRSA，2005b）。美国公共关系协会（2005b）还指出："公共关系促使一个组织和它的公众相互适应。"在多数情形下，公共关系还有利于组织与其公众就某些想法、推荐行为、产品或服务开展讨论，并最终达成共识——这一过程在新媒体时代正变得日益普遍。

在过去的几十年里，公共关系的发展得益于大众媒体的多样化及其与日俱增的社会影响力；在过去的十年里，互联网则对公共关系从业人员的工作产生了巨大影响。社交平台不断发展，各种媒体平台之间互相连接，社交媒体几乎改变了公共关系的面貌。

在商业领域，公共关系有助于创造市场份额，并确保产品得到认可和使用。在公共卫生领域，它有助于创造一个友好的公共环境，激励人们改变他们的健康或社会行为，并根据社区需求采取行动。在此过程中，公共关系为公众提供了广泛的信息获取途径，并促成行为、社会和政策改变。

在特定疾病或健康问题上，非营利组织和商业机构的努力有时是相辅相成的。例如，在通过大众媒体推广产品的过程中，企业通常也会讨论其他重要问题，比如对某种疾病的认识、疾病发病率或风险因素。如果这些信息具有可靠来源和科学性数据，那么这将有利于同领域的非营利组织和政府组织开展增强疾病意识的工作。在某些情况下（见案例 5.1），企业提供资源、资金和方案，引起人们对特定主题的兴趣，从而推动解决某一公共卫生或医疗保健相关问题。

案例 5.1　强生集团："为了护理的未来"运动

> 美国正经历着史上最严重的护理人员短缺，跨国医疗保健公司强生集团（Johnson & Johnson）于 2002 年发起了"强生：为了护理的未来"倡导运动。这是一项为期多年的全国性运动，旨在提升护理行业形象，招募新护士，以及留住目前在职的护理人员。
>
> 活动内容包括：用英语和西班牙语开展全国性的电视、印刷和互动广告活动，宣传护理人员及其对医疗保健的贡献；开展多层面、曝光度高的公共关系运动，包括向全国数百家媒体提供新闻通稿、视频新闻稿和广播电台报道；免费向医院、中学、护理学校和护理组织发放英语和西班牙语的宣传册、徽章、海报和视频等招聘材料；为护理专业的学生奖学金、教师奖学金和护理学校课程进行筹款；在全国各地护理活动中举办庆典，激发当地护理社群的热情和赋权感；建立网站，宣传护理职业的福利（www.discovernursing.com），并提供

数百个护理奖学金及一千多个经认证的护理教育项目的网址链接；发起活动，资助旨在改善护理工作环境的助读计划。众多组织机构纷纷对强生集团进行了表彰，以感谢它发起的这项活动及其为解决当前护理人员短缺问题做出的贡献，其中包括白宫、罗恩·布朗企业领导力奖、美国医院协会、美国护士管理人员协会、美国护士学生协会、美国护士协会和《护士周刊》，等等。

主要成效[*]

• 2002 年哈里斯民意调查（Harris Poll）显示，18—24 岁人群中有 46% 的人能回忆起这场运动。

• 62% 的人曾与人讨论过护理职业。

• 24% 的人表示，这场运动影响着他们的相关思考。

• 据统计，discovernursing.com 网站的访问量已超过 300 万次，平均登录时长为 12—15 分钟。

• 调查显示，97% 的高中和 73% 的护理学校采用了运动的招聘材料。

• 在收到这些材料的护理学校中，84% 声称其 2004 年秋季学期的申请者和入学人数有所增加。

• 截至本书撰写之日，该运动在地区性筹款活动中已经筹集了 800 多万美元。这些资金被用于设立奖学金，提供给数以千计的护理专业学生和护理教育工作者。强生集团还向各地护理学校提供了 100 多笔赠款，以帮助这些学校扩大课程，接收更多的学生。

• 美国护理学院协会（American Association of Colleges of Nursing）报告称，自 2002 年该活动启动以来，护理专业本科学校的入学人数呈每年两位数的增长。

成功的关键因素

• 议题与强生公司的主要受众以及整个社区高度相关，也和强生公司解决问题的组织能力相关。

• 与全国各地的医疗卫生系统、护理学校和专业协会等组织建立强有力的关系，从而为运动提供支持。

● 多媒体战略：在广播、出版、广告宣传、活动、印刷材料、视频和互联网中传递一致信息。

＊本文所指的成效仅包括截至本书撰写之时已被分析的结果。

来源：Johnson&Johnson. "Campaign for Nursing's Future Initiative." Unpublished Case Study, 2005b. 授权使用。

公共关系实践必须坚守高伦理标准，不断进行关于道德规范及相关行为准则的讨论。尽管我们有理由认为任何行业的主要动机都是获取利润，但并非所有公司都会不惜一切代价来推销产品。

如果事实被歪曲或夸大，那么公共关系所依赖的媒体力量就会遭到滥用。由于其职业性质，公共关系从业人员需要面对这样的挑战：既要为客户的利益服务（无论其客户是企业、非营利组织还是政府组织），又要与公众保持诚实和合乎伦理道德的关系。公共关系领域的很多专业协会，如美国公共关系协会（2005a），都为其成员制定了全面的伦理规范。

表5.5　　　　　　　　　合乎伦理的公共关系方案的主要特征

以研究为基础
以可靠的、科学的事实和数据为重点
力求与所服务的公众保持诚实、直接的关系
遵守基本的伦理原则，如确认消息来源、利益冲突和经费披露等
力图在各组织与其公众之间建立信任和长期的关系，因此要阻止可能损害关系的不道德行为
制定标准流程，以便及时纠正错误和有误信息
鼓励自由的信息交流，力图让多元公众参与其中
维护公共利益

除了推进公众对某些思想、政策、服务或行为的讨论，公共关系还有助于提高非营利组织、商业实体和其他类型机构及其代言人、活动的知名度。这是公共关系的基本功能之一，它有助于将某一组织及其专家打造成该领域的领导者，获得良好声誉和公众尊重，以推动行为和社会的改变，并鼓励人们参与到健康问题及其解决方案的讨论中来。

案例 5.2 展示了哈佛医学院下属的 Schepens 眼科研究所网站的媒体与公共关系页面，这是一个面向多元公众开展公关活动的例子。该页面包含的信息涉及眼科疾病、相关研究及治疗的各种新闻资源。通过展示研究所的历史、使命、活动、其教职员工的背景和专业知识等信息内容，该页面能吸引对此领域感兴趣的记者、博客作者和专家，并为社交媒体提供报道素材。此外，它还吸引了各种关键群体和利益相关者（如医疗保健服务提供者、专业组织、患者群体），他们或许对这一领域感兴趣，并希望参与有关眼科疾病研究的公共讨论与合作。

最近，这个网页 www. schepens. harvard. edu/newsroom/newsroom/newsroom. html 已经发展出一个更全面的新闻板块，网页上的文章可以被轻松地分享到不同的媒体上。

案例 5.2　将互联网作为重要的公共关系渠道：Schepens 眼科研究所

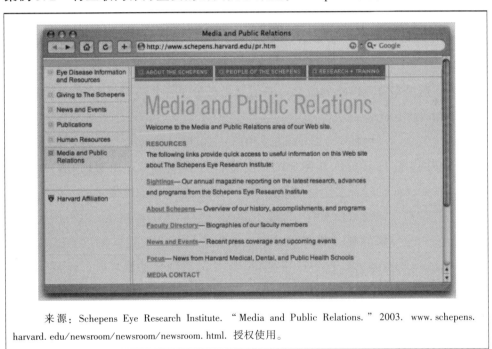

来源：Schepens Eye Research Institute. "Media and Public Relations." 2003. www. schepens. harvard. edu/newsroom/newsroom/newsroom. html. 授权使用。

公关与广告的区别

公关活动希望通过媒体报道或者网络文章引发病毒式传播和社会赞誉，但投放报道需要对媒体、记者、博客作者、意见领袖和公关从业者及其所代表的受众有足够深入的了解。例如，记者主要根据新闻价值来选择报道内容，即选择他们认为受众可能感兴趣的内容（Fog，1999；De Nies and others，2012），其他考量因素还包括他们对主题的接受度、了解度、信息被建构和呈现的方式，以及他们与消息来源（例如公关从业人员、组织和政治家）的关系。在这种竞争激烈的环境中，实现全国性的媒体报道是一项艰巨的工程。

在新媒体时代，公关从业人员已经与平面设计师、网络和新媒体开发人员等多学科团队协同工作，可以进一步借鉴广告业的经验，强调广告技术，将复杂概念视觉化，通过影像和富有感染力的标语促进受众建立起与新媒体网站和信息的联系和认同。

概言之，基于新媒体的传播干预措施的成功与若干因素相关，这些因素聚焦于关系，以健康传播和公共关系的理论和实践为基础，包括以下行动（Schiavo，2008；Kamateh，2013）：

●找到对特定健康问题感兴趣的群体，研究他们通常使用何种社交媒体，增加围绕这些话题进行公开讨论和参与的机会，并确保能接触到你的目标群体。

●创造更多分享信息的机会：使信息易于分享，并将其发布在多个相互链接的平台上。

●"发现活动大使"（Kamateh，2013）：鼓励新媒体合作伙伴、博客作者和你社交网络中的其他人在各自的社交媒体上分享信息。在活动之前提醒他们，并在活动启动时及整个活动期间持续向他们发送相关链接。

●"鼓励共同创造信息"：为你希望吸引的群体创造机会，"不仅要促使他们转发你的传播材料，而且要以符合他们独特性、他们认同的方式传达信息"（Kamateh，2013）。这一点与本书中讨论的其他传播领域并无不同，即意见领袖和社区领袖对所有传播的信任度、显著性和透明度都有重大影响。

●采用综合方法：依托各种媒体和传播场景，最大限度地扩大影响。

●在评估结果时不要局限于简单的跟踪和计数，要为所有干预计划制订可测量的行为、社会和组织目标。

●经常更新你的媒体，以保持对网络社区的吸引力。

作为一种接近媒体的方式，无论是线上还是线下，公共关系都比广告更不受控制但更可靠。在广告中，组织通过支付印刷、网络或广播的费用来投放广告，因此媒体对广告内容没有编辑权；广告内容会立即被媒体的受众识别，并与特定的健康组织相联系。在公共关系中，媒体投放是免费的，但其最终的基调和内容是由撰写或参与报道的记者或新媒体公众决定的。在没有重大新闻的情况下，利用公关战略实现媒体报道并不容易，既需要战略性的工作和工具，以及与媒体建立好长期关系，也需要真正理解新闻价值和社区参与的概念，以及对在线社区进行跟踪并倾听其需求、关注和偏好，最重要的是，需要耐心与毅力。

大众传媒、健康相关决策与公共卫生

没有人会质疑大众媒体的力量，其力量部分源自媒体对公众舆论和日常决策的影响，公众往往将大众媒体视为客观的信息来源。另一个重要因素则是媒体与全球重要决策者、利益相关者的关系，包括政府、多边组织、非营利组织和商业机构。除了这两点，娱乐吸引力也是大众媒体力量的来源之一。

在互联网时代——更具体地说是在美国、加拿大和欧洲的一些国家——大众媒体还包括网站、博客、在线图书馆、杂志和期刊、网络广播和播客，以及互联网上所有其他与资讯相关的形式。自问世以来，互联网正像其他成熟的大众媒介一样发挥作用，人们搜索健康信息的行为也发生了巨大变化。例如，在美国，80%的互联网用户会在网上查找医疗或健康信息（Pew Internet & American Life Project，2011c）。同样地，超过三分之一的加拿大成年人会在网上搜索健康信息（Underhill and Mckeown，2008），而且这一比例还在继续增加。如前文所述，这一情况并不适用于发达国家和发展中国家的许多弱势、低健康素养的群体，这也说明了为什么健康传播规划必须选择适当的、针对特定群体的媒体和渠道。

人们依赖大众传媒作为他们新闻和信息的主要来源，他们的健康、政治和生活选择正越来越受到媒介内容的影响。例如，互联网对医患沟通的质量和性质产生了显而易见的影响，因为互联网使患者能够更多地参与到临床环境和临床决策中（Pew Internet and American Life Project，2007）。同样地，研究显示，大众媒体特别是电视、广播和报纸能够促使大众在健康风险行为方面产生积极改变，或防止消极改变的发生，例如，"烟草、酒精和其他药物的使用，心脏病风险因素，与性有关的行为，道路安全，癌症筛查与预防，以及器官或血液捐赠，等等"（Wakefield，Loken，and Hornik，2010，p. 1261）。

许多组织的广告和媒体报道工作非常成功，它们在网络上的声誉和影响力有助于提升他们在关键问题上的信誉和利益，并提高其知名度。在公共卫生领域，媒体可以影响人们关于疾病严重性、疾病感染的风险、预防或治疗的必要性的认知和态度，还会影响人们的饮食习惯和生活惯例。它可以帮助许多疾病"去污名化"，消除错误的健康信息和盲区，如诊断不足、治疗不足或遗漏少报；还可以帮助说服政策制定者制定新的预防与治疗政策，改变特定的健康的社会因素，造福广大人民。

总而言之，大众媒体可以对人们的健康行为产生巨大影响，尤其是在美国、欧洲等媒体文化影响广泛的地区。典型的美国人每周观看电视超过 35 个小时（Nielsen，2010）；美国人每月平均上网时长达 32 小时，而全球平均水平为 16 小时（GoGulf，2012）。人们并不经常见到他们最好的朋友，因此媒体可能比现实生活中的人更具影响力。

在帮助提高免疫接种率（Porter and others，2000；Paunio and others，1991）、疫苗接种知识（McDivitt，Zimicki，and Hornik，1997）、西班牙裔女性的宫颈癌筛查（Ramirez and others，1999）、人们应对疾病的能力（Pew Internet& American Life Project，2007）以及完善饮食和健身方案（Pew Internet & American Life Project，2007）方面，大众媒体宣传卓有成效，媒体影响健康信念和健康行为的案例不胜枚举。最重要的是，大众媒体一直在将诱人的男女性形象带入千家万户，并以此来定义"健康"和"匀称"的概念，比如健康美丽的名人形象。有时这些形象被用于恰当的目的，如鼓励人们锻炼身体或记住他们的年度体检，有时，它们却会对吸烟一类的不健康行为推波助澜。大众媒体的力量便是如此，因为并非每个人都能理解诱人形象背后的真正含义，并作出正确的健康决策。

大众媒体也会有意或无意地导致受众某些不健康行为，这与许多因素有关，包括受教育水平、先验知识、年龄、社会经济条件、个人经历、心理状态以及健康和媒体素养。例如，1998 年美国政府发现年轻人和青少年群体容易受到媒体信息的鼓励而吸烟，便限制了直接针对这一年龄段的带有吸烟正面信息的广告和公关活动 [Centers for Disease Control（CDC），1999；Advertising Law Resource Center，2006]。又如，在许多国家，处方药和其他用于治疗、预防严重疾病的产品被禁止直接面向消费者投放广告（DES Action Canada and Working Group on Women and Health Protection，2006；Mintzes and Baraldi，2006；Ventola，2011）。

　　这又让我们回到了关于公共关系伦理道德的讨论以及遵循公关行业伦理守则的重要性，表5.5中的建议值得再次强调。幸运的是，大多数公关从业人员认为，维护其行为的伦理道德符合他们自身及所服务的公众和组织的最大利益。

媒体关系的行为准则

　　与媒体打交道是一项后天技能，由于时间有限和相互冲突的议程，记者不喜欢与这样的人接触：对所要报道的内容不了解，或是对媒体行业及其规则知之甚少。这一点也适用于新闻网站和热门博客。向《赫芬顿邮报》（www. huffingtonpost.com）（美国一个非常受欢迎的新闻网站、内容聚合器和博客平台，涵盖了美国的政治、娱乐、时尚新闻和各种世界新闻、趣闻）和向报纸或电视台投稿并无太大区别（除了所用工具的形式外），都需要了解媒体可能感兴趣的报道内容，在选定的媒体机构找到合适的联系人，并最终提供一个精彩而具有新闻价值的故事。

　　为了帮助初级公关从业人员了解媒体偏好，美国公共关系协会等专业团体组织了研讨会和午餐会，请记者们分享他们的日常工作、他们首选的沟通渠道（如电子邮件、电话、社交媒体），以及他们可能感兴趣的健康问题和报道。最近，这类活动还邀请了热门博客作者和来自网络新闻网站的记者，以帮助公关从业人员提升相关技能。由于公共关系日益成为公共卫生以及健康传播的关键领域，美国公共卫生协会2005年年会时邀请了来自广播和印刷媒体界的新闻工作者、公共卫生专业人员，共同探讨媒体宣传、媒体关系的行为准则等问题。

　　在与媒体打交道时，我们必须记住他们是另一类受众，由于他们对公共关系和大型健康传播干预措施的影响力，与其他许多受众相比，了解他们并学会如何激发他们对某一故事及其核心信息的兴趣便显得更为重要。

　　目前，美国的记者平均每天收到200余封电子邮件，有的甚至多达500封（101 Public Relations，2005）。"他们的推特网络源源不断地产生更新、链接和照片，他们的 RSS 源（really simple syndication，即简易信息聚合）为他们提供了无数来自他们最喜爱的博客和网站的故事。"（Phillips，2012）此外，考虑到媒体行业近期的变化，一些原来在传统媒体（如印刷媒体）工作的记者正逐渐被网络记者所取代，因此他们的工作是在有限的人力资源环境下进行的，他们仅有阅读一小部分邮件的时间，而且通常只读开头几行。**"稿件推荐信"**是一段简短概述或电子邮件说明，它解释了信息新在何处、与记者的目标受众有何关联以及为何值得报道——这几点应该成为开头几行文字的重点。只有那些新闻价值、与目标受众相关性都突出的故事才会被最终发表；每位记者每天的报道量仅仅1—3篇。

> 稿件推荐信（Media pitch）：一段简短概述或电子邮件说明，它解释了信息新在何处、与记者的目标受众有何关联以及为何值得报道。

利用大众媒体来宣传健康传播或公共卫生干预措施，有利于扩大该项目对不同关键群体和公众的影响，还能帮助产生"决定性的多数"，以支持健康行为或社会变革。然而，这是一个过程。第一批报道发表后，继续争取多种媒体的持续关注，持续影响新的受众，随时间的推移对信息进行强化，这些仍然十分重要。表5.6重点介绍了一些适用于传统大众媒体（印刷、广播和电台）和网络媒体的媒体关系行为准则。这些内容都以公共关系实践为基础，适用于特定的环境、国家或媒体渠道。

表5.6　　　　　　　　　　　　　　　媒体关系行为准则

建议	不建议
• 了解经常报道常规或特定健康议题的记者、博客作者或网络记者的名字及其兴趣 • 通过在他们可能关注的媒体上频繁发帖，与之建立长期关系，或培养媒体对特定话题的兴趣 • 注意记者和博客作者给出的截稿时间，并及时做出回应 • 要有礼貌、准确、乐于助人，最重要的是要反应迅速；例如电视媒体的黄金时段很快就会被填满，所以要以最快的速度回复 • 了解记者为何来电；确定他们是否想要引用你的内容，他们是想要了解背景情况（Economic and Social Research Council，2005a），还是想请你为新闻网站撰写一篇博客或文章？ • 在发布任何类型新闻后的几天内，要保持通讯顺畅，随时待命 • 确保项目中所有合作伙伴都了解各自与媒体相关的角色和职责（Economic and Social Research Council，2005a） • 培训新闻发言人 • 使用特定类型的媒体工具，使信息能在线上和线下被轻松分享 • 弄清楚记者的截稿日期，不要在截稿后才致电 • 阅读新闻（包括线上和线下的）和相关博客，这是了解媒体及其可能报道的内容的最佳方式	• 不顾记者或博客作者的具体兴趣而随意向其推销，浪费他们的时间（Economic and Social Research Council，2005a） • 在撰写新闻报道或与记者交谈时使用行话或专业术语（Economic and Social Research Council，2005a） • 同意披露不宜公开报道的信息，除非你与记者有特殊关系；始终要警惕该信息被公开发表的风险 • 反复拨打电话或留下多条语音信息，或就同一主题发送多封电子邮件

什么样的报道具有新闻价值

新闻价值与特定出版物或媒体机构的目标受众的喜好、需求和兴趣密切相关。例如，美国和欧洲的大多数育儿杂志都用大量篇幅报道婴幼儿及其睡眠习惯，因为睡眠不足是婴幼儿所面临的共同问题，因此育儿杂志和其他消费类出版物都将此话题视为其卖点之一。事实上，仅在 2005 年，在各类出版物中就有至少 74 篇关于"让你的宝宝入睡"的文章（Lexis Nexis，2006）。时光流逝，"婴儿与睡眠"仍然是一个热门话题，在 2012 年 1 月至 2013 年 4 月期间，美国的杂志和报纸上至少有 78 篇相关话题的文章（Pro Quest，2013）。

有时，从出版物的名称中就能找到具有新闻价值的主题。例如，《教堂山新闻》（the Chapel Hill News）（包括网络版和印刷版）主要关注能够吸引北卡罗来纳州教堂山地区居民的新闻。《传染病新闻》（Infectious Diseases News）包括突发新闻、社论和专题文章等板块，主要受众是传染病专家以及其他进行传染病防治和管理的医疗卫生从业人员，如家庭医生、儿科医生和内科专家等。除此之外，媒体的类型（如印刷、广播、电视或网络出版物）也会对新闻价值的概念产生影响。

了解某一内容与媒体目标受众的相关性，只是判断它是否具有新闻价值的第一步。要想最大限度地提高数据、信息和消息被媒体报道的可能性，还需要满足许多其他条件：

- 时效性：这一事件刚刚发生或即将发生；
- 来自临床试验、民意调查和其他类型研究的新数据或新信息，及其对媒体目标群体的潜在影响；
- 将这些新数据、新信息在主要的专业、社区或跨学科会议上进行展示，或在著名的同行评审期刊上进行发表，使这些信息的公共影响力合法化；
- 声誉良好的代言人：意见领袖（如顶尖的医生、研究人员和社区领袖）、高管人员、优秀运动员或其他能吸引媒体目标受众的名人；
- 从一个新的角度来报道当前的议题或是某些尘封已久的议题；阅读新闻是找到新的"新闻点"的最佳途径；
- 具有人文关怀的故事：比如，一位母亲决定不给她的孩子接种疫苗，随后她的孩子却因此或差点因此丧命的故事；或是名人代言背后的个人故事；

●宣布开展一项针对媒体目标受众的新的大型项目或活动，提供独特的健康相关服务和取得社会效益，或宣传该领域的知名人士；

●使用恰当的媒体工具，这些工具旨在帮助我们建立联系，并接触和吸引目标群体（包括线上的和线下的）。

以下是大众媒体传播中最常用的公关工具：

●通讯稿：指分发给媒体的、关于某一事件、计划或其他具有新闻价值的项目的书面声明。它包括：事件、计划、新闻项目的详细信息，负责发布通讯稿的组织的详细信息，与报道主题相关的事实和数据，媒体联系人的电话和电子邮件，可以接受采访的专家或名人发言人的姓名和资历。在新媒体时代，通讯稿常常被**虚拟新闻编辑室**所取代（Cooney Waters Group，2013），这些虚拟新闻编辑室有专门的网页，能将事件公告与视频和其他资源相链接，以帮助记者、网络新闻编辑和博客作者撰写报道，或仅是提供相关链接。除此之外，一些组织网站的新闻或媒体栏目也会发布公告，但是，通讯稿和其他信息的副本仍以 PDF 文件的形式发送给一些记者。在美国和许多其他国家，确保新闻稿件能在各社交媒体上被分享是重点，但为赢得媒体报道而接触记者和网络专家的标准技巧，往往是视不同国家和媒体的具体情况而定的。

> 虚拟新闻编辑室（Virtual newsrooms）：虚拟新闻编辑室设有专门的网页，能将事件、公告或具有新闻价值的项目与视频和其他资源相链接，以帮助记者、网络新闻编辑和博客作者撰写报道，或仅是提供相关链接。

●媒体简报：一页纸的公告，包含有关特定事件的 4 个"W"（时间、地点、人物、事件）的信息，以及媒体联系人的电话号码和电子邮件地址。一般用于向媒体发布，包含新闻发布会、发言人是否接受电话采访以及项目启动活动等内容。在新媒体时代，它通常被虚拟新闻编辑室包含在内。

●专栏文章：表达个人意见、特定群体或组织观点的署名文章。通常发表在报纸社论页上，并只提供给一个出版物，而不是同时刊登于多个出版物。网络平台上的专栏文章通常是指博客或发表在新闻网站上的评论性文章。

●公益广告：在广播电台、电视或印刷媒体发布的非商业广告，包含关于公共利益的信息和行动呼吁，其形式根据印刷、广播、网络和电视媒体的不同特征而有所不同。公益广告还可以被发送至多个媒体平台，供免费和不受限制地使用。

●广播电台新闻稿：新闻稿的广播电台版本，发给广播电台供免费使用，时长一般为45—60秒，其中包括来自公关项目发言人的一段话。在受众覆盖面和影响力方面，发展中国家的社区电台和国家广播电台仍然是最有价值的传播渠道之一，被广泛用于各种健康传播项目中。而在美国和其他西方国家，这一渠道目前已较少使用。

●广播电台实况录音：演讲、发言或其他讲话活动的记录片段。它可以在网上发布或作为媒体文件分发给相关的广播电台。"通常情况下，大的新闻电台不会使用实况录音，因为他们认为这些是填鸭式的新闻，而一些小的电台则没有必要的设备来进行实况录制，这就使得大量中等规模的电台成为实况发布的目标媒体。"（Families USA，2013）

●视频新闻发布：以新闻报道的形式设计制作的视频片段，分发给电视台和有线网络以供其免费、不受限制地使用。媒体机构往往只使用发布稿的部分内容。这一形式在美国很少使用，但在一些欧洲国家仍然比较常见。

●幕后花絮：关于特定主题的一系列视频镜头，以未经编辑的材料（素材）的形式打包，并分发给电视台和有线网络。在美国，这一形式有时被用来向地方电视新闻节目进行推介。

●软文广告：现成的专题报道，通常包括照片或一些插图，用于分发给社区报纸以及其他本地、规模较小的出版物。数字化软文广告专为在线渠道而设计，并包含指向其他信息和来源网站的相关链接。软文广告的设计旨在使之便于被整合到印刷或网络新闻媒体中。

为目标媒体选择合适的工具是一个不可或缺的步骤，这些工具能为记者或博主的工作提供方便，使他们能够轻松地完成报道，而使用错误的工具会向媒体传递负面信息，显示公关人员不了解媒体行业，缺乏处理专业事务的工作能力。表5.7列出了大众媒体渠道和每个渠道最常见的公关工具。

表5.7 大众媒体渠道和相关公共关系工具

媒体	工具
印刷媒体（如全国性报纸、杂志）	通讯稿、专栏文章、读者来信、平面公益广告、媒体简报
广播电台（地方和国家电台）	电台新闻稿、电台公益广告、电台实况、媒体简报、专家现场访谈（通过电话或演播室）
电视（国家和地方电视台）	通讯稿、视频新闻发布、幕后花絮、公益广告、媒体简报、视频（通常作为虚拟新闻编辑室的一部分被放在专门的页面上）
地方出版物和社区报纸	软文广告
新闻网站	虚拟新闻编辑室（包括通讯稿或新闻公告、媒体简报、视频或音频文件以及其他相关文档）、评论文章（博客、新闻网站上的评论文章）、公益广告、数字化软文广告、音频和视频文件（包括播客、网络广播等）

新媒体与健康

新媒体改变了我们如何与他人建立关系，并在公共卫生、医疗保健和社区发展干预中日益重要。它拓宽了传统的、精英主义的"专家知识"的概念，将不同学科的人们联系起来，超越传统地理界限建立协作关系，形成强大的网络社区，帮助人们应对各种情况，更好、更有效地开展工作。根据问题和特定的群体，新媒体还有助于提高他们对健康和社区发展问题的认识。

新媒体为创建对健康或社会话题具有共同兴趣的群体和社区提供了机会，这不仅影响了人们的信息搜索行为，还影响了许多领域的治疗和研究工作。例如，"网络患者群体已经蔚为壮观……（他们）为研究筹集资金，为患者提供信息和支持。随着成员的增加，这些团体正成为医学研究者和医务人员的宝贵合作伙伴"（Wall Street Journal，2007）。如表5.8所示，在各种医务专业人士、患者、志愿者和传播组织中，新媒体的使用正在不断增长。

表5.8 卫生组织对互联网和新媒体的最常见使用

专业卫生组织	志愿者、患者和传播组织
继续医学教育（CME）	为患者和家庭照顾者提供虚拟支持小组
专业网络	社区建设与组织

续表

专业卫生组织	志愿者、患者和传播组织
传播新的健康政策和护理标准	志愿者招募
网络出版物和报告	疾病分析和风险评估工具
活动或项目宣传（包括线上和线下）	
特定疾病的资源	
组织的知名度	
媒体关系	
宣传	
筹款	

来源：Schiavo，R "The Rise of E-Health：Current Topics and Trends on Online Health Communications"，*Journal of Medical Marketing*，2008，8，15，Table 2. © Palgrave Macmillan，LTD. 授权使用。

　　那么，新媒体是新法宝吗？答案是否定的！尽管新媒体（或者一般来说，互联网）为加速知识共享和民主化创造了巨大的机会，并改变了许多线上和线下情境（包括医患情境）的权力关系，但它也给专业及非专业社区带来了各种严峻的挑战、障碍和陷阱。我们必须考虑这样一个群体：由于缺乏相关培训或是健康素养水平较低，他们可能并不知道如何分辨具有误导性的、虚假的信息；又或者难以决定自己是应该遵循美国营养学会的饮食和健康建议，还是选择相信《节食女孩的奇妙冒险》，前者是对许多人的研究和临床结果的总结，后者是一种个人轶事式的经验，但由于人们的体格、健康状况、并发症和社会支持水平等各种因素的差异性和复杂性，这一经验可能并不适合所有人。想想新媒体上层出不穷的骗局、自我宣传和一夜成名事件，实际上这些信息或名人身份并不值得关注，其目的只是诱骗人们购买有害的产品或服务。

　　最重要的是，我们要考虑到，因为计算机技能、新技术的获取以及健康和新媒体素养的差异，富人和穷人之间存在数字鸿沟。技术进步可能有助于缩小健康差距，比如使所有人都能获取信息、支持对重要服务的获取（包括但不限于医疗卫生服务）以及支持者关系的建立和管理等，然而，"当信息被大众媒体不加区别地传递时，社会经济地位较高的人群获取信息的速度更快……鉴于白人与非白人之间的贫富差距正在扩大，白人家庭的财富中位数现在是非西班牙裔黑人家庭的 20 倍、是西班牙裔家庭的 18 倍，因此有必要研究审视产生传播不平等的过程……考虑到媒体环境的不断演变，我们需要全面努力以确保所有群体都能平等地受益于互联网上的健康信息，否则，新媒体的兴起可能只会加剧原本就已显著的健康差距"（Richardson，2012）。

尽管健康传播干预的重要功能之一是提升服务匮乏的人群和弱势群体的健康素养和新媒体素养，但在可预见的时间内，健康和新媒体素养建设工作的步伐与新技术的发展速度之间的矛盾将继续存在。换言之，许多弱势群体可能始终无法跟上技术进步的步伐。应继续将新媒体与其他传播领域、战略和活动相结合，这样我们的工作将不仅能对不同文化偏好和特定群体的需求更包容，还能反映出健康和疾病的传播实际上是如何通过无数的人际、社区、专业、大众媒体和新媒体渠道，在各种情境下进行的。

有学者总结了奥巴马的总统竞选的经验，以及如何把这些经验联系公共卫生、医疗保健的传播理论和实践。奥巴马的竞选战略高度依赖新媒体，这一战略能够召集前所未有的公众参与，并将其转化为捐款、志愿者服务以及在美国政治中并不常见的那种高强度、大规模的兴奋。在对这场竞选活动进行分析时，尽管研究者（Abroms and Lefebvre，2009，p. 420）认识到极少有公共卫生运动能得到像奥巴马的总统竞选活动那样的资金支持度，但他们还是强调了如下要点，以供参考：

• 将新媒体——社交网站、上传的视频、手机短信和博客——视为综合性媒体组合的一部分。

• 鼓励信息的横向传播（即点对点和社交网络传播），因为社交影响力和模仿是行为的重要驱动因素。

• 拥抱用户生成的信息和内容，尤其是当自上而下的活动信息直截了当、易于被公众阐释时。

• 利用新媒体鼓励小型参与行为。小型参与行为对关系建立来说很重要，并且可能在未来促成更大型的参与行为；此外，小型参与行为还可以在整个社交网络中引发连锁反应。

• 使用社交媒体来促进面对面的基层活动，而非将其取代。

也许，我们从奥巴马的竞选活动中学到的最重要一课就是如何将网络参与转化为线下行动。这就引出了另一个要点：确保线上和线下世界能够整合和协同，真正彼此支持，从而最大限度地发挥其综合或单独效应。

由此一来，我们又回到了整合健康传播的不同领域、战略、活动和渠道的话题，在此过程中，重要的是要及时了解新媒体目前的使用情况、未来潜力以及有助于不同群体使用和感知新媒体的因素，因为这些要素影响着特定健康传播干预如何选择新媒体渠道（有关公众感知和使用新媒体的影响因素见表5.9）。作为一个范例，案例5.3展示了如何整合不同类型的媒体和行动领域的项目信息。

表5.9	公众感知和使用新媒体的影响因素
任务的适当性	
导航的便捷性	
信息内容与复杂性	
充分的健康素养水平和文化能力	
用户对技术和新媒体素养的态度	
关键群体使用特定新媒体的频率	
形式、呈现风格、视觉吸引力	
疾病阶段	
网络和在线社区的规模和组成	
信息的可见性、特定主题、组织方式	
组织和合作伙伴对特定新媒体工具的适应程度	
与其他传播领域和服务进行整合的可行性	
能否根据终端用户的需求进行定制	

来源：Schiavo，R.，"The Rise of E-Health：Current Topics and Trends on Online Health Communications"，*Journal of Medical Marketing*，2008，8，9-18；George Mason University. "Review of Literature：Impact of Interactive Health Communications." F. Alemi（ed.）. 1999. http：//gunston. gmu. edu/healthscience/722/Review. htm.

案例5.3　体育促进健康公平：一个多层面的国家项目

　　健康差距仍在威胁着美国各地的弱势群体和服务匮乏的社区的发展，这些差距与多种因素相关：社会经济状况、种族、民族、文化、医疗保健服务的获取、可负担的营养食品、具有文化适应性的健康信息、体贴友好的医疗

159

环境以及支持体育活动的建筑环境，等等。健康差距越大的社区婴儿死亡率更高，各种疾病发病率更高，居民预期寿命更短。

要想推进健康公平的实现，就需要提高对这些不公平现象的认识。研究表明，少数族裔对严重影响其社区的健康差距具有较低的认识水平（Benz, Espinosa, Welsh, and Fontes, 2011）。尽管美国在《健康人民2000》中提出了缩小健康差距的宏观目标，并在《健康人民2010》与《健康人民2020》中不断重申，但在过去十年里，美国人在这方面的认识水平仅有极小的提高。因此，亟须采取创新方法来对人们进行健康差距教育，并鼓励他们在各自社区中讨论健康公平问题，评估其自身的健康需求，并通过跨部门合作来实现改变。

宗旨与目标

"体育促进健康公平"是非营利组织"健康公平倡议"（HEI）于2012年年末发起的一个全国性项目，该项目以"体育"为核心，力图吸引年轻人及其社区成员，项目邀请了伊森斯·卡森（Essence Carson）作为形象大使，她是（WNBA）全明星球员、纽约自由球员、音乐人、艺术家、作家和制作人。项目旨在提高青少年及其家庭、社区以及公众对健康公平的认识和了解，包括健康的社会因素、健康差距会对社会经济地位和机会产生怎样的负面影响。主要目标还包括鼓励健康的行为和生活方式，促进青年成为变革的主要推动者。该项目致力于加强健康公平方面的社区行动，并联合多个部门共同制定长期可持续方案来缩小健康差距。

传播战略与活动

该运动采取了多层面的方法，以争取学生及其家庭、教师、教练、社区、社区企业以及来自各行业的组织和专业人员的参与。活动包括：一项全国性的媒体运动，为健康公平的社区主题对话创造一个良好环境；在初中和高中举办提高认识的投篮比赛；以健康公平和社区参与为主题的"线上社区沟通会/座谈会/讨论会"；一个社区大会的完整组织方案；一项提倡家庭在餐桌上讨论健康公平话题的活动；开展公共宣传运动；可供初高中教师和教练使用的演示文稿；可被纳入初高中社会研究和健康研究课程的教学材料包，其中包括了关于健康公平和影响健康的社会因素的相关研究。

该运动充分利用了对体育运动和实现健康公平而言至关重要的一些要素，如团队合作、协作、专注、团结和社区意识，并强调体育和这场健康公平运动如何能将来自不同背景、种族和社会经济水平的人联结在一起，为寻找解决方案而共同努力。"健康公平倡议组织"（HEI）还开展了一项基于新媒体和社交媒体的宣传活动，包括在各种社交媒体和网站上投放以伊森斯·卡森为主人公的视频。

项目启动成果

在启动不到六个月的时间里，该项目已经通过各种渠道覆盖了超过124万受众，包括大众媒体、新媒体和社交媒体、宣教活动、全国性会议和电影节。其中媒体投放和活动落地的关键正是名人的代言和参与，获得媒体报道的其他关键要素还包括视频中个人故事的吸引力。下一步的评估工作将侧重于该项目的关键要素和目标结果的实现程度。

来源：Health Equity Initiative. "Sports for Health Equity：A Multi-faceted National Program."Unpublished Case，2013b. 授权使用。

新媒体的使用：博客、播客、社交网络等

本节将重点介绍不同群体如何使用新媒体，如博客、播客和社交网络。主要目的是确保从业人员和学生们在将新媒体纳入健康传播干预中时，应采取与所有其他传播渠道相同的、以研究和证据为基础的态度，并提供一些在策划阶段的范例。在考虑任何一种现有的或新兴的新媒体类型时，关键在于了解它们是如何被不同群体使用和感知的。截至本书出版时，所讨论的新媒体以及其他仍处于萌芽阶段的媒体可能已经得到进一步发展。

博客

博客是网络日志（web log）一词的缩写，是由简短的、对话性的条目（即帖子）组成的讨论或网络信息站点。博客通常被用于有关健康和疾病的公共对话，以宣传和讨论健康方面的经验、新闻、研究、观点和统计数据。许多博客发挥着在线日志或日记的功能，而另一些则为某个组织、个人、服务或产品充当着网络品牌论坛的角色。像《赫芬顿邮报》（www. huffingtonpost. com）这样的知名博客主要起着新闻网站的作用，读者可以定期访问，随时了解各类新闻话题。其交互性使它们有别于其他媒体，这类博客因其广泛的影响力而扮演着大众媒体的角色。

> 博客（Blog）：网络日志（web log）一词的缩写，由简短的、对话性的条目（即帖子）组成的讨论或网络信息站点。

在相当程度上，博客专注于分享个人经验和实践知识，或与朋友和家人保持联系（Pew Internet & American Life Project，2006）。很少有博客关注宏大主题，或得到大众媒体所特有的声望。然而，它已经作为一种媒体获得了主流认可，成为导致印刷媒体衰落的原因之一，同时也影响了政治议程，并传达了不同的观点，甚至包括那些未经证实的观点（这是博客甚至是新媒体的主要缺陷之一）。

"总体而言，博客作者是一个受教育程度较高的富裕群体。近半数的博客作者有硕士学位，且大多数博主的家庭年收入在7.5万美元以上（Sussman，2009）。就影响力来说，妈妈博主们（mommy bloggers）的影响力非常强大，在美国，近71%的女性互联网用户会向她们寻求有用信息，52%的用户会阅读她们的产品推荐（eMarketer Digital Intelligence，2010）"（CDC，2011b，pp. 32-33）。博客作者现在占美国社交媒体用户的7%（Knowledge Networks and Media Post Communications，2011），最近，博客作者更倾向于团队合作来为一个特定的多作者博客（MAB）撰稿，来自大学、智库、大众报纸、利益集团和其他组织的多作者博客促使博客流量增加（Wikipedia，2013）。许多博客作者已经转向其他媒体，例如出现在流行的电视和广播节目中，出版有关其博客内容的书，或是将其博客转换成了网络杂志。例如案例5.4中"公共卫生街头斗士"的例子。

案例5.4　"公共卫生街头斗士"：利用网络工具在公共卫生领域建立关系网的机会

在最近一次美国公共卫生协会年会上，公共卫生专业人员戴上了鲜艳的橙色徽章，上面标注着他们在公共卫生领域的优势，或者说"超能力"。这些徽章由博客"公共卫生街头斗士"（SFoPH, www. streetfightersofpublichealth. com）制作和分发，被称为"破冰者标签"，它们展示了佩戴者的兴趣领域和资历，旨在减少公共卫生专业人士之间的障碍，从而促成与会者和潜在雇主之间的破冰对话。

"公共卫生街头斗士"博客由凯特·斯瓦兹（Kate Swartz）于2009年创立，当时她正在南加州大学的凯克医学院攻读健康传播专业的公共卫生硕士学位。最初，该博客以一种平易近人的方式为公众科普公共卫生问题，但是在参加公共卫生会议的过程中，斯瓦兹发现，虽然公共卫生从业人员花了不少钱参加会议，却往往只带着无偿的实习机会和为数不多的宝贵人脉离开，事实上，他们希望能了解更多有关公共卫生工作的职业发展、人际关系网和解决方案的信息。

与传统的学术界和网络出版不同，"公共卫生街头斗士"的创新性体现在作者和内容两个方面。当它从一个博客转型为网络杂志时，作者身份也随之发生了变化，在该杂志中，专业人士有机会在网络上投稿和发表以公共卫生为主题的文章，进行自我推销。不少投稿人获得了研究和撰写材料的机会，平均每周成功发表两篇文章。与传统的对公共卫生问题进行客观和技术性描述的学术期刊不同，"公共卫生街头斗士"还鼓励其撰稿人利用与时事或个人经验有关的公共卫生故事来吸引公众。

"公共卫生从业人员致力于改善社区福祉，而我则想组建一个改善公共卫生从业人员福祉的社区。"斯瓦兹说。为了培养一支"街头斗士大军"，该博客利用了Twitter、Facebook和Blogger等社交媒体平台来吸引刚刚踏入公共卫生领域的新人。为了帮助专业人士更好地宣传自己，工作人员举办多种社交活动，为他们提供建立关系网的建议和指导服务。斯瓦兹强调："打磨新人才，并使年轻的专业人员感到自己在公共卫生领域受到欢迎是很重要的，他们将很快在这一领域崭露头角。"

来源：Swartz, K. "Street Fighters of Public Health: Using Online Tools to Create Networking Opportunities in Public Health." 对作者的访谈及其他个人交流于2012年和2013年进行。

博客最重要的一大特性是互动性，它允许读者发表评论并展开新的对话。但是，在大多数网络社区（包括博客）中，90%的用户都是从来不做贡献的"潜水党"，9%的用户偶尔做点贡献，而剩下的1%则几乎贡献了所有的回帖（Nielsen Norman Group，2006）。此外，在美国，只有三分之一的互联网用户（Pew Internet & American Life Project，2013a）和12%的13—80岁的社交媒体用户（Knowledge Networks and MediaPost Communications，2011）阅读博客，34岁以下的互联网用户阅读博客的比例则明显增加。

到目前为止，统计数据告诉了我们什么呢？相比于参与社区，博客可能是最适合（至少目前来说）用来培养健康问题认知的渠道；博客覆盖的美国人口比例有限，因此应将博客与其他媒体结合使用；与其他年龄段的人群或社会群体相比，博客可能更适合母亲、富裕群体、网络青少年用户以及18—33岁的成年人。在考虑将博客作为公共卫生、社区发展或医疗保健领域的健康传播渠道时，以上事实都需要纳入考量和分析。

播客

播客是可从网站下载到媒体播放器或计算机上的数字或音频文件，正越来越频繁地被应用于健康领域。例如，播客通常被应用于以下方面：

• 提供有价值且用户友好型的医学继续教育，这些内容通常可以从会员专用网页中下载。

• 将复杂的问题带到生活中，例如科学家在健康传播中的作用（Biotechnology Journal，2007）。

• 激发医学前沿方面的讨论，并推动创新，例如由"解决儿童癌症问题"（2012）组织制作的播客系列，该组织致力于发现、资助和管理儿科癌症的治疗进展。

• 通过系列主题或特殊播客讨论涉及公共利益的健康新闻、话题。

• 成为新媒体和大众媒体新闻发布的一部分。

对于专家小组、会议以及其他专业和社区活动而言，播客是成本效益好的选择，在美国和其他西方国家的网络资源中极为常见。随着技术的发展，播客的使用有望得到扩展和改变，以推出新的应用程序和选择。

> 播客（Podcasts）：互联网上可供下载至便携式媒体播放器或计算机上的多媒体数字文件。

社交媒体和社交网络

社交媒体和**社交网络**经常被混为一谈，但"社交媒体，如油管（YouTube）指的是分享和讨论信息的工具，而社交网络指的是利用兴趣社区与他人建立联系的行为"（Stelzner，2009）。一些媒体将这两种功能合二为一，比如脸书（Facebook）和推特（Twitter）（Stelzner，2009）。

> 社交媒体（Social media）：新媒体的一个分支，是分享和讨论信息的工具，如 YouTube。
>
> 社交网络（Social networking）：一种利用兴趣社区与他人建立联系的新媒体。

在健康领域，也许人们对这些媒体的最常见用途是：通过 Facebook 或 Twitter 等建立社区并提高对特定健康问题的认识；通过在 Facebook 上获得赞赏或点赞，或是通过 Twitter 上的粉丝数量来验证想法和策略；扩大活动和会议的范围；跨越地理界限征求意见和建议；动员社区支持解决特定的健康问题；建立专业的联系和关系，如通过领英（LinkedIn）；为自己创建虚拟身份，或在英维（Whyville）和第二人生（Second Life）等虚拟世界网络上测试健康传播项目的信息和战略；在网络相册（Flickr）等图片分享网站分享照片；进行筹款，除社交媒体和筹款网站（如 JustGive.org）外，还可以利用 rockethub.com 等众筹网站筹集资金。

社交媒体正在不断发展，并以新的方式被使用，我们展望在未来十年里社交媒体究竟能做什么和不能做什么。鉴于社交媒体数量和种类繁多，对特定媒体的使用进行详细描述超出了本书的范围，因此，本节仅说明社交媒体当前和潜在的用途，有关社交媒体及其使用的其他案例研究，请参见第十五章和第十六章。

移动医疗

移动医疗（mHealth）技术发展迅速，并有望随时随地为人们提供医疗信息和服务。移动医疗指通过移动信息技术（包括短信、应用程序等）提供的公共卫生和临床信息与服务，它促进了健康医疗的个性化和革新化。

研究者（Nilsen and others，2012，p. 5）提到，在"对健康研究、医疗保健和健康产出产生巨大影响方面"，移动医疗颇具潜力，近来的经验也表明，它在各种领域（如妇幼保健、慢性病、控烟和分娩等）的干预措施中具有较好的前景（Evans and others，2012；Abroms and others，2012；Katz，Mesfin，and Barr，2012；Lund and others，2012）。例如，在桑给巴尔，在专业助产服务下（换言之，在助产士、护士、医生或其他受过分娩管理训练的专业人员的帮助下）分娩的城市女性数量增加，这与在 24 个医疗保健机构的服务人群中开展移动电话干预有关（Lund and others，2012）。

随着技术进步，"移动医疗需要一种坚实的、跨学科的科学方法，将技术进步带来的快速变化与严格的评估方法相匹配"（Nilsen and others，2012，p. 5）。目前，美国国立卫生研究院（2013）和联合国基金会（2013）已经在工作中采用了一些工具、培训和资源，以加强该领域的研究，增强评估能力并鼓励多学科合作。第十四章将介绍一种模型，用于评估基于新媒体的干预措施（包括移动医疗）。

与健康传播其他领域和干预措施一样，理想的移动医疗干预具有如下特征：

- 整合健康传播运作的社会经济和政治环境，以及其他协同性传播领域；
- 在干预开始前确立预期的行为和社会结果；
- 通过跨学科合作与伙伴关系，力图使效果最大化；
- 稳健的规划、研究和评估过程及工作；

移动医疗处于三个不同领域的交汇处：健康、科技和慈善事业，它同时还受地方、国家和国际政策法规的影响。在移动医疗系统中，有大量的团体和利益相关者致力于开发新技术。研究和评估是该系统的核心功能，也确保了对各种经验教训及其在多样化现实环境中的适用性进行审查。

随着移动医疗的发展，移动技术成为健康信息和服务的渠道，我们需要监测它在不同群体中的实际使用和可能的应用，了解不同群体的文化、性别、年龄和偏好，明确他们的健康和媒介素养水平，以及人们获取技术的机会等相关情况。例如，尽管移动应用程序在美国和许多国家的普及率持续上升，但智能手机在美国成年人口中的持有率却只有 35%（Pew Internet & American Life Project，2011d），在美国青少年中的持有率为 1/4（Pew Internet & American Life Project，2012c），大多数用户的年龄在 45 岁以下（Pew Internet & American Life Project，2011d）。每当我们着手一项新的移动医疗干预措施时，都需要全面分析，以确保整合其他移动医疗干预措施，达到最优的覆盖率和影响力。

整合新媒体传播，覆盖服务匮乏的群体

如前文所述，新媒体及其他技术革命有望解决健康差距，而服务匮乏和弱势群体正是其主要受益者。与所有技术进步（包括新的治疗和预防方案）一样，新媒体有助于缩小服务和信息方面的差距，可以改善弱势群体的健康状况。如果那些最需要进步的群体无法从中受益，这无疑是公共卫生、医疗保健以及社区发展的失败。

与所有其他针对特定群体的传播活动一样，要想整合新媒体传播来帮助服务匮乏群体，得从倾听、建立信任以及了解特定群体的当前需求、偏好和优先事项开始。无论目标对象是少数族裔、母亲、老年人、贫困国家的社区、遭受社会歧视和污名化的群体，还是其他弱势群体，所有的新媒体干预措施都应以严谨的传播过程为基础，并借鉴行为改变和社会改变的模型，结合量化和质化方法（详见第十四章），制作健康素养评估方案和特定健康问题的风险图谱，发掘出相关的健康和社区发展问题。最重要的是，任何干预措施的制定过程都应有服务匮乏和弱势群体的代表参与。

为了弥合数字鸿沟，有效地接触到服务匮乏的人群，新媒体传播干预应着重于以下关键因素和特征，其中包括：

● 社区应参与项目规划、执行和评估的所有阶段，包括相关的视觉作品、对线上和线下视频的使用，以此来推动变革和动员社区。以社交媒体上投放的

纪录片《候诊室》（*The Waiting Room*）为例，该片讲述了发生在加州奥克兰一间人满为患的急诊室里的患者及其家人、朋友的故事。在候诊室中，人们谈论社区、语言障碍、家庭暴力、慢性病、贫困、医疗服务获取、采取行动以及许多其他与解决健康差距相关的话题（The Waiting Room，2012）。该片已多次获奖，是全美各地电影放映和社区宣传工作的核心内容（The Waiting Room，2012）。

- 受服务匮乏的社区认可的、针对特定社区的榜样和拥护者。
- 选择具有文化适应性、用户友好型的新媒体渠道。例如，在美国医疗服务水平较低的群体以及少数族裔社区中，对移动信息技术的使用远比 Web2.0 更为普遍。医疗服务水平较低的社区的成年人"更广泛地使用手机各种功能"，以短信为例，"70%的非裔和拉丁裔使用短信功能，而白人中仅有超过一半的人使用"（Smith，2010）。
- 量身定制相关的风险评估工具和信息内容，力求展示家庭、代际和特定群体在不同阶段的风险和健康状况。
- 通过各种项目来提高新媒体素养，将公共图书馆和其他相关的环境（如临床环境）作为课程培训和项目实施的主要场所，并实地展示如何使用新媒体，而非仅仅讲述。
- 将新媒体活动与其他线下的社区干预活动结合起来。例如，在问题研究和评估阶段招募低文化水平和医疗服务匮乏的群体作为焦点小组，并将他们后续转化为长期支持小组。同样，网络社区也能获取资源，与相关城市、街区的当地团体建立联系。

以上新媒体干预措施的关键因素有助于新媒体对弱势群体和医疗服务匮乏群体产生影响，并在低收入和其他不利环境下，帮助改善这些群体的医疗服务获取、患者参与、慢性病管理以及健康状况。

大众媒体和新媒体特定的评估指标

通常来说，在评估基于大众媒体和新媒体的干预措施的效果时，应将其作为健康传播项目的更广泛的行为和社会效果的一部分，但有一些特定指标被用于衡量大众媒体运动的效果，这些指标也适用于对新媒体活动效果的统计和跟踪（关于健康传播干预的评估指标和方法请见第十二章、第十三章和第十四章。这里讨论的方法仅更具体地适用于大众媒体和新媒体）。

与健康传播其他领域一样，在评估和测量项目的大众媒体部分时，应结合具体的、可测量的预期目标，其中一些测量指标是大众媒体运动背景下公共关系的惯例。公共关系研究所和 Yaxley 确定了三个类别来衡量由公共关系驱动的大众媒体项目（Institute for Public Relations，1997，2003；Yaxley，2013）：

• 公关产出：短期的对于过程的测量，如媒体发布的报道数量，发言人的发言被引用的次数，媒体报道的基调和内容，一篇网络文章在互联网上得到的点击量、点赞数和分享次数。

• 公关涉入：媒体、目标受众以及利益相关者对公关项目的接受度，以及总体信息的回忆和保留程度。例如，媒体是否认为新闻材料或虚拟新闻编辑室的设计和内容具有吸引力且易于使用？新闻稿、虚拟新闻编辑室和其他材料中所使用的语言是否受到好评？媒体在理解和使用公关材料方面是否存在问题？实际的信息接收者（如消费者、专业人士等媒体的目标受众）是否对信息做出了积极的回应？信息接收者是否采用访问推荐网站等方式来获取更多信息？他们是否给编辑写过信，或是发表过评论来回应媒体的报道？又或者他们是否对大众媒体宣传中的某篇具体博客文章发表过评论？

• 公关成效：评估和衡量媒体受众对某一特定问题的观点、态度、行为或参与程度的变化。

与某些针对新媒体的测量方法类似，公关产出可以通过"计数、跟踪和观察"来进行简单测量（Institute for Public Relations，1997，2003，p. 7）。在媒体和新闻界，衡量公关产出的一个常见指标是媒体曝光量，即"可能有机会接触到媒体报道的人数"（Institute for Public Relations，2006，p. 9），例如一种报纸的销量或一档电视新闻节目的观看人数（Institute for Public Relations，2002）。2010 年《纽约时报》的稽核发行量约为 90 万次（工作日发行量）到 130 万次（周日发行量）（New York Times Company，2013），换言之，《纽约时报》的一篇报道将会产生 90 万次至 130 万次的媒体曝光量，具体数量取决于它是在工作日还是周日发行。

公关成效和一定程度上的公关涉入能通过广泛的干预前和干预后对比研究来进行测量（Institute for Public Relations，1997，2003；Macnamara，2006；Futerra Sustainability Communications，2010），这一评估过程往往既困难又昂贵。比如，"如果没有先进行干预前测量，你将如何证明你的传播活动确实提高了员工对公司政策的理解？"（Macnamara，2006，p. 14）。在评估公关成效以及某些类型的公关涉入时，常见的方法类似于健康传播的常用方法。这些内容将在第十二章、第十三章和第十四章中进行讨论。

类似地，针对新媒体的衡量指标通常着重于以下几个方面（Williams，Zraik，Schiavo，and Hatz，2008；Abroms，Schiavo，and Lefebvre，2008）：

- **独立访客数**：访问特定网站或媒体的不同用户的总数。
- **访问次数**：访问总次数（包括回访者和非独立用户）。
- **页面浏览量**：用户浏览某一网站上每一特定网页的总次数，即用户访问特定网站时浏览该页面的总数。
- **点击量**：网页的总浏览量（图片、文本、HTML 等），即用户接触某一特定网站上页面的各元素和组件的总次数。
- **关键词提及率**：某一项目的名称或某一问题在网络上（网站、博客、社交媒体等）被提及的总次数。
- **短信回复数**：回复短信程序的移动用户总数，或每位用户在回复短信程序后收到的被回短信总数。
- **短信读者量**：阅读了短信程序发送的短信的移动用户总数。
- **移动交互功能使用量**：使用与移动医疗程序相关的交互功能（如应用程序、网站链接和数字资源等）的移动用户总数。

> 独立访客数（Unique visitors）：访问特定网站或媒体的不同用户的总数。
>
> 访问次数（Visits）：访问总次数（包括回访者和非独立用户）。
>
> 页面浏览量（Page views）：用户浏览某一网站上每一特定网页的总次数，即用户访问特定网站时浏览该页面的总次数。

点击量（Hits）：网页的总浏览量（图片、文本、HTML等），即用户接触某一特定网站上页面的各元素和组件的总次数。

关键词提及率（Keyword mentions）：某一项目的名称或某一问题在网络上（网站、博客、社交媒体等）被提及的总次数。

短信回复数（Responses to text messages）：回复短信程序的移动用户总数，或每位用户在回复短信程序后收到的被回短信总数。

短信读者量（Text messaging readership）：阅读了短信程序发送的短信的移动用户总数。

移动交互功能使用量（Use of mobile interactive features）：使用与移动医疗程序相关的交互功能的移动用户总数。

最后，评估时应结合大众媒体和新媒体对整个项目的社会和行为结果的整体影响，将项目在公共卫生、患者相关、社区发展或组织层面的目标的实现情况及贡献作为整体评价的一部分。有关适用于新媒体的特定评估工具和模型的讨论，请见第十四章中的"评估基于新媒体的干预：新兴的趋势与模型"一节。

关键概念

• 大众媒体和新媒体传播是健康传播干预的重要组成部分。
• 我们生活在一个激动人心的健康传播时代，互联网、移动通信等传播技术正以前所未有的速度快速发展，并已被世界各地的不同群体所采用。
• 在制定新媒体时代的健康传播计划时，应特别注意其中"变"与"守"，并分析具体的机遇与挑战。
• 大众传播媒介包括印刷、出版、广播电台、电视、娱乐媒体，以及互联网的信息功能（如新闻网站、博客、在线期刊和图书馆）。然而，大众媒体的界定因群体而异，因为它取决于多个因素，包括对技术的获取、文化偏好以及健康和新媒体素养。

- 在健康问题上，互联网和移动技术尚不能发挥与大众媒体同等的作用，至少还无法跨越不同社会经济阶层、年龄、种族和国家的鸿沟，这一情况将随时间改变。

- 公共关系（PR）被定义为"一门旨在建立和促进与公众的良好关系的艺术和科学"（American Heritage Dictionary of the English Language，2011），几十年来一直是大众传播的支柱。

- 无论是依靠大众媒体、新媒体还是其他传播渠道，公共关系将仍是传播过程的重要部分，因为人的因素无法被替代。

- 在公共关系的核心理论看来，心理、情感和潜意识因素在人类行为中十分重要，应根据不同群体的特征、相互关系和相互作用来理解和解决问题，并认识这些因素在关系管理中的作用。新媒体时代的公关理论与实践已经有了显著的变化和调整。

- 由于大众媒体对公众舆论的巨大影响力以及潜在的操纵和歪曲事实的风险，公共关系伦理应始终坚持最高标准。在制定大众媒体和新媒体传播项目时，应考虑职业道德规范以及伦理。

- 媒体公关活动的成功取决于所报道的内容的新闻价值、是否吸引相关群体、与媒体的关系以及特定媒介工具的有效性。

- 在影响和吸引公众、鼓励行为和社会改变方面，大众媒体和新媒体传播并不如大规模、多层面的干预措施有效，需要与健康传播其他行动领域协作，采用基于社区的战略和活动，以形成补充。

- 要将服务匮乏的群体和弱势群体列为新媒体和其他技术革命的主要受益者，以缩小健康差距。新媒体传播干预措施的某些因素和特征有助于弥合数字鸿沟，并有效地惠及服务匮乏人群。

- 评估大众媒体和新媒体项目的总体成效应放在健康传播干预的背景下进行，此外，还应考虑到适用于大众媒体和新媒体的定性和定量指标。

讨论与练习

1. 你正在向某出版物（如女性杂志、地方性或全国性报纸、网络出版物）推销一篇文章，该文章旨在提高 40 岁以上女性对通过定期乳房 X 线检查以预防乳腺癌的重视。请列出你文章中的要素和角度，以引起记者的注意并争取得到媒体报道。

2. 本章列出了制订符合伦理道德规范的公关计划的关键因素，并参考了现有的行业准则。请分享你对表中各个特征的看法（参见表 5.5）。你能举例说明吗？你能想到与之相反的例子吗？在设计健康传播项目的公关策略时，你还会采取哪些做法来维护公共利益和伦理道德？

3. 请回顾案例 5.4 中关于"公共卫生街头斗士"的内容，在你看来，这种博客的使用和影响力的未来方向是什么？并与你了解的类似博客进行比较。

4. 旨在接触和吸引弱势或服务匮乏群体的新媒体传播项目有哪些关键特征？请举例说明，并将这些特征、因素与本章内容进行比较。

5. 你熟悉的或研究过的移动医疗项目的主要目标、初步或预期成果是什么么？请详细介绍。

6. 设计、开发和维护一个你感兴趣的健康类博客，分享在特定健康问题情境下你所获得的经验教训，以及你在开发博客时所选择的方式和网络平台。

核心术语

博客 blog

社区 communities

点击量 hits

关键词提及率 keyword mentions

大众传播 mass communication

大众媒体 mass media

稿件推荐信 media pitch

移动医疗 mHealth

页面浏览量 page views

播客 podcasts

公共关系（公关）public relations（PR）

短信回复数 responses to text messages

社交媒体 social media

社交网络 social networking

短信读者量 text messaging readership

独立访客数 unique visitors

移动交互功能使用量 use of mobile interactive features

虚拟新闻编辑室 virtual newsrooms

访问次数 visits

第六章

社区动员和公民参与

本章内容

- 社区动员和公民参与：一种自下而上的路径
- 社区动员对健康知识和健康实践的影响
- 风险和危机传播中的社区动员和公民参与案例
- 关键概念
- 讨论与练习
- 核心术语

本章目标

本章把社区动员视作健康传播的关键领域，也提出了与该路径相关的理论假设和议题。本章还提供了社区动员计划的实践指导，并把这种路径视为多层面和多学科干预措施的一部分。为此，本章也培养并鼓励读者去"探索能激发他人合作解决问题、决策和评价的策略"（Association of Schools of Public Health，2007，p. 9），因为这些都是健康传播干预措施的关键元素。

"每当问起加拿大人，提到'倡导运动（ParticipACTION）'时脑海中会浮现什么，大多数成年人会很容易回想起 60 岁的瑞典人"（Costas-Bradstreet，2004，p. S25），"平均年龄 30 岁的加拿大人，跟平均年龄 60 岁的瑞典人差不多健康，这是真的吗？"（Canadian Public Health Association，2004）这些问题来自该运动的公共服务声明，"倡导运动"（ParticipACTION）由非营利性组织创建，已经运营了 30 多年。

公共服务声明是"倡导运动"（ParticipACTION）早期的主要手段。自该计划发起后，加拿大人日益意识到健身的重要性，"倡导运动"也实施创新策略，从社区层面发动人们。该计划"使用社区动员这种方式去赋能给社区，以激发个体活力"（Costas-Bradstreet，2004，p. S25）。

最初，社区动员工作集中在加拿大中部城市萨斯卡通（Saskatoon），诸如"每天走一个街区"（Walk a Block a Day）之类的大众参与的活动很快蔓延到其他省市和地区以及加拿大社会的各个层面（Costas-Bradstreet，2004）。

仅在 1992 年，"倡导运动"就已培养了 50 位社区组织者，"开展了 21000 项经注册的社区活动，涉及超过 100 万的志愿者领袖"（Costas-Bradstreet，2004，p. S26）。数年间，该计划吸引了社会各领域的志愿者，包括健康专家、媒体、商界、大众和政府官员，也和许多组织、机构建立了合作关系，如联邦政府、专业协会（如安大略省体育和健康教育协会、家庭医生学院）、商业部门（如安大略省牛奶营销委员会、加拿大默克医厂）以及重要的健康组织（如加拿大公共健康协会）（Costas-Bradstreet，2004）。上述所有合作伙伴在资金、活动或其他资源方面均做出了贡献，扩大了该计划的范围。

该计划在 2002 年停止，于 2009 年重启，并建立了一套指标评价其长期影响，包括体育锻炼的组织能力建设、合作伙伴关系发展、资金流程改革以及其他（Faulkner and others，2009）。在加拿大，肥胖的日益普遍（Canadian Public Health Association，2004；Eisenberg and others，2011）表明在这方面仍需要努力。"倡导运动"和全球其他类似计划的成功经验显示，作为健康传播的基本策略或者更大范围的公共健康、卫生保健和社区发展干预措施，社区动员甚为重要。

社区动员和公民参与：一种自下而上的路径

定义通常能提供一个有用的框架来帮助理解，也能提供关键假设。社区动员的理论定义和实践应用均强调社区对话、参与、自力更生的重要性。

实际上，**社区动员**常常被定义为"赋能给个体去寻找自己独特的解决办法，无论问题是否能被解决"（Fishbein，Goldberg，and Middlestadt，1997，p. 294），它清楚地表明当地领袖和普通民众是这种路径的关键参与者；同时，也显示其他社会团体（例如政府、专业组织、资助人和私营企业）参与寻找解决方法的可能性。通过这种方式，社区动员呈现为一种自下而上的路径，因为它倾向于依赖民众的力量来吸引社会较高阶层参与进来，并开展协作，解决社区的特定问题。

例如，"倡导运动"主要的成功要素之一是社区驱动，它有助于获得"长期的政府支持和商业赞助"（Costas-Bradstreet，2004，p. S25）。在喀麦隆的社区动员项目中也获得了相似的结论，该项目旨在提升当地家庭的生育健康知识和使用水平，以及增加相关服务（Babalola and others，2001）。Babalola 等人也强调，一旦革新在当地社团（名为南吉，Njangi）广泛传播开来，就会陆续"传播到更大的社区，社区动员也就成为大规模行为改变的有效工具"（p. 476）。有效的社区动员融合了公共健康和社会公平，并致力于改变社会规范（Michau，2012）。

"社区"一词表明它涉及各种各样的社会、种族、文化或者地理团体，例如学校、工作场所、城市、邻里、患者组织、专业团体和朋辈社群。再如，在非洲大多数地区，南吉（Njangi）是相当普遍的当地社会经济协会，"它源于家庭结构，或通过共同的职业或在地理基础上形成"（Babalola and others，2001，p. 461）。社区总是倾向于共享相似的价值观、信念、整体目标和优先事项。根据联合国艾滋病规划署（UNAIDS）的说法，一个社区是"由一群有不同特点的人组成，他们由各种共同的纽带联结，如共同的兴趣、社会互动或者地理位置"（2012，p. 14）。社区也是由来自多种行业的人组成，他们共享相似的关注点和目标，也会为了共同的利益而一起行动。

社区动员（Community mobilization）：健康传播的关键领域之一，一种自下而上的参与式过程，使用多重传播渠道，致力于让社区成员参与进来，一般都强调某个健康议题，它日渐成为行为和社会改变以及推行某个期望的行为的关键方式。

社区（Community）：各种社会、种族、文化或者地理社团，例如，某个学校、工作场所、城市、邻里、患者组织、专业团体或者朋辈社群。

当社区推动公共健康或者健康传播干预措施时，他们并不仅仅提供咨询，也会分享权力和决策。社区动员可能由社区领袖发起，或者受到其他外部机构、组织或咨询顾问的激发。目前，外部组织、健康传播实践者和其他咨询顾问的作用通常是促进和跟踪动员过程（Health Communication Partnership，2006c）。

在这一背景下，健康传播实践者和健康专业人士参与社区动员的主要任务是为本地领袖及其社区提供技术支持，完成以下目标：

• 找出建立社区优势并且适应所有外部环境的方法（Fishbein，Goldberg，and Middlestadt，1997；Costas-Bradstreet，2004）。

• 促进与社会其他领域的合作关系（Costas Bradstreet，2004）。

• 意识到潜在的障碍并知道克服的方法。

• 解决社区成员之间的冲突，并就可能存在的解决方案达成共识。

• 创造社区参与的程序，包括传播策略、信息、材料和活动发展等，这些最终将导致社会和行为改变。

• 指出可能促进干预措施和健康解决方案的、长期而持续的资源和方式。

• 设计一套严格的评价方法，包括社区相关的指标，让社区能检查和复盘过程，适应不断变化的诉求。

• 帮助社区聚焦在它想要完成的目标上。

只有鼓励社区成员和其他关键团体参与健康传播过程及其结果，赋权给他们，传播干预措施才有可能产生可持续的行为和社会结果——这就是为什么社区动员是健康传播的核心之一。

作为社会过程的社区动员

当不同的社区彼此互动、创造出一种改变社会的力量时，社区动员的影响会更强。社区动员的概念吸收了**社会动员**的思想，尽管社会动员的某些前提和社区动员不同，但这两个名词密切相关，在这里可互换使用。社会动员被定义为"把多领域社区伙伴聚集在一起，推进对计划目标、过程、结果的认知和诉求，推动进展"（Patel，2005，p. 53）。这里的定义和本章中讨论的社区动员的关键元素是一致的。

> 社会动员（Social mobilization）：把多领域社区伙伴聚集在一起，推进对计划目标、过程、结果的认知和诉求，推动进展（Patel，2005，p. 53）。

在健康传播的语境中，社区动员倾向于针对特定的疾病，特别是解决行为问题，这些行为可能会有助于降低发病率和死亡率。众多案例表明，社区动员是健康传播计划的一部分，这些计划完善了更大规模的公共健康干预措施，旨在保障或者扩展社区获取健康服务、产品或者解决社会问题的方法。实际上，社区动员可能涉及不同的行动，例如人们游行示威以表达对专门用于特定疾病研究的资金匮乏的不满，或者社区成员意识到疾病预防的重要性，试图引导行为改变。

动员当地领袖及其社区是一个漫长的过程，可能会随着社区的构成和需求而变化。但从现有经验和计划还是可以推测出若干成功因素：

• 以证据为基础的信息很有助于吸引人们关注健康问题并纳入优先考虑。另外，在健康行为改变的过程中，这也能帮助社区明确其策略和路径，并让其成员和其他的社区参与进来。

• 深度理解其他互相冲突的社区优先事项，并尽量有效地解决它们，或是展示这些优先事项与具体健康或社会问题的联系。

• 对社会规范、健康的主要决定因素、原因和条件进行综合分析，找到可能会阻碍人们接受和维持健康或者社会行为的因素。

• 建立起以行为为中心的思维模式。换句话说，该社区要做的是什么？在确立和实现其行为和社会目标时，他们觉得什么样的方式和指标较为适宜？

- 让所有有影响力的群体参与到社区动员过程的计划、实施和评估中来。

- 引入健康传播从业者、健康专家和服务型企业，由他们为当地领袖及其社区提供技术援助和训练。外部支持和技术援助对一项工作的长期持续非常关键（UNAIDS，2005）。

- 社区的拥有权和计划持续开展的可能性。

- 辅助性干预措施的存在（例如大众媒体活动、能力建设和训练、获取广泛服务的方式），加强以社区为基础的传播工作，鼓励参与者坚持改变。

上述大部分因素在整个健康传播和公共卫生领域很常见，它们在社区动员计划中相当重要，因此值得强调。

最后，实施以社区为驱动的干预措施需要良好的倾听技巧、"集体行动"的坚定信念（Costas Bradstreet，2004，p. S29）、对健康和社会事业的热情，以及将其发扬光大的强大能力。同时，也需要综合运用之前讨论过的人际传播理论和技巧。下述案例6.1来自联合国儿童基金会，描述了尼日利亚北部如何发展和训练社区动员网络，解决对口服脊髓灰质炎（小儿麻痹症）疫苗的抵制问题，这一案例展示了社区动员的各个阶段和步骤。

案例6.1 通过尼日利亚北部的社区动员志愿者网络解决口服脊髓灰质炎（小儿麻痹症）疫苗不依从问题

现状

与巴基斯坦、阿富汗一样，尼日利亚目前仍是世界上脊髓灰质炎（小儿麻痹症）流行的三个主要国家之一。2012年6月22日，尼日利亚共计10个州45例感染野生脊髓灰质炎病毒（WPV）的病例，2011年同期则为6个州25例（见图6.1）。2011年尼日利亚8个省共计62例WPV感染病例，2010年时8个州的病例是21例，即2011年病例数量约为2010年的3倍。可是，相比2009年的388个WPV感染病例，2010年降低了95%。此外，2011年10个州的2型循环疫苗衍生脊髓灰质炎病毒（cVDPV2）的总数为35例，而2012年只报告了一例cVDPV2病例。

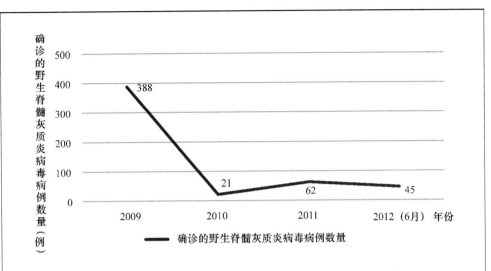

图6.1　尼日利亚每年的野生脊髓灰质炎（WPV）病毒病例数量

2012年6月，尼日利亚两个国家免疫日（IPDs）和一个地方政府免疫日已经覆盖了10个高风险的北部各州。在开展骨髓灰质炎病毒新病例的扫尾清理运动（挨家挨户免疫接种）的同时，另外4个免疫日也在这一年提上日程。由于众多社会、宗教、政治原因和活动实施的因素，流失儿童的比例随着活动时间波动（2011年6月6.8%，2011年11月7.7%，2012年5月7.2%）。在疫苗不依从方面，活动目标是将高风险州的疫苗不依从比例保持在2%以下，实际上，这一比例已经从2012年2月的2.1%下降到5月的1.7%（见图6.2）。

强化隔离传播策略

强化隔离传播策略（IWCS）的目标在于通过最高风险地区的媒体、协会、宗教领袖和社区志愿者，实施针对性的、以数据为驱动的传播干预措施，来解决尼日利亚北部的疫苗不依从问题。传统和宗教领袖在处理以男人主导的家庭不依从问题中有重要作用，然而，需要发展不同的策略来对女性赋权。

2011年，联合国儿童基金会初步尝试了若干基于社区的传播措施，以支持三个北部州的强化隔离传播策略。通过积极的社区参与和女性赋权，这些举措产生了良好结果，流失儿童和不依从数量都有减少。

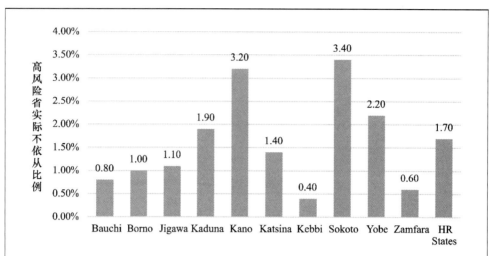

图 6.2　2012 年 5 月高风险州实际不依从比例

有了合作伙伴骨髓灰质炎根除机构（PEI）和尼日利亚政府的支持后，针对八个高风险州——凯比州（Kebbi）、卡诺州（Kano）、索科托州（Sokoto）、扎姆拉法州（Zamfara）、吉加瓦州（Jigawa）、约贝州（Yobe）、卡齐纳州（Katsina）和博尔诺州（Borno），联合国儿童基金会牵头创建了一个社区动员志愿者网络（VCMNet），其规模得到快速扩大。在那些流失儿童和对口服骨髓灰质炎疫苗不依从问题持久顽固的地区，共计 2150 多位地区级别的社区动员志愿者进行注册和获得培训，这些社区动员者装备齐全后按照部署展开工作，将每月向超过 60 万家庭提供传播干预和帮助措施。

在高风险地区，社区动员志愿者网络有针对性地开展以社区驱动为基础的社会动员工作，以及挨家挨户的拜访，项目希望每次活动都能减少流失儿童的比例（见图 6.3）。

从各自所在地区被挑选出来后，社区动员志愿者接受培训，成为各自社区的变革推动者。众多妇女接受培训后，可以运用简单的图片画报材料，与护理人员一起参与有关重要家庭实践、日常工作和骨髓灰质炎免疫的对话。人们希望能有更广阔的传播平台来创造一个积极的环境，更有效地去推进日常工作和骨髓灰质炎免疫工作，最终扭转疫苗不依从的趋势（见图 6.4）。

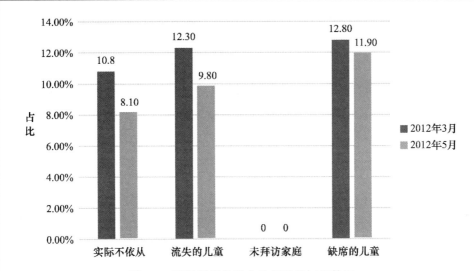

图 6.3 索科托州的社会动员者的初步数据

注：数据来自 47 个索科托州地区。HH 代表家庭。

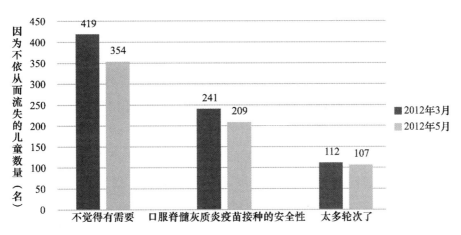

图 6.4 不依从的主要原因

注：数据来自 47 个索科托州地区。

    志愿者督导们负责支持社区动员志愿者集群（最大数量为 10），以确保志愿者们能正确地使用所提供的"信息—教育—传播"（IEC）材料，并能技巧娴熟地让护理人员参与到行为改变的对话中来。督导们也必须确保地区内所有符合条件的儿童都能被跟踪监测，以及正确使用每月的监测工具。

从计划实施的各地区回收数据并对各项数据进行关联分析后，项目将能清晰地展示社区动员志愿者在各个地区对疫苗不依从和流失儿童所发挥的影响作用，在这些地区，每位社区动员志愿者都参与传播干预。

索科托州的最初结果显示了积极的迹象，即在减少不依从情况和流失儿童数量方面有作用。随着项目的推进，更多的综合性数据将不断回收，这将更有利于对 2150 个地区进行全面评估，以了解社区动员志愿者网络在减少不依从情况和流失儿童数量方面的作用。

注：不依从的样本计入拒绝接种的数据。

来源：Laulajainen，T. "Tackling Oral Polio Vaccine Refusals Through Volunteer Community Mobilizer Network in Northern Nigeria." UNICEF，Nigeria. Unpublished case study，2012. 授权使用。

吸引公民参与政策辩论和政治进程

让公众回归到公共卫生中来是 21 世纪公共卫生的关键目标。**公民参与**（或者公众参与）是一个创造更有智识的公民的过程，来自不同领域和各阶层的人能有效地促成最终影响他们生活的政策和经济决策。考虑到这章我们讨论过的社区和社会动员的社会性本质，公民参与是大规模的社区动员，它会更明确地要让公众参与到政治进程和政策辩论中去，在此过程中，公民参与还将注重提高公众关于公民权利和义务的意识。

正如其他社区动员工作一样，公民参与的基础在于所有行为和过程是可信、透明和负责任感的。"责任通常被认为是政府对公民的责任，而在社区动员的语境中，社区成员彼此负责，这和政府责任一样重要。那些被选举出来的领导此项计划的个体，要对更广泛的社区和邻里负责，要为了每个人的最大利益来实施计划。"（Mercy Corps，2013，p. 8）

在社区动员中，每个社区和所有的公民都有权知道程序、决策过程、财政拨款、项目计划的现金流、政策和优先事项等事务。同时，因为与公共卫生和健康护理体系有关，公民参与很大程度上依赖于能力培养，因此要提高普通市民的健康素养和媒介素养水平。只有使人们理解并按照健康知识行事，公民参与才有可能真正实现。所以，健康素养和媒介素养是公众参与的最基本前提，在社区动员中亦如是（Schiavo，2009d）。

公民参与或公众参与（Citizen engagement / Publicengagement）：是一个创造更有智识公民的过程，来自不同领域和各阶层的人能有效地促成最终影响他们生活的政策和经济决策。

社区动员和公民参与的关键结果指标应是可持续的，因为它们既关系到具体健康政策和资源平等分配，也关系到公民倡导以及参与政治进程的能力。公民参与在各种领域均被证明有效（例如本章的"风险和危机传播中的社区动员和公民参与案例"），许多国家和社区优先考虑动员能力的建设。

例如，联合国儿童基金会主导的、以社区为基础的流行病传播案例研究显示，识别和建设当地社会动员合作伙伴的能力是联合国儿童基金会、国际组织以及其他专业组织优先考虑的事项，只有这样，才能与当地合作伙伴共同有效预防和应对流行病（即同时影响很多人并且在社区、城市内人传人扩散的传染性疾病）和新型疾病的暴发（Schiavo，2009b；Schiavo and Kapil，2009），新型疾病要么是在某个地区第一次出现，要么是以往疾病的演变。培养公民社会和其他本地社区组织的能力，使其成为社区发展和参与的有效主体，这也是国际美慈组织（Mercy Corps，2013）的社会动员干预措施的关键步骤之一。本章后面将讨论公民参与计划的其他关键元素，并列举社区动员的经验和方法，其中包括评估社区诉求和偏好、社区和公民对话、政府问责的策略、公共调查、本地或者全国性社区会议，以及其他。

随着健康传播中的公民参与越来越受到重视，一些大学、政府以及其他机构不断发展，共同致力于解决公民参与政策、辩论以及其他需求。遗憾的是，在不少领域（例如减少健康差距等领域），自上而下的方法和路径仍然是主流；在这些领域，跨部门的社区行动和公共参与应当成为推进健康公平议程设置的关键。因此，对21世纪的公共卫生、医疗保健和社区发展领域而言，提升社区和公民对公共事务话语的影响力既是机遇，也是挑战。

社区动员和公民参与的不同理论和实践

随着时间的推移，社区动员受到各种不同领域的理论和实践（例如，行为和社会科学以及社会营销）的影响，它完美契合了当前传播参与策略的要点，是一种促进行为和社会变化的独特路径。

例如，尽管社区动员经常使用社会营销策略（见第二章）和参与式研究，但“这些术语不是同义词”（Health Communication Partnership，2006a）。参与式研究是指让关键群体参与到健康问题的研究方案的设计、实施以及数据分析中来，社区动员则超越了参与式研究。

社区动员也不同于社会营销，Fishbein、Goldberg 和 Middlestadt 区分了社会营销和社区动员的定义：社会营销的目的是“影响目标受众的行为，以提升他们个人及其所处社会的福祉”（Fishbein，Goldberg and Middlestadt，1997，p. 294；Andreasen，1995，p. 7）。社区动员旨在发展解决特定问题或健康问题之外的技能，以此来促进社区赋能（Fishbein，Goldberg and Middlestadt，1997），它致力于技能的长期改变，并可复制应用于不同社区和部门之间，以及处理其他类型的健康问题。社区和社会动员原则在第二章的若干模型和计划框架中已有概述（例如传播促进发展、联合行动、传播促进社会改变）。第二章也提到，社会营销研究者和实践者越来越强调，社会改变是社会营销的一个重要结果（Lefebvre，2013）。

在分析计划时，社区动员会首先思考解决社区健康问题的最佳方法；社会营销很可能会考虑因社会利益而亟须被改变的行为，以及如何实现这些行为改变的策略（Fishbein，Goldberg and Middlestadt，1997）。

即使是采取参与式和社区驱动的路径，社区参与者构建健康问题时，也需要帮助社区确定潜在的行为和社会结果，要能响应社区需求并有效解决该问题。“在设计干预措施时，行为科学导向有助于我们聚焦于那些影响行为的决定因素。”（Fishbein，Goldberg and Middlestadt，1997，p. 298）

实际上，营销模式对社区动员的影响，可以帮助社区成员明确、贯彻他们想要通过系统性的方法来实现的改变。正如健康传播的其他领域一样，营销对社区动员的主要意义在于，它是以研究为基础的、结构化的方法。尽管如此，社会动员工作的重点应主要放在建设社区解决自身问题的能力上。

很多时候，如果能力建设不是社区动员、健康传播或公共卫生干预的关键和优先事项时，一旦局外人（如国际机构）离开，情况就立即恢复原样。无论在发展中国家还是发达国家，精心设计、切实履行的社区动员计划都应该尽量避免这种情况，重点关注行为和社会结果以及社区和关键群体更多参与传播工作能避免上述情况的发生。正如第二章所提到的，联合国儿童基金会的"发展传播"（C4D）、"行为影响传播模型"（COMBI）等若干传播框架都强调了社区参与、主人翁意识和公民赋权的重要性。

此外，社区行动周期等模型借鉴了一些社会变革理论，帮助社区"获得技能和资源，来规划、实施和评价健康相关的行动和政策"（Lavery and others，2005，p.611）。在社区行动周期模型中，结果依据"社会规则、政策、文化和支持环境"的变化来定（Health Communication Partnership，2006a），是可持续的，并将引导形成新的支持健康行为的社会规范。相反，在"行为影响传播模型"（COMBI）影响之下，世界卫生组织（WHO，2003）进一步强调社区动员工作是参与性的，致力于培养社区技能，换言之，即使项目的最终目标是社会变革，行为结果仍然是项目的关键结果。

不管重点在于行为结果还是社会结果，它们都应该由该健康问题的特点、特定社区和受众及其现有的健康及社会行为来决定（见第一章）。此外，有两个重要的原则要记住，它们彼此之间紧密联系，并具有一定周期性：

- 社会变化的产生是社会不同层级的行为逐渐变化的结果。
- 只有清除了行为采纳、社会规范、健康的关键因素等方面的障碍，才有可能在个人、社区或族群层面上取得可持续的行为成果。

理想情况下，所有干预措施都应致力于在社会规则、社区或者健康系统结构层面创造永久性的变化，这也与社区健康以及公共健康领域的前提一致。实际上，"社区健康运动不仅意味着获得健康护理，也意味着强健的家庭、优良的学校、安全的邻里、照料他人以及诸多经济机会"（Emanoil，2002，p.16.）。我们得认识到，健康差距不仅源于个体行为，还受到若干社会决定因素以及人一生中所获得的社会支持（或缺乏社会支持）的影响，特别是在疾病和危机时期。

案例6.2展示了行为和疾病负担之间的相关性，强调社区动员如何能有效地解决这一问题。在回顾该案例时，读者应该考虑到这种干预措施是为了减少突发性疾病危机的影响，因此其中所用到的策略可能与更广泛地解决、维持健康行为的干预措施不同。不过，该案例提供了一个各个元素交互作用的范例，即在流行病、新型疾病和人道主义危机情况下，社区动员乃至更广泛的以社区为基础的干预措施应当如何整合贯通（本章的"在风险和紧急传播中的社区动员和公民参与"的案例将进一步讨论这个话题）。

案例 6.2 以社会动员对抗苏丹南部延比奥的埃博拉病毒

控制传染性疾病不仅需要医学专业知识，还需要社会教育，为了实现这一目标，世界卫生组织（WHO）采取了以"行为影响传播模型"（COMBI）为基础的社会动员形式，其重点是影响个体和社区层面的行为。2004年5月中下旬到6月，这项措施于埃博拉出血热暴发期间在延比奥（Yambio）实施，此次暴发共确诊17例病例，其中7例死亡。

五月下旬，世界卫生组织吸纳了一批社会动员专家进入国际埃博拉干预团队，抵达延比奥后，团队的首项任务是确定哪些行为变化是控制埃博拉疫情所必需的。社会动员小组很快遭遇到大量关于此次疫情暴发的错误观念，例如，在延比奥很多人并不相信真的有埃博拉病毒暴发，有些人认为血液和皮肤样本是从病人身上取下并被有意贩卖的，还有对隔离保护毫无根据的恐惧、对监督团队的谨慎警惕，以及其他非理性的信念。例如，一些人拒绝在下午5点到7点之间离家，因为他们认为这可以降低感染埃博拉病毒的风险。

为了消除这些错误观念，社会动员小组，包括牧师、教师和社工们（他们穿着制服以增加可信度）每天都上门拜访村民，或在市场、餐馆、教堂和学校与他们交谈。他们也会向居民们强调简单的健康措施，例如让患病的人在症状出现后24小时内联系埃博拉干预团队，建议人们避免直接接触患者，建议在疫情持续期间应避免与他人睡在一张床上，以及避免触摸死尸。

该团队的一个关键策略是分发小册子，小册子回答了关于埃博拉的基本问题，并力图驱散常见的谣言。认识到埃博拉病毒的污名化，社会动员团队还努力解释延比奥医院隔离病房的必要性，例如小册子中隔离病房的照片是为了向当地人展示隔离病房的防护栏足够低矮，以便于病人能在安全距离内会见他们的家人和朋友。

通过把社区放在社会动员计划的中心位置，延比奥埃博拉疫情得到快速控制，这很大程度上归功于当地人民自己的努力。未来，随着世界卫生组织及其合作伙伴识别和应对埃博拉疫情经验的增加，社会动员无疑将继续在成功遏制埃博拉方面发挥重要作用。

来源：World Health Organization. "Social Mobilization to Fight Ebola in Yambio, Southern Sudan." Action Against Infection, 2004c. http://wmc.who.int/pdf/Action_ Against_ Infection.pdf. 授权使用。

一些学者和组织将社区（或者社会）动员定位为全球健康传播的一个关键部分，尤其是放在行为和社会变化模型的背景下（WHO，2003；Health Communication Partnership，2006b；Patel，2005；Renganthan and others，2005；Obregon and Waisbord，2010；Schiavo，2010a；UNICEF，2013a）。例如，在纳米比亚，"健康传播合作伙伴"（2006a）计划的核心要素之一就是通过社区动员提高社区对艾滋病病毒的认识水平，以及促进对艾滋病预防措施和健康服务的使用。

尽管如此，社区动员并非一把解决社区健康问题的万能钥匙，它的成功与多方面的综合性方法有关。各种工具和传播方式被用于加强社区变革，比如，运用多种渠道（大众媒体、新媒体、戏剧、人际传播渠道等）来分享相关信息，或者订制信息以触达特定的关键群体，从而为社区内行为或者社会变革提供各种支持。更重要的是，社区动员工作应该成为其他公共卫生和社区发展干预措施的必要补充。

社区动员对健康知识和健康实践的影响

与健康传播其他领域一样，社区动员旨在影响健康行为以及相关的社会规范与政策。本节将分析社区动员干预措施对健康知识和实践的影响及潜在结果。

依赖社区成员

传播对健康结果产生影响是一个长期且艰难的过程，使用点对点传播的方法——例如依靠可信的社区成员来扩散新观点并采取行动——在一定程度上会缩短其周期（Babalola and others，2001）。比如，健康和人类资源部（DHHS，Department of Health and Human Resources）少数族裔健康办公室（OMH，Office of Minority Health）下属的少数族裔健康资源中心（OMHRC，Office of Minority Health Resource Center）成功使用点对点传播的方法，通过同伴教育（PPE），鼓励训练有素的大学生和毕业生（PPEs）及其所服务的社区协作，提高非裔美国人关于婴儿高死亡率的意识，采纳相应的健康行为（Office of Minority Health，2013；Schiavo，Gonzales-Flores，Ramesh，and Estrada-Portales，2011；Schiavo，2012b）。

在计划的设计、实施和扩大化的不同阶段，社区成员均会不同程度地参与和领导，这也是为什么社区动员成为健康传播省时且有效的方法之一。在展开社区接触时，外部机构、健康传播专业人员以及其他类型的促进人员首先应该找到那些有兴趣的当地领导者，让他们参与进来，并对其进行培训，从而让他们在动员本社区的过程中履行职责，该举措贯穿不同阶段。经验表明，对足够数量的社会动员合作伙伴进行人际传播和社区对话技能的培训非常重要（Schiavo，2009b；Schiavo and Kapil，2009）。这些合作伙伴包括女性团体、教师、社区和宗教领袖、社区健康工作者、当地政府官员，以及许多对健康问题充满热情、关心社区福祉的人们。

由于个人特质的差异，以及是否具备特定知识和社区内部是否具有对健康问题的相关认知等各方面不同，有些人天生非常适合成为社区领导者，有一些潜在的领导者则需要自我改变的过程。另外，不少社区现有的领导者愿意促进变革，但在计划的设计和实施过程中需要技术援助（正如案例6.1中描述的）。除此之外，一些人成为领导者的原因可能是某些生活事件，或者接触到的传播工具和活动影响了他们的核心信念和态度，促使他们改变，并愿意帮助他人。正如案例6.3所述，一个肯尼亚的年轻人参加了某一相关话题的社区戏剧培训课程，与健康传播工作人员进行了一系列讨论，并与来自"健康适宜技术计划"（PATH，Program for Appropriate Technology in Health，也是发展戏剧培训课程的国际性非营利组织）的当地协调员交流，这一过程包含了个人成长、疾病意识和性传播疾病预防（STDs）认同的不同阶段。

案例6.3 冰瓦是如何改变他的生活方式的？

24岁的冰瓦（Bingwa，非真名）代表了典型的肯尼亚失学青年：无业，血气方刚，充满希望，生气勃勃。他经常参加由国际非营利组织"健康适宜技术计划"（PATH）组织的社区戏剧培训课程，该组织与肯尼亚西部省木米亚斯当地的罗霍-罗霍剧团（Rojo-Rojo）合作。

2002年1月至9月期间，冰瓦的生活发生了翻天覆地的变化。这个非常普通的年轻人，在戏剧培训课程的影响下，自愿接受艾滋病咨询检测（VCT）服务，认真采取措施，控制自己的私生活，以降低性传染疾病风险，并因此成为社区榜样。

他已婚，有一个15个月大的儿子，婚外性行为活跃，但一直觉得自己与任何疾病绝缘。冰瓦平日帮忙打理他叔叔的四间出租屋，并在报摊里卖可口可乐和一些小商品，勉强维持生活。他的朋友们会在报摊周围闲逛，谈论政治、足球、就业和女孩。冰瓦结婚后，有了一个孩子，他的经济状况比他的朋友好，是朋友圈里实际上的领导者。在他还单身时的一段时间，他的家有个绰号叫"屠宰场"，因为很多情况差不多的年轻朋友们会把女孩子带去那里发生性关系。冰瓦乐于成人之美，会识趣地消失一会儿。

2002年1月的一个星期五，在罗霍-罗霍剧团的社区剧院培训课程结束时，冰瓦第一次产生了提问的念头。当时，"健康适宜技术计划"的剧院协调人马迪根正在一边收拾东西一边盘算着如何过周末，冰瓦走近马迪根，闲聊了一阵之后问道："性病和艾滋病一样吗？"马迪根否定了。冰瓦陷入沉思，接着提了第二个问题："那么，如果两者不同，性病不治疗，会不会变成艾滋病？"马迪根向冰瓦解释了性病和艾滋病的不同，在列举了一些其他性传播疾病的例子之后，他也解释了性传播病毒如何变成艾滋病。冰瓦又犹豫地提问："那么，哪些性病能治愈？"

马迪根试图猜测冰瓦问这些问题的原因，他有若干假设：冰瓦可能感染了某种性病；他可能在寻求那种性病的治疗方法；他可能担心自己会不会感染艾滋病；他可能有多个伴侣或者无保护措施的性生活。有讽刺意味的是，即使他在婚后也经常和多个性伴侣进行无保护措施的性生活，冰瓦仍相信自己那段时间没有感染艾滋病的风险。冰瓦错误地以为，一个人只能从性工作者那里感染艾滋病。

三个星期后，冰瓦的问题更多了，这次是关于艾滋病自愿咨询检测（VCT），这也是戏剧培训的主题——什么是艾滋病自愿咨询检测？这种测试也能检测出其他性病吗？事实上，冰瓦听说过VCT，但不太了解。他承认是在剧院讨论中开始考虑自己是否应该做检测，培训内容促使他反思以前的生活。他确信自己可能感染了性病（STI），在他看来，VCT是确认性病状态的一个机会。

这些问题似乎是冰瓦生活的一个转折点，在提出这些问题之后，他独自一人坐在报摊，真正地审视自己的生活。他得出的每一个答案都在证实自己已经被感染，在那个时刻，用他的话来说，他决定"停止性生活，即使是和我的妻子。我很害怕！"但冰瓦从未见过有人去做VCT，甚至怀疑是否真的有人去做过。

不久之后，冰瓦决定去做VCT。他先和马迪根私下谈了将近一个半小时，问的问题比以往任何时候都多。他专注地听着回答，安静一会儿，再问下一个问题。两天之后，冰瓦成为当地第一个去做VCT的年轻人。

自从检测之后，他的生活与以往大不相同。他在一档颇受欢迎的肯尼亚系列戏剧节目中畅所欲言，强烈呼吁其他人去做VCT，反思自己的性生活和性行为。在剧院培训课程中，冰瓦曾在同龄人面前保证他再也不会有多个伴侣性行为了。六个月后，即那年年末时，冰瓦不仅做到了没有婚外性行为，也做到了没有无保护措施的性行为。现在，冰瓦已经成为社区榜样，并帮助了数不清的同龄人接受VCT。他经常被请去分享他的经验和VCT的好处，他也总是乐于分享。当然，他的房子也不再被叫作"屠宰场"。

来源：Program for Appropriate Technology in Health. "How Bingwa Changed His Ways." Unpublished case study, 2005b. Copyright © 2005, Program for Appropriate Technology in Health. The material in this case study may be freely used for educational or noncommercial purposes, provided that the material is accompanied by this acknowledgment line. 授权使用，保留所有权利。

提高知识和改变实践

在促进人们健康知识和实践的改变方面，不管领导者们决定如何参与，社区动员都被证明有效。例如，在过去的几十年里，我们学到的最重要的一个经验就是，"得到充分动员和支持的环境，对有效预防艾滋病来说至关重要"（Amoah，2001，p. 1）。

在美国，同性恋社群在控制艾滋病流行上发挥了根本性作用，他们帮助打破了错误信息、羞耻和污名的恶性循环，虽然目前这仍然是一个问题，但在艾滋病流行的早期，这一恶性循环会严重阻碍健康进步。艾滋病活动人士不仅确保了"艾滋病病毒的预防、治疗和护理仍然是全球、各国和地方的重点"

（Gay Men's Health Crisis，2006），而且还在影响疾病观念、药物批准条例、公共政策、预防和治疗政策、获取药物的途径等各个方面做出了一些成就。美国的同性恋社群发起全国性的艾滋病运动，告知公众艾滋病并不仅仅是一种同性恋疾病。表6.1列举了艾滋病发展的时间线，总结了上述社区动员过程中重要的阶段和成果。该案例也强调，许多政策和社会变化都是由立法、公众和科学界多个层面的知识和行为变化引发的。

表 6.1　　　　　　　　　　**男同性恋艾滋病病毒/艾滋病健康危机时间线**

1981 年	美国疾控中心（CDC）报道了一个健康的男同性恋体内的卡波西肉瘤。 《纽约时报》公布 41 个男同性恋男性患有"罕见癌症"。 80 名男性聚集在纽约声援"同性恋癌症"，并为研究募资。 美国 CDC 宣布这种新疾病是一种传染病
1982 年	男同性恋健康危机（GMHC, Gay Men's Health Crisis）组织正式成立。 作为世界上第一条艾滋病热线，该组织开设的热线首晚接到了 100 多个电话。 GMHC 开展了第二次资金筹集活动；制作了第一期简报，向医生、医院、诊所和美国国会图书馆免费分发了 5 万份，并创建了"伙伴计划"来援助艾滋病感染者。 CDC 将"同性恋癌症"改名为"AIDS（艾滋病）"
1983 年	艾滋病感染者成立了全国艾滋病患者协会（NAPWA, National Association of People with AIDS）。 GMHC 资助了首例艾滋病患者受歧视的诉讼。 纽约州卫生部艾滋病研究所成立
1984 年	CDC 要求 GMHC 召开艾滋病相关公开会议。 GMHC 发行了第一个安全性行为指南。 人类免疫缺陷病毒（HIV）在法国被分离出来，其后在美国也被分离出来
1985 年	美国演员罗克·赫德森（Rock Hudson）被报道罹患艾滋病后，这种疾病变得家喻户晓。 美国食品药品监督管理局（FDA）批准了第一个筛查 HIV 抗体的测试。 美国血库协会（The American Association of Blood Banks）和红十字会（the Red Cross）开始筛查艾滋病抗体的血液，并拒绝同性恋献血。 GMHC 的艺术拍卖是世界上第一个百万美元级别的艾滋病资金募集活动。 第一个关于艾滋病的国际性会议在乔治亚州的亚特兰大召开。 CDC 估计，全世界有 100 万名艾滋病毒感染者。 美国军方开始对男性进行艾滋病毒检测。 纽约市第一次就有色人种社区艾滋病问题举行讨论会
1986 年	纽约市第一个匿名检测站点开放。 目前，GMHC 的客户群包括异性恋男女、血友病患者、静脉注射吸毒者和儿童。 美国卫生部呼吁对所有年龄段的儿童进行艾滋病教育。 GMHC 在纽约市开展了第一次艾滋病徒步走活动。 一些州通过法案，禁止艾滋病病毒携带者从事食品加工和教育工作，将传播艾滋病病毒定为犯罪，并强迫性工作者接受检测

1987 年	齐多夫定（AZT）被批准，成为第一个向市场投放的抗艾滋病药物。 里根总统首次在公开场合使用"艾滋病（AIDS）"一词。 CDC 扩大了艾滋病的定义。 美国拒绝感染 HIV 病毒的移民和旅游者入境
1988 年	避孕套被证明能有效预防艾滋病病毒。 12 月 1 日被定为世界艾滋病日。 美国卫生部向每一户美国家庭邮寄《理解艾滋病》宣传材料，共计 1.07 亿份。美国禁止歧视携带艾滋病病毒的联邦工作人员
1989 年	GMHC 成功领导起草并通过了纽约州艾滋病相关的信息法案，确保了保护隐私；并和其他的艾滋病组织一起反对美国移民政策
1990 年	艾滋病活动家瑞安·怀特的死亡表明迫切需要立法对感染者进行资助。 《瑞安·怀特艾滋病综合资源紧急救助法案》获得通过，国会批准 8.81 亿美元用于紧急救援。 《美国残疾人法》（ADA）签署保护残疾人不受歧视的条例，包括艾滋病病毒携带者。 第一本关于艾滋病长期生存者的书出版。 GMHC 发起的舞蹈马拉松筹款活动共筹到款项超过 100 万美元。 美国艾滋病患者死亡人数超过十万人
1991 年	NBA 洛杉矶湖人队球员——"魔术师"埃尔文·约翰逊宣布他是 HIV 呈阳性的患者，成为第一个承认通过异性恋性行为感染艾滋病病毒的名人。 经过数月辩论，避孕套开始在纽约市高中普及。 GMHC 委托盖洛普进行的一项民意调查（Roper Poll）发现，大多数美国人认为需要更明确的艾滋病教育
1992 年	为响应日益高涨的激进主义和抗议，FDA 开始"加速批准"以使艾滋病病毒携带者（PWAs）更快获取药物。 联邦法院驳回了对艾滋病教育材料提出的"攻击性"限制。 美国历史上第一次在总统竞选活动中出现艾滋病病毒和艾滋病议题，且候选人成功当选总统
1993 年	CDC 进一步扩大了艾滋病的定义。基于这一变化，预计新的艾滋病诊断病例将增加 100%。 迄今为止，已有超过 13800 名艾滋病病毒携带者成为 GMHC 的成员。 CDC、美国国立卫生研究院（NIH）、美国食品与药物监督管理局（FDA）发表联合声明，指出避孕套在 HIV 感染预防上"非常有效"
1994 年	GMHC 发起针对男同性恋、女同性恋和异性恋年轻人的纽约地铁运动。 世界卫生组织（WHO）预计全世界有 1.95 亿名艾滋病病毒感染者
1995 年	美国疾控中心发表声明，艾滋病是 25—44 岁美国人的主要死因。 美国 FDA 批准了被称为蛋白酶抑制剂的新药
1996 年	美国 FDA 批准了第一个家用艾滋病病毒检测试剂盒的销售。 GMHC 发起首个面向艾滋病病毒检测阴性的男性的预防运动。 美国 FDA 批准了 HIV 病毒载量试验，用于跟踪艾滋病病毒治疗的进展和联合治疗的疗效。 在美国大多数出版物的封面故事中，开始欢呼艾滋病治疗有突破，出现传染病"结束"的论调

续表

1997 年	艾滋病疫苗的首次人体试验启动。 世界卫生组织（WHO）估计全世界有 3060 万名的 HIV 感染者。 GMHC 开始提供艾滋病病毒检测和咨询的现场服务
1998 年	GMHC 发起最大规模的针对同性恋和双性恋男性的调查——"2000 年后的性健康调查"。 《纽约州艾滋病病毒报告和同伴通知法案》批准，要求向卫生部报告艾滋病病毒病例（不仅仅是艾滋病）。 GMHC 一项研究报告指出，纽约市约有 6.9 万人携带艾滋病病毒而不自知
1999 年	一项首次对年轻男同性恋者的大规模研究发现，很多人特别是黑人在近两年感染
2000 年	经过 HIV/AIDS 相关组织的多年游说，纽约州通过了一项立法，使无处方注射器销售和持有注射器合法化。 美国疾控中心报告指出，黑人和拉丁裔男性同性恋中艾滋病感染者的比例高于白人。 GMHC 的艾滋病热线开通电子邮件访问
2001 年	艾滋病流行 20 年。 针对此前注射器交换计划参与者被捕事件，联邦法院规定，警察不得干预公共卫生教育和预防计划。 联合国大会通过《全球艾滋病行动蓝图》，呼吁为发展中国家提供 70 亿—100 亿美元的全球基金支持。 美国政府开始推行唯禁欲的艾滋病预防计划
2002 年	美国 FDA 批准了一种新型的艾滋病病毒快速测试设备。 GMHC 加入抗议活动，抗议美国国内和全球艾滋病项目的资金与援助不足。 GMHC 开始提供丙型肝炎现场检测，并启动一项新的倡议，着眼于在更广泛的背景下关注男同性恋者健康
2003 年	GMHC 举办第十八届纽约艾滋病步行活动。 美国签署一项法案，给 12 个非洲国家、2 个加勒比海国家提供资金 150 亿美元，用于全球艾滋病、结核病和疟疾的治疗与预防。 美国将艾滋病预防资金的三分之一配给"唯禁欲项目"，社会活动人士表示质疑
2004 年	GMHC 成立女性研究所，探索预防艾滋病病毒的新方法，特别是针对有色人种妇女
2006 年	据估计，全世界大约 3860 万人感染艾滋病病毒/艾滋病
2009 年	奥巴马总统和国家艾滋病政策办公室宣布启动 "9½分钟" 运动。在美国，每 9 分半钟就有一个人感染艾滋病病毒，相当于每年有 5.6 万多人感染
2011 年	GMHC 庆祝成立 30 周年，并被白宫确认为艾滋病病毒/艾滋病防治领域的重要组织
2012 年	"纽约艾滋病步行" 活动 27 周年，它已成为一项对抗艾滋病的前沿活动

来源：Gay Men's Health Crisis. Gay Men's Health Crisis HIV/AIDS Timeline. New York：Gay Men's Health Crisis（GMHC），2013. 授权使用。

在印度和亚美尼亚，通过实施多重渠道下的行为改变策略，儿童疾病管理许多领域中的社区动员工作提高了认识和实践水平，包括"由专业技巧娴熟的从业者接生、纯母乳喂养、免疫接种，以及艾滋病病毒/艾滋病意识和预防知识方面的提升"（Baranick and Ricca，2005）。有效的社会动员要求定期进行有效的信息交换，新媒体和移动技术恰恰为多数环境下的信息交换提供了低成本选择。

社区动员在疾病领域和健康问题上已经或者可能发挥的作用不胜枚举，它是多学科方法的一部分，通过赋能大众，让他们掌握自己的生命和健康，概言之，社区动员能够在健康行为和实践方面产生长期而持续的效果。

社区动员计划的关键步骤

本书提供了若干种社区动员的模型和框架，虽然它们描述的一些阶段、步骤和术语可能有所不同，但很多标准都是整体通用的，反映了实践经验。

• 了解社区的关键特征、结构、价值、诉求、态度、社会规则、健康行为和优先事项，这一点至关重要。

• 通过健康传播人员和其他社区动员者进行的跨文化传播路径，可能受制于健康体系、信念、行为以及其他信息交换方面的文化偏见。

• 在干预措施开始时，包括在社区评估或者参与式研究阶段（以及在那之前可能的任何时候），需要让社区成员参与进来。

• 一个以研究为基础的计划，应该根据社区需要及其优先事项做出响应和推进。

• 强调能力建设和社区自治，让社区全面掌握传播和目标设定过程的所有权。

• 有效的信息交换过程依赖于有文化竞争力的传播渠道和场所。

• 一个严谨的评价过程需要全体社区成员和领导者们的相互同意，将行为和社会结果确定为重要的评价参数，也包括一系列其他评估措施，以监测不同阶段的进展和过程。

• 在扩展阶段（即该计划要扩展到其他社区和领域）以及解决社区内类似问题时，能力应该可复制。

以下是一些社区动员模型的例子，这些模型融合了不同阶段的不同标准，或者用了一些稍许不同的术语，其中大多数方法通用于整个健康传播领域的计划和实施过程，本书的第三部分将进行更详细的描述。

社区动员的通用术语和步骤

社区动员是一个长期的过程，有赖于各种循序展开且相互依赖的步骤和活动。接下来我将介绍其中常见的术语和实施阶段，首先让我们从如何吸引社区组织和领导者开始。

吸引社区组织和领导者

在进行任一社区动员工作之前，健康传播人员、社区动员人员需要确定哪些社区可能有参与的兴趣，以下关键标准必须纳入考量：

- 社区已经表现出对参与的初步兴趣，并高度重视该健康议题。
- 社区内的疾病发生率、患病率和死亡率较高。
- 社区特征显著而具有普遍性，日后可以作为典型经验进行复制推广。
- 健康议题与社区的健康和发展密切相关。
- 有相关的特殊需要或问题。

通过潜在的新技能吸引并培训社区领导者至关重要，他们可能会在整个传播过程中成为有效的参与者（包括定义关键要素和干预措施的最初阶段），也应该成为最初社区参与过程中的一部分。

这一过程应该由初步的形成性研究进行指导，包括二手数据分析（文献、论文和他人汇编的其他材料）、利益相关者的访谈，以告知健康传播人员如何就特定的健康问题与社区进行接触。在这个阶段，主要利益相关者既包括当地非营利性组织（NGO）的代表、公司、国际性卫生机构、当地教会、妇女团体、政府，也包括任何能够就社区的关键特征、结构、问题和现有干预措施等提供初步信息的人士。形成性研究还有助于确定潜在的社区领导者。

上述初步的研究、发现和分析应该与社区成员在正式或非正式场合分享。以联合国儿童基金会（UNICEF）和安哥拉当地卫生部门联合开展的安哥拉疟疾预防项目为例，最初的研究发现首先会与政府官员们分享，然后分发给更广泛的相关群体，例如当地非营利性组织、公司、大学和其他主要利益相关者（Schiavo，1998，2000）。这将使得所有参与者有机会就这些研究发现进行"头脑风暴"，优先考虑他们各自与社区的相关性，考量社区外联活动和政策，致力于提高疟疾预防意识，以及促进使用经杀虫剂处理的蚊帐（Schiavo and

Robson，1999）。同时，这也有助于参与式研究工作和项目招募和培养社区领袖。

当我们与任一社区进行信息共享，就特定问题展开对话时，考虑社区的诉求、偏好和现有的优先事项非常重要。例如，与一个服务匮乏地区的难民营讨论疟疾预防和干预措施时，传播人员应该要有准备，社区成员的主要关注点可能根本不在疟疾上，而是在食物供给、交通和其他方面，因为这些才是他们的优先考虑，健康传播人员和社区领袖应该倾尽全力去建立信任关系，确保社区成员感到自己的声音被倾听，为他们提供可以解决其优先问题的资源和渠道，然后逐步在社区优先事项和疟疾预防及干预之间建立联系。许多健康决定因素都可能与疾病的严重程度以及疾病的后果相互关联，例如，"疟疾和贫穷有密切关系"（Gallup and Sachs，2001，p. 85），疟疾加剧了营养不良，阻碍了外国投资和旅游业的发展，"慢性疟疾引起的贫血导致学习时间不足，耽误学业，并会对人的认知发展和教育水平产生终生影响"（Gallup and Sachs，2001，p. 85）。与营养、交通、教育等因素一样，疟疾也是影响社会经济发展的关键因素。在与社区成员分享健康信息时，这类分析应该被纳入社区对话。

参与式研究

参与式研究，也叫以社区驱动为基础的评估、参与式需求评估［Centers for Disease Control（CDC），2006i］或社区诉求评估，是一项涉及社区成员、研究者、社区动员者以及相关机构和组织的协作型研究。这是一种双向对话，通过这种方式，社区可以了解和确定关键问题、优先事项和可能的行动。参与式研究应该为社区动员所有阶段的工作提供指导和引导。

美国卫生保健研究与质量管理部门（AHRQ，US Agency for Healthcare Research and Quality）将参与式研究定义为"一种健康和环境研究方法，旨在提高研究人员和被研究社区的研究价值"（Viswanathan and others，2004，p. 1）。参与式研究使用传统研究方法，例如焦点小组、一对一访谈或者小组访谈等。参与式研究的另一个重要方法是社区对话，已在第四章中讨论过，是一种大规模人际传播的方式。

尽管社区应该参与设计研究方案、招募研究参与者和分析研究发现，但经验表明，"参与程度会各有不同"，这与不同的社区、健康传播议题以及研究团队有关（Mercer，Potter，and Green，2002）。同时，对不同的人和机构而言，参与的概念也有不同的界定。

> 参与式研究（Participatory research）：也叫以社区驱动为基础的评估、参与式需求评估或者社区诉求评估，是一项涉及社区成员、研究者、社区动员者以及相关机构和组织的协作型研究。

理想情况下，社区应该是动员过程的主人公，通过参与式研究，各方进行信息交换，理解社区的偏好、关注事项和优先事项，确定文化上适合该社区的活动、渠道、信息、发言人以及需要通过干预措施实现的行为和社会结果目标。

社区小组会议

除了参与式研究阶段所招募的初始成员之外，社区小组会议涉及范围更大，它可以是在社区动员工作中指导和吸引社区成员的现有会议（例如，女子团体、医院或者其他社区的月度办公会议），也可以是因为其他原因而特别组织的会议，其主要内容包括：

- 分享参与式研究的发现，以获得更多社区成员的反馈。
- 告知健康议题及其与社区的相关程度，以及在形成性研究或者参与式研究中发现的可能的行为或社会改变，从而获得对所有元素的反馈和建议。
- 提升对社区优先事项和诉求的理解。
- 促进社区成员就健康议题及可能的解决办法以及其他社区优先事项进行持续性对话。
- 激发和吸引更多的志愿者、社区领导者来参与社区动员工作。
- 确定计划实施阶段社区成员的角色和责任。
- 解决其他的社区问题或特定问题。

理想情况下，社区领导者应该主持这些会议，必要时健康传播人员和其他促进者可以协助。如果社区领导者没有准备好或者没有接受足够的培训来主持这类会议，那么社区动员团队可以暂时替代，发挥带头作用，但前提是要与相关的社区领导者讨论并就会议策略和议程达成一致。

合作伙伴会议

一旦社区确定了关键优先事项和行动，项目就可以召开合作伙伴会议，即与迄今为止参与了整个过程的社区成员、机构和组织一起确定和开始建立协作关系，或者将他们介绍给潜在的新伙伴和组织。这种类型的会议应该要实现以下目标：

- 确定所有伙伴各自的角色和责任，
- 就标准流程和社区动员工作的具体目标达成一致，
- 进一步完善策略和行动计划，
- 定义评价各指标并取得一致意见，
- 讨论所学到的经验，
- 汇报最新的进度。

关于如何建立和维持合作伙伴关系，详见本书第八章。

城市社区的动员工具

上述所有讨论过的方法和工具均适用于城市中的动员工作，除此之外，还有一些其他方法。城市健康环境有很多相似之处，但也有一些地理、文化和物质环境上的不同。学者们详细阐述了城市环境的关键特征，及其对公共卫生、医疗保健以及社区发展干预措施和结果的影响。其中一些因素（例如健康的社会决定因素等）并非城市环境特有的因素，它们经常在"通过城市大小、密度、多样性和复杂性来观察城市时发生改变"（Vlahov and others，2007，p.16），并对城市环境特有的或者因城市环境而加剧的健康状况造成影响，包括"贫穷、暴力、社会排斥、污染、低于标准的住房、老年人和年轻人需求得不到满足、无家可归者和移民、不健康的空间规划、参与性活动的匮乏以及解决不平等和可持续发展问题的各项诉求"（Waelkens and Greindl，2001，p.18）。

在这种情况下，动员的方法需要扩展，包纳不同群体，考虑地理距离，因为，比起小社区和乡村地区来说，城市要解决的问题更为多样化。城市环境中可能用到的方法包括：

● **参与式影响**：一个参与式的、社区驱动的过程，需要确定关键利益相关者和其他参与社区动员的意见领袖。这在城市环境中尤为紧要，因为健康传播人员和其他团队成员可能要面对更大规模的意见领袖，而且，在不同城市的不同群体中，这类人物又各不相同。

● **战略合作伙伴培训**：这是不同的社区成功的关键因素，关于战略伙伴和支持者关系的具体讨论详见本书第八章。此处只是作为行动规划和伙伴关系会议而稍作涉及。

● **研讨会**：这是社区会议的一部分，促使各方在关键的优先问题和创新的解决方式上达成共识，会议应该引导社区成员们分享他们及其孩子们关于社区未来的图景，因为这和具体的健康或者社会问题息息相关。

> 参与式影响（Participatory influential road mapping）：一个参与式的、社区驱动的过程，需要确定关键利益相关者和其他参与社区动员的意见领袖。
>
> 研讨会（Consensus-building workshops）：社区会议的一部分，促进各方就关键的优先问题和创新的解决方式达成共识。

公共磋商

公共磋商是公众就影响他们的政策或其他事宜发表意见的过程。举个例子，在2009年H1N1流感暴发前，加拿大政府主导评估了在流感缓解期公众和利益相关者的优先事项，包括抗病毒药物的储备和预防（Schiavo，2009b）。这一磋商是通过与公众、健康利益相关方以及非健康利益相关方的若干次公共对话实现的。**公共对话**是一种公共磋商的方法，通常有赖于特定的讨论工具，如讨论指南、简介材料和指导说明。公共磋商提供赋权，让加拿大公众来决定各种流行病干预的资金分配，而公民更倾向于将资金仅仅使用在药物储备供应上，而非预防措施上（Schiavo，2009b）。

公共磋商的另一个形式是**公民投票**，即全体选民进行投票，接受或拒绝政策改变。许多国家会针对特定政策议题开展公民投票，如意大利。然而，对许多发达国家和发展中国家来说，全民公投的成本令人望而却步，因此，公共对话可能是一种成本效益比更高的公共磋商方法（除了要对公共需求和偏好进行定性评估之外）。

公共磋商（Public consultation）：公众就影响他们的政策或其他事宜发表意见的过程。

公共对话（Delivered dialogue）：是一种公共磋商的方法，通常有赖于特定的讨论工具，包括讨论指南、简介材料和指导说明。

公民投票（Referendum）：全体选民进行投票，接受或拒绝政策改变。

具有文化竞争力的传播方式、渠道和信使

社区动员有赖于各种不同的传播方式和渠道，如戏剧、传统媒体、新媒体、小册子、家访、研讨会和集会（传播信息和工具的发展是整体健康传播计划和实施过程的一部分，参见本书第三章）。

必须指出，以社区为基础的方法、渠道和场所（例如现有的会议和传播媒介）应当覆盖所有战略和行动计划，以解决社区的优先事项和诉求，实现行为或者社会结果目标。更重要的是，传播工具和信息需要面向公众，应该认真选择所有的传播方式、渠道和发言人，并根据公众的文化适应性进行评估。有效的信息交换对于社区动员工作的成功与否很重要，传播渠道同样应该具有文化竞争力，而且，这些渠道应用于分享健康相关的信息，而不仅仅是用于传播其他话题。

例如，社区广播这类传统媒体已经成功地应用于宣传社区会议和传播健康信息。在很多发展中国家（在许多西方国家也仍然很普遍），广播是一种很受欢迎的媒介，它一向被广泛用于健康传播。在新媒体时代的发展中国家，移动技术被用于定期的社区会议以及灾难或者突发公共健康事件，还被用于培养人们互相帮助的能力，以及向其他团队成员提供早期信息和相关指标（Mercy Corps，2013）。在社区动员中，尽管新媒体是相当有价值的传播工具，然而，

在全世界很多地方人际传播仍然无可替代，因为口头传播、可信的社区领袖、社区动员合作伙伴、社区场所以及人际互动等，始终占据了健康传播的很大比例。因此，在社区动员或者公民参与的过程中，研究和确定哪些具有文化竞争力的传播渠道更能促进信息和思想的交流，这一点仍然重要。

社区行动周期或模型

随着时间推移，社区行动模型演化出若干不同版本。其中某些模型将评估作为关键步骤之一（Health Communication Partnership，2006c），而另一些则认为评估是整个周期之外的单独步骤（Lavery and others，2005）；一些模型将扩大化阶段纳入动员过程（Health Communication Partnership，2006c），另外一些则将扩大化阶段独立出去。概言之，将评估和扩大化阶段作为整个计划和实施周期的一部分，意味着这些步骤的重要性，以便为后续的干预措施提供信息指导，并在以后的其他社区复制干预措施。整体来看，这些模型的基本前提保持不变，都强调社区参与、重视社会结果、能力培养，以及社区成员之间就健康问题进行对话的重要性（Health Communication Partnership，2006c；Lavery and others，2005）。

在这种模型下，健康传播人员和其他社区促进人员，有责任协助社区"创造一种环境，这种环境为个体赋能，使他们可以自己解决各自社区的健康问题"（Health Communication Partnership，2006a）。一般来说，社区行动模型包含如下基本步骤（Health Communication Partnership，2006c）：

● "为行动而组织社区"，指找出对参与这个过程感兴趣的社区领导者，对他们进行培训，并促进他们对社区重要话题的讨论。

● 利用参与式研究"探索健康话题并确定优先顺序"。

● 通过"共同计划"建立社区行动，行动必须是可实现的、可持续的，并有能力"说服团体、组织或者机构做出政策改变"（Lavery and others，2005，p. 615）。这可能包含许多不同类型的活动，例如就特定的健康问题游说地方政府和利益相关方，或者组织一次健康展会。

● 在实施预先定好的行动时要"一起行动"。

● 通过参与式评估进行"共同评估"，在这个过程中，所有的社区成员和项目伙伴共同将实际的结果与预估的结果进行比较。

相较于世界卫生组织（2003）、美国疾控中心（2006）或者其他组织使用的模型，上面的模型强调的重点是社会结果，而不是行为结果。在特定的健康环境、社区特征和防范水平条件下，这种模型很适用于解决健康差距（Lavery and others，2005）以及与健康相关的更广泛的社会问题。总而言之，需要记住的是，社会变化开始并结束于个人、群体、社区和决策者层面的一系列行为变化，而反过来又将创造良好的社区、基础设施和政策条件，从而有助于采取和维持健康行为。

风险和危机传播中的社区动员和公民参与案例

"近来公共卫生环境的复杂性日益增长，要求公共卫生、应急和风险传播提供更系统和更具理论性的方法。"（Schiavo，2010a，p.18）在这一背景下，社区动员、公民参与策略与其他传播领域（如大众媒体和新媒体传播、人际传播、其他媒介形式）不断结合，在理论和实践经验上逐步丰富（Schiavo 2007b，2009c；Schoch-Spana and others，2006；Communication Iitiative，2008）。

流行病、新型疾病大暴发和人道主义紧急情况下的公共卫生危机和风险传播面临的挑战主要包括：需要在科学性不确定但处置期限确定的情况下进行沟通；明确的危险或威胁；最重要的是，不能让任何人掉队；应对人们对危机产生的情感反应和心理反应，避免受到进一步的伤害——要知道伴随着一定的社会规范和文化，这些反应可能会阻碍采纳和维持缓解措施（Schiavo，2009b，2009c，2010a）。此外，本书第一章中描述过21世纪健康传播的关键特征（Schiavo，2007b），在此背景下，公民参与和社区动员对公共卫生危机与风险传播的理论及实践提供了如下补充与贡献（Schiavo，2009b，2009c；Schoch-Spana and others，2006；Communication Initiative，2008）：

- 在危机中有更强的管理和维持信任的能力。
- 能够完善现有服务的能力，或者能提供任何国家的市场部门都无法提供的服务的能力。
- 增加应急计划、行动和其他缓解措施的可行性，作为社区参与的结果，这些措施可以量身定制，以反映公共诉求、优先事项和判断。
- 基于文化和特定群体对传播策略及预期结果进行验证。

●对公共政策和紧急措施的感知及影响。

●加大对易受伤害和难以触及的弱势群体的接触、支持和接纳。

●发展公民和社区成员组成的关键支持者群体，让这些公民和社区成员投入到应急响应和相关干预措施中去，并为实现社区发展的积极成果和行为变化而努力（Schiavo，2009c）。

在突发性公共卫生事件和风险沟通中，短期行为、长期行为和社会结果越来越受重视，"短期行为适用于个人、社区或社会实践，我们希望看到不同的群体在紧急响应阶段能采取这些行为"，长期行为和社会结果则是指那些"为了'准备好'应对紧急情况而需要采取的行为和社会规范"（Schiavo，2010a，p.21），并能在准备阶段和就绪阶段做好预案。图6.5重申了这一概念，要求重新审视传统的"事前—事中—事后"模型，发展并形成"准备—就绪—响应—评价—持续"（PRRECC）周期模型。在准备阶段可以从能力培养角度对文化偏好、社区诉求、社会规范、现有行为、政策和障碍进行研究、评估和解决，然后"用它们来分析、回应特定情境及群体的诉求，以及现有的个体和社会行为状况"（Schiavo，2009b，2010a，p.23）。

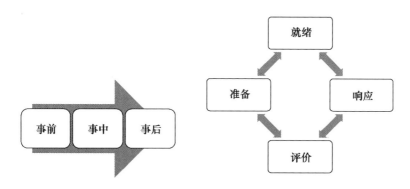

图6.5 从"事前—事中—事后"模型到"准备—就绪—响应—评价"持续的周期模型（PRRECC）

来源：© Renata Schiavo. This model is an evolution of the RREEC（readiness-response-evaluation-constant cycle）model first developed and presented by the author at a 2009 WHO informal consultation（Schiavo，2009c and 2010a；WHO，2010）.

PRRECC 模型（包含以下周期）

●准备（Preparedness），即流行病暴发前或者流行肇始期的研究和评估阶段，这一时期政府、国际组织、本地组织和社区将一起评估以往疾病暴发时累积的经验，学习其他相关的研究案例，了解哪些关键因素有可能影响疾病大暴发时的社会状况以及各种干预措施的实施。作为模型的关键步骤，准备阶段需要探索如何制订全面的传播计划，包括为传播计划实施而培养本地能力，发展联盟，推进决策过程，清除与高危社区生活和工作环境有关的潜在障碍，吸引当地社区参与，明确医疗服务匮乏群体的诉求和风险，选择社会动员的合作伙伴、其他关键行动者以及发言人，与各方就预防疾病大暴发的初步进展和结果指标达成一致。这一阶段决策的主要依据是以往疾病暴发和大流行时期的各项数据。

● 就绪（Readiness），即出台干预措施，提升地方能力，处理社区需求，克服非理性恐惧、已有的不适用的社会规则以及那些可能影响预案的习俗和惯常。行为的准备是一个既定的概念（Paek and others，2008；Schiavo，2009b，2009c，2010a；WHO，2010），不仅和人们的信念、态度、社会规则或者公共卫生紧急状况下所建议采取的行为有关，也和自我效能感有关（例如，"紧急情况下，我自信我能在关键时刻和建议的时间内洗完手或戴上防护装备"），还和感知效益有关（例如，我自信"洗手或者穿上防护设备可以有效保护我的健康"）（Paek and others，2008）。该模型的就绪和准备阶段经常相互重叠，在理想状态下应该同时实施。相比其他方面（例如，提高反馈、协同和决策意见的一致性，本地演讲者的培训，等等），准备和就绪阶段与社区群体的行为指标和结果更为相关，因此，这个阶段极大依赖社区参与投入，为采取所建议的紧急措施做好准备。在危机和风险传播中，我们经常要处理生死攸关的情况，需要立即做出反应，因此，行为结果至关重要，准备和就绪阶段的目的就是提供和保证对行为结果的额外强调和关注。

● 响应（Response），即地方政府及其国际合作伙伴、当地合作伙伴，在突发性公共卫生事件期间（如流行病或疾病暴发期）采取的各种措施。

● 评估（Evaluation），即研究、监测和评估所实行的策略，设计和实施社区反馈机制，以收集数据，评估从疾病暴发、其他紧急情况或风险传播干预的不同阶段中所获得的结果和经验。评估数据还将为未来类似情况的准备提供信息，从而构建一个持续的良性循环。

最新的经验和模型显示，将危机和风险传播中的社区动员、社区参与策略与大众媒体、新媒体、人际传播和其他传播干预措施相结合是一个新趋势（Paek and others，2008；Reynolds，2005）。"一个参与式的社区和家庭协商模型有助于社区成员了解过去的突发性卫生事件和疾病暴发，有助于提高社区信任、传播活动的透明度和传播链效率，获得并加强对某一特定紧急事件的认知。""推行社区协商参与模型的核心步骤是，在人际传播技巧、对话能力、群体促进、资讯管理、整体传播计划和实施策略方面，培训社区领袖、相关群体、传播团队和社会动员合作伙伴，为他们赋能。"（Schiavo，2009b，p. 23）

关键概念

● 社区动员是健康传播的关键领域，它致力于为社区赋能，实现更好的健康结果和社会变化。通常开始于普通民众，并试图吸引社会不同阶层的人参与。

● 社区动员包括多种不同的行动（行为），从人们以游行示威表达他们对某一疾病领域研究资金匮乏的不满，到与他人交流疾病预防的重要性，再到社区成员健康行为变化和社区发展进程。

● "社区动员"和"社会动员"可互换使用。当社区和多方力量联合起来创造社会变革时，社区动员的影响将更大。

● 让公众回归公共健康是 21 世纪公共健康的一个重要目标。公民参与（或公众参与）是创造更有智识的公民的必经过程，这样才能让来自不同领域和各行各业的人们群策群力，有效地为公共政策和经济决策做出贡献，要知道，这些公共政策和经济决策影响的正是他们自己的生活。鉴于本章我们讨论过的社区和社会动员的本质，公民参与基本上指的是大规模的社区动员。

● 作为健康传播干预措施的一部分，社区动员仍然以疾病议题为重点，但也致力于应对更广泛的健康和社会问题。

● 培养传播技能、社区参与和公民自主性，是社会动员的基本内容。

● 发挥健康传播人员和其他社区动员者的作用的同时，不应该剥夺社区成员的自主权利。所谓的社区动员者，应该仅以咨询顾问和技术专家的身份，参与相关健康问题的社区研究和赋权过程。

● 当社区动员成为一个大型健康传播计划的一部分时，如果能补充现有的健康倡议和策略，社会动员干预措施的效用会增加。

- 社区动员受到若干理论和实践模型的影响，包括行为科学、社会科学、社会营销和参与式研究。

- 社区动员的各个模型都总结了其若干关键步骤，所有步骤都聚焦于行为或社会结果，并具有许多共同的特征。

- 社区动员和公民参与策略，是公共卫生危机和风险传播干预的组成部分。

讨论与练习

1. 思考并讨论案例 6.3 中冰瓦这一案例，根据你的观点，列出所有促成冰瓦改变的因素，并按重要程度排序。通过角色扮演，来想象并模拟一下你和你的同龄人或者其他类似冰瓦这样的人，围绕性传播疾病及其预防会有怎样的对话。

2. 你有任何个人或者专业的社区动员经验吗？你曾经参加过以社区为基础的会议或者活动吗？如果有，请应用本章相关的关键概念进行描述和分析。

3. 由于社区参与和社区动员，人们的行为发生了一系列变化，并导致了相关的社会改变。你能列举相关案例吗？请描述事件顺序以及在社区或者社会的不同层面上发生的具体变化，你可以参考最近新闻中出现的案例或者个人经历的案例。如果缺乏具体案例，请想象一个理想的社会变化（例如，具体健康领域的新政策，或者某种疾病洗掉了污名），并探讨可能促成它实现的因素。

4. 阅读表 6.4 中男同性恋者艾滋病病毒/艾滋病时间表，找出时间表中各种不同社会动员要素与不同年份里程碑事件之间的因果关系。讨论这些事件的发生次序，并列举艾滋病病毒/艾滋病流行具体阶段中社区动员和公民参与的干预措施。

5. 找出一个最近的公共卫生突发性事件、疾病暴发或危机的案例，根据本章"风险和危机传播中的社区动员和公民参与案例"一节中所介绍的模型和概念，讨论并分析该案例。重点放在你如何应用这些概念和模型来确立社区磋商和社区动员的关键问题并制定策略。

核心术语

公民参与 citizen engagement

参与式影响 participatory influential road mapping

社区 community

社区驱动的评估 community-driven assessment

参与式需求评估 participatory needs assessment

社区动员 community mobilization

参与式研究 participatory research

社区诉求评估 community-needs assessment

公共磋商 public consultation

公共参与 public engagement

研讨会 consensus-building workshops

公民投票 referendum

公共对话 delivered dialogue

社会动员 social mobilization

第七章

专业医疗传播

本章内容

- 医务人员沟通：点对点的方法
- 医疗（临床）传播中的理论假设
- 如何影响医务人员的行为：理论综述
- 专业医疗传播的关键要素
- 主要传播渠道和活动概述
- 利用信息技术弥合全球健康行业人力资源缺口
- 跨文化健康传播与改善医疗：在临床教育中优先考虑健康差距
- 关键概念
- 讨论与练习
- 核心术语

本章目标

本章介绍专业医疗传播以及这一领域的经典理论，介绍其关键要素、常见活动和工具，并强调这种方法在健康医疗背景下如何与其他策略和领域相辅相成。

在过去的几十年里，医疗体系和实践的变化翻天覆地。例如，费舍尔（2001）的岳父是爱荷华州苏城的一名外科医生，也是美国外科医生协会的理事，他去世后费舍尔整理他的遗物时发现，在他91年的人生中，许多病人实际上并没有付钱给他，而是"捐助一些鸡蛋、土豆、小摆设等物品，以此作为

'报酬'来报答他所提供的专业服务和照护"。

我的曾祖父是意大利南部一个小镇上的全科医生，与今天的医生相比，他的生活截然不同。他活到了102岁，基因好、饮食好、工作热情、长距离散步以及相对轻松无压力的生活方式可能都是他长寿的原因。而在今天，医疗技术日益发达，医疗专业化程度日益提高，以保险为基础的健康医疗体系以及其他措施共同降低了看病成本，但能说自己生活无压力的医务工作者并不多。

当下的医生和所有医务工作者都面临着巨大的日常压力和额外任务，比如：

- 控制成本，了解推荐给患者的治疗和药物的成本效益比。
- 及时跟上技术进步以及医疗标准和实践的快速发展。
- 随时准备回答越来越见多识广的患者提出的复杂医学问题。
- 为留住病人，和其他医院进行竞争。
- 完成重要的文书工作，以满足财务和健康保险的要求。
- 许多国家和地区的医疗行业人手不足，病人数量却不断增加。
- 处理日益增加的文化多样性和健康差距已成为护理工作的一部分。

通过点对点的信息传递工具，专业医疗传播可以帮助医务人员应对挑战，提高其临床工作的有效性，并最终优化患者的健康产出。该传播领域的重要性在于确保"医疗实践反映最新的科学知识"（Solomon，1995，p.28），这也是为何近年来行为和制度变化模型受到强调，因为这些模型鼓励医务人员采纳新行为和新实践（Solomon，1995；Bauchner，Simpson and Chessare，2001）。

医务人员沟通：点对点的方法

在早期的医学、心理学和护理等的历史中，大多数情况和场景下，点对点科学传播的目的在于推进医学实践，倡导应用新的医疗标准。科学传播的一个范例是导师角色——比如资深医生和护士长，他们为年轻的医疗从业者提供培训或建议。

科学传播的概念可以追溯到古希腊物理学家希波克拉底，他被尊称为现代医学之父（Pikoulis，Waasdorp，Leppaniemi and Burris，1998）。希波克拉底也是一位多产的作家，他"建议医生记录自己的发现和医疗方法，从而使之有机会流传开来，并为其他医生所借鉴使用"（Crystalinks，2006；Winau，1994）。

如表 7.1 所示，**专业医疗传播**由科学传播概念演变而来，也叫专业临床传播，是一个针对医务人员而开展的传播领域，它以医生、护士、医生助理和其他医疗保健服务人员为对象，以点对点传播为方法。专业医疗传播是健康传播理论、模型和实践的应用，旨在影响健康医疗专业人员的行为和社会环境，也是围绕医疗专业人而开展的传播项目的计划、执行和评价过程。

专业医疗传播（Professional medical communication）：也叫专业临床传播，是健康传播一大领域，旨在影响健康医疗专业人员的行为和社会环境。

专业医疗传播的目标在于：（1）促进医疗和健康经验的采用；（2）设定新的护理概念和标准；（3）公布最新的医学发现、信念、指标和政策；（4）改变或建立新的医疗优先事项；（5）推进健康政策改革。

表 7.1　专业医疗传播的主要受众

医生
医生助理
医学主管
护士 ● 执业护士 ● 学校护士 ● 探访护士 ● 营地护士
治疗师 ● 语言治疗师 ● 物理治疗师 ● 其他治疗师
牙医
营养学家
营养师

社会工作者
心理学家
业界领袖
健康科学和医学图书馆员
其他医疗从业者

在专业医疗传播中,"同行"概念指的是有相似教育培训背景和能力的专业人士。在特定领域或者健康问题上,同行中的领袖往往会向其他医生或者护士传播其职责范围内的新信息。另外,专业协会等组织负责制定新的医疗标准,使其成员及时了解医学和科学的最新进展,并在传播工作中充当同行领导者。

健康科学和医学图书馆员也在专业医疗传播中发挥了关键作用,因为他们接受过培训,能够获取各种工具,可以提供关于健康或者疾病的各方面信息。他们帮助医生、护士和其他专家及时掌握可能影响患者治疗的最新信息,为病人和读者提供医疗信息,并帮助病人向医务人员正确地提问,影响医患沟通,是健康医疗团队中的重要组成部分。因此,在专业医疗传播中,他们应该被包括进来。有关健康科学和医学图书馆员在健康传播、公共卫生等临床环境之外的作用,请参阅第十五章的相关案例。

最近,日益加快的城市化、患者人口的多样性、健康差距以及全球卫生人力不足等趋势呼唤着健康医疗、公共卫生和社区发展的协作。

通常而言,专业医疗传播依赖一些特定的工具、活动以及特殊技能,例如,卓越的科学写作技能以及复杂的医学或临床术语的读写能力,而这些技能并不总是用于满足其他受众的诉求,这就是本书把专业医疗传播列为健康传播独立领域的原因。事实上,促进专业医疗传播发展的健康传播人员,需要能够与医务人员建立联系,并能使用医学和科学术语,这就要对健康问题有深入的技术理解,并熟悉相关的同行评审文献。

专业医疗传播是健康传播的重要组成部分,它在很多方面都发挥作用:

- 促进最佳经验的采用。
- 创建新的护理概念和标准。

- 提高从业人员对最新的医学和科学发现、信念、参数和政策的认识。
- 改变或者建立新的临床优先事项。
- 呼吁业界领袖和专业组织参与并倡导健康政策的改变，推进健康政策变革。
- 通过新兴技术来扩大临床实践的有效性，并弥合全球医疗健康行业人力资源缺口。

专业临床传播是多维度干预措施的重要组成部分，致力于促成患者以及公共层面的行为和社会改变，它有助于为日益增长的患者需求和健康服务创造友好环境。

举个虚构人物约瑟的例子吧，他是一位波多黎各男士，在当地报纸上读到波多黎各人患口腔癌的风险高过其他族裔（Hayes and others，1999；Parkin and others，1997；Suarez and others，2009）的消息后，他询问牙医自己是否应该定期做口腔癌筛查。如果他的牙医并不知道波多黎各人患口腔癌风险更高，或者不把口腔癌筛查作为工作重点之一，他可能会拒绝约瑟的要求，并向约瑟保证不必担心。在这种情况下，任何直接针对约瑟和其他波多黎各人的干预措施可能都无法奏效，因为在倡导口腔癌筛查并将其作为日常必备事项方面，没有得到牙医和其他初级护理医生的支持。

同样，因为原发性夜间遗尿症（PNE）的原因，一个9岁男孩晚上还会尿床，这种常见的疾病在美国仍然经常被误诊和误解（Hodge-Gray and Caldamone，1998；Mast and Smith，2012），导致孩子的母亲向儿科医生求助时遭到拒绝。儿科医生可能认为尿床是一个行为问题，与疾病无关（Cendron，1999）。这将造成男孩不得不忍受多年的痛苦和屈辱，更会限制他参与和享受普通儿童的活动，比如夏令营和外出过夜（Hodge-Gray and Caldamone，1998）。同时，疾病的复发也将持续对家庭的内部沟通产生负面影响，带来各种压力（Cendron，1999）。

这两个例子显示，和其他的传播干预一样，专业的医疗传播工作应该建立在对受众的信念、态度和需求真正了解的基础之上。它应该聚焦于改变医务人员的行为，必要时可以对其隶属的专业社群的社会规范和政策进行改革。最终，应该让医务人员参与到这些项目的规划、实施和评估中来，并培养他们的主人翁意识和领导力。

医疗（临床）传播中的理论假设

专业医疗传播干预方案的设计和实施与面向其他关键群体的干预相差不大，"标准方法包括选择合适的目标受众，制定项目目标，涉及信息内容，实施并评估，等等"（Solomon，1995，p. S28）。

专业医疗传播成功的一个重要因素是医务人员的参与投入到传播过程中来，与社区动员（见第六章）中的描述相似，毕竟，医学和科学社区也仍然是一个社区。

有时，在制度上改变医务人员的行为可能会更快奏效（Solomon，1995；Solomon and others，1991，2010），例如声誉良好的专业组织（如医院）带头改变其成员和雇员的信念、优先事项和实践。

实践和政策的转变是循序渐进的，需要系统的方法，为了改变一个机构或者组织的政策，需要在不同层级上进行一系列的改变；但从制度性政策上进行改变也能有效地在个人层面上实施朋辈压力。很多时候行为和制度上的变化始于高层管理人员的决策和领导，比如由于专业传播项目、直接的经验或者新的科学发现，高层管理人员认为需要新的政策和实践。但有时候，始于一个普通医务人员认为需要改变，开始修正自己的实践，甚至和同事、组织的其他成员乃至高层管理人员进行建议和沟通。

不管改变的最初路径是什么，专业医疗传播的总体目标始终是，确保最大数量的医生和健康医疗服务人员支持并实施某项实践，该实践能为患者带来最佳治疗结果。一切都基于这一认知——科学和医学发现只是改善患者治疗结果的一个步骤，尽管科学不断取得进步，但大多数国家的医学实践因地、因医生而异（Burstall，1991；Woods and Kiely，2000；Mercuri and Gafni，2011）。

在美国，病患得到的护理质量存在普遍而广泛的差距（Institute of Medicine，2001），这可能是由于先进技术使用上的差距，也可能因为所建议的医疗实践在实现上的差异，以及管理式医疗模式的限制（见第二章）。例如，"48 项关于美国医疗质量的医学研究显示，50%的预防治疗、40%的慢性病治疗和30%的急性病治疗没有被提供，而 20%—30%的所给出的治疗方案并不是被医学界推荐和建议的"（Grol，2002，p. 245；Schuster，McGlynn and Brook，1998；Davis，Schoen and Stremikis，2010）。

缩小医疗差距、提高护理的整体质量是一个循序渐进的过程，行为和社会变化理论强调，任何阶段都需要系统的、以人为中心的方法论。正如 Grol（2002）强调，多项研究和经验表明，知识和传统的教育活动不足以改变医务人员的行为，"要取得成功，必须在不同层面（个人、团队、医院、实践和更广泛的环境）开展活动和采取措施"（p. 246）。这是设计良好、实施到位的健康传播计划的基础之一。

其他在健康传播中被广泛应用的理论和模型也可用于专业医疗传播，应该根据与特定健康问题的相关性来选择理论和模型，并根据情况量身定制以满足医务人员的需求和偏好。

如何影响医务人员的行为：理论综述

医务人员是参与健康传播的另一个关键群体，在设计面向他们的传播干预措施时，和对待其他受众一样，要考虑到他们的专业角色和影响他们行为的关键因素。

尽管缺乏关于医务人员行为的普遍理论基础，但许多学者基本认同行为和社会变革理论的适用性（Grimshaw，Eccles，Walker，and Thomas，2002；Grol，2002）。第二章展示的大量理论可以用来指导我们如何设计专业医疗传播的方案。在整个过程的早期，应该设定好每一种干预措施的行为、制度和社会结果，以此来衡量传播项目的成功可能性。

另一个理论视角强调，在个人和组织或者社区干预措施之间找到平衡点颇为重要（Grol，2002）。例如，学者（Slotnick and Shershneva，2002）建议医务人员在社区实践中学习，所谓**社区实践**，是指"有共同兴趣的一群人参与集体学习活动，并对参与其中的人进行教育并建立联系"（Slotnick and Shershneva，2002，p. 198）。本质上这与其他以社区为基础的群体没有太大不同，都很容易受朋辈观点和实践的影响。

社区实践（Communities of practice）：有共同兴趣的一群人参与集体学习活动，并对参与其中的人进行教育并建立联系。

精心设计的专业医疗传播会融合使用活动和渠道战略，让医务人员个体和专业组织均能找到自己的角色。在行为改变的过程中，健康传播人员需要问问医务人员，他们认为干预措施应该发生在什么层面，以及在每个层面期待哪些行动。"通常，聚焦个人的行动应该与面向团队、组织和更广泛环境的行动相辅相成。"（Grol，2002，p.248）

零散的、单一的传播活动几乎不会产生长期效果，传播是各种干预措施的整合过程，例如大众传播、新媒体传播、策略性政策传播和临床培训。

在设计任何活动之前，首先必须了解医务人员对于相关问题的信念、态度、当前行为和朋辈压力。其次，需要评估从业人员对接受培训、倡导和干预的适应程度。除此以外，还应该考虑影响医务人员行为的更普遍的社会因素，包括个人因素，例如对职业的整体满意度水平；也包括实践相关因素，例如在其医疗工作中已有的优先序列，与其他医学专家或者医务人员的合作水平，渗透在专业社区中的各种政策和社会规范，管理式医疗模式或者其他与成本相关的限制。再次，还要对影响医务人员行为和实践的组织机构进行同样的分析，例如行业协会、保险公司、医学院、医院等。最后，应该谨慎考虑在推广新做法以及废除旧做法时可能存在的障碍，如果干预措施将关注点放在解决可能的障碍上，往往更有效（Grimshaw，Eccles，Walker，and Thomas，2002），也能产生可持续的行为改变。

表 7.2 列出了医务人员在行为改变方面遇到的常见障碍。这个表并未囊括所有内容，需要我们根据情况灵活调整。

表7.2 医务人员行为改变的主要障碍

知识或特定技能的差距
时间限制
优先级冲突

续表

知识或特定技能的差距
信息过载
医疗设施或设备不足
缺乏财务激励
管理式医疗的限制，以及其他削减成本的措施
认为临床医生的作用仅限治病

来源：Grimshaw, J. M. , Eccles, M. P. , Walker, A. E. , and Thomas, R. E. "Changing Physicians' Behavior: What Works and Thoughts on Getting More Things to Work." *Journal of Continuing Education in the Health Professions*, 2002, 22, 237–243; SpickardJr. , A. , and others. "Changes Made by Physicians Who Misprescribed Controlled Substances." Nashville: Vanderbilt University Medical Center. 2001. www. mc. vanderbilt. edu/root/vumc. php? site = cph&doc = 1094.

专业医疗传播的关键要素

专业医疗传播的最重要要素之一是多学科性和多面性，只有持续努力并采用多类型活动和传播工具，才有可能促成改变。

本节将对专业医疗传播的关键特征进行详细讨论，列举如下。有趣的是，其中许多特征也反映了最佳临床实践的关键要素。换言之，医学和科学社群在创建最佳临床实践时，他们所考虑的关键因素，也恰恰反映在专业医疗传播的要素中。以下有星号的部分是根据 Steenholdt（2006）的观点：

- 循证*
- 类属特异性
- 以行为为中心
- 以患者为中心*
- 实践性*
- 易于实施
- 多层面
- 始终如一*

循证

医务人员习惯于根据统计数据、科学信息和专业指导做出决定。大量的临床试验、新的科学发现和临床经验都会促进特定疾病指南的发展，为新的临床实践提供新证据。

专业医疗传播干预应该考虑到医务人员的数据驱动思维，并采用业内声誉良好的科学证据、文件档案和案例研究，来促进最佳临床经验推广和采纳。

类属特异性

和健康传播的其他领域一样，专业医疗传播工作应该针对特定的医疗专家和医务人员。事实上，不同的医务人员应用新的临床建议和付诸实践的水平各异，会因其具体的专业能力和责任水平而有所不同。

例如，如何从疫苗的配方、储存条件和外观中发现疫苗的问题，这与日常负责实际疫苗管理的护士们尤其相关，因为护士在照顾患者的第一线，她们每天要解答大量关于疫苗的安全性、有效性问题，努力消除患者的误解，以及处理其他社会障碍或特定患者的免疫障碍，所以应当建立有效机制，让医生和护士尽可能全面地讨论沟通关于新疫苗的信息。如此一来，医患双方的沟通才能持续和准确，医疗团队的所有成员都能有充分的准备，对患者治疗决策和结果发挥影响。

以行为为中心

一如既往，在健康传播中行为结果的目标在一开始时就应该很明确，传播人员最好和临床团队成员一起讨论后共同做出，因为后者才是采纳所有变化的持续的主体。换句话说，传播人员应该和临床医务人员合作，问问他们，什么样的改变最终将有助于改善患者的治疗结果，这些改变能否得到现有健康医疗体系和政策环境的支持。为鼓励这些实践行为和改变，应该设计相应的干预措施。除此之外，还需要设定政策和医疗体系层面的系统化变革目标和活动，帮助解决社会政治环境和临床操作体系中存在的重大问题，这些层面的干预和改变将强化支持临床工作人员改变现有行为的动机。

以患者为中心

在临床环境中，患者处于健康传播干预的中心，而医务人员的能力则对治疗结果产生根本影响，这些能力既包括将新的医学和科学信息消化吸收并应用于日常医疗中的能力，也包括与不同的文化、信念和健康素养水平的患者有效沟通的能力。因此，我们应该尽力提醒医务人员，注意相关信息与潜在的患者治疗结果之间的联系。

可能的话，应该开展多种渠道与患者分享、讨论特定疾病或者医学实践的最新相关信息，以改善医患沟通。这在慢性病、行为健康（例如，药物滥用）等问题上特别重要，因为这些问题给患者带来长期的生理、心理负担，并受到患者生活或者工作环境中的各种社会因素的影响。许多情况下，医患沟通可以和点对点传播相结合，除了临床环境中的医患沟通之外，社区领导者和家庭成员同样可以发挥持续性的强化作用。在社区层面，促进医务人员与他们所服务的社区之间的信息和文化交流，培养社区成员用社区自己的语言、文化用语来分享和讨论医学信息的能力，这将有助于提升患者的传播能力和文化能力。因此，专业医疗传播干预也应该注重培养文化能力和跨文化健康传播的能力（见本章"跨文化健康传播与改善医疗：在临床教育中优先考虑健康差距"一节）。

实践性

专业医疗传播始终要从"实际怎样？"这样的问题开始。传播人员应该放下教科书，在实践中探索如何通过特定社区实践将新信息推广应用到医务人员的日常工作中去。

例如，在举办疟疾研讨会时，传播人员首先应该重视疾病诊断和治疗相关的实践性方法，再处理有关疟疾预防不同策略的功效的争论——例如，使用经杀虫剂处理的蚊帐的功效，与给房子喷洒氯喹或者使用氯喹的功效对比〔American Association for the Advancement of Science，2006；Centers for Disease Control（CDC），2006e；World Health Organization（WHO），2006〕。此外，应在受影响最严重的地区的社会和环境范围内讨论疟疾。

易于实施

时间障碍、冲突的优先级、管理式医疗的限制（见第二章）以及其他障碍常常限制了医务人员改变，不愿采纳新做法。因此，专业医疗传播应该努力让新做法易于被持续采用。正如 Grol（2002）所说，"特别重要的是，改变应该尽可能地嵌入到日常活动中，让改变本身不要变成额外的工作"（p. 249），传播人员可以展开倡导活动，为医务人员开发设计工具包，给他们提供参考借鉴，鼓励他们和病人一起使用。

例如，在美国，创作性脑损伤（MTBI）是一个严峻问题，困扰着 170 万人（CDC，2013c），即便轻度 MTBI 或脑震荡这类疾病依然影响着至少 110 万人。为了改善对这类疾病的认知和管理，美国疾控中心（2006d）为医务人员开发设计了一套工具包，其中包括"便利的临床信息、英语版和西班牙语版的患者信息卡（医生可以发给病人填写完善以便开展医患讨论）、科学文件材料以及一张储存卡（CD-ROM）"。发放这套工具包的目标不仅在于提高 MTBI 的预防、诊断和治疗水平，而且也为医生与病人以及整个社群的相关沟通提供了工具。此外，其他干预措施也在辅助和完善工具包，以便之产生成效，这些措施包括针对普通大众、国家卫生部门和特殊关键群体（例如，运动员、教练）的倡导，促进他们对 MTBI 的认识和预防。其中包括两门免费的在线课程，一门面向健康医疗专业人士，另一门面向青少年及其家长、高中体育教练和运动员（CDC，2013b），以便他们能意识到并及时识别出脑震荡的早期症状。

表 7.3　　　传播方法和工具及其效用：基于 36 篇系统性文献综述的分析

方法和工具	综述的数量	研究和效用
教育材料、期刊、邮寄资料	9	效用有限
继续医学教育课程、会议	4	效用有限
互动教育会议、小组教育	4	研究很少；十分有效
教育拓展、家庭拜访、便利化和社会支持	8	开处方和预防时特别有效
反馈	7	混合效用

续表

方法和工具	综述的数量	研究和效用
运用意见领袖	3	混合效用
将多方面的干预措施和教育结合起来	16	十分（非常）有效

来源：Adapted from Grol, R., "Changing Physicians'Competence and Performance: Finding the Balance Between the Individual and the Organization", *Journal of Continuing Education in the Health Professions*, 2002, No. 22, pp. 244-251. 授权使用。

多层面

事实证明，多层面的方法比单一、零星的活动更有效。表 7.3 分析了 36 篇系统综述，并比较了不同方法对改变临床表现的作用（Grol，1997，2002）。分析表明，使用单一方法会出现一定效用或者混合效用，而多层面的干预措施最有效。比如，当美国传染病基金会（National Foundation for Infectious Diseases，NFID）带头对儿童免疫接种预防流感相关政策和实践变革进行倡导时，他们使用了多层面的方法，鼓励、支持疾控中心针对儿童免疫的建议和做法。

案例 7.1 美国传染病基金会的儿童流感防治：案例研究

研究表明，两岁以下儿童因流感住院的比例与 65 岁以上老人的比例相同。2002 年美国疾控中心发布了一项新政策，鼓励所有年龄在 6—23 个月的孩子接种流感疫苗。疾控中心与主要的意见领袖、政策制定者和医生进行广泛调查和沟通，发现大多数医生支持儿童流感疫苗，但是需要在实施每年度的流感疫苗接种计划过程中克服基础设施方面的障碍。此外，专家和医生们还发现了 6—23 个月大的孩子接种流感疫苗时存在的一些其他障碍。

当年美国传染病基金会（NFID）发起了"儿童流感防治行动"，以促进公众对这一问题的关注，为 6—23 个月大的孩子每年接种流感疫苗创造良好的氛围。为此，一方面得让意见领袖和政策制定者们确信，接种是切实可行的；另一方面更要让父母们意识到孩子有患流感的风险，主动要求为孩子接种。

关键行动

2002 年的圆桌会议和共识文件

NFID 召开了一次圆桌会议，公共卫生机构、私人医疗机构、护理和传染病等多个领域的专家参加了会议，这有助于各方在儿童流感问题上达成共识，并通过最佳方案来实现儿童流感防治，践行每年的疫苗接种计划。会议通过了《提高婴幼儿流感疫苗接种率的落实建议》的报告，这份报告列出了流感疫苗接种的障碍以及克服这些障碍的策略，并提供了示范。报告被广泛分发，并作为年度流感疫苗计划在医学实践上的证据呈递给美国疾控中心下属的免疫接种实践委员会（Advisory Committee on Immunization Practices, ACIP）。

媒体推广

随后行业媒体和消费者媒体对活动进行了宣传推广，以便向医学界和家长宣传 6-23 个月大的儿童罹患流感的严重度，活动把重点放在面向接种人群的推广策略上。整个活动过程中，《今日美国》《美国儿科学会新闻》《家长》和《儿童》等主要的媒体，都在重要版面予以报道。

美国儿科学会年会上的研讨会

2003 年 11 月，NFID 主办了一个继续医学教育（CME）研讨会，重点介绍了上一次圆桌会议的内容和美国儿科学会年会上的相关报告。现场有数百名医生参会，另有数百名医生参加了线上 CME 项目——该项目在会议结束后推出，主要为儿科医生提供相关信息支持，帮助他们为所有 6—23 个月大的儿童接种流感疫苗。

疾控中心发布了完整的儿科建议

整个活动期间，疾控中心的免疫接种实践委员会（ACIP）分别于 2003 年 6 月和 10 月举行了两次重要会议，在会议之前，NFID 邀请了主要的意见领袖来强调圆桌会议和共识报告中的策略内容。在 10 月的会议上，NFID 邀请了一位儿科医生向委员会介绍他在疫苗接种工作中的成功经验。

结果——例行建议的第一年

2003 年 10 月 15 日，疾控中心的咨询委员全体投票通过议案，建议从 2004 年秋季开始为 6—23 个月大的儿童接种流感疫苗——NFID 与意见领袖、医生、政策制定者和家长们持续一年的推广活动功不可没。根据建议第一年（2004—2005 年流感季节）的数据报告，所有 6—23 个月大的儿童的流感疫苗接种覆盖率比预期的 48% 略高，这也是迄今为止儿童常规疫苗中采纳速度最快的一项。

为继续帮助医生有效展开实施，提高免疫接种率，NFID 还开发了一个综合资源包《儿童也需要流感疫苗！》。该资源包于 2004 年发布，2005 年增订了一些教育材料。资源包的主要内容和分发由美国儿科学会（AAP）和美国全国流感疫苗峰会共同完成，而峰会由美国医学会和美国疾控中心联合主办。

来源：National Foundation for Infectious Diseases. " Flu Fight for Kids. " Unpublished case study, 2005b. Copyright © 2005. National Foundation for Infectious Diseases. 授权使用。

始终如一

专业医疗传播的信息应该在各阶段保持一致，并和最新的医学发现、最佳实践和临床指南保持一致。信息一致性在传播中是一个基本的要求，这有助于为"改变"建立清晰路径。相互矛盾的建议和信息会让受众感到困惑，阻碍他们改变的意愿，影响他们对传播计划质量的整体认知。

主要传播渠道和活动概述

传统上，医生和其他医务人员会依靠同行评审的出版物，向他们所处的社群传播科学和医学发现以及临床实践，目前，这仍然是一种对研究发现进行可靠的科学传播的重要工具。可是，Grimshaw、Eccles、Walker 和 Thomas（2002）认为，仅仅依靠这种方法有不少局限性，诸如：（1）医务人员用于阅读的时间有限，据调查显示，平均每周不超过一个小时；（2）许多医务人员缺乏训练，难以对已发表的研究进行质量评价；（3）循证信息在临床应用中会存在若干障碍。因此，精心设计、落实到位的专业医疗传播应该选择多种渠道和活动，要做到如下几点：

- 补充同行评审的出版物。
- 以容易理解和实用的方式呈现信息。
- 优先考虑并强调实际临床应用中不同的研究发现。
- 列出具体的指导方针和最佳经验。
- 提供指导和工具，克服影响采纳的障碍。
- 使用传播新技术、新工具，促进医患互动。

例如，医务人员开始使用 iPad 或者 Kindle 之类的**平板电脑**，里面安装的一些应用程序 App，"能检查药物，或让他们和病人分享解剖图，解释手术过程"，"根据科技公司 CDW 的研究显示，使用平板电脑的专业人士通常每天能提高 1.1 个小时的工作效率"（Dolan，2013）。另一个例子是，尽管许多医院仍然在使用单向呼叫器，但越来越多的医院开始使用短信沟通来处理紧急情况或工作人员需求（Sindel，2009）。无论是和其他护士还是和医生沟通，护士都将短信作为首选的沟通方式（Sindel，2009）。表 7.4 列出了专业医疗传播通常使用的工具、活动和渠道。

平板电脑（Tablets）：一种移动电脑，例如 iPad 或者 Kindle。

表7.4　　　　　　　　**专业医疗传播中主要的传播工具和渠道**

传播场所和渠道	• 年会、专业会议 • 地区会议、专业分会 • 协会会议（例如，医院或者患者会议） • 特别活动（圆桌会议、座谈会、系列讲座） • 互联网 • 专业和行业媒体 • 特殊的传播工具
主要工具	

续表

印刷	• 专题著作：书籍，文件，或独立成章，或包含多篇文章或多个章节。 • 白皮书：专论专刊的一种，经过圆桌会议或者工作组讨论。 • 共识文件：对某一健康议题或者实践达成共识的一种白皮书，由工作组或者封闭式圆桌会议所有成员投票形成。 • 行动纲领文件：共识文件的一种，呼吁医学和专业社区中的各个关键群体实施具体行动；有助于塑造新的健康政策或者实践。 • 期刊增刊：科学论文或者会议记录的汇编，通常和主刊一起打包发行。 • 行业出版文章：由意见领袖或者专业机构撰写的、在期刊上发表的、面向特定专业受众的文章，包括评论文章、编辑部信件；有标准的编辑流程，但不是同行评审。 • 同行评审的期刊文章：包含原创数据研究或者对现有研究的新观点的、经同行评审的论文
在线	• 网站 • 电子信件：由专业机构向其成员和关键群体发布，提醒他们关注最新的医学动态、实践、出版物和其他感兴趣的信息。 • 在线讨论，直播研讨会，专题讨论会，教育项目，工作坊和在线培训课程。 • 视听节目，包括播客、视频广播、会议的在线转播
移动	• 用于临床目的的各种应用程序：例如，诊断工具、医患沟通、疾病和药物相关事实等。 • 医院内部或医护人员之间的短信：交流紧急情况、员工诉求、报告最新患者情况
视听节目	• 培训视频：在线的，或者 CD/DVD。 • 主要节目的衍生周边，例如：会议录音，讨论会录像。 • 相关视频和其他媒体
易于实现的工具	• 工具包：供临床工作人员使用的线上的、打印的或者电子版本的材料，包括宣传册、信息表、视频、患者奖状、案例研讨、相关数据、存储卡等，覆盖多种议题——与患者沟通，诊断工具，临床团队成员的培训课程，重要新医学实践的提醒工具

专业医疗传播应该尽可能考虑所有的传播工具和渠道，致力于促进最佳临床护理实践或者医疗新标准的采纳，鼓励医学问题、患者护理、人力资源培训和科学传播的创新，推进社群实践的发展。同时，应该要更积极使用互动方式，例如互动式和在线式的工作坊、意见领袖会议，互动方式更有效，虽然其成本更昂贵（Grimshaw, Eccles, Walker and Thomas, 2002; Spickard and others, 2001; Bauchner, Simpson and Chessare, 2001）。最后，专业医疗传播的活动和工具应该与设计的策略相呼应，将"路障转化为垫脚石"（Painter and Lemkau, p. 183），即转变为临床医生的改变，最终转化为更好的患者治疗结果。

利用信息技术弥合全球健康
行业人力资源缺口

信息技术的快速更新和迭代为解决跨地域、跨国医务人员的沟通和培训需求提供了机会，这对于服务匮乏的地区（如美国农村地区和低收入发展中国家）来说尤其重要。因为，这些地区的医务人员无法和在城市或者富裕国家工作的医务人员一样获得相同的机会去与同事互动或参加培训活动和课程，也不能获得专业证书认证。

信息技术（包括使用视频、在线资源、播客和移动技术）为医务人员提供信息、工具和知识，帮助消除贫富社区之间的健康差距，这些信息、工具和知识在他们所处的环境中可能接触不到。此外，这也有助于打破职业孤立、专业成长机会有限的恶性循环。而上述这些问题至今仍然影响着许多发展中国家，并同其他因素一起导致了大规模移民（也称**人才外流**）。

> 人才外流（Brain drain）：发展中国家医务人员的大规模移民。

2013 年全球教育和技术健康（GETHealth）峰会汇集了来自多个领域和政府机构的专业人士，大会主旨是"生产新的知识、合作伙伴关系和观点，更有效地利用三个 IT 领域（基础设施、设备和软件），以解决健康医疗行业人力资源缺口问题"（GETHealth，2013）。已有经验证明了这种方法的有效性，例如，约翰·霍普金斯大学全球临床健康教育中心一直使用远程医疗和远程教育，向贫穷国家的医务人员分享其专业知识（GETHealth，2013）。在美国，新墨西哥大学的 ECHO 项目"利用远程技术培训农村和贫困地区的初级医生，以治疗复杂的慢性疾病。通过线上研讨会和其他辅导，农村和贫困地区的医务人员能接入大型知识网络，体验知识和最佳医疗实践经验的跨时空转移"（Robert Wood Johnson Foundation，2013）。将 IT 技术作为大型干预手段之一还有助于全球许多健康医疗资源和服务匮乏地区的弱势群体获得健康平等，具体而言，信息技术有助于增加这些地区的医务人员数量，为专业发展和最佳临床实践的扩散提供新的传播渠道，并让其他健康专业人员（例如社会工作者和社区健康工作者）参与到建议和行动中来。

事实上，健康传播专业人员率先战略性地使用了新媒体和其他新技术，将其作为综合性干预措施的关键组成部分，用以改善公众和患者健康产出。作为专业医疗传播干预措施的一部分，我们还应该关注以下几点：

- 鼓励发展多领域合作伙伴关系，以解决临床环境中的新兴需求；
- 倡导资源和政治承诺，以进一步使用 IT 创新技术；
- 培训健康医疗从业人员，提高其健康素养和媒介素养能力；
- 与医学专家紧密合作，设计简单且符合文化要求的解决方案；
- 培养健康素养、文化竞争力和跨文化传播等基础能力，确保能与专业医疗传播工作有效地结合；
- 让专业人士和社区参与到活动中去，从而形成群聚效应以支持整体工作。

跨文化健康传播与改善医疗：在临床教育中优先考虑健康差距

人口城市化趋势正在改变临床环境，患者多样性也随之增加，这种多样性不仅表现在文化、年龄、性别、语言和健康信念方面，还体现在患者生活方式、工作、年龄以及所处的社会经济和政治环境。临床医务人员越来越需要使用健康的"心理—社会模型"（见第二章），考虑和解决众多健康的社会决定因素，这些因素正是弱势群体和贫困群体存在健康差距和健康堪忧的根本原因。

"减少健康医疗方面的不平等需要扩大医疗培训，超越当前对种族和族裔的关注，综合考虑诸如社会经济地位、环境条件、性别认同、性取向、行为选择和医疗保健可及性等决定因素"（New York Academy of Sciences，2012），还需要扩展到所有其他负责病人护理和相关互动的临床工作人员那里，最大限度地影响病人的治疗结果。一些项目已经尝试将健康平等的框架和思维模式纳入临床护理中，例如，"健康引导者"项目帮助患者获得医务人员指定的资源和服务，包括食物、热量和其他重要的健康决定因素（Health Leads，2013）。

在这一背景下，跨文化健康传播成为推进健康公平的关键。医学研究所

（IOM）的报告《不平等的治疗》（2003a）建议，对医务人员进行文化竞争力培训是缩小健康医疗差距和改善患者治疗结果的一大关键措施。跨文化健康传播的基础是文化竞争力框架，自2003年医学研究所的报告以来，这一领域有了巨大的发展。跨文化健康传播相关技能可以让医务人员有效地弥合文化、社会经济、性别等差距，并为患者提供所需的社会支持。鉴于全球健康医疗行业从业者日益多样化，跨文化传播的方法和策略知识也可以帮助从业者与来自不同文化、族裔和种族背景的同行进行交流。正如已有经验显示（Betancourt，2008），相比于更传统的面对面场所，数字化学习和播客可以提供补充性的培训渠道。

总结一下，日益增加的多样性应该并已经驱动变革，跨文化健康传播是追求健康平等的关键内容。

关键概念

• 专业医疗传播是健康传播理论、模型和实践项目的应用，旨在影响健康医疗专业人员的行为和社会环境。

• 医疗传播是一种点对点的方法，关系着临床实践是否始终反映最新科学进展。

• 医务人员直接影响着患者的治疗决策和结果，因此，它是健康传播非常重要的领域，也是大型健康传播计划的重要组成部分，这些计划致力于鼓励患者、公众层面的行为改变，或倡导医疗政策与实践的变革。

• 尽管医务人员仅仅是参与健康传播过程的一个群体，但有一些特定的技能（例如，优秀的科学写作能力）和工具主要甚至仅用于专业医疗传播，这就需要将专业医疗传播作为健康传播的一个单独领域来考虑。

• 尽管在关于医务工作人员行为发生改变的理论和模型上，学界还没有达成共识，但学者们非常重视行为和社会变革理论以及许多其他已经被纳入健康传播理论工具箱的理论和概念（见第二章）。

• 和健康传播其他领域一样，行为和社会结果也应该提前进行设定，并用来评估干预措施的有效性，评估活动最好由传播人员与健康医疗工作人员一起执行。最终，专业医疗传播计划应该要促进和鼓励采用最佳方案，从而谋求更好的治疗结果和健康产出。

- 专业医疗传播的关键特征和主要工具应该在制定和实施时加以考虑。

- 考虑到健康医疗环境的复杂性，应特别注意以下几点：

（1）改变现有临床行为时存在很多障碍，专业医疗传播若能清除这些阻碍，则改变更有效。（2）尽管成本更昂贵，但互动式的传播方式（不论是离线还是在线）是首选，因为在激励并改变医疗服务人员的行为方面它们有更大的潜力。（3）推动医务人员将最新的科学发现转化为新的或最佳的临床实践时，多层面方法通常比单一方法更有效。（4）实践证明，将个人和群体策略正确结合起来非常重要。

- 信息技术为解决健康医疗能力建设和全球健康医疗行业人力资源缺口提供了机遇，有助于在公共卫生和以患者为中心的议题上取得进展。

- 在改善贫困和弱势群体的健康医疗方面，临床环境中的跨文化健康传播发挥着关键作用。

讨论与练习

1. 在你看来，在什么样的环境下专业医疗传播能成为健康传播干预的基本部分？请举出具体例子。

2. 专业医疗传播和健康传播其他领域的关键差异是什么？主要相似性又是什么？

3. 医务人员的社会网络、其所属的专业机构是如何影响他们的临床行为和实践的？他们的社会背景对专业医疗传播有什么影响？

4. 回顾表 7.2，根据你的观点对影响临床工作人员行为改变的主要障碍进行重要性排序。说说你的排序理由，并列举出能支持你观点的个人或专业经历。

5. 你的医生、护士或者其他健康服务人员使用过哪些传播技术？描述这些技术与你的就医经验（常规访问、疾病访问等）的关系或者所产生的影响。你认为在临床环境中或与医患相关的传播中，使用传播技术的利与弊有哪些。

6. 某个全国性护理协会发起了一个传播项目，目标在于提高人们对传染病复发以及预防建议的认知。在此之前，这种疾病一直被低估或者漏诊。项目开展第一年，主要受众仅有健康医疗从业人员；第二年，项目的范围扩大到患者和普通大众。从方法使用层面上思考，为什么该协会在第一年受众仅局限于健康医疗从业人员的可能原因？并讨论这种方法的利弊。

核心术语

人才外流 brain drain

专业医疗传播 professional medical communication

传播实践 communities of practice

平板电脑 tablets

第八章

健康传播中的支持者关系和
战略合作伙伴关系

本章内容

- 支持者关系：基于实践的定义
- 承认所有支持者群体的合法性
- 支持者关系：一种结构化的方法
- 发展成功的多部门的战略合作伙伴关系
- 关键概念
- 讨论与练习
- 核心术语

本章目标

　　本章界定了支持者关系这一概念、背景以及"与不同社区和支持者（例如，研究人员、从业者、机构和组织）合作的重要性"（Association of Schools of Public Health，2007，p. 11）。本章还举例说明了健康传播中支持者关系的实践过程，通过案例分析了其关键步骤、应做和不应做的事情，以及建立多部门合作伙伴关系的战略。

　　在民主社会中，**支持者关系**是一种结构性的方法，决策者和政府官员使用它来"与公众磋商、互动、交换观点和信息，以便公民能表达他们的偏好，并对关乎他们生活的决策提案发生影响"（United Nations Development Programme，2006）。普通公众、特殊群体和社区是决策者的主要支持者。地方政府官员是公共健康的关键支持者，他们影响着当地医疗健康部门的活动、公共卫生干预措施以及相关的资金、人力资源分配。有时地方政府认为公共卫生的功能就是履行健康服务的特定规定，而不是实施广泛改善公共卫生水平、以社区为中心的干预措施。公共管理人员的重要职责之一应是帮助地方官员理解公共卫生的真正含义，这将有助于增加公共卫生的能见度（Lind and Finley，2000），并且使公共卫生干预政策及资金能成为地方政府考虑的优先事项。

在健康传播背景下，支持者关系通常用于解决公共卫生、非营利性组织、健康医疗、社区发展和商业部门中的各种健康问题。它适用于不同的支持者群体，这些群体在具体健康问题上作用不一。

支持者关系：基于实践的定义

支持者（Constituents）：受同一个特定问题影响或者影响同一个特定问题的个人、社区和群体。

支持者关系（Constituency relations）：与带着共同目标和意图的主要利益相关者、社区和组织聚集，以及交换信息、建立并维持战略关系，以实现特定传播计划或健康任务的全过程。

在定义支持者关系之前，重要的是要了解什么是**支持者**。支持者的范围包括从投票选举某个特定的政策制定者、政党、专业组织、董事会成员的各种群体，到不同事业的"拥护者或者资助人群体"，以及为"不同组织或者机构服务的团体"（American Heritage Dictionary of the English Language，2004a）。公共卫生和健康医疗背景下的支持者群体包括患者、医务人员、其他健康医疗服务人员、医院雇员、专业人士、倡导团体、非营利组织、学术界、健康医疗行业企业、公共卫生部门、公众和决策者，这些群体彼此互相影响。从促进公共健康事业发展、完成组织使命与目标以及改善患者治疗结果等方面来说，其中某些群体的作用可能比其他的更显著。

在健康传播领域，支持者关系是指与带着共同目标和意图的主要利益相关者、社区和组织聚集，以及交换信息、建立并维持战略关系，以实现特定传播计划或健康任务的过程。"通常来说，传播首先是接触受众，为主题信息建立支持者基础"（Carter，1994，p. 51），建立有效关系和形成主要支持者的过程有赖于健康传播所有行动领域（例如，人际传播、策略传播、政策传播、新媒体传播等）。通常，支持者关系最终形成战略伙伴关系和联盟。

自20世纪90年代以来，私营机构和商业部门的传播领域一直运用支持者关系来发展联盟、解决公共政策议题，以及扩大公司的政治或市场影响力。在这种背景下，关键的支持者群体也被称为"**第三方群体**"，包括非营利性组织、特殊利益组织和倡导组织（Burson-Marsteller，2006）。通常，这些关系中的各方目标一致，通过协作、建立伙伴关系和互动来实现共同目标。

> 第三方群体（Third-party groups）：关键的支持者群体，包括非营利性组织、特殊利益组织和倡导组织（Burson-Marsteller，2006）。通常，这些关系中的各方目标一致，通过协作、建立伙伴关系和互动来实现共同目标。

企业和许多健康医疗机构里（如私立和公立医院）的支持者关系可以用利益相关者理论来解释（Freeman，1984）。利益相关者理论认为有内部相关者（例如，雇主和投资者）和外部相关者（客户，政治群体和社群），他们的需求和愿望应该被纳入公司决策和建议，"一个组织的利益相关者是指任何能影响组织目标的实现或受其影响的任一群体或个体"（Freeman，1984，p. 25；Scholl，2001）。

支持者关系可以发生在不同个体、群体或者社区成员、社会组织与社会阶层之间，以及他们参与健康和社会活动的过程之中。这一实践过程还受到其他理论影响，例如，第一章提到的社会经济模型。总体而言，支持者关系是一种结构化的方法，可以最大限度地发挥人们彼此连结的作用，释放关系的力量，从而实现健康和社会目标。社区和社会互动以及公民参与（见第六章）的关键原则也被视作支持者关系的重要影响因素。

在公共健康领域，一些组织和机构日益认识到支持者关系的重要性。例如，1999 年美国心理健康研究所（NIMH）发起了一个全国性支持者拓展和教育项目，"借助倡导组织之力，让科学与服务融合"，该项目旨在扩大精神疾病患者获得医疗服务的途径（Cave，2013），并研发传播项目，为他们提供工具和信息。该项目现在被称为"合作伙伴拓展计划"，多年来一直在争取"与国家和州组织的合作，致力于传播最新的研究发现，告知公众精神障碍、酗酒和吸毒成瘾（的危害），并且减少对这些疾病的污名化和歧视"。该项目还为心理健康研究所提供了机会，让美国各地的社区、团体参与制定相关的全国性研究议程（The National Institute of Mental Health，2013b）。最近，"合作伙伴拓展计划"正在推广的活动致力于解决儿童、青少年和其他处于高危的群体的精神疾病，以及因为种族、民族、年龄、教育、收入、残疾状况、地域以及性或者性别而产生的心理健康差距。另外，"合作伙伴拓展计划"还在推进志愿者参与美国心理健康研究所和美国国家卫生研究所（NIH）的临床试验，并与研究人员合作推进研究进程（The National Institute of Mental Health，2013a）。

支持者关系能够在健康传播项目中改善特定疾病，实现某些社会目标，接下来让我们进一步讨论其中的关键领域和问题。

承认所有支持者群体的合法性

就某一个特定健康议题与各个组织、社区、意见领袖和个体建立积极的关系，这通常能为健康传播项目的战略、信息和活动创造良好的、友好度高的环境。然而，除了拥有共同观念、目标的群体及个人，关系还应进一步拓展，应承认所有支持者群体的合法性，包括可能持有相反意见的群体，这是支持者关系实践中的重要部分（Burson-Marsteller，2006）。

倾听和理解那些反对意见以及其援引的事实，这是对批评进行预测和管理的一个步骤，也能赢得那些意见不同方的尊重。它会帮助大家找到共同点，尽量减少分歧，有利于找到一个各方都能接受的解决方法，从而最终持续推进。

虽然不是每一次都能弥合不同意见，但重要的是能传递这样一种观念：支持或者反对一种观点，而非反对某个人本身。至少，与对手接触或者了解他们的活动，有助于传播工作和制定战术。

举个例子，关于动物权利和动物研究的争论在欧洲和美国持续了几十年。在很长一段时间后，美国动物权利组织认识到，"不妥协、唯素食论和反对医疗进步的哲学理念对关键支持者、公众和政策制定者吸引力有限"（Center for Consumer Freedom，2013）。在一些欧洲国家，动物权利组织逐渐不得不支持某些科学家、医生和医学界有名望的意见领袖，并且就他们赞成动物研究的请愿做出反应。结果，其中一些人在一定程度上改变了他们工作的重点或者策略（Constance，2005）。

在承认所有支持者的合法性时，支持者关系可以从很多传播理论中找到工具和策略，例如，公共倡议、一对一会议、议题管理、大众媒体和新媒体传播，等等，从而更好地应对批评和不同意见，发展与那些重要支持者群体的联盟关系。同时，支持者关系与健康传播其他领域密不可分，比如，公共倡导（见第九章）往往被用于吸引新的支持者关注健康问题。同时，媒体宣传工作的基础是建立和维持与大众媒体的联系，并就某一特定议题形成虚拟社区，这个过程需要运用多种支持者关系。

支持者关系：一种结构性的方法

与健康传播其他领域一样，支持者关系既是艺术也是科学。"公共卫生的领导者要找到主要的支持者，加强他们的参与，建立并管理与支持者群体的有效互动，应用策略来评估和提高支持者在公共卫生议题的参与度。"（Hatcher and Nicola，2008，p. 443）

健康类组织和机构会考虑内部能力建设，认为建立和维持关键支持者关系的理想方式是建立战略伙伴关系和联盟。这种转变通常从关键的管理层（例如，执行董事、董事会成员和传播主管）开始，逐步扩展到整个组织。要想鼓励在员工和顾问之间建立支持者关系，发展以合作伙伴为导向的思维模式，如下要素必不可少：

● 确认支持者关系并加以扩展。在资源允许的情况下，建立专门负责这一领域的职位或者部门。例如，美国心理健康研究所专门设立了"支持者关系和公共联络办公室"；又如，在美国和全世界，"儿童无烟运动（Campaign for To-bacco-Free Kids）"在减少烟草使用及其致命危害的斗争中发挥领导作用

（Campaign for Tobacco Free Kids，2013），他们有专业人员致力于建立支持者关系。

- 强调团队合作、倾听和谈判技巧的重要性，平衡不同需求，并与其他组织分享成功经验。
- 培训工作人员。
- 与其他组织部门分享成果。

组织机构、健康传播团队都需要树立关于支持者群体关系的长期愿景，还需要与所有这些群体建立和维持长期关系。表8.1举例说明了与关键支持者建立、保持关系时应该做和不应该做的事项。

表 8.1　　　　　　　　　建立和保持长期关系的指导方针

应该做	不应该做
了解关键支持者的诉求和关注重点	如果支持者群体规模太小或者支持者有不同意见，就轻视支持者群体
在项目一开始就接触这些群体	一厢情愿认为他们会支持你的事业或者传播计划的方方面面
交换信息时保持开放的态度	建立合作关系后，给人留下不负责任的印象
考虑他们的焦虑和担忧	试图控制或管理他们
识别并尊重文化、伦理和其他各种差异	
寻找共有的目标和优先事项	
在信任和相互尊重的基础上建立长期关系	
解决伙伴关系中可能的障碍	
如果合作关系已经建立，要持续评估合作伙伴的价值，包括双方商定的指标、最后期限、财务承诺、程序和角色	
鼓励并最大限度地让所有合作伙伴参与项目设计、实施和评估	

建立联盟，扩大项目范围

支持者关系的目标之一是建立合作伙伴关系、发展联盟以及其他类型的合作。联盟通常由伙伴关系发展而来，结构上更正式，一般包括联盟的书面备忘录、规章制度、专门的管理团队、常用工具以及对联盟事业的长期承诺。例如，健康传播联盟（2013）就是"一个跨组织的任务小组，其任务是加强身份认同和促进健康传播领域发展"，该联盟包括多个团体、协会和美国联邦机构，有官方网站、专属的管理团队、一系列共同活动和工具。

无论联盟和合作关系的形式如何，都需要加强具体问题的可靠性和相关性，给那些能影响政策制定者（见第九章）、媒体和其他关键利益相关者的支持者提供发声渠道，扩大项目开展范围，整合不同资源和专业知识，最终能够促进实现健康和社会目标。案例8.1是对国际非营利性组织"医生促进人权协会（Physicians for Human Rights）"主要工作人员的采访。

案例8.1 支持者关系如何有助于促进组织任务：基于实践的视角

以下观点来自2006年与吉娜·卡明思和南西·马克思的电话采访与交流，他们当时分别是"医生促进人权协会"的运营副主任和外联主任。

医生促进人权协会（PHR）成立于1986年，愿景是动员健康医疗专业人士参与人权保护活动，改善人类健康，维护人类尊严，其成员包括医生、护士、公共卫生专家、法医科学家、人权专家和其他致力于促进人权和健康的人士。1997年，国际反地雷组织荣获诺贝尔和平奖，PHR是该组织的创始成员之一。在国际社会，PHR上在倡导人权保护方面能力卓著，享有良好声誉。

经过几十年的发展，该组织不断践行其使命，调查研究不同健康环境中的人权滥用，发起倡导活动，呼吁政策制定者和相关组织一起做出改变。PHR在美国建立了专业支持者团队，负责提供专业意见和文件支持，倡导新政策和新行动。它还在非洲培养类似的支持者团队，从事有关艾滋病病毒/艾滋病的预防、治疗和护理等工作。

医疗、护理和公共卫生专业的学生是该组织的主要支持者，PHR认为，学生代表着公共卫生和人权的未来。学生志愿者对健康差距的认知逐渐增强，他们参与行动，试图说服政策制定者，引起重视，让他们意识到HIV/AIDS可能是影响人类健康和医疗体系的全球危机。

PHR 不仅建立和发展新的支持者关系，还重视维护与现有支持者群体以及其他利益相关者的关系，比如美国的政策制定者、发展中国家的卫生部门、世界卫生组织（WHO）以及国际特赦组织等其他组织。PHR 通常为决策者和关键支持者群体提供资源，比如关于人权和健康问题的科学内容以及解决策略建议；还召集举办各种利益相关者会议、工作坊和峰会，促成各方就健康和人权问题的解决方案和路径达成共识。

在发现非洲农村的大多数卫生服务中心都有护士后，PHR 与美国艾滋病护士协会合作组织了一次 HIV 峰会，与会者包括 25—30 名在非洲从事艾滋病护理工作的护士。在峰会上，这些护士不仅有机会交流有关艾滋病病毒/艾滋病防治的临床实践信息，而且能与美国政策制定者会面，讨论非洲艾滋病病毒/艾滋病防治和护理的资金问题。峰会还讨论了由于社会经济条件恶化而导致发展中国家卫生保健人员日益短缺的困境。PHR 为该项目提供了它在人权方面的专业知识，而护士协会则提供了艾滋病领域的专业技术能力和丰富的知识。

支持者关系的建立往往是与知晓健康或人权问题的各种组织、个人进行交流的结果，这就需要明确支持者关系的作用、职责、对伙伴关系的预期结果、合作的时间框架以及决策过程。大多数人只有经过多年实践的摸爬滚打之后，才能真正理解支持者关系中工作要求的细微差别。这是一个在做中学的过程，然而，教育和培训仍然能让人对其关键原则和步骤有所掌握。

发展成功的多部门的战略合作伙伴关系

大多数健康和社会问题都是复杂的、涉及多领域的，解决方案也不例外。例如，在一个高肥胖率社区，典型的干预方案是与当地的超市合作，提供健康且居民可负担得起的食品。然而，如果只关注本地超市是不足的，一个更全面的方案应该包括与城市规划者合作，修建公园、公共空间、自行车道和免费跑道；与统计学家合作，一起分析该社区哪个地方的肥胖率较高并找出原因；与健康医疗专业人员合作，向居民提供专业的营养学信息；与当地企业合作，为员工提供减肥训练课程，或者降低减肥人士的保险费用以进行激励。除此之外，还要与社区组织合作，通过当地学校和社区广播来进行宣传，鼓励社区参与设计执行解决方案或者为弱势群体提供社会支持（Health Equity Initiative, 2012a）。

多部门合作伙伴关系近年来蓬勃发展，得到了众多著名组织机构和协会的支持，被列为公共卫生和临床环境的核心要素（Association of Schools of Public Health，2007；National League for Nursing，2005；National CNS Competency Task Force，2010；Partnership for Health in Aging，2013），以及未来培训发展的重点（Health Equity Initiative，2013c；Community Tool Box，2013）。2005 年美国护士联盟发布《护理工作者的核心能力》，其中将创建并维护"社区和临床伙伴关系"作为一项重要的能力。美国老年协会明确提出，"与老年人及其护理人、健康医疗专业人员和护理工作者交流与协作，将专业信息融合到整个团队的医疗规划和实施中去"（Partnership for Health in Aging Workgroup，2008）是一项核心竞争力。

当政府、非营利机构、私营机构、公共组织、学术界、社区团体、社区成员和其他相关者"聚集起来，解决与社区和个体相关的问题"时，就形成了多部门合作伙伴关系（Community Tool Box，2013）。这种关系的基础是合作而非竞争，旨在解决系统性的公共卫生、健康医疗和社区发展问题，是一项长期事业。最终，多部门合作伙伴关系的目标是鼓励社区采取行动，掌控健康和社会问题，实施社区驱动的解决方案。

> 多部门合作伙伴关系（Multisectoral partnerships）：政府、非营利机构、私营机构、公共组织、学术界、社区团体、社区成员和其他相关者"聚集起来，解决与社区和个体相关的问题"所形成的关系。

战略合作伙伴关系需要深思熟虑，采用结构化方法，以增加项目工作效率、提高长期合作关系可持续性。建立和维护阶段尤为需要付出艰巨努力，特别是在项目早期要识别出潜在的合作伙伴，以便他们能够有效地参与干预措施的计划、实施和评估；除此之外，了解那些可能会妨碍或制约合作伙伴关系的限制和行政要求也不可忽视。

项目的早期阶段就应准备建立合作伙伴关系，这样的话，健康机构和传播团队可以尽早意识到伙伴关系的重要性（National Cancer Institute at the National Institutes of Health，2002），让所有的合作伙伴们在一开始就参与到协商、决策和解决中来。

总的来说，如果所有的合作伙伴能够就特定的合作关系、标准流程、工作分配、共同目标、行动计划达成共识，那么大多数困难都能迎刃而解。虽然合作伙伴关系需要时间和承诺，但意识到潜在的困难有助于克服障碍和保持长期关系。表 8.2 列举了潜在的困难，选择正确的合作伙伴是扫除困难、建立持久而以结果为导向的合作伙伴关系的步骤之一。

表 8.2   合作伙伴关系的潜在困难

项目发展失控
过程很费时
合作伙伴可能偏离战略目标
缺乏合作伙伴的参与或对项目的真正承诺
太多行政障碍
维持和管理合作伙伴关系的成本（经济方面的或人力资源方面的）

来源：National Cancer Institute at the National Institutes of Health. *Making Health Communication Programs Work*. Bethesda，MD：National Institutes of Health，2002；Weinreich，N. K. Hands-on Social Marketing：A Step-by-Step Guide. Newbury Park，CA：Sage，1999；Weinreich，N. K. *Hands-on Social Marketing*：*A Step-by-Step Guide to Designing Change for Good*.（2nd ed.）Thousand Oaks，CA：Sage，2011.

选择正确的伙伴

可选择的合作伙伴很多，如何筛选确定最适合的对象，可以遵循以下标准：

• 具有共同的使命和目标。这通常开始于一个共同的愿景，但有时也可能是积极沟通的结果，在沟通过程中各方进行谈判并确定共同的利益和解决方案，满足所有可能的合作伙伴的需求。

• 具备与本项目拟解决或参与的特定健康问题相关的背景和经验，也包括不同领域的相关经验。

- 能接触到目标受众和利益相关者。这可以是通过其现有的项目、资源、社区外联和动员工作，也可以借助已有的与关键群体、大众媒体或其他利益相关者的关系。
  - 与你的组织已经建立有关系。
  - 能获得额外的资源和技能。
  - 针对项目元素（例如，信息开发、材料）的审查过程较为简便。
  - 能承担专门用于建立和管理合作伙伴关系的成本（经济、时间和资源）
  - 对你们的任务目标充满热情。

简而言之，最好是选择在组织性、专业性上与任务目标具有相关性的合作伙伴。如果考虑与商业机构建立关系，大多数非营利组织都会制定正式或非正式的标准和政策来指导、规范这种合作关系，这些标准也是为了维护非营利性组织的信誉、独立性以及合作伙伴的整体声誉。通常，大多数商业机构认可并欢迎这一做法。

案例 8.2 是美国癌症研究所（NCI）的指导方针，用于评估可能会参与健康传播或其他研究的商业伙伴，也适用于其他特殊类型的合作伙伴，如联盟、公私合作伙伴关系或者**合作协议**（如涉及大学、健康医疗专业人士和组织的协议等）。附录 A 提供了与特殊合作伙伴关系相关的资源选择列表。

> 合作协议（Collaborative agreements）：一种涉及大学、健康医疗专业人士和组织的特殊伙伴关系

案例 8.2 美国癌症研究所（NCI）考虑商业伙伴的指导方针

政策

- NCI 不考虑任何为特定商业产品、服务或者公司/机构背书的合作。
- NCI 的名称和标识仅供批准授权并有书面许可的项目使用，NCI 保留在用 NCI 名称和标识之前审查所有副本（例如，广告、宣传或者任何其他用途）的权力。

- NCI 对每一项合作提案均进行正式审查。

- 任何公司/机构都没有使用 NCI 名称、标识、信息和材料的专有权利。

- 任何与联邦政府的合作都需透明，不能保密。

对合作伙伴进行筛选审查的标准

- 公司/机构不属于烟草公司，也不参与烟草产品的生产、营销和推广。

- 公司/机构不能有任何与 NCI 政策、项目相冲突的产品、服务或促销信息（例如，该公司/机构不销售含有已知的致癌物或其他 NCI 认为在医学、科学上不可接受的产品）。

- 公司/机构目前没有与 NCI 进行业务合作谈判。

- 公司/机构与 NCI 或国立卫生研究院（NIH）没有任何未解决的冲突或争端。

- 与该公司/机构建立合作关系不会与 NCI 其他合作伙伴或联邦事务发生冲突。

- 公司/机构令人满意，符合卫生或健康医疗的标准。

- 有证据表明，该公司/机构有兴趣成为 NCI 的合作伙伴。

来源：National Cancer Institute at the National Institutes of Health. *Making Health Communication Programs Work*. Bethesda，MD：National Institutes of Health，2002，p. 37.

建立持久的、以结果为导向的伙伴关系

要想建立持久的、以结果为导向的伙伴关系，关键是要自始至终保持住将不同伙伴聚集在一起的那种动力、热情和承诺水平，这并不容易，不仅与干预的结果有关，也和合作伙伴的动机以及过程中的整体满意水平有关（Schiavo，2006，2007，2012）。精心规划、建立反馈机制、监测与评估等方式能够起到促进作用，出色的人际沟通能力也能有助于合作伙伴关系在面临不确定性、变化、资金不足以及其他困难情况时继续保持团结一致。

在建立和维持合作伙伴关系的整个过程中，要牢牢记住"合作伙伴关系的摩擦和阵痛总是挥之不去，需要大量的时间投入和互相妥协，因为合作各方的文化差异巨大。但是，它能为所有合作方带来良好的回报"（United Nations Foundation，2003，p. 4）。观察不同的组织文化、理解不同组织的内部激励机

制相当重要,例如,有些组织注重奖励个人成就,有些组织重视团队,还有些组织以任务为导向,有特定的财务或者商业目标。在合作中,询问合作伙伴需要什么、什么能够让他们取得成功,才能更有效地让他们参与到合作伙伴关系和干预措施中来。

基于两个干预活动的经验,表8.3列举了合作伙伴关系成功的因素,这些因素适用于不同类型的伙伴关系的建立和管理,以及其他可能的情境。这两个活动一个是巴西多部门合作建立的热带疾病中心,用以降低疟疾和利什曼病的发病率和死亡率;另一个是美国的全国性传播运动,目的在于提高公众对原发性夜遗尿(PNE,6 岁以上尿床)的认知,并建立专门网络(Schiavo,personal files,2012c,2013)。案例中的许多成功因素也适用于特定情境或特定议题中不同类型的伙伴关系。

表8.3	合作伙伴关系的成功因素
对合作伙伴的需求、兴趣和使命进行广泛的前期调研	
分析每个可能的合作伙伴的主要亮点	
确定哪些是关键性的合作伙伴	
尽早让所有合作伙伴参与到项目的设计、实施中	
有共同的愿景和项目目标	
轮流成为公众注意力关注的对象	
定期开会讨论下一步工作、评估结果和流程	
设立委员会进行项目监督,并由其中一个部门,例如秘书处或协调小组,进行居中协调	
熟悉彼此的标准实践、信念、任务等	
对于合作伙伴在整个合作伙伴关系和项目开发过程中提供的专业指导表示赞赏	
忠诚、承诺、热情、尊重他人	

来源:Schiavo,personal files(2012c,2013).

各合作伙伴对伙伴关系的结果和过程是否满意,以及他们持续参与的动机意愿,是干预过程和结果的关键所在。由于对"成功"的定义因人而异,因此,除项目特定指标之外,如何有效评估合作伙伴关系也不可或缺。例如,作为最新的经验,美国的四个城市着力于培养和发展多部门合作能力,以降低婴儿死亡率，他们的经验显示，为每个城市的合作伙伴在当地举办为期两天的研讨会以及合作伙伴关系发展课程，有助于各合作伙伴在评估其关系状态和进展的标准上达成一致（Schiavo，Estrada-Portales，Hoeppner，and Ormaza，2012）。这类方式有助于个人、专业和组织明确自己参与任务的动机，并为长期评估合作伙伴的满意度和动机提供合适的指标体系（Schiavo，Estrada-Portales，Hoeppner，and Ormaza，2012）。

正如协作工作需要时间和指导，所有合作伙伴关系的成功最终也和是否有适合的机制和传播工具有关，即能否使合作伙伴支持他们的工作、讨论在遇到的障碍和常见的问题，以及增加传播人员关于合作关系策略、成功因素方面的知识。如前文所述，这可以通过识别合作关系的拥护者来创建、组织社区协作的文化；致力于员工或组织部门的支持者关系和合作伙伴关系的发展；为员工和社区成员提供培训和专业发展的机会；了解该领域的新趋势、新战略和新流程。

不同类型的合作伙伴关系

虽然本书的重点不是对各类型合作关系的讨论，但本节提供了各种类型合作伙伴的一些案例，也总结了当学生和专业人士接触健康传播或者其他领域的战略合作伙伴关系时需要考虑的关键因素。

例如，与中型社区组织（Medium-sized Community-based Organizations，CBOs）合作时，首先要考虑到：对他们来说，产生影响是关键，因为他们的员工高度关注自己的使命，并代表他们所服务的社区。因为中型社区组织（CBOs）的财务和人力资源有限，通常需要兼顾许多不同且彼此冲突的优先事项，为了最大限度地利用有限资源，有必要为干预措施和中型社区组织的参与度设定明确的目标。他们倾向于合作的项目往往是与其总体使命和现有项目高度一致的，并且还可能得到其关键支持者和社区支持（Community Tool Box，2013；Schiavo，2012）的。考虑中型社区组织是在何种经济环境和金融周期中运营同等重要，通常情况下，他们需要根据财务预算来确定活动的优先级，并且需要配套的财务激励。然而，对于与本地社区建立联系、提高干预措施的文化竞争力，以及最终鼓励社区参与来说，中型社区组织都至关重要，所以应该竭尽全力将它们纳入到新的或现有的项目和倡导中去。

还有一些其他的类型，如**公私合作伙伴关系**（Public-Private Partnerships, PPPs）。公私合作伙伴关系是"公有（例如中央政府或者地方政府）与私营合作伙伴之间的协作"（PPP Bulletin International，2012），或者组织团体。公私合作伙伴关系"至少涉及一个私人营利性组织，一个非营利性组织或者公共机构"（Reich，2002，p. 3）。

> 公私合作伙伴关系（Public-private partnership）："公有（例如中央政府或者地方政府）与私营合作伙伴之间的协作"（PPP Bulletin International，2012），或者组织团体。公私合作伙伴关系"至少涉及一个私人营利性组织，一个非营利性组织或者公共机构"（Reich，2002，p. 3）。

公私合作伙伴关系致力于实现长期目标，或者将公共部门的干预措施制度化。他们着眼于共同合作的领域，具有正式的结构，包括领导（指导）委员会、协议、书面备忘录或者项目合同，还配套设置了明确的使命、目标、专门人员、惯常使用的传播渠道、成员发展和培训、外部资源、正式的评估过程以及成员责任感（Schiavo，2012）。上述要求并非公私合作伙伴关系独有，但这种类型的关系需要更高层次的项目承诺和资金，因此相应的要求也更严格；最重要的是，所有合作伙伴都能接受这些要求：

> 我们相信，所有部门（公共部门、政策部门、非营利部门、医疗保健部门、私营部门等）的大多数人都秉持这样一种世界观：全人类在人道主义、尊严等方面具有普世价值，并希望能为他们的孩子留下一个更美好的世界。这是传播上的挑战，也是对世界卫生组织总干事陈冯富珍博士等杰出领导人呼吁各界采取行动以缩小健康差距的回应（Schiavo，2011b，p. 68）。

下面这个案例是"全球使用肥皂洗手项目"（the Global Public-Private Partnership for Handwashing，PPPHW），它是由13个国际性利益相关者组成的公私合作伙伴联盟，包括联合国儿童基金会、美国国际开发署、宝洁公司、FHI360、伦敦卫生与热带医学院、联合利华、布罗法大学和纽约州立大学等。项目"旨在提高人们意识，建立政治承诺，激发正向行为"，在地方、全国和全球"采取行动"，正确使用肥皂洗手。

"全球使用肥皂洗手项目"（PPPHW，2013）联盟的准则是：

- 在外部机构的技术援助和支持下，各个国家的公共部门处于先发地位。
- 需要政治承诺。
- 全国性的。
- 公私合作伙伴关系只是达到目的的一种手段。
- 重点是建设和整合现有的水和卫生设施、其他基础设施、健康干预项目和学校体系。
- 重点是衡量洗手项目的影响。
- 合作伙伴关系是包容性的。

PPPHW 在多个国家展开干预措施后，取得明显进展，例如加纳的结果显示，"如厕后洗手率增加了13%，吃饭前洗手率增加了41%"，该国的样本主要是农村人口（Curtis, Garbrah-Aidoo and Scott, 2007, p. 637）。其他类似的公私合作伙伴关系项目同样发挥了重要作用，例如肥胖症（Coalition for Healthy Children, 2013），口腔健康（Cohen, 2011），癌症防治（Weir, DeGennaro, and Austin, 2012），健康医疗可及性、质量和效率（Sekhri, Feachem, and Ni, 2011），以及被忽视的热带病（Bush and Hopkins, 2011）等。

总之，对所有健康传播、公共卫生、健康医疗和社区发展领域来说，支持者关系、战略合作伙伴关系的理论与实践是一项宝贵的资产。支持者关系依赖于传播各个领域的众多理论和工具，它自身也是传播的一大领域。通常情况下，新的传播项目和决策往往始于支持者群体参与的某一次非正式会议、某一封电子邮件甚至某一次电话。

关键概念

- 不少著名的组织和机构明确表示，"与不同的社区和支持者群体（例如研究者、从业者、机构和组织）合作非常重要"（Association of Schools of Public

Health，2007，p. 11）。

● 支持者关系是健康传播的一个关键领域，也是传播其他领域的关键组成部分。

● 在健康传播领域，支持者关系是指与带着共同目标和意图的主要利益相关者、社区和组织聚集、交换信息、建立并维持战略关系，以实现特定传播计划或健康任务的过程。

● 作为基本的传播领域，支持者关系常用于公共卫生、非营利机构、健康医疗和商业部门。

● 支持者关系的一个基本前提是承认所有支持者群体的合法合理性，包括可能持反对意见或不同方案的人。

● 与持有共同价值观、目标的群体建立并保持积极的团队合作关系，取决于很多条件。

● 大多数健康和社会问题的本质和解决办法都是复杂的且涉及多部门，因此，多部门合作伙伴关系是有效解决这些问题的关键方式。

● 当政府、非营利性组织、私营部门、公共机构、学术界、社区、团体、社区成员、个体等"共同参与解决影响整个社区和特定人群的问题时"，多部门合作伙伴关系就形成了。

● 围绕健康问题建立支持者关系或建立、维持合作伙伴关系，这需要努力并遵循若干基本步骤。

● 本章列举了这些步骤，并总结了合作伙伴关系的关键成功因素以及不同类型的合作伙伴关系的案例。

讨论与练习

1. 举出你所了解的支持者关系的例子，谈谈它们在推进公共健康或者实现组织目标中所发挥的作用。

2. 结合某个项目或你的个人经验，用表 8.1 思考并分析在建立和保持长期关系中哪些应该做，哪些不应该做，分别进行重要性排序，并为你的排序提供理论依据。

3. 支持者关系如何应用于健康传播？请举例说明。

4. 研究和讨论一个基于多部门合作伙伴关系的健康传播项目案例，总结其经验、教训和关键成功因素。

5. 列出你熟悉的两个不同组织/机构，如果二者要建立合作伙伴关系，比较他们在组织文化上的关键特征和异同，以及说明在文化融合方面哪些问题亟须解决。

核心术语

合作协议 collaborative agreements

多部门合作伙伴关系 multisectoral partnerships

支持者关系 constituency relations

公私伙伴合作关系 public-private partnerships

支持者 constituents

第三方群体 third-party groups

第九章

政策传播和公共倡导

本章内容

- 作为整合传播的政策传播和公共倡导

- 与决策者和利益相关者沟通

- 公共倡导和公共关系中的媒体

- 影响新媒体时代的公共政策

- 关键概念

- 讨论与练习

- 核心术语

本章目标

本章定义了政策传播和公共倡导，将二者确立为健康传播的关键领域，介绍了传播健康政策的渠道，讨论如何使用传播手段来倡导公共健康政策（Association of Schools of Public Health，2007），并吸引相关群体和公众一起实现政策的改变和落地。

公共卫生或社会发展政策中的变化通常是许多人长期共同努力的结果，这些变化会对广大民众、弱势群体和欠发达地区民众产生长期影响。我脑海中经常浮现出一位快 70 岁的出租车司机，他是一个风趣且工作努力的移民，与家人在美国生活了几十年，当时他开车载我去佛罗里达州的一个城市参加在当地社区卫生中心举办的会议。他和我分享自己在社区卫生中心获得的医疗服务，不停地讲述其就医遭遇，描述一些社区卫生中心如何救了他的命，让他能尽快康复并重返工作，并由衷感谢社区卫生中心的存在。他觉得，对于像他这样资源有限的人来说，社区卫生中心简直是救星。

"美国社区卫生中心的出现要归功于 20 世纪 60 年代的社区健康工作人士和民权活动家，他们始终在低收入社区工作。当时，生活在城市贫民区和农村地区的数百万美国人饱受贫困之苦，急需健康医疗保健服务。在那些决心寻求改变的人中，在低收入社区工作的 H. 杰克当时是一个年轻的医生兼民权活动家，他曾在南非学习过，目睹了先进的社区健康模式如何成效卓著地改善了公共卫生。"（National Association of Community Health Centers，2013）从美国社区卫生中心运动早期到约翰逊总统宣布最终"战胜贫困"，这一历史进程既包括"美国社区卫生中心首个提案"，也包括于"1965 年批准的两个社区卫生中心示范项目的财政提案，其中一个在马萨诸塞州的波士顿，另一个在密西西比州的乌尔班尤（Mound Bayou）"（National Association of Community Health Centers，2013），在此过程中，通过政策传播和公共倡导，不仅决策者与公众以及其他利益相关者进行沟通，还培养了一批重要的支持卫生中心的公民。

作为整合传播的政策传播和公共倡导

本章的重要前提是，无论我们在公共卫生、健康医疗、私人部门、社区发展还是其他领域工作，所有人都需要学习如何就公共政策及其管理进行充分沟通，并将其作为我们职业生涯的一部分。例如，大学老师与学生们沟通系里的实习或学分政策，临床医生和患者沟通关于医疗检验的政策，非营利组织向社区传播国家相关卫生政策，并帮助它在社区落地，又或者捐助人与备选的受助人讨论公共卫生领域的捐助政策。所有专业人士都需要精心策划和演示讲解所倡导的政策内容，寻求各类型公众的支持（例如，同行、社区等），以便通过某个新政策或者落实已有政策，这些都证明了**政策传播**和**公共倡导**的广泛应用。此外，尽管组织性、地方性政策对人口数量的影响小于全国性政策，但其聚合效应可能会更显著。

政策传播（Policy communication）：为了支持新政策或改变现有的政策，依据健康或者科学数据与政策制定者、其他决策者进行沟通的过程。

公共倡导（Public advocacy）：策略性地使用传播来影响舆论和公众态度的变化，从而影响政策制定者或者其他决策者，促进行为、社会规范、政策、资源分配的改变，最终为社区、群体、组织和公众赢得福祉。

"'倡导'这一术语的含义随使用环境而不同，可以用来描述介于公民与决策者之间的、具有代表性与参与性的群体，也可以描述不同组织机构及其倡导能力，还可以是不同地方的活动策划；通常广泛地用于描述群体在塑造政府和社会、促成政治和社会结果方面的影响。"（Reid，2013）在大多数情况下，公共倡导工作的重要部分是对大众媒体和新媒体的使用，因此也被称为媒体倡导。

长期以来，在公共卫生、健康医疗、社区发展、公共和私营部门等数领域，与政策制定者沟通是一项重要能力，在过去的几十年里，许多新技术的出现标志着政策传播显著增加。决策者们越来越多地参与公共讨论，使用大量公共倡导工具，来表达他们对健康和社会问题具体政策的观点与态度。例如，20世纪以来总统的政策传播显著增加，采取了总统新闻发布会之外的多种形式，如报纸、电视、与公众通信等（Hoffman，2010），到了21世纪，大量使用新媒体。

政策传播和公共倡导紧密相连，互为补充，有时甚至在策略、活动和媒体上相互重叠。政策传播无法在真空中发生，多半会得到公共倡导项目的支持，致力于让大众或者特定社区和群体参与进来，以支持与政策制定者和其他利益相关者对话，达到预期结果。如前文所述，美国心脏协会（The American Heart Association，2006b）将公共倡导定义为"影响决策者并促进法律和政府决策改变的行为，从而推进并实现特定组织或群体的使命"。这一定义表明，向公众展示研究结果与健康医疗数据对新政策的传播推广和资源分配也起关键作用，政策传播可能是公共倡导的组成部分。政策传播的目的是促进达成、实现现有的或新的政策，这可能与公共宣传有区别，因为它往往不需要普通人或特定群体的大部分人有同样参与度。

　　不少组织机构一直致力于培养政策传播急需的人才和能力。例如，人口资源局设立了政策传播伙伴项目，面向"所有在学术机构攻读博士学位的发展中国家的学生"开放，它重点关注下列领域——计划生育、生殖健康、贫困、健康平等和人口增长等（Population Reference Bureau，2013）。"该项目旨在弥合研究成果和政策制定落实之间的差距，要知道，虽然科学研究具备深远的政策意义，但它只有有效地传达给各种非技术性受众才能真正奏效。"（Population Reference Bureau，2013）

　　在整合传播工具以适应不同群体的文化偏好、需求、态度和文化水平的过程中，用科学数据助力政策改变非常重要，在政策执行和管理中也是如此。利益相关者和决策者必须要优先考虑并触达他们各自的支持者群体，才能对政策的广泛落地实施和影响力进行评估。接下来的内容将重点介绍基于证据的政策传播和公共倡导的相关经验与方法。

与决策者和利益相关者沟通

　　在传播人员参与任何对话或者公开辩论之前，理解自己的受众至关重要。为了实现这一目的，他们必须查看有关议题的投票记录、特定政策制定者所属群体的信息、民众对健康和社会问题相关支持的历史记录、政策制定者所在部门的规则和潜在限制，以及政府体系、机构和组织的关键部分等许多其他关键因素——这是所有传播行为的第一步。无论如何，在与任何一个政策制定者讨论之前，你都需要准备充分。

　　例如，美国健康教育组织联盟及其合作伙伴共同主办了"年度健康教育倡导峰会"，它帮助与会者"在48小时内提高其倡导技能，提供基础、中级和高级的倡导培训，并由经验丰富的政府公关人员带领开展针对具体议题的研讨会。峰会的高潮是与会者以单独或州/地区代表团的形式访问地方立法机构或者美国国会的工作人员"（Virginia Public Health Association，2013；Health Education Advocate，2013）。会议通常只关注2—3个特定任务，这些任务服务于普通人群、特定群体，或者可能有助于进一步推进健康教育专业发展（Health Education Advocate，2013）。被邀请的与会者要提前准备，并与议员或国会工作人员约定行程。对那些刚开始接触政策传播和公共倡导的人来说，这是一个向经验丰富的前辈们学习和合作的机会。其他机构和组织也开发了各种指南或者专门的培训课程，用于提高其关键支持者、同行们的政策传播及公共倡导技能，例如神经科学协会、美国心脏病协会、克里斯托弗和达纳·里夫基金会（Society for Neuroscience，2006；American Heart Association，2006b；Christopher and Dana Reeve Foundation，2013）。

不管受过何种培训，在与自己所在的组织、专业协会或者社区卫生中心的政策制定者和其他关键决策者沟通时，传播人员总会受到自己的个性、信仰、爱好和精力的影响，但下列基本准则能帮助我们提高工作成效（Population Reference Bureau，2013；Health Education Advocate，2013；National Association of Chain Drug Stores，2013）：

• 建立有意义的联系。公开表达并强调你是该政策制定者的支持者之一，问问自己，你是他们所在州或地区的选民吗？你是否代表特定群体或者协会，该群体或协会对你想要讨论的问题有重要影响吗？你是否带来某种新颖见解，还是能与政策制定者的关键支持者产生共鸣？作为特定组织的成员，你受到过某种与工作相关政策的影响吗？

• 解释一下你之所以关心这些健康问题是因为它与你个人经历有关。作为医生，你是不是担心某项可能的新政策会影响你为病人提供的医疗服务质量？作为社区成员，你是不是会为本地社区卫生中心争取额外的资源分配，以促进社区参与和信息获取？作为父母，你是不是在孩子死于癌症后为儿童癌症研究争取更多资助？

• 界定问题，并与公共卫生、医疗和科学数据建立联系。在有相关科学研究、人口统计、市场调研和其他任何支持你论点的研究背景下讨论问题，让你自己成为政策制定者的智囊和资源。将这些信息和之前的政策行动或者无作为的历史事实联系起来，并回到当时情境中去，思考为什么解决和优先处理这些特定健康或者社会问题很重要。

• 简明扼要，并限制每次碰面时所讨论的问题数量。无论是两到五分钟的面对面讨论，还是电子邮件和电话，都要保持简洁，避免专业术语，同时，试着把注意力集中在有限的问题上。

• 准备好以一种有效的方式回答问题，选择与决策者的知识水平及其对特定问题的理解程度相适应的沟通方式。不要试图回答你不确定答案的问题，而是承诺给他们提供后续的相关信息，以此作为一个额外的联系机会，这很有用。

- 倾听，并试图找出对决策者来说真正重要的是什么，可能存在什么样的机会和挑战，以便进一步讨论问题及其可能的解决方案，为未来的谈判和沟通做准备。同时要做笔记，与你所在组织的其他成员进行分享。

- "总是要有正式的询问和感谢。"无论你是在某个特定问题上寻求普遍的支持，还是要给某个即将出台的法案或者政策拉票，一定要清楚地表达你的期望。很多时候，"政策制定者不提供协助的最大原因之一，是从未有人向他们要求提供帮助"。

尽管"在山上"（位于华盛顿特区的美国国会山，美国参众两院议员、代表和其他决策者都在这里有办公室）的会谈活动或与其他政策制定者、决策者的会议很重要，但别的传播渠道、方式也能助力良多，许多政策传播是通过电话、传真和电子邮件进行的。"除了面对面的会议，电话是最具影响力的沟通方式"（National Association of Chain Drug Stores，2013），在美国，可以通过很多资源找到众议员或参议员的选举办公室的电话号码；你可以打电话给国会山总机，告诉他们你的邮政编码和联系方式，从而与你想找的政策制定者办公室进行联系。同样地，通过拨打某个协会、机构或团体的总机，也能联络上其处理特定健康问题和相关政策的办公室。通常与倡导工作有关的组织会向其成员或者支持者群体提供相关决策者的电话联系方式，如果你是想在自己的组织内部寻求政策上的改变，就更容易找到决策者及其关键参与者。

传真和电子邮件也是能联系上美国参众两院的合适方式，除非你有其他的私人联系方式，否则传真通常是发给处理特定健康问题的政策办公室的工作人员。和面对面会议一样，无论传真还是电子邮件，内容简明扼要都非常重要。

政策简报（Policy briefs）：就公众关心的问题、可能的政策解决方案和最佳政策，选择一些建议整理而成的简要总结。

> 　　倡导简报（Advocacy briefs）：政策简报的一种，"主张采取特定的行动方针"。
>
> 　　事实简报（Objective briefs）：政策简报的一种，"为决策者提供客观信息，助其做出决定"。

　　政策简报是政策传播和公共倡导的另一重要工具，它有两种基本类型：**倡导简报**和**事实简报**，前者"主张采取特定的行动方针"，后者仅"为决策者提供客观信息，助其做出决定"（Food and Agricultural Organization，2013，p. 143）。政策简报主要用于"为非专业读者呈现研究项目的发现和建议，常常被用作向决策者传递研究发现"（Jones and Walsh，2008，p. 1），因此，对公共卫生、医疗和其他公共政策的研究人士而言，政策简报是最适合的工具。政策简报要求简洁扼要，必须基于多项实践研究和实地数据，并且要从大局出发提供解决问题的建议，而不是停留在研究方法或者实施细节层面。政策简报的语言要求通俗易懂，朗朗上口，能吸引非专业读者，以便吸引决策者的注意力。它有不同的格式，基本要素概括在表 9.1 中。

　　政策简报的形式要求简洁，两到三页（包括参考资料）篇幅；表格、图片和图形等的使用可以增加视觉吸引力。附录 A 提供了政策简报的范例，以及如何查找简报范例、样板的在线资源列表。

表 9.1　　　　　　　　　　　　　　　政策简报的关键要素

摘要：强调简报的目的，如果是倡导简报则强调其建议。写这一部分时，问问自己该简报的要点是什么，换言之，你希望政策制定者从中读到什么？
问题的性质和重要性：确定相关的数据和证据信息的确凿性，因为这与政策制定者相关
受影响的群体、人口和社区：优先考虑受影响最大的群体以及对政策制定者来说非常重要的受影响群体，因为后者可能是实现改变的动机因素
风险因素：造成个人、社区和社会环境风险的原因或政策
健康问题的经济和社会后果：例如，健康状况受损的群体缺乏社交机会、工作机会和其他能力；因受损而导致误工的影响；相对于预防措施来说，治疗和住院成本高昂

可能的政策解决办法：这些办法来源于已有的调查结果

建议的行动方案：包括行动的优先步骤（仅倡导简报要写）

参考资料：因为这与报告中讨论的发现和数据有关

如前文所述，政策传播是对公共倡导的补充，公共倡导是塑造和引导支持者支持或者反对某项政策的手段。正如 Paletz（1999）所言，国会领导人及其工作人员通过接触地方和全国性报纸、网站、期刊、杂志、书籍、广播及在线媒体的内容，来监测公众对立法和政策事务的反应。"舆论在民主政治中扮演重要角色，在制定法律和政策时，制定者需要考虑公众舆论……民意调查提供了一种向政府领导人传达大众意见的机制，而政府领导人的决策也将影响整个社会。"（Paletz，Owen and Cook，2012）类似地，各种组织机构的关键决策者和高层管理者都希望掌握舆论的脉搏，了解自己的支持者的想法。媒体相关报道的基调、内容或网络资源及社交媒体上那些被显著传播的观点，往往会影响、塑造决策者在某个议题上的决策和观点，并有助于打造一个友好型环境——政策制定者愿意倾听其支持者的观点和意见的环境。然而，不管我们使用什么样的传播策略和媒体，政策的改变并不会在一夜之间发生，只有长期的、持续的努力才能产生结果。

公共倡导和公共关系中的媒体

公共倡导依赖于我们讨论过的包括大众媒体和新媒体传播、社区动员和公民参与、人际传播和支持者关系等各种传播领域，以及相关媒体的策略性使用。表 9.2 概括了公共倡导的适用领域（Schiavo，2007a）。

许多组织使用公共倡导来推进其议程设置，保护其关键支持者的利益。例如，"疟疾疫苗计划"是非营利组织 PATH 的一部分，旨在"加速开发疟疾疫苗，并确保它在发展中国家的可用性和可及性"。PATH 开发了一个疟疾疫苗研究项目，培训非洲国家的科学家们，通过他们这样"来自现场的声音"去影响所在国家的政策，推进公众"理解、支持临床试验和疟疾疫苗的介绍和引进"，以及争取专门的资源和研究经费（Blount，2007）。该项目旨在使研究人员能"更好地与媒体和决策者进行接触",其内容包括:为期三天的培训讲习班,以及与每一位研究人员进行一对一的倡导经验评估。培训讲习班侧重于媒体和倡导理论、信息发展、演讲者培训、专栏写作以及其他技能(Blount,2007)。

表9.2	为什么需要公共倡导?
获得公众、政策制定者对政策及社会目标的支持
创造政治意愿,帮助设置公众议程和展开公共辩论
向关键支持者提供公众的声音
从社会和组织规范、实践层面上促进变革
发动充分的民众力量以支持政策和社会变革
吸引社区参与,为社区赋能

来源:Schiavo, 2007a and 2007b; Hoover, 2005。

公众倡导的策略和战术也被用于影响公司和公众,以促成实践和政策的改变,例如"无国界医生"组织联合其他国际组织发起的"艾滋病治疗方法获取运动"(Calmy, 2004; World Health Organization and Joint United Nations Programme on HIV/AIDS, 2005a)。该运动一直致力于降低发展中国家在售的艾滋病基础治疗药物的价格,虽然药物和治疗的获得不仅仅取决于价格,但是他们的努力成功地使多家制药公司参与公开辩论,并促使制药公司发掘恰当的解决方法。同样,如果消费者意识到反式脂肪酸对健康的负面影响,就会促使食品行业的企业研发无反式脂肪酸的产品(MSNBC, 2006; FoodNavigatorUSA, 2005a, 2005b; Unilever, 2006)。

公共倡导根植于公共关系、媒体理论和实践基础,它与公共事务非常相似,两者使用相同的工具,公共事务是公共关系的重要组成部分(见第五章)。实际上,拥有众多媒体渠道的公共关系也是政府关系和政策传播的关键组成部分,因为它能影响到立法者和关键决策者。因此,当公共关系试图影响卫生政策、法律和实践时,它就成了公共倡导。

由于大众媒体具有影响舆论的力量,地方和全国性出版物、社区传播、广播媒体、互联网、新媒体和社会媒体都能有效提升公众对健康议题或政策的认知和态度。这些渠道可以激发巨大的力量，以激励立法者或其他决策者来回应、支持公众所倡导的政策。公共倡导依赖不同类型的媒体和活动，严重依赖大众媒体和新媒体的公共倡导也被称为媒体倡导。**媒体倡导**支持社区参与、公民参与和社会动员，以此推进社会行动和政策倡议。在健康传播方面，媒体倡导的目的是促进公共卫生、健康医疗或者社会政策，提升公共健康产出。

与社区动员、公民参与以及支持者关系（见第六章和第八章）一样，媒体倡导也有助于聚集充分的民众力量，从而支持某项政策或社会变革及其落实。下面列举了一系列在媒体倡导的规划阶段应该提出的核心问题，除了涉及媒体的问题，其他问题也适用于公共倡导的整体性干预措施。

媒体倡导规划的关键问题

→健康问题是什么？什么样的政策或社会行为可以解决这个问题？

→谁是关键的决策者？例如，联邦政府、社区领导人、高层管理人员或政府官员等。

→谁可以影响他们？例如，选民、专业协会、特定群体如父母、雇员、教育工作者等。

→形成性研究是否显示媒体倡导可以发挥作用？如果是，哪些媒体可以有效地接触、动员到关键决策者和影响他们的那些人？

→关键信息是什么？如何与知名记者和博主接触？如何鼓励人们参与和使用社交媒体渠道？

→还需要采取其他什么健康传播干预措施，从而与大众媒体和新媒体战略相结合，更有效地引发变化？

来源：Schiavo，2007a and 2007b；Hoover，2005。

> 媒体倡导（Media advocacy）：由公共倡导策略和活动构成，严重依赖大众媒体和新媒体的运用；它支持社区参与、公民参与及社会动员，以此来推进社会行动和政策倡议。

与其他健康传播干预措施一样，应根据我们试图影响的关键群体的需求和偏好来选择公共倡导的媒介。例如，HIV/AIDS 患者、身患罕见病的人群以及儿童癌症患者的父母们都创建有强大的在线社区（hiv/aidstribe，2013；Association of Cancer Online Resources，2013），在这里有可能接触到他们并发动他们参与公共倡导。地方和国家立法者以及其他官员主要看那些对他们的关键支持者群体（包括选民）影响最大的报纸。低收入国家的农村地区可能被排除在公共倡导之外，因为他们缺乏具有文化竞争力的媒体，因此参与式摄影或者说**影像发声**（photovoice）被用于倡导过程，吸引边缘群体或者弱势社区参与，例如在 HIV/AIDS、女性健康等议题领域可以将纪录片和个人发声相结合（Photovoice，2013；Wang，1999；Haque and Eng，2011）。而在美国和欧洲，对报纸和博客的编辑来说，专栏（见第五章的定义）和信件常常用于公共倡导，当然，也有人认为这类渠道忽略了大部分人群，最适合去触及教育水平高的富裕群体。再次强调，无论是为了公共倡导还是其他传播目的，媒体的选择应该根据关键群体而有的放矢。

> 影像发声（Photovoice）：参与式摄影

影响新媒体时代的公共政策

我们生活在一个技术飞速发展的时代，技术进步扩展着传播工具，这也是一个推特（Twitter）、脸书（Facebook）、油管（Youtube）、领英（LindedIn）、移动医疗（mHealth）、播客、网站和平板电脑的时代。等到本书出版时，更多其他的新兴媒体和传播方式将不断诞生。本书第五章曾说过，新媒体是健康传播和影响公共政策的重要渠道。

"自 20 世纪 90 年代以来，关于互联网行动主义以及各种政治运动如何有效地使用新媒体的讨论日益增多。"（Kahn and Kellner，2004，p. 87；Best and Kellner，2001；Couldry and Curran，2003）政策制定者注意到了这一点，事实上，他们在 Twitter 和其他流行的社交媒体上甚为活跃。这不仅发生在发达国家，例如美国前总统奥巴马、他的工作人员以及许多美国参议员、众议员在 Twitter 上很活跃，而且在非洲和其他低收入国家，"许多年轻的部长们也活跃在 Twitter 上，与公民直接接触"（Davidson，2012）。尽管许多官员的社交媒体账户多半由其工作人员管理，但仍然要考虑其间接连接效果，因为政策制定者团队的助手和工作人员在线上和线下都有相当大的影响力。

新媒体行动主义也在播客和在线新闻网站上蓬勃发展，政治博主们通过引发争议或发表反对观点来影响政策和政治活动（Kahn and Kellner，2004）。无论你是社会活动人士还是政策制定者，Twitter 都是影响政策的重要工具。举个例子，在写这本书的时候，美国多个地方的新媒体平台正在进行辩论，讨论是否通过管理枪支获取途径来减少美国枪支暴力：平均每小时 7—12 条推文，Twitter 上每一天都有 "#枪支暴力" 的标签运动，其中包括各种相反的观点和对问题的不同意见。政策制定者们也在努力使用这些新媒体工具以获得支持，比如前总统奥巴马发布请求支持他减少枪支暴力的计划，在不到 90 分钟内被转发了 728 次，有 301 名 Twitter 用户在同一时间段将他的请求添加到他们最喜欢的内容列表中去（Twitter，2013a）。

然而，在大多数发展中国家，尽管移动技术不断发展，由于在线用户比例很小，在线工作仍然存在一些限制。2012 年在非洲举办了一个关于新媒体和激进主义的专题论坛，其报告强调，"使用移动技术来提供服务（例如电子健康）的小规模资助项目大量涌现，这非常令人兴奋，但目前难以形成规模效应，因为一旦最初的捐助者失去兴趣，项目通常会戛然而止"（Davidson，2012）。另一个例子是在肯尼亚，"如果没有线下工作，你就无法在线上工作。尽管非洲的科技创新如火如荼，但真正的在线参与者数量仍然很低"（Davidson，2012）。

在发达国家，弱势和服务匮乏的群体与非洲的情况并无太大不同。不过，我们仍然应保持信心，传播干预措施帮助非精英用户和弱势群体培养健康素养和新媒体素养的速度与时俱增，与不断迭代更新的新技术进步一样迅速（这个主题在第五章中有深入讨论）。在展望如何将新媒体纳入公共倡导和政策传播中时，第五章中讨论过的许多策略一样适用。而在公共倡导方面，一些以新媒体为基础的、精心设计的传播项目在塑造舆论、吸引社区参与倡导过程、影响政策制定者的决策等方面，尤为重要，这主要包括如下几方面：

- 讲故事的力量，以及如何制作视频、照片和其他视觉材料，为行动传达最有说服力的理由。

- 多元化的媒体在不同社交渠道和场所广泛传播的重要性。例如，你可以制作一个视频来教育和吸引立法者关注某个健康议题，再制作另一个视频——通过完全不同的视角和完全不同的信息——让某个特定的关键群体参与向政策制定者施压的倡导工作。

- 整合线上、线下具有关键影响力的人物和渠道的全方位战略。

- 信息的简洁性和一致性。

- 关键支持者群体的参与，包括社会媒体推广、视觉媒体上的发言人和专题故事。

- 将线上行动转化为线下行动的能力。

- 有效整合人际传播、社区动员、大众媒体传播等领域和渠道，影响和传播政策。

最重要的是要开始广泛研究各种具体的指标和评估模型，严格地评估新媒体和社交媒体对于政策传播和公共倡导以及其他传播领域的贡献，第十四章将具体探讨健康传播中新媒体评估的发展趋势和模型。

关键概念

- 新政策带来的变化会对广大民众、弱势群体和欠发达地区民众产生长期影响。

- 本章的重要前提是，无论我们在公共卫生、健康医疗、私人部门、社区发展还是其他领域工作，所有人都需要学习如何就公共政策及其管理进行充分沟通，并将它作为我们职业生涯的一部分。同时，不同类型的专业人士都要能够在其组织机构内构建、论证相关需求，并对政策变化与政策管理进行倡导。

- 政策传播是为了支持新政策或现有的政策改变，依据健康或者科学数据与政策制定者及其他决策者进行沟通的过程。

- 公共倡导通过策略性地使用传播来影响舆论和公众态度，从而影响政策制定者或其他决策者，促进行为、社会规范、政策、资源分配的改变，最终为社区、群体、组织和公众赢得福祉。

• 政策传播和公共倡导紧密联系，互为补充，有时在战略、活动和媒体上相互重叠。

• 公共倡导依赖于我们讨论过的包括大众媒体和新媒体传播、社区动员和公民参与、人际传播和支持者关系等各种传播领域，以及相关媒体的策略性使用。媒体和活动的策略与选择要依据关键群体的偏好而定。

• 公共倡导根植于公共关系、媒体理论和实践基础之上，它与公共事务非常相似，两者使用相同的工具，公共事务是公共关系的重要组成部分（见第五章）。

• 不管我们使用什么样的传播策略和媒体，政策的改变并不会在一夜之间发生，只有长期的、持续的努力才能产生结果。

• 新媒体行动主义以及使用新媒体和社交媒体进行政策传播一直在蓬勃发展，然而，最大限度扩展其影响力的关键是与其他传播领域和渠道的整合，对新媒体在政策传播和公共倡导方面的贡献进行评估也应如此。

讨论与练习

1. 分析你最近一直在关注的报纸、网络和社交媒体，看看它们与美国媒体或者国际媒体上讨论的某个突出的卫生政策问题相关度如何。从政策传播和公共倡导的角度，讨论你对某一新的健康或社会政策相关活动的看法，列出在这一议题上参与过政策传播和公共倡导的组织机构、团体的名单。

2. 利用本章介绍的格式，编写一份政策简报，包括议题概述、政策替代方案，以及与你利益相关的公共卫生或健康问题的主要行动考虑。有关简报范例和其他资源，请参见附录 A。

3. 与老师和同学分享并讨论一个直接影响你、你的家庭或社区的健康或社会政策的例子。

核心术语

倡导简报 advocacy briefs

第二部分　健康传播方法与行动领域

政策简报 policy briefs

媒体倡导 media advocacy

政策传播 policy communication

事实简报 objective briefs

公共倡导 public advocacy

影像发声 photovoice

第三部分

健康传播干预的计划、实施和评估

　　这一部分将为健康传播干预措施的计划、实施和评估提供循序渐进的指导方针。每一章将分别聚焦健康传播干预的计划、实施、评估各阶段的具体步骤，并提供实际指导和案例。第十章介绍健康传播的周期和计划过程、如何确立健康传播干预项目总体目标和成果目标（行为、社会和组织）。其他各章着重于如下步骤：情境分析和受众分析（第十一章）、制定传播目标和战略（第十二章）、设计和实施行动计划（第十三章），以及健康传播干预的结果评估（第十四章）。

　　这一部分还将探讨健康传播项目结果测量和评估的最新方法和发展趋势，以及评估新媒体干预措施的具体战略和工具；众多案例和实用技巧旨在帮助读者了解干预过程，并培养健康传播计划和评估方面的技能。

第十章

健康传播计划过程

本章内容

- 为什么计划很重要
- 进行健康传播计划的方法
- 健康传播周期与战略计划过程
- 进行健康传播计划的关键步骤
- 有效的健康传播项目的关键要素
- 建立项目总体目标：一个实践的视角
- 结果性目标：行为、社会和组织层面
- 关键概念
- 讨论与练习
- 核心术语

本章目标

本章是第三部分的第一章，为健康传播的计划、实施和评估提供循序渐进的指南，结合案例讲解计划的重要性、计划过程概述以及"基于战略的传播原则"（Association of Schools of Public Health，2007，p. 7；United States Department of Health and Human Services；HHS，2012b），界定项目总体目标的定义，并为项目开始时建立这些目标以及综合的行为、社会和组织目标提供实际指导。

　　在本章以及本书的其他章节，受众和关键群体（见第一章中的定义和讨论）这两个术语经常互换使用，二者都意味着健康传播计划的参与性。其中，不同的关键群体的参与程度可能与他们各自的文化偏好有关，也和本章"进行健康传播计划方法"一节所述的其他具体因素有关。——作者注

　　大多数卫生组织都有或期望有一个传播计划，然而，他们通常很难将计划转变为有影响力的行动，特别是如何有效影响他们所服务或对之负责的人群——原因往往在于他们不了解健康传播计划的基本步骤，也不清楚如何设计出适合本组织使命的传播干预措施，或者对其主要支持者和利益相关者的需求缺乏认知。换言之，对于该计划应该为组织做什么（Adams，2005）以及它想要参与或服务什么群体，定位模糊。

　　举个例子，作为美国公共政策策略的一部分，"教育消费者吸烟的风险"项目曾使用强制的吸烟警示来进行倡导（Krugman，Fox and Fischer，1999，p. 95）。然而，自20世纪60年代末吸烟警示开始实施后的30多年间，这一直是无效的传播工具。部分原因在于，这些警示设计仅仅是美国联邦政府和烟草业之间谈判的结果，"进行制定或执行时没有考虑到具体的宣传目标"（p. 95）。2009年颁布的《家庭吸烟预防和烟草控制法案》要求在图片警示中描述吸烟的负面后果（Hammond，2012），新警示的影响将会给有效的健康警示设计和内容提供更多的启示。

　　重要的是，政策制定者必须在警示计划一开始就清楚并确定预期的警示目标和效果——是否应让警示设计传达与吸烟相关的风险，从而阻止吸烟的发生？当前的设计和信息长度是否考虑了烟草消费者阅读警示的时间？警示主要针对青少年还是其他年龄段的人？与烟草广告的浮华形象相比，这些警示图案的吸引力如何？这些警示是在烟草消费者的参与下设计的吗？警示是不是更大项目的一部分，该项目是否旨在解决烟草消费的社会决定因素，并有效地为社区提供支持，防止吸烟或鼓励戒烟？等等。理解上述这些因素以及没有列出的许多其他因素，并让它们成为更全面的健康传播项目的一部分，这将会提高烟草警示的效果（Krugman，Fox，and Fischer，1999；Hammond，2012）。除此之外，"有必要监测警示随着时间的推移和在不同亚群体中的影响差异如何，

例如，在不同的社会经济地位或其他亚群体中，健康警示的影响有多大？哪些类型的健康信息、影响方式对青少年最有效？研究还需要监测警示的'磨损'时间和'修订'警示的理想时间。最后，只有通过与其他媒体运动和烟草控制政策的联动，警示的效能才得以强化"（Hammond，2012，p. 65）。

上面的案例强调了本书的几个基本前提：了解你的受众；明确哪些行为将改善医疗健康结果和社会结果；使用多层面和参与性的方法，让社区和其他利益相关者参与进来，并帮助他们把握变化过程。在健康传播中，计划是一个严格的、基于证据的过程，理论术语在指导不同的计划和实施步骤时非常重要。

为什么计划很重要

健康组织往往以紧急模式运作，并将传播作为应对新出现的健康需求或突发性危机的主要工具，往往难以获取足够资金和满足紧急需求。因为，在捐助者和潜在伙伴心中构建一项受重视的健康议题并着手正式解决这个问题，需要时间、协商和恰如其分的传播策略。事实上，如果传播计划是一个组织的日常程序和活动之一，那么大多数需求都可以被预见，许多危机也可以避免。

传播计划是一个基于证据和研究驱动的过程，只有深入了解健康传播环境，了解关键受众和利益相关者对健康问题的需求、偏好和期望，才可能设计出多层面的、量身定制的干预计划。这种计划的效果远远高于单一、分散和不连贯的传播方式。在大多数情况下，健康传播干预还是更大范围的公共卫生、保健和社区发展的一部分，因此，"针对健康传播的计划是必要的"（National Cancer Institute at the National Institutes of Health，2002，p. 16）。

健康传播计划有助于阐明组织如何完成以下任务：

- 推进进程；
- 让他人参与到健康问题的讨论和解决方案中来；
- 扩大思想和实践的覆盖面及实施范围，或产生新的想法和解决方案；
- 鼓励跨部门的行动和合作伙伴关系；
- 最终支持健康和社会变革。

此外，计划也可以在其他方面有所帮助：

- 提供更深入的知识，从而更好地了解待解决的健康问题、影响其发生的关键因素以及潜在的解决方案；

　　●清晰了解关键受众的特点、文化、偏好、需求、生活方式、行为和社会规范；

　　●让关键社区、团体和利益相关者参与健康传播干预的设计和实施，并成为主导；

　　●明确项目要求人们做什么，以及修改提议是否可行；

　　●评估可用于支持变革的各种方法的优点、缺点和成本效益；

　　●设置传播优先级；

　　●确定并吸引潜在的合作伙伴；

　　●评估组织内部解决健康问题的能力和资源；

　　●设计符合文化习惯的材料和活动；

　　●设定项目时间线、各方角色和职责，以及预算；

　　●建立评估指标，便于项目评估、改进和扩大规模。

　　计划的好处之一是能充分获得有关健康问题的知识。想象一下，一个组织考虑在年轻女性中开展降低钠摄入量的传播项目，最终目标是降低这个年龄段人群高血压的发生率和发病率。在专门关注钠摄入量之前，该组织应探讨钠在高血压病理中的角色以及其他因素对高血压的影响；并吸取以前的教训，不能仅仅关注多因素情况中的一个因素，还应与社区和妇女团体合作，探讨目标群体的文化偏好、生活方式、传统饮食、社会规范、生活和工作环境以及许多其他因素，以便确定问题的优先次序，设计适当的干预措施并进行评估。要了解健康问题及其可能的解决办法，需要了解许多领域，而上述提到的只是其中一部分。研究、社区参与和反馈将帮助传播组织验证其初始想法，或者根据重要发现探索出不同的、更广泛的方法。

进行健康传播计划的方法

　　尽管不同人士描述传播计划阶段的术语可能有所不同，但整体计划过程的基本步骤和原则始终相同，我们将在下一节探讨。然而，从理论角度看，传统的计划方法与参与式方法之间存在众多差异（National Planning Council，Colombia，2003）。

一般来说，传统的计划的特点是"集中式、垂直式（从上到下）、技术化（由专家完成），认为某个人群是计划的受益对象"；相反，参与式计划的特点是"分散式、横向式、商议式（自下而上）、民主化、基于对话，认为社会行动者是其自身发展的积极主体"（National Planning Council，Colombia，2003）。

在比较研究传统计划与参与式计划的特点时，需要记住，"参与"一词在不同的人、群体或文化中可能含义不同。理想情况下，关键群体和利益相关者应始终参与健康传播项目的研究、计划、实施和评估。如果人们参与了这些过程，并在确定问题的优先次序和制定关键干预措施时建立起主人翁意识，那么行为和社会变革得以实现的可能性将更大。"社会效能是健康传播领域的一个关键概念，为了实现这一目标，必须整合群体和个人的社交能力，影响项目的设计。"（Ader and others，2001，p. 190）

然而，在不同的文化和国家背景下，参与程度以及人们对参与的期望和理解有所不同。例如，在亚洲，参与式方法的批评者们往往强调，通常"参与式模式的前提是西方民主和参与思想，不适合其他地方的政治文化"（Waisbord，2001，p. 22）。换句话说，不是所有社区和文化群体的人都欢迎参与式模式，或至少在程度上、含义上与西方社会不同。必须承认，在某些情况下，社区没有兴趣在民主决策过程中花时间，可能有其他优先事项；在某些情况下，甚至"关于参与的建议都会被看作是外来的，或受当地社区的操纵"（Waisbord，2001，p. 22）。

此外，在某些情况下，上述两种方法中的一种可能更适合于解决特定的健康问题、避免危机并限制其负面后果。"在某些情况下，如在流行病和其他公共卫生危机中，需要应对突发事件，此时，快速和自上而下的解决方案可以取得积极的结果"（Waisbord，2001，p. 21）。然而，即使在这些情况下，预先的参与性计划也将有助于公众接受和采取建议，尤其是在计划阶段就让相关社区和利益相关方参与制定决策，能更好应对那些没有预判到的意外情况和需求。总体而言，在大多数健康和社会发展领域，参与式计划方法更有利于实现长期的、可持续的行为和社会结果，并为突发性公共卫生事件和疾病暴发做好准备。在其他情况下，计划过程的特征是混合的，并与这两种方式相匹配。

某些情况下，健康问题并非社区或关键群体正在处理的优先事项。在安哥拉 27 年内战期间（1975—2002），人们居住在难民营，想象一下：人们住在用塑料布和木材做的房子里，营养不良是常态，饥饿非常普遍；孩子们到处乱跑，摆弄他们发现的任何东西的残骸；许多成年人发烧、咳嗽，患有各种未确诊的疾病，通常得不到治疗；难民营面积相对较小，到处都住满了人。现在，假设你知道疟疾可能是许多人发烧的原因，你想与难民营中的妇女接触，让她们参与设计一个项目——睡觉时使用经过杀虫剂处理的蚊帐，从而保护她们免受疟疾的侵害。你认为她们会欣然接受你的提议，还是会要求你提供她们觉得更重要的东西——食品、衣服和药物？在多数情况下，出现的是后一种情况，那么你如何确保这些女性的意见得到倾听和尊重？

这样的案例造成了道德困境，你知道有人可能死于疟疾，但你的目标社区并不认为这是一种威胁，而是专注于其他更重要的优先事项。在这些时刻，你需要首先解决社区的优先事项，再把他们引向有益的资源和项目。这也是一个倾听的机会，试着与社区和目标群体建立信任，展开对话，并寻找当地的拥护者——他们可能已经在与他人谈论疟疾问题。最终，如果人们发现疾病预防有必要，决定开展疟疾预防工作，再帮助他们制定可持续的解决方案。但是，在这个过程中，与考虑并试图解决任何导致健康问题的社会规范和因素时一样，倾听永远是关键。

总而言之，在实际应用中，本节所提到的参与式计划和传统的计划模式可能因具体情况和国家而异，它们只是这两种方法的一般形式。要根据不同情境有针对性地进行计划，以满足特定受众、文化和情况的需要，这与健康传播的其他方面没有太大区别。事实上，理论、模型和方法应始终被视为具有多种选项的工具包的一部分。

健康传播周期与战略计划过程

在不同的学者和理论模型那里，传播计划阶段的流程或健康传播周期有所不同，然而，健康传播周期的一般前提和步骤往往保持不变，包括：

- 了解健康传播如何帮助解决健康问题或推进健康组织的任务。
- 通过文献综述、利益相关者访谈、参与性受众研究和其他方法的组合，研究健康传播环境以及关键群体和利益相关者的特征及需求。
- 建立一个多学科团队，其中包括项目的关键受众的代表。

●确定接触目标受众的最佳途径和渠道，并让他们参与传播、行为和社会变革过程。

●研发设计传播信息、建立传播材料和开展传播活动，确定关键的传播渠道和媒体，并在启动项目的任何步骤之前征求目标受众的意见。

●实施健康传播项目。

●评估与行为、社会、组织或其他关键结果相关的项目指标是否有效，这些结果和指标是预先设定的，并得到所有团队成员和合作伙伴的一致同意。

●根据经验、教训和评估结果来分析、改进或验证项目要素。

图 10.1 描述了健康传播计划的各个阶段，并显示了战略计划如何直接与其他两个阶段——项目实施和监测阶段，评价、反馈和改进阶段——相联系。事实上，有效的战略计划不仅决定着实施结果，也影响整个评估过程和潜在结果。反过来，计划也受到实施阶段和评价阶段所获得的观察、教训的影响，这些观察和教训要么证实或部分证实最初的传播计划，要么导致计划的修改。最后，计划阶段的所有步骤都相互依赖。如果未能完成所有步骤，该项目满足受众的期望和需求的能力会大打折扣，解决问题的效力也会有限。

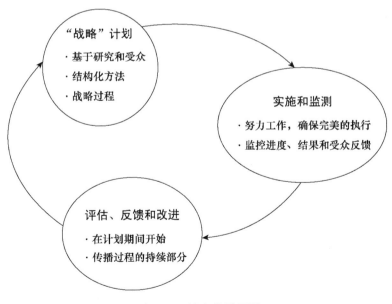

图 10.1　健康传播周期

进行健康传播计划的关键步骤

本节列出的步骤是进行有效的战略计划和实践的关键。附录 A 提供了一些相关资源，包括工作表和其他实用信息。由于健康传播计划是一个循序渐进的过程，在这个过程中，所有阶段都相互依存。每一个阶段都向下一个阶段提供信息和指导，因此务必遵循顺序。图 10.2 提供了进行健康传播计划的关键步骤。

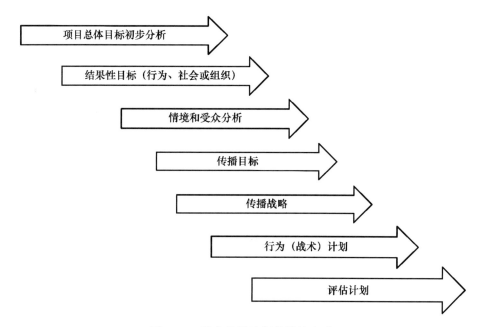

图 10.2 健康传播计划的关键步骤

项目总体目标

项目总体目标是对"健康传播计划打算实现的整体健康改善"的简要描述（National Cancer Institute at the National Institutes of Health，2002，p. 22）。例如，项目目标是"有助于消除非裔美国人的健康差距，改善其整体健康状况"，或是"降低 10 岁以下儿童哮喘病的发病率和死亡率"，或者"帮助减少死于疫苗可预防的儿童疾病的人数"，又或"提高精神疾病患者的生活质量"，等等。

项目总体目标（Overall program goal）：描述项目寻求实现的整体的"健康改善"（National Cancer Institute at the National Institutes of Health，2002，p. 22）或"健康或社会问题的整体变化"（Weinreich，1999，p. 67；2011）。

项目总体目标始终与下列指标的改善紧密相关：

• 发病率：在特定人群和特定时间段内新诊断的疾病病例数。

• 流行率：某一特定人群中存在的疾病病例总数，也可用某一特定人群患某一特定疾病的百分比表示。

• 死亡率：特定人群中由于特定健康状况或其他特定原因（例如，与怀孕有关的孕产妇死亡原因）而导致的死亡人数除以患有该疾病的总人数。

• 生活质量：个体、患者和某一群体的总体幸福感。生活质量是一个复杂的概念，它与文化、年龄、性别和价值观有关，也与个体、群体和社会对其生活地位的期望有关。在健康传播语境下，生活质量的定义涉及四个不同的类别或领域——"身体、心理、社会和环境"（Skevington，Lotfy and O'Connell，2004）。

结果性目标：行为、社会和组织

结果性目标是对项目谋求的特定的行为、社会或组织成果的陈述，是健康传播项目的最终预期结果，它对项目总体目标进行补充，应该在研究阶段进行建构。结果性目标明确强调如下内容：关键受众应该做什么（**行为目标**）；应该执行什么样的政策、社会规范或新的实践并使之制度化（**社会目标**）；组织应如何根据特定的健康问题或其任务进行调整（**组织目标**）。理想情况下，行为目标［World Health Organization（WHO），2003］和其他类型的结果性目标应该有时间期限并且可测量，因为它们经常被用作项目评估的关键指标；社会目标和组织目标通常是一系列行为目标实现的结果。因此，行为改变是任何一种改变的里程碑；而政策、社会规范和措施可能为行为的采纳和维持提供关键的社会支持，没有它们的话，行为目标也许难以实现。例如，"促使美国两岁以下儿童的母亲给孩子接种流感疫苗"（行为目标）；"到 2015 年，促进美国通过儿童流感免疫政策"（社会变革目标），并"启动和维持一个变革过程，到 2018 年，使儿童免疫成为'当今儿童'（虚构的组织名称）的首要任务"。

结果性目标（Outcome objectives）：健康传播项目通过行为、社会和组织目标谋求实现的最终预期结果。

行为目标（Behavioral objectives）：明确强调健康传播项目的关键受众应该做什么的结果性目标，是行为指标的同义词。

社会目标（Social objectives）：结果性目标的一种，强调项目要实现或实施的政策、实践或社会层面的变革。

组织目标（Organizational objectives）：在一个组织内部发生的、与健康传播干预要解决的特定健康问题相关的议题、优先事项或组织结构上的变化。

一些研究（National Cancer Institute at the National Institutes of Health，2002）将行为、社会或组织目标视为一种传播目标，有的（WHO，2003；Donovan，1995）则将它们与传播目标分开，认为传播目标是实现行为和其他类型结果性目标的中间步骤。本章以及第三部分中的所有其他章节都基于后一个模型，即把结果性目标与传播目标分开处理。

在实践中，确定总体项目目标之后，传播计划下一步要解决的关键问题有：

• 围绕着传播干预的结果性目标，关键群体应该怎么做？哪些关键行动会带来疾病发病率或死亡率下降？

• 什么样的政策、社会结构或社会规范能够支持实现项目目标？

• 需要在我们的组织内部做出什么样的改变，才能更好地执行新的使命或目标？

一般而言，SMART 是一种可用于制定结果性目标（如行为、社会和组织目标）的模型。根据 SMART，目标应如表 10.1（O'Sullivan, Yonkler, Morgan, and Merritt, 2003, p. 79; Annulis and Gaudet, 2010）。

表 10.1   SMART 模型

具体的（Specific）	描述谁该做什么
可测量的（Measurable）	由定量的指标进行界定
合适的（Appropriate）	反映受众的需求和偏好
现实的（Realistic）	可实现的
时间期限（Time Bound）	可以在特定的时间范围内实现

SMART 模型可以用于制定结果性目标（如行为、社会和组织目标），这得到了多个组织和计划指南的认可（UNICEF, 2006c; O'Sullivan, Yonkler, Morgan and Merritt, 2003; Institute of Medicine, 2013; WHO, 2008）。SMART 是一个有价值的参与式计划模型，关键群体和利益相关者都可以使用该模型进行设计规划，并就其关键部分达成共识。

在项目计划的早期，确定结果性目标有助于厘清计划各个步骤的关键问题，并为所有其他要素提供信息，也有助于团队成员就项目想要实现的目标达成共识。

情境和受众分析

对于那些影响特定健康问题及其潜在解决方案的所有因素，以及新行为、临床实践和政策的采纳，此步骤有详细且基于证据的描述。它包括对第一章（见表 1.1）所谈到的，根据具体健康问题和健康传播相关的因素进行深入分析。情境分析是对目标受众和关键利益相关者进行综合的、基于研究的受众分析，这些利益相关者的意见或行动对健康传播干预的成功至关重要。情境分析和受众概况（关于受众分析结果的报告）一般建立在案例研究和文献综述的基础上，并结合调查、利益相关者访谈、参与式受众研究、焦点小组和其他研究方法而形成。

传播目标

传播目标描述了为实现项目目标必须采取的中间步骤（UNICEF，2001；National Cancer Institute，2013）。在某些受众情况、具体情境没那么复杂时，为了简化项目，它们可能与行为、社会和组织的目标相一致。

通常，传播目标描述知识、态度和技能的变化，这些变化导致行为、社会或组织方面的变化，从而达成项目总体目标。它们是评估传播工作有效性的指标，应该是可测量的，并始终针对特定受众。例如，"到 2018 年，提高 10% 的美国年轻女性对艾滋病病毒预防措施和相关服务的认知"；"到 2016 年，关键群体中 15% 的青少年了解到使用娱乐性毒品的风险"；"在英国，70% 泌尿科诊所和医疗保健人员提高他们对早期诊断和治疗原发性夜间遗尿的重要性的认识"；"到 2020 年，积极参与孕前和产前保健的非裔美国男性人数将增加 30%……"所谓的"积极参与"有明确界定，"比如陪伴妻子参加至少 75% 的临床就诊"。

传播战略

这一步骤是对项目将如何达到其预期结果和传播目标进行阐述。战略不是战术，换言之，不用详细提及传单、小册子、媒体宣传、研讨会或其他战术要素；战略应该是对为达到特定目标而采取的传播行动进行概念性描述。战略应针对特定受众的，例如，"通过医疗保健人员提供的咨询活动，向 18—19 岁的女性告知、推广短期计划生育方法及其安全性、有效性"（O'Sullivan，Yonkler，Morgan and Merritt，2003）；"利用针对医生和其他专业人群的传播周期和机会（例如年度会议），向他们强调百日咳的严重性"；"建立一个专业的社交网络，以强化高危人群进行前列腺癌筛查的意愿"；"利用点对点传播，动员高危社区开展降低婴儿死亡率的预防工作"；"激励妇女参与网络论坛，关注并讨论枪支暴力对儿童的危害"。

行为（战术）计划

行为计划应提供所有传播信息、材料、活动和渠道的详细说明，以及如何对关键受众进行预测试的方法。它由针对特定受众的战术（通常指健康传播不同领域如人际传播、大众媒体和新媒体传播、公民参与等）组成，还包括项目实施的详细时间线、每个传播活动或材料的详细预算，以及所有团队成员一致认可的、关于各自角色和职责的合作计划。如何制订战术计划将在第十三章详细讨论。

评估计划

该步骤包括对行为、社会或组织目标结果的详细描述，以及用于项目评估的指标体系。预期结果和评估指标需要得到所有团队成员和项目合作伙伴的一致同意。该步骤还应说明数据收集、分析和报告的方法以及相关费用。关于如何制定和实施评估、评估的理论、模型和主题的全面讨论，请参阅第十四章。

有效的健康传播项目的关键要素

只有精心计划和实施良好的健康传播项目才有可能取得长期、可持续的成果。表 10.2 列出了有效的健康传播项目的关键要素。

表 10.2 有效的健康传播项目的关键要素

- 仔细分析形势、机会和传播需求
- 了解受众的需求和偏好
- 社区和关键利益相关者的参与
- 关于预期成果和评估指标的早期协议
- 明确的传播目标
- 以目标为导向的战略设计
- 多层面的、针对特定受众的传播渠道
- 充足的资金投入和人力资源

仔细分析形势、机会和传播需求

健康传播是一门以研究为基础的学科，只有对政治、社会和市场环境有切实了解，才能设计出最佳的干预措施。这部分的分析应该以第十一章中所描述的各种途径和研究方法为基础。

了解受众需求和偏好

受众是健康传播的中心，因此在传播项目的计划和实施中应理解和考虑受众不断变化的需求和优先事项。传播人员应该保持开放态度，不断调整和重新定义关键受众和组织群体的需求、偏好和文化价值观（见第八章）。这个过程开始于传播项目的研究和计划阶段，具有参与性，让关键群体和利益相关者共享他们的需求和偏好信息，并且整个过程应当由相关利益者群体及其代表来反馈和推动。

社区和关键利益相关者的参与

如前文所述，健康传播计划是一个参与性、以受众为中心的过程，保证和鼓励社区及主要利益相关者的参与是制定干预措施的关键。这些措施将与当地社区相呼应，并且具有长期的可持续性。没有比一群敬业的公民更强大的力量了，他们将为实现变革而不断努力，因此，社区和利益相关者的参与应成为进行健康传播计划不可或缺的部分。

关于预期成果和评估指标的早期协议

在传播干预的评估阶段经常出现的一个问题是："即使我们实现了项目目标，为什么我们的捐助者、客户、合作伙伴或服务的社区对项目结果仍然不满意？"对这类问题的一个常见回答是：因为他们没有参与计划和设定传播项目的结果性目标。

与关键利益相关者共同商议结果性目标和评估指标，这是评估健康传播计划的新秘诀——至少在私营和商业部门如此，并逐渐扩展到非营利和公共部门。这一做法能让传播团队和参与者尽早地讨论并分享他们对预期结果的看法，最大限度地缓解由于经费变化、合作伙伴的承诺以及参与度不高带来的失望感。此外，对预期成果和评价指标的早期协议还会影响健康传播计划的其他要素，如第六章谈到的社区动员和公民参与。在建立社区和公民对健康问题及其解决方案的主人翁意识时，没有什么比授权给他们自己更有效。因为这样他们才会投身于实现自己设定的结果性目标。

理想情况下，计划框架和评估模型应该保持一致，一直到项目评估阶段初步完成。这样一来，传播人员能够利用所学到的经验教训，比较计划阶段的预期结果和实际结果，重新调整理论模型和传播目标。

明确的传播目标

传播目标需要呼应受众需求，例如，如果受众没有意识到自己患口腔癌的风险很高，那么传播工作应着眼于提高对这种风险的认知需求；相反，如果受众意识到口腔癌的高风险却不知如何预防，则传播工作应侧重于引导他们如何改变现有的生活方式，或如何与牙医及其他健康保健专业人士讨论定期进行口腔癌筛查的重要性。有时候，项目可以在同一时间范围内设定和实现多个传播目标；有时，传播人员则需要一种循序渐进、逐步展开的方式，在不同的时间实现不同的目标——其决策都应该基于对受众需求及其对传播接受程度的深入分析（请参阅第十一章）。

与结果性目标和评估指标一样，传播目标也需要与目标受众、目标区域和合作伙伴的代表进行讨论并达成共识。只有这样，项目所有成员才能牢记项目目标，并为实现这些目标而努力（更全面的讨论，请参阅第十一章）。

以目标为导向的战略设计

在健康传播中可能会涌现出很多好主意，但实际上只有少数能支持传播目标。传播战略决定着如何实现传播目标，所以它们应该始终以目标为导向，并具有创新性，提供成本效益好的解决方案。

多层面的、针对特定受众的传播渠道

创建和确立多方位的传播渠道、媒体和信息是健康传播项目成功的关键，信息和渠道要适应受众的需求、文化偏好和文化程度。即便同一主题下，面向非专业受众的信息和渠道也应该与面向关键意见领袖、政策制定者或医务人员的各不相同，例如，在许多第三世界国家，剧团和傀儡戏是当地媒介，它们在一个个村庄间巡回演出，向村民们传播艾滋病预防与免疫的相关信息。而专业会议、同行评审期刊、网络论坛和专门针对健康专业人员的音频资料，则持续地吸引着医务人员的参与。

充足的资金投入和人力资源

通常情况下，资金或人力资源不足往往会导致精心设计的传播项目无法达到预期效果，因此，充分的预算和人力资源评估是有效计划的一个重要组成部分。预算还应包括潜在的危机、新需求或其他情况出现时需要调整计划的应急基金。预算不足的资金或人力资源可能会影响项目的质量，甚至影响合作伙伴、支持者或资助机构对项目整体有效性的认可。

这就引出了一个重要问题，健康传播在公共卫生、健康保健和社区发展领域具有很大价值，然而，"尽管大量事实不断证明传播项目的成功，但传播活动往往得不到足够的经费，它们通常被认为是可有可无的，因此，在预算短缺的情况下很容易被削减"（Waisbord and Larson，2005，p. 2）。不幸的是，这种情况也发生在临床领域，如儿童免疫接种。

研究显示，"传播活动与行为结果之间存在正相关关系"（Waisbord and Larson，2005，p. 2），在美国，联邦机构、知名组织以及诸如《健康人民2020》（以及之前的《健康人民2010》）这样的健康政策对健康传播日益重视，这有助于改善健康传播项目的经费来源。尽管如此，展示传播干预与健康成果之间的战略关联以证明其价值，这仍然是健康传播项目吸引经费和人力支持最重要的方式之一。

建立项目总体目标：一个实践的视角

为了提升健康传播的优先级别，《健康人民2010》设定了"从战略上利用传播来改善健康"的目标（US Department of Health and Human Services，2005，pp. 11-13），《健康人民2020》进一步扩大了这一范畴，以确保弱势群体和服务匮乏的人群不会被排除在传播干预措施之外。根据《健康人民2020》，健康传播的目标是"改善人口健康结果和提高卫生保健质量，实现健康平等"（US Department of Health and Human Services，2012b）。改善健康状况是战略目标，并反映在项目总体目标中。实际上，这是项目得以立项、启动和推进的原因，也是项目寻求经费或要求健康组织投资的理由，其目的是减少特定健康状况的影响或发生，并改善受其影响的人的生活质量。

与健康传播计划的其他要素一样，项目目标根植于证据。在制定项目目标时，传播团队应该已经进行了一些初步研究（例如，文献综述，与关键利益相关者、关键受众、社区成员、潜在的合作伙伴或组织部门代表的一对一交流），或收到有关健康问题的简报，或让社区参与初步观察和对话，使他们能够陈述其需求。在此阶段，情境分析和受众分析（参见第十一章）需要完成，最重要的是是否向目标社区和利益相关者进行验证。

通过最初的研究结果或简报，可以确定初步目标。如前文所述，项目目标强调项目所寻求的健康改善及"健康或社会问题的整体变化"［Weinreich，1999，p.67；2011；Centers for Disease Control and Prevention（CDC），2013c］。在这个阶段，项目目标已经初步确定，一旦完成全面的情境分析和受众分析（见第十一章），就需要对其进行验证和明确说明。项目目标的实际例子如下：

- 有助于降低西班牙裔男性的艾滋病病毒感染率；
- 帮助罹患抑郁症的女性应对家庭和工作环境；
- 降低美国年轻人中轻度颅脑外伤的发生率；
- 降低非裔美国人和其他高危社区的婴儿死亡率。

健康传播干预几乎始终是大型公共卫生、医疗保健或企业计划的一部分，项目设计应该基于现实的期望并寻求可实现成果。因此，使用"贡献"或"帮助"等词意味着变革始终是综合努力的结果，其中传播是一个重要因素，但只是一个因素。它还可以帮助传播团队及其受众关注传播可以做什么和不能做什么（有关此主题的讨论，请参见第一章），从而使项目设计基于现实期望并寻求可实现的结果。

在此阶段，健康传播团队可能已经选择了理论框架或模型，这些理论或模型将指导他们在整个计划阶段或至少其中某些阶段进行关键假设和逻辑思维（例如，将行为改变理论应用于受众概况分析）。尽管这种方法可能不能严格应用于其他环境（例如，在非营利、公共或商业部门），但在整个项目规划和评估过程中使用一致的模型和假设仍然很重要。

结果性目标：行为、社会和组织层面

结果性目标（行为、社会和组织层面）与项目目标相辅相成，应该在对健康问题初步研究或简介之后予以确立。与项目目标一样,结果性目标需要通过情境分析和受众分析的重要发现来完善和验证(参见第十一章)。在计划一开始就明确行为、社会或组织变革目标,将有助于集中所有研究工作进行情境分析和受众分析,并最终形成适当的传播目标。传播目标应支持项目目标,帮助实现项目所预期的行为、社会或组织层面的变化(National Cancer Institute at theNational Institutes of Health,2002,2013)。事实上,“任何传播计划模型都应该在早期阶段明确地将项目的总体目标、具体的结果性目标、个人行为改变目标与项目的传播方案各个部分联系起来”(Donovan,1995,p.215)。这些目标应根据健康传播干预的性质与外部专家、目标受众和利益相关者建立伙伴关系。

行为目标是指关键群体和利益相关者在特定健康问题或情况下应采取的行动,社会变革目标是指项目寻求实现的政策或社会变革,以解决特定的健康和社会问题。衡量项目的关键成果时需要依据这些结果性目标,以及可能与传播目标相对应或由健康传播团队具体确定和商定的其他中间指标。

结果性目标应是可衡量和现实的,设定目标人群或关键群体中预期变化的恰当的百分比至关重要。人的行为很难改变,因此,期望30%、40%或50%的目标受众做出改变相当不现实,合理的目标一般是在持续数年的时间范围内出现3%—5%的变化(E. Rogers,cited in Atkin and Schiller,2002;Health Communication Unit,2003c;National Cancer Institute at the National Institutes of Health,2002)。当然,这一时间范围以及影响的人群百分比可能会因健康问题或项目而有所不同。制定传播目标的许多方法和注意事项(见第十二章)也适用于界定结果性目标。

最重要的是,健康传播中的行为、组织或社会变革应包括那些有助于减轻疾病负担和减少疾病的社会和政治因素。因此,行为、社会和组织目标应包括如何实现项目总体目标的变化。

表10.3提供了一个关于美国儿童哮喘项目的例子,列出了其行为、社会和组织目标。哮喘是美国“15岁以下儿童住院的第三大原因”(American Lung Association,2012),它往往因一些室内触发因素而加剧,例如灰尘或霉菌(Ad Council,2006a,2006b;CDC,2006a);此外,缺乏医疗保险或疾病知识不足也可能影响哮喘发作的预防和管理(Lara,Allen and Lange,1999;Halterman，Montes，Shone and Szilagyi，2008）。"许多哮喘患儿的医疗保健需求得不到满足，无法获得持续的初级保健服务，并且缺乏持续的医疗保险覆盖，因此需要努力确保不间断地为这些儿童提供服务。"（Halterman，Montes，Shone and Szilagyi，2008，p. 43）

表 10.3	小儿哮喘项目目标范例	
项目总体目标 降低居住在美国内陆城市的、15 岁以下哮喘患儿的严重程度和死亡率		
行为目标 在项目启动后的三年内，促使 XX % 的目标社区中的父母或看护者： • 识别哮喘发作的早期迹象 • 立即带患儿去急诊室 到 2020 年，说服目标群体中 XX% 的父母或看护者： • 消除儿童哮喘发作的诱因（例如霉菌、尘螨、猫狗等） • 使他们的医疗保健提供者与时俱进 在接下来的一年里，在目标社区推进 XX 医疗实践，与儿童及其家人讨论儿童哮喘： • 例行探访 • 必要时使用双语材料和口译人员 • 推荐有关此议题的社区资源和社会支持小组 • 与患儿及其家庭确认并讨论哮喘发作防控中的主要障碍	**社会目标** 到 2015 年，有效地建立新的社会规范，提高 XX % 的家庭和学校的社会认可度，提高家庭和学校的社会认可度，为社区预防哮喘病提供支持和建议。 到 2020 年，通过地方和国家政策，消除现有的与健康保险政策相关的障碍，使内陆城市的哮喘患儿获得充分的健康服务和药物治疗	**组织目标** 到 2020 年，成为小儿哮喘管理领域的领先医疗专业组织。得到该领域 XX% 的医疗保健提供者、捐赠者和其他主要利益相关者的认可（例如，具备新愿景的专业组织，相信本组织有能力为项目总体目标做出贡献，希望研发和传播新的解决方法或指南，等等）。 到 2015 年，发展组织能力，培训和支持若干名健康专业人员，采用并长期实施预防和治疗小儿哮喘的最佳临床方案

注意：此表中的目标是一个案例。内陆城市儿童哮喘项目的实际目标和结果的设定应基于深入的情境分析和受众概况，这些分析和受众概况应在社区和团体的参与下完成

关键概念

• 健康传播计划是基于证据的战略过程，对于保证健康传播干预的有效性必不可少。

• 计划是传播周期的基础阶段，其他阶段还包括实施、评估、反馈和完善。

- 计划有助于阐明健康传播项目应该为组织、受众和利益相关者做什么。
- 不同的学者或组织描述的计划的阶段或健康传播周期有所不同，但总体上其一般前提和步骤往往保持不变，每个步骤或阶段各发挥其功能。
- 进行计划的关键要素是：

（1）项目总体目标；

（2）行为、社会和组织目标（结果性目标）；

（3）情境和受众分析；

（4）传播目标；

（5）传播战略；

（6）行动（战术）计划（包括传播的信息、传播渠道、活动和材料）；

（7）评估计划。

- 关键要素是基于研究且相互联系，每个因素都会影响决策。
- 计划的理论术语有助于提高对计划不同阶段的了解。
- 项目总体目标是基于证据的，并描述了整体的"健康改善"，或项目致力于实现的"健康或社会问题的总体变化"。
- 行为、社会和组织改变目标（结果性目标）是项目总体目标的补充，应在项目计划的早期进行界定，这将有助于集中所有研究工作、社区参与和多方对话，从而引导计划过程的下一步并制定合适的传播目标。
- 应当根据结果性目标和其他中间评估指标来衡量项目结果，根据情境分析和受众分析的主要发现来对评估指标进行完善和确定。

讨论与练习

1. 你认为计划为何重要？列出并讨论你认为有必要建立结构严谨的健康传播计划的三大原因。

2. 露西娜是一位 19 岁的意大利女性，她喜欢在海滩上消磨时光，但没有意识到长时间暴露在阳光下会面临罹患皮肤癌的风险（有关露西娜的信仰、行为和社会背景的更多详细信息，请参阅第二章的案例 2.1）。请运用本章的核心内容，尝试：

- 建立一个使露西娜及其同伴参与的健康传播项目的项目目标。

• 确定应参与的关键群体和利益相关者，并就该计划提供意见。

• 为此项目制定可测量的结果性目标（行为、社会和组织）。关于组织目标，请考虑可能有兴趣参加皮肤癌预防计划的专业组织或消费者组织。

3. 想象一下，你是一名健康传播顾问，正着手制定这一计划，依据计划的步骤使用两种计划方式：（a）传统的、专家指导的计划和（b）涉及目标受众和关键利益相关者的更具参与性的方法。讨论这两种方法的优缺点以及你设计的步骤，并分析这两种方法对计划的可持续性和有效性分别有怎样的影响。

4. 分享一个社区和利益相关方参与健康传播计划的案例，分析并讨论其主要经验。

5. 选择你所在城市的慢性病或心理健康问题作为例子，确定、研究和讨论影响这一问题的关键性社会和政治因素（与人们居住和工作的环境有关），思考哪些是主要因素，并阐述针对这一健康问题的健康传播计划如何与这些因素建立关联。

核心术语

行为目标 behavioral objectives

项目总体目标 overall program goal

组织目标 organizational objectives

社会目标 social objectives

结果性目标 outcome objectives

第十一章

情境分析和受众分析

本章内容

- 如何形成综合性的情境分析和受众分析
- 数据讨论和分析
- 呈现、共享和报告研究结果
- 常用研究方法概述
- 关键概念
- 讨论与练习
- 核心术语

本章目标

本章重点介绍如何进行深入的情境分析，获得受众概况（总结受众分析的报告），从而为健康传播项目打下坚实的基础。这里将提供一份循序渐进的指南，帮助我们研究和分析导致健康问题的所有关键因素，以及筛选和排列有助于制定健康传播目标和战略的信息。此外，本章还强调了参与式研究方法在评估关键群体的需求和偏好方面的重要性。附录 A 对上述内容进行了补充（请参阅"A1. 情境和受众分析：问题和主题"）。

健康传播计划如同一座由许多积木搭建而成的塔。比如，一个致力于促进美国年轻女性艾滋病病毒/艾滋病预防的健康传播团队，可能从各种组织、基金会、政府机构、相关社区或团体那里得到口头/书面的简报。简报可能已经包括了某些初步的研究——如与艾滋病病毒/艾滋病防治领域关键意见领袖、相关社区和团体代表的访谈，以及初步的文献综述等。这种简报是制订健康传播计划的第一块基石，它能帮助传播团队和重要利益相关者一同讨论制定初步的项目总体目标，以及潜在的行为、社会或组织目标。

然而，这座塔的基石还不牢固，团队成员还必须解决他们在问题认知、理解上的诸多分歧。这些认知分歧可能包括年轻女性中艾滋病病毒/艾滋病的扩散范围和严重程度、导致发病率高的所有因素，以及预防措施不力的原因等。塔的基石必须通过综合的情境分析来奠定，包括对该项目预备覆盖的所有关键群体和社区的受众分析。这项分析应争取关键群体和利益相关者的参与，在他们的生活和工作环境中界定健康问题及其可能的解决方案，并确定其优先次序。

情境分析是传播之塔的基本组成部分，一个计划严密且执行良好的情境分析将影响健康传播计划的其他所有步骤，同时，它还可以确保这座塔不会因为缺乏事实和受众基础而崩塌。

如何形成综合性的情境分析和受众分析

在不同的语境中，情境分析一词具有不同的含义。在本书中，作为一种术语，它指的是对所有个体、社区、社会、政治和行为相关因素的分析，这些因素会影响人们对健康或社会问题的态度和行为、社会规范和政策以及潜在的解决方案。因此，在制定传播目标和战略时，情境分析不可或缺。

参与性情境分析并不仅仅是数据和统计的汇总，它是与健康传播环境（请参阅第一章中的表 1.1）和所有受众相关因素有关的分析、选择，以及由此形成的报告。它能够帮助传播人员深入了解这些因素如何影响健康问题，以及健康传播如何影响环境。情境分析报告中的所有主题都经过选择并按优先顺序排列，且只涉及有关特定健康问题、受众和利益相关者的内容。

最终，情境分析可以帮助你确定哪些行动可能有效，哪些无效。例如，在尼日利亚，一份政府预防性传播感染（STIS）的情境分析报告显示，"过去的行动缺少协调，未能在项目与行动之间建立联系，并且受到财政拨款不足的困扰"（Soul Beat Africa，2006）。报告还指出，以前的许多倡导都缺乏关键部门的参与，而且缺少关键受众的资料。

> 　　受众概况（Audience profile）：也叫受众分析，指从受众研究和数据分析的主要发现而来的分析报告，是情境分析的一个关键部分。

　　一些学者将情境分析与受众分析区分开来，认为这是两个不同的步骤，但本书将**受众概况**——即基于受众相关研究和数据分析发现的分析报告——定义为情境分析的一个关键部分。这也说明在健康传播实践中，关键群体和利益相关者需要参与传播计划的不同阶段，包括评估健康问题以及可能导致健康问题的个体、社区、社会和政治等各种因素。

　　受众概况关注受众的性格特征、人口统计学特点、需求、价值观、社会规范、态度、生活方式和行为——这些描述性因素也用于受众细分。实践经验表明，许多问题通常也与情境分析中的健康传播环境有关。例如，在许多国家，艾滋病病毒/艾滋病的社会污名不仅是社区或群体社会环境的一部分，还应视为受众概况的一部分，许多因素——比如恐惧、对艾滋病病毒传播方式缺乏了解、缺乏对自发感染的疾病的同情心（International Center for Research on Women，2003；Sengupta，2011）——会助长污名化，同时这些因素又会被污名化进一步强化。因此，受众概况是对项目的目标受众以及那些对他们产生影响的群体的具体描述。社会规范、政策会与关键群体的信念、态度和行为相互影响，当受众概况被视为情境分析的一部分时，这种关联和相互依存关系会更易于理解。本书把受众概况作为情境分析的一部分加以讨论。

　　以下的实践技巧有助于完成情境分析：

　　• 尽可能多地与他人讨论特定的健康问题或状况，收集多种不同观点，这对于完成计划至关重要。

　　• 利用团队收集数据和相关信息，事先就研究需求、研究方法以及可能遇到的困难和战略进行头脑风暴。

　　• 使用参与式研究方法和社区对话来吸引、鼓励关键群体和利益相关者积极参与交流过程，让关键受众的代表参与到研究和分析的各个阶段中来。

　　• 如果在搜寻某个特定信息时出现困难，不要气馁（O'sullivan，Yonkler，Morgan and Merritt，2003），坚持下去。

　　• 与关键受众以及组织或团队中尽可能多的人分享研究成果和最终的情境

分析报告，并征求相关反馈。

• 策略性地使用数据来制定合理的传播目标和战略，但不要急于求成。不要将传播目标和战略作为情境分析的一部分，只有在与关键群体、团队成员和合作伙伴一起研究、讨论和分析研究成果之后，才能制定传播目标和战略（请参阅第十二章）。

• 在厘清特定的健康问题及其关键群体和利益相关者时，要寻找足够的信息来支撑。例如，某一趋势的重复出现或多个不同来源的数据均指向相似的结论；社区成员就特定主题对某一健康问题的贡献达成共识。

• 把以社会决定因素为基础的、以健康为导向的思维方式融入所有的研究和分析步骤中，了解可能导致特定群体出现健康问题或健康差距的关键因素（社会经济、种族、性别、年龄、服务可获得性、交通、教育等）。

以上这些技巧都为完成情境分析提供了实践指导，如图11.1所示。

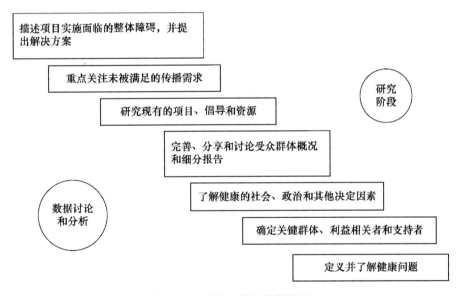

图11.1 情景分析的关键步骤

数据讨论和分析

定义并了解健康问题

进行情境分析的第一步是深入了解健康问题，了解导致该问题的医学原

291

因、可能的社会决定因素、问题的严重性、风险因素以及不同受众群体在该问题上呈现出的具有统计学意义的数据。这一步骤将划分出项目优先处理的受众群体，因为他们受该问题的影响最大。

以婴儿猝死综合症（SIDS）为例。婴儿猝死综合症与许多危险因素有关，包括婴儿睡眠姿势不当［National Institutes of Health，2003；Centers for Disease Control（CDC），2002］、婴儿与父母同床（Kelmanson，2011）等。相关数据显示，非裔美国儿童在 SIDS 问题上的死亡率高于其他族裔（National SIDS/Infant Death Resource Center，2006；National Institute of Child Health and Human Development，2005；Moon，Oden，Joynerand Ajao，2010），这一因素很可能影响到该病症干预措施的设计以及其涉及的关键群体。如果由于经费和人力资源受限，该项目无法推广至多个群体或一般公众，那么更合理的做法是将所有资源集中在 SIDS 死亡风险更高的非裔美国人这一群体。

除此之外，情境分析的第一步还应包括以下资料：有关当前疾病防治的数据和观点、近期科研进展、可供选择的预防或治疗方案、最佳临床实践、现有指南、采取预防行为所面临的社会障碍以及其他相关困难。如果涉及新的健康产品或服务，则应在此阶段获取其主要优缺点、它们与现有产品或服务的对比信息，以及哪些因素导致相关的易感人群和医疗服务匮乏的群体的人数上升。这类数据和资料的获得可以通过文献综述，也可以借由与关键意见领袖、专业组织的电话或面对面采访；还需要在社区环境中进一步讨论，从而获悉人们的需求、偏好和潜在障碍，因为这关乎他们从科学和医学的进步和公共服务中获益的能力。了解当前的临床实践和可用工具还有助于厘清需要实现哪些行为或社会变化，比如在患者、卫生保健提供者或政策制定者等潜在受众层面。

最后，健康问题或状况的相关信息必须基于充分的证据，因此尽可能使用具有统计学意义的指标来界定问题：

● 新发病率：特定时间范围内特定人群中正在出现或可能出现的新病例数。例如，"在未来 5 年中，非洲的艾滋病病毒/艾滋病病例预计将增加 X%"。

● 患病率/流行率：在特定时间范围内特定人群中的患病案例总数，通常以人口百分比表示。例如，"在过去五年中，X%的美国 6 岁及以上儿童患有原发性夜间遗尿症"。

● 死亡数：在特定时间范围内死于某一健康问题的总人数，例如，"2002

年，美国因百日咳而死亡的人数为 X"。

• 发病率：出现严重疾病症状并因此导致健康暂时或永久受损的人数比例。例如，"2010 年，美国 40—50 岁严重肥胖的成年人中有 X% 的住院时间超过一个星期"。

• 个体、卫生组织、社区、团体或整个社会的健康成本。例如，"2011 年，抑郁症导致了 X 个工作日的损失，这导致抑郁症患者损失了 X 美元的收入"。

• 与主要的健康问题相关的其他疾病的发病率或死亡率。例如，"由阿尔茨海默病患者跌倒导致的严重颅脑损伤是常见的疾病并发症，出现在 X% 的患者身上"。

• 接受或有机会得到预防或治疗的人数百分比。例如，"2010 年，加拿大有 X% 的儿童接受免疫接种计划"。

• 关键的社会决定因素对特定健康状况的影响。例如，"据估计，到 2020 年，有 X% 的慢性病老年患者将无法获得基本的临床服务，因为他们所在的城市缺乏足够的、便于老年人使用的公共交通设施"。

理想情况下，这些指标都应该根据年龄、性别、种族、文化群体和其他人口学数据来考察和定义。同行评审的出版物、专业组织的网站以及其他相关文献均可用于收集与此步骤相关的信息。

确定关键群体、利益相关者和支持者

此步骤要确定参与健康传播干预的关键群体和利益相关者（主要受众和次要受众）。利益相关者是指对特定健康问题有兴趣或承担相关责任的所有个人和团体，他们或代表主要受众（例如，艾滋病活动家团体，乳腺癌幸存者团体，社区领袖和成员，一群积极参与公共事务的公民），或影响着主要受众。

健康传播项目的主要受众是指从健康传播干预所引发的行为和社会变化中受益最多的人，例如，正在或可能患有某种疾病的人或是孩子的父母。有时候，如果项目规模较小且是为它所希望参与的群体或支持者量身定制的，则主要受众也可能包括其他受众，例如医疗保健提供者和政策制定者。次要受众是指影响主要受众的决策和行为的所有个体、团体、赞助者和组织机构，换言之，次要受众是那些能帮助影响主要受众的人群。举几个例子来说，他们可能是建议如何让婴儿入睡的祖母、社区领袖或是医疗保健提供者，因为后者卓越的跨文化沟通能力可以说服患者锻炼身体和进行健康饮食。行为和社会改变始于这些有影响力的群体所提供的支持，例如，对于社区中尝试戒烟的同伴，社区领导者需要加强支持，并提供相关资源和指导。随着时间推移，在某些情况下，当一些项目目标得到实现，或是所有的项目合作伙伴、关键群体和利益相关者重新定义了项目重点时，主要受众和次要受众可能会发生变化或相互转换。

无论如何，健康传播项目在计划的早期阶段就需要识别和培养关键利益相关者，并吸引他们参与到项目中来。计划阶段的一个重点就是要与主要支持者一起规划，以及有效处理这些群体的批评和不同观点，这也是健康传播的重要组成部分。

例如，在设计一个旨在通过促进护士等医务人员的免疫接种来减少流感在医—患之间传染的项目时，与代表护士的组织进行接触很重要。传播团队可以征求他们对一些关键的研究发现的意见，这些发现包括当前人们的观点、态度、行为、社会规范以及可能的传播目标和战略。此外，邀请他们参与项目、进行头脑风暴，这能为传播干预的设计提供宝贵的见解，并使项目尽可能地影响护士群体。

另一个案例是人乳头状瘤病毒（HPV）的预防。HPV通过性传播感染，几乎没有任何症状（Weinstock，Berman and Cates，2004），特定类型的HPV持续性感染是宫颈癌的一大主要原因。2006年，美国食品与药品监督管理局（FDA）批准了首个针对HPV病毒的疫苗，建议9—26岁的女性和男性进行相应的接种（US Food and Drug Administration，2006，2009）。在倡导HPV疫苗接种的健康传播项目中，主要受众是青少年和年轻群体，以及9—12岁儿童的父母——因为他们决定着孩子的疫苗。选择这两个群体之一（或两个群体）作为主要受众时需要考虑许多因素，例如受众感染HPV的风险、保健机构满足接种需求的能力、当前的相关政策和医疗实践，以及成功说服受众免疫接种的可能性。最重要的是，决策应通过参与性方式来进行，让高风险社群和儿童家长来确定他们的需求以及干预措施应优先考虑哪些群体。

次要受众的确定也应通过类似过程，应包括可能影响主要受众的所有群体——例如，家庭成员、医疗保健提供者、同龄人、学生协会、社区中心、宗教领袖等。就 HPV 而言，一个明显的次要受众是医疗健康专业人士，包括儿科医生（当主要受众是 10—12 岁儿童的父母时）、家庭医生、妇科医生、护士和计划生育顾问。实际上，医疗健康专业人士是接种疫苗与疾病预防的可靠信息来源，他们在日常工作中要经常解答患者和公众关于免疫接种的有效性和安全性的询问。

确定主要和次要受众时切记对他们进行细分，这种细分应根据他们的喜好、需求、年龄、专业组织、文化或种族、宗教信仰、性别、当前态度、实践、行为，以及特定群体或社区得以形成的其他显著特征。此外，在与社区成员和关键利益相关者进行最初的讨论或焦点小组访谈时，细分也很重要。例如，在有年长的青年或父母的小组中，9—12 岁的青少年可能会感到不自在；同样，父母可能更喜欢在父母论坛里讨论问题，而不是在有医疗健康专业人士的群体中。当然，我们也应该组织与鼓励开展社区对话和会议（请参阅第四章），因为大多数时候最好的建议来自社区成员的集体想法，而社区成员跨越了不同的背景，来自社会各个层面。

了解健康的社会、政治和其他决定因素

在健康问题和目标受众都已确立，且目标受众参与传播计划过程之后，下一步就是要了解相关的社会和政治因素。这些因素或影响现状，或带来挑战和变革的机会。我们首先要考虑决策的社会性，个人决策通常受同龄人、机构、社会规范和政策的影响；政府政策和医疗健康实践通常由立法部门或医疗健康专业人士所属的社区和公众来决定。在很大程度上，人们采纳并坚持某一健康或社会行为的能力受到如下因素影响：年龄，生活和工作的社会政治环境，从朋辈、家庭、社区成员和其他人那里获得的社会支持水平，以及获得充分的服务（例如健康服务和信息、交通、公园、娱乐设施）和商品（例如水果、蔬菜、药品）的渠道。

来看一个虚构的例子，阿德里亚娜是一位 45 岁的意大利妇女，她照顾着她的弟弟——20 岁开始就患有精神分裂症的马里奥。他现在 35 岁，和 70 岁的母亲同住。阿德里亚娜已婚，育有四个孩子，她一直在自己家和母亲家往来奔波。

与弟弟一样，她生活在一个重视家庭的小镇，那里要求人们照顾不幸的家

庭成员。尽管如此，社区缺乏对精神疾病的认知和理解，并对任何精神疾病患者感到恐惧。阿德里亚娜的同事和许多朋友都孤立她和她的家人，似乎认为她也可能是"疯子"。在某种程度上，社区价值观是矛盾的：一方面，他们认为阿德里亚娜应该照顾她的家人；另一方面，几乎没有人能够提供她和她弟弟需要的情感和社会支持。

受到社会对精神疾病偏见的影响，阿德里亚娜和她的母亲一直将马里奥的病情保密，而马里奥则避免在当地的心理健康诊所接受治疗和咨询，因为担心在那里遇见他的邻居和朋友。直到患病晚期，他才接受到专业的帮助。总体而言，缺乏社会支持和由此造成的家庭高压影响了马里奥接受治疗，并对他的健康产生了负面影响，而这导致他无法正常工作或进行其他日常活动。

不幸的是，时至今日，很多国家和社区仍然对精神疾病充满偏见，人们倾向于相信精神病患者是危险的（Corrigan，2004），甚至2009年"持有精神病人有暴力倾向这一观点的人数是1950年的两倍"（Dingfelder，2009，p. 56）。但事实上，精神疾病患者中的许多人并非如此，他们在"与精神疾病抗争的同时仍然全职工作，拥有独立的生活"（Medscape，2004）。

偏见有时源于某些地方的政策和做法，有时则因此而被加深，例如，"在民主选举过程中，有精神疾病的选民发现有一些歧视性规则和程序妨碍着他们平等参与选举"（National Network for Election Reform，2013）。歧视也会影响精神疾病患者所获得的医疗保健服务的质量，例如，患有精神疾病的人比一般人更难获得心脏保健服务（Medscape，2004；Druss and others，2000）。最后，健康保险政策中也存在大量不利之处，同样"反映了精神疾病患者的被污名化问题"（Gaebel，Baumann and Phil，2003，p. 657）。

就精神分裂症的情况而言，"延迟干预会导致更高的继发发病率"（Hustig and Norrie，1998，p. 58；Vancouver / Richmond Early Psychosis Intervention，2013）。如果社会、医疗体系和政策环境不支持早期干预，将会大大增加家庭和病患的压力，这将对患者的康复产生负面影响。

上述精神疾病的例子说明了为什么需要分析社会规范、医疗实践以及现有的政策和法规，并将它们作为健康传播项目情境分析的一部分。污名化只是众多因素的其中之一，其他因素还包括：

- 人们的信仰、态度和行为；

- 文化、种族、性别、宗教和年龄的影响；

- 社会规范、政策和法规；

- 健康保险政策，或与医疗保健系统相关的其他措施；

- 特定人群的健康和疾病的整体观念；

- 市场或媒体相关的考量，如媒体报道疾病的方式；

- 生活和工作环境，包括获得关键服务和信息的渠道（不仅限于医疗）；

- 与疾病相关的刻板印象。

总结一下，情境分析侧重于围绕特定的健康、社区或区域议题，分析与其社会、科学、市场、媒体和政策环境有关的所有外部因素。在进行这一步时，重要的是要考虑到人们如何受这些因素的影响，以及传播干预如何帮助他们改变生活环境。

完善、共享和讨论受众群体概况和细分报告

在具有相似特征、处于相似行为阶段的群体中进一步完善受众概况和细分报告是情境和受众分析的重要步骤。"了解你的受众"是健康传播最重要的守则，事实上，没有人能在不了解他人的情况下实现与他人良好互动并影响他们。我们所称的受众概况分析报告，是建立在对关键群体和利益相关者的深入了解和全面的受众研究基础上的。

只有这样，才可能达到预期结果。关键群体或社区应参与进来，并协助专家描述和分析关于潜在受众的需求、偏好、特征、信念、态度、社会规范和行为等。

在大多数情况下，受众分析还包括将它们细分为具有相似特征和需求的群体，受众细分可能会导致每个群体出现多种不同的属性组合。这有助于理解受众的复杂性，以此为指导进行资源分配，以及根据群体成员的建议，有针对性地制定适当的传播目标和战略。然而，在某些情况下，由于受众呈现出相似的特征、行为，处于相似的社会阶段，因此没有必要进行细分。

进行受众群体的概况描述、分组和细分时要使用明显的分类指标：

- 人口特征，包括年龄、性别、种族、语言、婚姻状况、子女数量和文化背景；

- 与健康问题相关的共同信念、态度、社会规范和行为，包括在采纳新行为、使用新的健康服务和产品时的现存障碍；

- 地理因素，例如地理位置、农村与城市环境、城市规模、气候和交通方式；
- 社会经济因素，例如收入水平、教育程度、职业和社会地位；
- 生活方式和文化特征，例如喜爱的消遣方式、风险行为、工作与家庭的平衡、文化价值、有关健康和疾病的观念、宗教信仰、使用媒体的习惯和首选的媒体渠道；
- 身体或医学因素，例如健康状况、病史、并发症、群体和个人风险因素；
- 生活与工作环境，这种环境关系到人们获得卫生服务和信息、便利的交通、工作和其他社会经济机会的可能性，以及娱乐设施、公园、营养食品和其他与健康相关的关键因素；
- 其他可能针对特定问题或受众的因素。

有时候，所有上述类别都适用于要分析的健康问题，有时则也许只有少数几个比较重要。例如，对巴西东北部的交通系统进行分析很有意义，因为巴西东北部地广人稀，很少有设备齐全的医疗中心（Stock-Iwamoto and Korte，1993；Tannebaum，2006）。然而，在促进美国大都市地区 50 岁以下女性乳腺癌筛查的干预项目中，交通问题就不那么重要了，因为这些地区的公共交通和医疗保健设施多样化且广泛分布。但是，在美国的其他健康传播案例中，交通问题有可能紧密相关，例如服务匮乏的社区或弱势群体（例如老年人或残疾人）。

受众细分最重要的关注点是与要解决的健康问题相关的受众的信念、态度、健康和社会行为的状态。决策者还需要多长时间来通过立法增加公共诊所的数量？他们是否相信这个问题很重要？他们是否会觉得这对他们的支持者很重要？他们在乎吗？他们会对弱势群体持同情心吗？是否有社会规范会影响他们的信念、态度和行为，以及对他们产生影响的人的信念、态度和行为？

一些学者（Weinreich，2011）建议使用行为改变的阶段模型（请参见第二章），根据主要受众的态度和行为来进行受众细分，第二章介绍了该理论模型的五个阶段：前意向、意愿、决策、行动和维持。

我们可以用一般的人类行为进行类比，比如人们决定为自己的孩子接种疫苗、定期使用避孕套或预防皮肤癌症。那么根据采取或不采取推荐行为的主要原因，可以划分出以下几类人群："不了解；了解，但是看到太多的困难；了解，看不到很多困难，但也看不到好处；了解，看不到太多困难，看到好处，但是不在乎"；以及"了解，看不到太多困难，看到好处，在乎"（Southwest Center forthe Application of Prevention Technology，2001），但直到后来才意识到他们没有时间、资源、工具或得不到足够的支持来进行改变。最后一类人很积极乐观，愿意采取或持续某一行为，但发现自己没有时间或资源来落实；也可能是开始实行改变后，却突然发现自己所在的社区缺乏必要的服务或基础设施，导致无法成功地实现改变。

　　针对每个细分群体量身定制的干预措施可能会大不相同，并且需要考虑群体的其他特征（例如，社会经济因素、年龄、生活方式和社会规范）。有时，由于接触人口的不同细分群体或子群体的多样性，健康传播项目可能只关注某一个群体，或稍后再逐渐纳入其他群体。表 11.1 展示了一个使用上文列出的受众细分类别进行细分的案例。

表 11.1　　　　　　　　　　　　受众细分案例

受众：55 岁以上的美国女性，均患有 2 型糖尿病，严重超重或肥胖

知识、态度或行为的阶段	潜在的细分群体案例
不了解	没有意识到肥胖和 2 型糖尿病之间联系的女性。她们可能把糖尿病归因于其他原因，或认为它是衰老的正常部分
了解，但是看到太多的困难	了解肥胖和 2 型糖尿病之间关系的女性。因为下面的一个或所有的困难，她们觉得自己永远无法减肥成功： ● 来自同伴和家庭的压力，让你吃快餐或其他不健康的食物； ● 没有时间做饭或改变生活方式； ● 所在社区的健身俱乐部或健身房数量不足，或会员费过高； ● 总体上觉得自己无法做出改变； ● 其他
了解，看不到很多困难，但也看不到好处	了解肥胖与 2 型糖尿病之间有关系的女性。她们没有看到太多困难，或是有信心克服它们。尽管如此，她们仍然认为减肥对糖尿病或其他肥胖并发症没有任何作用。例如，她们可能认为糖尿病是一种终生疾病，没有什么能改变

续表

了解，看不到太多困难，看到好处，但是不在乎	了解肥胖－糖尿病联系的女性。她们看不到改变的困难，看得到好处，却可能持有以下的观点： • 目前能够通过药物控制糖尿病，所以糖尿病没什么大不了的； • 对健康和疾病抱有宿命论，认为自己对此无能为力； • 受社会规范的影响，这些规范影响着她们对管理体重或治疗糖尿病的态度； • 生活中还有其他比减肥更急迫的麻烦事； • 其他
了解，看不到太多困难，看到好处，想要采取行动，但发现自己没有时间、资源、工具或得不到足够的支持来着手改变	了解肥胖与糖尿病之间联系的女性。她们觉得改变并不困难，也看得到减肥的好处并且很重视。她们把减肥当作首要任务之一，但是当她们开始减肥后，却不知如何进行，需要得到帮助、社会支持或工具来实现： • 学习如何将锻炼融入忙碌的生活方式，或寻找成本效益高的体育锻炼方式； • 让同伴和家人参与，一起改变生活方式； • 向医疗保健专业人士咨询有关正确减肥的信息； • 学习下班后可以快速烹饪的健康食谱； • 找到合适的减肥计划； • 与当地机构、社区和其他人合作，找到解决服务匮乏和社区基础设施不足的方案，从而促进行为的采纳和可持续性； • 其他

来源：With the exception of the last stage in this exhibit, the stages of knowledge, attitude, or behavior are from Southwest Center for the Application of Prevention Technologies. "Community Based Social Marketing." 2001. http://captus.samhsa.gov/southwest/resources/documents/307, 12, Slide12.

右栏中所有的例子均针对本文设计。

一旦群体细分完成，以下这些通用的标准和问题可以帮助确定细分群体的优先顺序，并分配相应的资源：

• 该细分群体的健康状况风险是最大的吗？（Weinreich，2011）

• 已有的解决受众需求和特定健康问题的干预活动是否能真正影响到该群体？

• 某一群体能够领导变革过程并影响社会规范，因此，在关注其他受众群体之前，是否需要先改变这一群体？

• 该群体是否会改变行为（Weinreich，2011；Hornik，2003），或者这会超出当前项目预估的经费和人力资源投入吗？

• 该群体规模有多大？（Hornik，2003）是否值得大量投入，或投入是否应该与它的规模成正比？

● 考虑到他们当前的生活和工作环境，该群体是否会采纳或维持健康行为？如果不，那么干预措施是否应该首先集中于解决那些社会、政治和经济方面阻碍行为和社会变化的障碍，并让社区成员参与进来，为促进改变找到适当的解决方案？

同样地，次要受众的分析也应该使用类似的过程，以及本节前面介绍的分类标准。此外，还有一些特定的标准适用于对次要受众群体进行分析和细分：对主要群体的影响程度，即主要受众是否听取他们的建议；能从参与的项目和克服障碍中得到的好处，例如，可见性、任务完成的满足感，等等（Weinreich，2011）。其他标准还包括与他们合作的难易程度、他们对健康问题的承诺程度，以及触达次要受众的机会（例如，持续的传播渠道、年会等），这些机会可能会扩大项目影响范围。

案例11.1是受众分析和细分的案例，名为"有一分钟吗？把它给你的孩子！"该活动由美国疾控中心（CDC）（2006c）发起，它试图吸引较少参与亲子互动的父母，并使用社会营销作为计划框架和理论模型，向该群体提供社会支持和育儿资源。

案例11.1 受众细分：有一分钟吗？把它给你的孩子！

受众

本次运动的目标受众是很少与9—12岁的孩子交流互动的父母，他们很少与孩子一起吃晚餐，也不知道他们的孩子白天在何处，不能帮助孩子完成家庭作业或是参与孩子其他的生活。这些父母如果想帮助自己的孩子拒绝烟草的诱惑，就需要更多地参与亲子互动。

为什么我们只和参与程度低的父母对话？

细分或确定一群具有共同特征的人，以相同的方式接近或激励他们——这是成功的社会营销活动的重点。越是精确地描述一个群体，我们的项目就会变得越有影响力，毕竟，干预的目标是利用有限的资源影响尽可能多的人的行为。

在广泛查阅了现有研究资料后，我们把参与亲子互动程度较低的父母确定为我们的目标受众。1998 年，美国疾控中心举办了一次有 60 名育儿专家参与的会议，以确定父母该有的角色特征。我们还查看了来自 Healthstyles 和 Prizm 的消费者调查数据，并与父母进行了焦点小组访谈。上述研究分析向我们展示了三类不同的父母养育态度和行为：

- 顺利完成目标的父母——做正确的事情的人；
- 非执行者——与孩子有互动并设定了明确计划，但后来却没有执行这些计划的人；
- 参与亲子互动程度较低的父母——"有一分钟吗？"项目的目标群体。

谁是参与亲子互动程度低的父母？

亲子互动程度较低的父母很容易让人同情。要知道，抚养前青春期的孩子并不容易，随着年龄的增长，曾经向父母寻求帮助的孩子突然开始逃避他们，寻求独立。父母会感到失去了对孩子的控制，对于我们的目标受众来说，尤其如此。参与亲子互动程度较低的父母希望与孩子一起生活，但他们不知道怎么做、何时做。而且，随着孩子进入青春期，父母与孩子之间的距离通常会越来越远，这将使青少年面临更大的吸烟、吸毒和酗酒的风险。

与其他群体相比，参与亲子互动程度较低的父母通常不堪重负，原本留给与孩子相处的时间往往被家务琐事、工作占据，又或者他们只是想找点时间放松一下。尽管他们的工作时间与其他类型父母相似，但却没有足够的时间来组织和计划与孩子甚至其他成年人的活动。简而言之，对于参与亲子互动程度较低的父母来说，无法有效地管理自己的时间是最大障碍之一。这些父母缺乏时间和总体规划，并不是因为他们没有带孩子参与活动。这个群体很少和朋友来往，他们通常不参加社交俱乐部、教会或义工组织。实际上，将近一半的人称自己为"沙发土豆"，而大多数人（62%）把电视作为主要的娱乐方式。

无力感是这些参与亲子互动程度低的父母的典型特征，他们的报告显示了各种行为的最低自我效能。他们通常意识到有必要改变不健康的习惯和日常行为模式，但他们没有自信能做到。

关于养育子女，我们的目标受众明白他们应该花时间陪伴孩子，但他们觉得无法改变当前自己的行为模式。与其他类型父母相比，他们对自己保护孩子免受行为风险的信心较小，也不太可能与孩子制定、完善和执行规则。

较少参与亲子互动的父母的特征

- 69%的父母表示始终感到巨大压力。
- 43%的人认为他们的家庭一片混乱。
- 90%的人认为他们工作非常辛苦。
- 39%的人没有让他们的孩子定期做家务。
- 43%的家庭收入超过50000美元。

参与程度低的父母是什么样子呢？

我们的目标受众随处可寻，他们跨越了种族、教育水平、社会经济地位和婚姻状况的界限。这些参与程度较低的父母可能是蓝领或白领，他们更有可能来自单亲家庭（近1/4的人的父母是分居、离婚或从未结婚），多数家庭收入分布于中低收入至中高收入水平。与其他群体一样，他们希望被视为有抱负的人（75%）、努力工作（98%）和勇敢的人（88%），并且他们希望自己的孩子超越他们目前的社会经济地位。

他们目前的育儿行为如何？

虽然我们的目标受众想要花时间与他们的孩子在一起，但他们不知道可以采取哪些活动或行动来增加或改善共处的时间。例如，绝大多数（54%）参与程度低的父母通常不会与孩子像一家人一起吃晚餐，他们认为准备食物应该尽量少花时间，而且不太会因为提供快餐食品而感到内疚。

在规则的执行和对儿童活动的监控方面，我们的目标受众中的许多人并不要求他们的孩子定期做家务，并且他们的孩子通常不会向他们报告自己的放学后和周末的活动。

总体而言，参与程度较低的父母对目前的生活状况不满意（52%）——包括与子女的关系，他们感到不知所措，自信心低落，觉得自己永远都不能理解为人父母的责任。

我们如何影响他们？

我们的目标受众对改善育儿行为持开放态度，他们愿意听取各种传播渠道的信息，对信息来源没有那么挑剔。如果认为这是个好主意，他们就会去尝试。但是，他们很可能会讨厌没有提供具体选项或者是批评他们当前行为的信息。他们想要的是主意，而不是建议。

因此，"有一分钟吗？"项目旨在提供帮助，而不是发布命令或引发内疚。其核心是提供如何与孩子建立联系的方法，而这正是参与程度较低的父母所寻求的。

来源：Centers for Disease Control and Prevention. "Got a Minute? Give it to Your Kid：Audience Profile." www.cdc.gov/tobacco/parenting/audience.htm. Retrieved Feb. 2006c. 授权使用。

最后，一旦通过多种信息来源、研究方法和讨论确认受众分析和细分，就应与扩大的健康传播团队所有成员共享结论。这为所有合作伙伴、利益相关者和关键群体成员提供了机会，使他们可以了解信息并进一步讨论以下问题：细分受众的优先顺序是否顺应了受健康问题影响最大的人群的需求和偏好，或者那些能影响他们的人群的需求和偏好，还是说需要收集更多的数据。团队进一步制定战略决策时，还应完成受众分析和细分报告的定稿，其中包括针对每个细分受众群体的首选传播渠道、媒体和场所的详细分析。

首选的传播渠道、媒体和场所

健康传播干预措施是针对每个关键群体和利益相关者制定的，了解每个主要、次要受众群体对传播渠道的习惯和偏好也是受众分析的组成部分。特定的场所也需要考虑，例如年会、峰会等，这些会议在关键群体和利益相关者中具有广泛的吸引力。

在本书中，"传播渠道"一词指的是接触目标受众的方式和途径，健康材料和信息通过这些途径进行传递。传播渠道可分为五大类：

• **大众媒体渠道**：印刷和广播电视媒体、互联网以及其他更加成熟的新媒体；

• **新媒体渠道**：社交媒体、社交网站、移动技术和其他；

●**人际渠道**：例如咨询、一对一会议、医患沟通、同伴教育、利益相关者主导的会议或其他互动渠道；

●**社区特定渠道**：例如本地媒体或传统媒体、诗歌会、传统的民间媒体、剧院、教堂、现有的社区会议、当地市场或会议；

●**专业渠道**：专业会议、峰会、专门针对特定职业的在线论坛、组织机构的传播渠道（如专业协会的渠道）。

大众媒体渠道（Mass media channels）：印刷和广播电视媒体、互联网以及其他更加成熟的新媒体。

新媒体渠道（New media channels）：社交媒体、社交网站、移动技术和其他。

人际渠道（Interpersonal channels）：例如咨询、一对一会议、医患沟通、同伴教育、利益相关者主导的会议或其他互动渠道。

社区特定渠道（Community-specific channels and venues）：例如本地媒体或传统媒体、诗歌会、传统的民间媒体、剧院、教堂、现有的社区会议、当地市场或会议。

专业渠道（Professional channels and venues）：专业会议、峰会、专门针对特定职业的在线论坛、组织机构的传播渠道（如专业协会的渠道）。

根据信息、交互性和边界控制的容易程度这三个关键指标，美国国际开发署（1999）分析了各种传播渠道的优点和不足：广播和电视是互动性最低的渠道，而同伴教育和咨询互动性最高。互动性高意味着更有可能影响群体采取行动，新媒体无疑有助于推进这一特性，并使以前单独行动的群体能够联系和互动。

通常，在健康传播中，最佳渠道依据受众而定，反映受众的偏好并取决于若干标准，这些标准同时兼顾研究目标以及对相关结果的分析：

• 信息的内容及其复杂性。复杂的信息不能仅仅依赖大众媒体传递，还需要使用人际传播、新媒体渠道以及其他特定的媒体，以加强大众媒体的传播效果。例如，一个 12 岁男孩的母亲在一家全国性报纸上阅读到最近美国百日咳发病率上升的信息（CDC，2013d），她意识到有必要对孩子进行免疫接种，以保护他们免于感染并避免传染给更脆弱的人群，如婴儿和幼儿（CDC，2006h）。但是，要为孩子进行免疫接种需要得到医生以及朋辈（线下和线上）的支持——尤其是在她所在的社区没有发布学校指令或其他规定的情况下，这一点尤为重要。该领域的健康传播项目还应使用人际关系渠道和工具来促进点对点沟通，以及医疗保健人员与父母之间的交流。理想情况下，人际渠道——如一对一会议——或诸如地方政府新闻通讯、会议之类的社区特定渠道也应该用来支持地方政府推行学校指令。此外，还应考虑使用社交媒体、社交网站、在线育儿论坛、网站和博客，鼓励开展对话，并就免疫接种问题向父母提供支持和资源。

• 受众覆盖率。选择传播渠道时常用的标准是渠道可覆盖的人数。对于印刷媒体和广播媒体而言，这个数字用受众量来表示；在网站和其他在线资源上，受众覆盖率用访问者（新访客或经常性访客）数量或者第五章中讨论的其他指标来表示；有时也可以是讲习班或社区会议吸引的关键群体的人数。这些数字意义重大，它们有助于选择最合适和最有效的渠道，从而覆盖最大比例的关键群体和相关人群。设计成本效益好的干预措施时，受众覆盖率是要考虑的关键指标之一。

• 文化和问题的适当性。针对特定受众，需要选择在文化上适合讨论或扩散该健康问题的渠道。例如，Bernhardt 等人的研究发现，不少非裔美国人和欧洲裔男性对互联网传播颇感兴趣，但"有人对网络信息的可信度、准确性以及隐私泄露表示担忧"（Bernhardt，2002，p. 325）。相反，艾滋病病毒感染者认为互联网是"增加社会支持和帮助他人"的赋权来源（Reeves，2000，p. 47），并把它看作一种整体的应对技能（Mo and Coulson，2012）。文化差异影响沟通、行为、社会规范和价值观，例如，"基于民族认同和性别差异，不同文化背景的人，在社交网站上进行交际行为的方式是不同的"（Sawyer，2011，p. 3；Rosen，Stefanone and Lackaff，2010）。由于越来越多的人使用社交网站来与其他健康状况相同的人联系，因此，有必要持续观察人们如何使用社交网络，这不仅与特定的社会问题相关，而且与不同的文化、性别、年龄和种族群体相关。

●成本效益。由于成本效益是健康传播的关键要素之一（见第一章），因此需要根据预算和优先次序对潜在的传播渠道进行评估。成本效益评估是对各种备选方案的成本与预期结果的比较，还包括对现有项目和资源的评估，以此作为扩大项目影响范围的潜在渠道。成本效益评估会自然地导向情境分析的下一步——研究现有的项目、倡导和资源。

即使在相同的传播渠道（例如人际传播渠道）中，也必须考虑不同的个体、沟通者或传递信息者对目标受众的健康和社会行为的影响。例如，研究表明，在高中生关于艾滋病病毒/艾滋病的沟通中，与父母之间的交流和与同伴之间的交流有所不同（Holtzman and Rubinson，1995；Powell and Segrin，2004）。实际上，"年轻女性更容易从与父母讨论艾滋病病毒中受到影响，而年轻男性则更容易从与同龄人讨论中受到影响"（Holtzman and Rubinson，1995，p. 235）。朋辈讨论更有可能导致人们拥有多个性伴侣和进行没有安全措施的性生活。

关键利益相关者分析完成后，应进一步考虑利益相关者关于渠道的访问权限、舒适度和有效性。此分析与对关键传播渠道的评估相交叉，并可能影响对特定渠道的工具、材料或活动的资源分配。

对渠道进行研究和分析，另一个重点是了解关键群体对不同传播工具的总体偏好和反应。在健康传播中，**"传播工具"**这个术语是指通过传播渠道进行信息传递的特定手段（Health Communication Unit，2003b），它包括传播活动、事件和资料等不同类别。例如，如果传播渠道是印刷媒体——如消费者杂志，那么可能的工具包括专题文章和广告；如果传播渠道是新媒体，虚拟市政厅就是传播工具的一个范例。传播工具应针对受众和渠道，选择传播渠道的所有标准也同样适用于选择传播工具。在实践中，术语"工具"和"渠道"有时会互换使用，这可能会引起混乱。为避免混淆，本书用**"战术"**一词表示不同类别，例如，为战略和目标而设计的活动、材料和事件（参考术语和第十三章）。

> 传播工具（Communication vehicles）：通过传播渠道进行信息传递的特定手段，包括材料、事件、活动或其他类别。
>
> 战术（Tactics）：指行动计划（战术计划）的不同组成部分，其中包括信息、活动、媒体、材料和渠道，为项目的战略和目标服务。

研究现有的项目、倡导和资源

为什么要研究和分析过去及现有的项目、倡导和资源？原因包括：

● 总结过去和正在进行的项目的经验教训及成功的关键因素。

● 寻找建立合作伙伴关系的机会，扩大项目的范围，并加强与关键群体和利益相关者的联系。

● 现有的传播渠道可以对新项目使用的传播渠道起辅助作用；利用现有活动和渠道以减少新项目的开发、外联工作的成本。

● 了解可能与项目目标相反的项目或方法。例如，如果预备展开的项目是支持动物研究，那么了解反对动物研究的健康传播项目的宗旨和关键要素，同样将会有所帮助。

● 利用现有成果和其他项目成果的机会。

上述这些都应被视为该分析的关键组成部分，传播人员应全面收集过去和现有项目的关键资源及相关信息，其来源包括互联网、传播机构或相关组织的项目负责人、博客、在线论坛、大众媒体报道、新媒体、同行评审的文献、现场专家以及社区领袖。

突出未被满足的传播需求

此步骤补充并扩展了项目分析。实际上，上一个步骤能够或帮助确定尚未满足的传播需求或使新项目脱颖而出，并成功地使关键群体参与健康或社会问题的各个方面。这种分析通常是整合了与关键利益相关者和关键群体代表的访谈、社区对话、焦点小组、文献综述或其他研究方法所收集的信息，这些信息应有助于突出每个受众的特定传播需求和优先事项。

描述项目实施面临的整体障碍，并提出解决方案

更有可能取得预期成果的项目要么是旨在促进行为或社会变革，要么是能有效解决项目实施的潜在障碍（Grimshaw，Eccles，Walker and Thomas，2002）。因此，情境分析应包括对障碍的描述，以及如何解决和克服障碍的初步构想。这一构想应该建立在主要受众、利益相关者和社区组织代表的意见基础上，或者根据项目的特征和计划需求，采纳社区多数人的意见。

项目潜在的障碍包括：

• 成本，指项目品的实际财务成本，或该项目在某些方面耗费的人力资源成本；或是为了采纳新的行为、政策或实践，而在时间、改变生活方式以及建立支持性关系等方面的投入和损耗；

• 缺乏足够的资源和工具，难以促进健康行为融入人们的生活；

• 缺乏能力或技术，例如，缺乏帮助人们在采纳一种新的行为或倡导一项新政策方面的能力（例如，缺乏如何进行乳腺癌自我检查的知识）；

• 当地基础设施差或不完善，限制了人们获得倡导的健康行为，例如，在一个被要求更积极地使用计划生育方法的地区，人们缺乏保健服务或足够的交通工具来获得这种服务，又如在一定的地理位置内缺乏进行 HIV 筛查的医院；

• 缺乏明确的指导方针或临床标准；

• 时间限制；

• 不恰当的政策；

• 个人、群体或社区因素，例如社会规范、缺乏沟通培训、现有偏见、污名或语言障碍；

• 缺乏对健康传播组织的认同感；

• 经济或人力资源不足；

• 其他针对特定关键群体或问题的困难。

一份呈递给联合国儿童基金会的研究报告《制定并审查当前防控流行性感冒在社区和家庭传播的指南》显示，该项目在计划和实施中的常见困难包括（仅为其中的一部分）："对流感风险的认知不足""优先事项冲突""对边缘群体的了解不足，不知道他们在大流感期间会做出何种反应，以及应如何影响或关心他们"，医务工作者短缺，"现有的社会规范和社会经济状况""缺乏传播培训"，宗教领袖的影响，关于高风险人群的认知和规划不足，"非理性行为""其他应对危机的心理反应"以及"有限的资金和人力资源"（Schiavo，2009b，pp.10-12）。

这一步骤始终需要以行为和社会改变为导向的思维方式。所有的障碍分析都应借助情境分析的结果，同时还要列出所有可能揭示问题的因素和数据，因为这些问题直接关系到项目的执行和预期结果的实现。在某些情况下，消除现有障碍需要投入大量的资金或人力资源。针对这些情况，最好先进行处理，进行最初的资源分配，以尽量减少或消除这些障碍。实际上，在项目初始阶段，以解决障碍为导向的措施可以从如下方面展开：说服地方政府卫生机构增加医疗健康服务或产品的供给；改变现有的社会规范并消除社区内的偏见；为该项目吸引更多的资金和资源。在研究阶段和社区参与阶段，关键群体和利益相关者也可以提出以解决障碍为导向的方案并推动落实。

呈现、共享和报告研究结果

一旦情境分析的研究阶段完成，下一步就是与相关群体共享、呈现并讨论研究结果，以确定任务优先级。这些群体包括团队成员、关键群体的代表、卫生机构、组织部门，甚至每个与健康传播息息相关的人（根据项目的性质）。由于并非所有收集到的数据都与项目相关，因此，第一步是选择信息，通过这些信息来完善传播目标和战略。选择那些已被多个来源确认为相关且可以满足关键群体的需求和偏好的信息，这关系着项目预期的行为、社会或组织结果，也是传播目标和战略发展的核心内容。

在组织、呈现和共享关键发现和相关结论时，按照本书所述的类别将情境分析分为不同的步骤会较为清晰（请参考附录"A1. 情境和受众分析：问题和主题"），可以提升整体结构和分析的条理性。另一个实用技巧是从关键问题出发，所谓关键问题，换言之，就是对健康问题、受众和项目目标至关重要的数据及信息。

商业机构常常使用 SWOT 来分析有关特定产品、行为、社会或组织变革的信息，不少学者也建议在健康传播中更广泛地使用这一工具（O'Sullivan, Yonkler, Morgan and Merritt, 2003）。SWOT 分析有助于清晰了解情况，并以易懂的形式呈现给合作伙伴和团队成员。表11.2是一个SWOT分析的实例。

表11.2　　　　　　　宫颈癌预防和控制项目的SWOT分析

优势（Strengths）	劣势（Weaknesses）
1. 覆盖范围广的传播系统 2. 具备可供改善的先前方案 3. 敬业的工作人员 4. 具备媒体使用条件的环境 5. 成熟的健康传播文化 6. 为健康目标设立的、具备时空条件的媒体场馆 7. 为健康传播进行艺术表演的机会	1. 信息空白 2. 资源有限 3. 对消息和材料的了解有限 4. 健康医疗工作者缺乏理论培训 5. 缺乏对媒体报道的控制（即消息何时播出） 6. 各级部门的消息相互矛盾 7. 监测和评估不充分 8. 缺乏可持续的传播项目 9. 得到宣传服务的机会有限 10. 社会营销专业知识不足
机会（Opportunities）	威胁（Threats）
1. 癌症的去污名化 2. 与其他项目联系 3. 为宫颈癌项目提供的良好的环境 4. 卫生组织、非政府组织、私营机构、舆论领袖等潜在合作伙伴 5. 更多培养创造力的途径 6. 与国家、机构和项目建立联系	1. 社会迷思 2. 性别角色和模式 3. 解释或表述上的差异 4. 多渠道媒体使影响变得更加困难，成本较高 5. 公共与私营部门的人力资源流失，以及人才流向海外 6. 健康专业人员服务的有限采购

来源：Adapted from Caribbean Epidemiology Center. "Report of Communication Advisory CommitteeMeeting, Sub-Committee ofthe Technical Advisory Group." 2003. www. carec. org/documents/cccpcp/communication _ advisory_ report. doc. 授权使用。

　　情境分析确定了传播目标和战略，但是，在没有验证初始的项目目标以及关键的行为、社会和组织目标是否合适的情况下，就通过关键群体、利益相关者、合作伙伴和赞助商的意见来制定传播目标，这为时过早。举一个制定哮喘项目目标的例子，该目标最初建立的基础是一个发病率较高的特定群体的初步数据，项目总体目标是减少该群体哮喘的发病率。然而，越来越多的确凿证据表明，该群体的哮喘发病率实际上与普通人群的发病率相当；因此，关键的健康问题不是哮喘的发病率，而是疾病的严重程度和死亡率，而这正是该社区进行哮喘防控时知识和传播工具匮乏造成的后果。此外，来自社区成员的观察和反馈也显示了一些其他障碍和社会因素，这些因素使家庭无法充分控制哮喘发作和死亡。因此，最终的项目目标被重新修改如下："降低特定群体中哮喘的严重程度和死亡率。"

常用研究方法概述

健康传播从业人员和学生需要了解关键的研究战略及方法，以完成情境和受众分析，以及健康传播过程的其他步骤。因此，在实践中，健康传播团队需要咨询、聘请传播研究机构，或者邀请学术界和其他研究组织的人员为项目设计和实施提供技术支持。

在为核心的方法论下定义之前，首先要区分市场研究和市场营销研究。尽管这些术语经常互换使用，但是市场研究是指收集有关市场及其动态的信息；而市场营销研究是一种系统的研究方法，不仅包括对市场因素、市场动态的描述，而且适用于更广泛的研究需求，包括受众概况和细分（QuickMBA，2006）。正如第二章所述，这种系统、严谨和分析的研究方法是市场营销对健康传播做出的最重要贡献之一，并对传播研究发挥重要影响。

其次，参与式研究和专家主导型研究之间也存在着重要的区别。**参与式研究**是一个对关键问题进行集体分析的过程，它帮助确定行动重点，评估健康和社会领域干预措施的进展和结果指标。它意味着社区、利益相关者参与项目的设计、分析和实施，需要参与者具有出色的人际沟通能力，并运用若干种不同的研究方法。在其他理论框架中，参与式受众研究也被称为社区驱动的评估、参与式需求评估或社区需求评估。参与式研究依赖多种传统的调查方法，包括深度访谈、焦点小组、影像发声和其他方法，社区对话（见第四章）也可以作为参与式研究的一种。参与式研究并不是将受众成员定位为研究对象，而是将他们作为共同研究者，让他们审视自己与健康或社会问题有关的经历，探索、反思和揭示其细节及意义，并厘清其根源。无论采用哪种具体方法，都应如此。参与式受众研究的目的是提高所有干预措施的可持续性，它提升了参与者的主人翁意识，建立起关键群体和利益相关者对项目及其结果的忠诚度。

> 参与式研究（Participatory research）：协作性的研究，涉及社区成员、研究人员、社区动员者以及有兴趣的机构和组织。这是一种双向对话，社区可以借此理解并确定关键问题、优先事项和潜在行动。

再次，质化研究和量化研究之间存在重要区别。**质化研究**通常是指在规模较小的群体中收集和分析数据的研究方法，质化数据没有统计学意义，但是它们充分阐明了主题、趋势以及关于参与群体和利益相关者的大量重要信息，同时，它也强调人们的情绪和感受。质化研究通常使用于研究一开始的阶段，帮助建立初步的项目目标和行为目标，并提供有关动机、态度和行为的细节，有时会包括描述趋势、观点或行为的大概数据（例如百分比）。此外，它还经常用于评估定量数据。然而，质化研究最重要的贡献在于揭示主题、最新趋势，以及研究人员可能未曾预见或未给予重视的因素。最后，质化研究通过理解他人的经验来获得关于自己所处的研究系统的全景参考图，这是在健康传播研究中非常重要的方法，因为健康传播与各种社会政治系统之间相互影响。

量化研究指具有统计学意义的研究方法和数据，通常从数据量庞大的样本中收集。不管其关注点是什么——例如，健康行为、目标受众的媒体使用习惯、在健康问题上医患接触的频率或对医疗状况的了解程度——量化研究的目的都是为健康传播提供与受众或环境相关的确切数据。

一方面，许多健康传播项目仅依赖计划周密且执行良好的质化研究，但是在某些情况下，有必要收集具有统计学意义的数据来说服主要利益相关者，让他们相信某个健康问题的相关性以及健康传播干预的重要性。另一方面，仅依赖定量数据的项目可能会忽视与受众或问题相关的、重要的、细微的差别，或是忽略一些影响特定健康和社会问题的因素。表 11.3 列出了质化研究与量化研究的一些关键特征和互补之处。实际上，质化和量化方法都可以阐明问题和行为的重要方面，因此，应始终鼓励将两种方法结合，在健康传播项目的不同阶段加以运用。

> 质化研究（Qualitative research）：在规模较小的群体中收集和分析数据的研究方法。
>
> 量化研究（Quantitative research）：具有统计学意义的研究方法和数据，通常从数据量庞大的样本中收集。

表 11.3   质化研究与量化研究方法对比

质化研究	量化研究
• 提供深度理解	• 测量事件程度
• 问 "为什么?"	• 询问 "多少?" 和 "多久一次"?
• 研究聚焦于动机	• 研究聚焦于行为
• 主观性强,探索个体反应,发现潜在动机	• 客观性强,提出问题,隐藏观点
• 促进新发现	• 提供证据
• 具有探索性	• 具有准确性
• 洞察行为和趋势	• 衡量行动水平和趋势
• 解释	• 描述

来源:From Methodological Review:A Handbook for Excellence in Focus Group Researchby M. Debus. Copyright 1988 by The Academy for Educational Development, Washington, D. C. 授权使用。

　　本节简要概述质化研究与量化研究的主要方法,提供如何选择和使用它们的建议;还分析了选择传播研究合作伙伴(无论是大学、研究公司还是其他研究组织)的主要原则。大多数的研究生课程都会涵盖对这些研究和评估方法的介绍,比如公共卫生、全球健康、健康传播、传播科学、医学、护理学、社会工作等。不论是新手还是资深,健康传播专业人员都应努力获得研究和评估方法方面的资源和培训。

　　下列方法在一定程度上均适用于健康传播过程的所有研究阶段(Freimuth,Cole and Kirby,2000):

　　●形成性研究。包括项目设计和实施之前的所有研究工作——即为情境分析和受众分析所作的研究。其目的是评估健康传播环境,分析所有关键群体和利益相关者的关键需求、偏好和特征,以及对目标受众进行信息、材料、媒体和活动的前测(在第十三章中有更详细的讨论)。所谓**前测**,是指在进行正式的干预、实施或选择特定的媒体作为主要传播渠道之前,对人们的反应进行的分析。

> 　　前测(Pretesting):形成性研究的重要阶段,该阶段使用多种研究方法来评估传播的概念、信息、媒体和材料是否满足目标受众的需求,是否在文化上适当且易于理解。

• 与过程有关的研究。旨在评估和监测健康传播项目的实施阶段，这一过程通常通过市场调研方法和联系接触（例如，利益相关者访谈和调查），以确保受众对项目要素及实施过程的反馈和意见。此外，社区对话和固定样本调查也是掌控项目运行的重要方法。固定样本调查指的是要求关键群体或利益相关者的代表提供意见，或随着项目推进进行观察。

• 总结性研究。项目评估阶段的一部分，目的是评估项目战略的有效性、整个项目的影响范围，以及项目目标和关键的行为、社会或组织目标的实现程度。此阶段也称为结果研究/评估、效果研究/评估。

在健康传播中，有的项目由健康传播团队和研究合作伙伴完成，有的由社区在外部研究人员和辅助者的指导、技术协助下完成。后一种方式是参与式研究的核心，参与式研究赋予关键群体和利益相关者以权力，让他们参与项目的设计、实施和分析。尽管主要受众对研究设计和实施的参与程度可能有所不同，但本书主张，在共享信息、提供反馈和分析研究结果的过程中，至少将关键利益相关者和关键群体的代表囊括进来。同样，关键群体和利益相关者也应参与所有其他研究阶段。最后，总结性研究（结果评估）有必要聘请外部专家和组织机构，来与关键利益相关者合作进行，因为这些专家和机构没有参与项目的设计和实施，由此可以确保评估结果的客观性。

二手数据

二手数据是人们以不同形式收集、发布或记录的所有信息，且这些信息与不同的项目均有所关联；分析和使用这些数据的个人或团体并未参与研究的初始设计和实施。二手数据包括未发布的报告、现有演示文稿、海报、网站、大众媒体文章、公共卫生报告、指南、经过同行评审的文章，等等。

与特定健康传播项目相关的二手数据包括并不限于：主要受众的人口统计学分析，与其文化信仰、宗教信仰和社会规范相关的信息，其他国家或项目在同一健康问题上的经验，以及来自调查或焦点小组的数据，这些数据与主题、群体或健康行为相关。

有学者（Saunders, Lewis and Thornhill, 2003；Andreasen, 1995）强调过使用二手数据的诸多局限性，但是，他们都认可二手数据在初期研究阶段的价值。使用二手数据的局限性如下：

● 二手数据通常是基于不同的项目和目的收集的，对你的研究而言，可能不够完整。

● 二手数据的可信度各不相同，应仔细评估，例如，其可信度可能与特定网站、其他在线媒体、新媒体资源的信誉和声誉有关。

● 在没有原始研究设计或方案的情况下，二手数据可能难以阐释现有问题。

● 二手数据可能已过时。

● 二手数据可能包括对你的研究很重要的问题，但这些问题的提问对象并非合适的人群。（Vartanian，2011）

"在很多情况下，二手数据的使用者为实现数据的可访问性、便利性，以及尽可能减少时间、金钱和参与者的不便成本，需要在控制数据收集的条件和质量上做出一定牺牲。"（Vartanian，2011，pp. 16 - 17）但是，二手数据在探索性研究阶段很重要，它有助于收集关于健康问题和受众的关键性背景知识，并确定哪些是需要通过各种研究方法进一步探索的关键问题。有时候，二手数据是最新出炉的，并且与你的项目相关；但更多时候，它们都需要新的研究来补充，例如，我们建议，通过与关键利益相关者和关键群体的代表进行一对一的访谈来收集更多信息。总而言之，二手数据将提供一个有价值的框架，帮助你在访谈或社区对话过程中提出关键问题，并吸引主要利益相关者和关键群体。

下面将简要介绍获得二手数据的几种来源和方法。

文献、案例研究和文献综述

这是指对现有文献、案例研究和相关文件的回顾。相关文件可包括同行评审的期刊、新闻片段、广播片段、行业期刊、未出版的报告、PowerPoint 演示文稿、年度报告、本地和国际健康组织的其他类型的出版物，例如，特定国家或地区的公共卫生突发事件传播计划、知名专业协会发布的医患沟通指南、社区会议的报告等。

大学和公共图书馆是进行检索的理想场所，它们还提供各种数据库和在线期刊的访问渠道，从而为你节省时间，加速研究进程。当然，许多健康组织现在已经具有在自己的办公室进行上述搜索的能力。

在计算机和互联网普及的大多数国家里，你可以在网络上搜索现有文献或其他二手数据，第二章中描述的一些发展中国家的网络接入和网络服务质量可能会造成一定的局限。此外，在世界大部分地区，在线出版物和电子图书馆的数量迅速增加，其中包括大量的同行评审的期刊、杂志、报纸、新闻通讯和其他种类的出版物。

互联网让人们比以往更容易获取海量信息，如 PowerPoint 演示文稿、卫生组织的年度报告、项目介绍、会议记录、临床指南以及大量其他信息。它还包含了大量可用的数据库和搜索引擎，搜索引擎能够对来自公共机构、私人、新闻媒体和学术界的信息进行分类，在研究特定类型的信息时，大多数人会使用多个搜索引擎或数据库。在美国，谷歌（Google）、雅虎（Yahoo）和必应（Bing）是最受欢迎的三种搜索引擎（Search Engine Land，2011）。

健康传播研究相关的数据库包括 Medline，即美国国家医学图书馆的在线数据库；Ingenta-Connect，它上面有大量在线学术出版物资源。此外，你还可以使用公共图书馆系统访问其他档案和商业数据库，其中包括美国和国际杂志、报纸、商业和法律文件等内容。

在网络上搜索数据和相关资料时，你必须使用客观标准来评估信息的可信度。信息来源（例如作者或组织）是评估可信度的关键指标之一（Montecino，1998；Jitaru，Moisil and Jitaru，1999）。"但是，匿名和存在多位作者的情况使'来源'的概念变得难以捉摸或验证"（Fritch and Cromwell，2001；Sundar，2008）。正是由于这些问题，"维基百科的可信度饱受争议，对于以这种方式搜集来的信息的可信程度，人们的看法也各不相同（BBCNews，2007）"（Metzger，Flanagin and Medders，2010，p. 415）。

即便存在局限，但辨别健康信息的不同来源的能力仍是媒体素养的一个关键部分，也正因此，信息来源可信度仍然是评估信息质量的重要指标。需要考虑的问题包括（British Colunbia University，2012）：作者是否有明确的身份？作者是否有必需的资格证书（如从属于某大学或组织机构）？作者是否提供了清楚的联系方式？如果是与健康相关的信息，这些信息是由医疗专家审核的还是由医疗专业人员撰写的（FamilyDoc tor. org，2010）？作者是否在著名的期刊和出版物上发表过文章，或者是否发表过大量文章？他/她在这方面有实践经验吗？其他组织或利益相关者是否认可发布这些数据或信息的组织的信誉和权威性？如果网站上显示的是观点而不是事实，这些是否来自一个合乎资格的人或组织（FamilyDoctor. org，2010）？观点是否涉及了其个人或组织的利益？要知道，上述这些只是关于信息源应该询问的一部分关键问题。

评估网络信息的其他关键标准还包括编辑审查过程（如编辑委员会是否包括该领域公认的专家？）、当前趋势（如信息是否反映当前数据和趋势？信息多久更新一次？）（FamilyDoctor. org，2010）。最后，明确披露作者或组织意图、任务的网站也许更可信。

专业组织、患者团体、政府机构、大学和其他团体的网站也会是宝贵的信息来源，它们对现有的健康传播项目、其他项目、案例研究、寻找潜在合作伙伴和最佳临床实践等有帮助。它们也有助于确定特定健康领域中的关键利益相关者，因为这些人通常加入了其顾问委员会，或者在这些网站上经常被提及。适用于评估其他在线信息可信度的标准也适用于这些网站，且应该用于评估这些网站。表11.4列出了一些评估健康相关网站的标准。

表 11. 4　　　　　　　　　　评估健康相关的网站可信度的标准

来源（是否来自某个健康领域的作者和权威？）

相关信息的传播情况（例如，更新的频率和质量、原始信息的日期、发布日期、准确反映当前问题的不同事实和观点）

证据排名（例如，网站上突出显示的信息是否得到了大量研究的支持，或者来自在很大比例的人群中进行的研究？）

相关性（信息是否与网站宣传的目标相一致？）

审查过程（信息是否由编委会或科学委员会审查？该网站是否包括用于读者反馈和所有信息评级的工具？网站是否有相关机构颁发的资格证明或认可？）

准确性（信息是否正确且被充分引用？）

使用免责声明和冲突裁定（例如，是否有关于使用许可、赞助、版权的信息，以及表明该网站提供的信息不能取代医疗或其他专业建议的免责声明？）

来源：Kim, et al. , 1999；Kunst, et al. , 2002；Schiavo, 2008；Dalhousie University, 2011。

一对一联系和采访

在某些地区，在线图书馆和网络信息的使用并不普及，例如，在某些发展中国家，由于互联网接入、连接质量和速度比较差，或费用较高［World Health Organization（WHO），2007］，收集二手数据可能比较困难。一个可行的办法是与大学研究人员、当地公共卫生部门、非营利组织、政府官员、公司以及其他利益相关者联系，他们可以提供以前的报告、资料和数据，也许还会就这些信息分享自己的专业经验。尽管这种方法往往在互联网使用并非易事的情况下才显得极具价值，但无论如何，项目团队都应与该领域的研究人员建立联系，确认二手研究结果的有效性，补充其他数据和专业经验，并确保利益相关者有机会参与分析。

主要数据

主要数据指为解决特定健康传播项目的研究需求而专门收集的所有信息。此类数据由扩大的健康传播团队或其研究伙伴通过直接观察特定的事实、行为，或使用前面介绍的各种研究方法进行收集——使用质化或量化方法，或将两者混合使用。

因为主要数据是为该项目的分析和决策而专门收集的，所以，它是项目计划中最有价值的资源。在本书提倡的参与式研究中，关键受众或整个社区的成员会参与研究设计、实施和分析的大部分步骤。

质化与量化研究方法概述

初级研究主要使用直接沟通方法，直接沟通方法是指研究人员"亲自或通过他人或通过问卷"等各种方式与研究对象直接沟通，从而收集数据（Joppe，2006）。

以下是质化研究中常见的方法：

● 一对一深度访谈。可以通过电话或面对面的方式与内/外部利益相关者、主要受众群体成员或相关卫生组织的代表进行访谈；如有可能，最好亲自进行深访。

● 焦点小组。最常见的研究方法之一，主要形式是小组讨论。参与者通常是与传播干预有潜在关系的关键群体的代表，例如，两岁以下儿童的母亲，45岁以上的非洲裔美国人，或者在大城市工作的急诊室医生等。

● 案例分析。此方法是针对特定的健康传播项目的、详细的、关于经验和项目的描述和分析。它比简单的案例查找和案例回顾更加深入，既包括对经验或案例所在的组织的代表进行深入访谈，也包括对二手数据的分析，如已有文献、新闻报道、评估结果和未发表的数据（如果可用的话）。

●**影像发声。**这是一种在公共卫生、社区发展和其他多个领域中普遍使用的研究方法，结合了摄影、叙事和社区行动。影像发声要求它的参与者拍摄照片和视频，表达自己对特定健康或社会问题的意见，然后通过讲故事和其他类型的叙事方式来讨论这些观点；同时，也要求参与者积极地与社区其他成员和朋辈进行接触。这种方法特别适合文化素养和健康素养低的人群。有关影像发声的案例研究，请参见第十六章。

●**固定样本调查。**也叫追踪研究、同组研究，是指创建一个由关键群体或利益相关者的代表组成的固定样本小组，在研究和项目评估阶段定期在不同时间与他们联系（例如，每六个月或每年一次）。这种方法的局限性是研究数据可能出现偏差，因为固定样本小组成员参与了项目设计和实施的每个阶段，并且熟悉他们所代表的群体们并不知悉的信息，这可能会影响他们所提供的回答。不过，这仍然需要视情况而定。

> 固定样本调查（Panel studies）：一种研究方法，包括建立一个由关键群体或利益相关者的代表组成的小组，然后在研究和项目评估阶段定期与他们联系（例如，每六个月或每年一次）。

量化研究则主要依赖于调查研究方法，这些方法涉及大量的关键群体或普通人群，通过电话、网络、邮件、会议或其他途径实施，许多调查往往由受访者自行完成。

以下是使用质化和量化研究方法时的基本注意事项和参考指标。

一对一的深度访谈

利益相关者访谈以及其他类型的一对一访谈都是最常见的深度访谈形式，它们需要专门的技能、事前准备以及与访谈对象建立融洽关系的能力。在访谈之前你需要做一些准备，比如进行初步对话、发电子邮件或通过其他交流方式，来沟通和确定访谈的重点和目的。事前准备还包括列出关键问题，以及查阅受访者所代表的组织、社区或团体的背景信息。在今天这样竞争激烈而工作繁忙的环境中，缺乏准备就会浪费时间，也将导致他人不愿再配合参与。

通常，面对面访谈比电话采访更可取，但是，电话采访非常普遍，且有助于打破时间或地理距离方面的障碍。此外，Skype 软件（该软件使用带有网络摄像头的视频会议系统，通过电脑将人们连接）已经成为一种深入访谈的工具，或者可以说是质化研究的工具。从某种意义上说，沟通方式的多样化使研究人员可以根据访谈对象的媒体偏好来调整访谈方式，增加便利。不论使用哪种媒介工具，深度访谈的平均时间应持续 30—120 分钟。

在访谈过程中，某些通用准则将有助于与访谈对象建立融洽的关系，这些准则在一对一访谈中尤为重要，也适用于其他研究方法，如焦点小组和电话调查。例如，首先提出一般性和非干涉性的问题很重要；通过开玩笑或讲一些关于访谈人员自己的事情来打破僵局，这有助于营造访谈对象的舒适感；对抗性问题——例如，采访者读过一篇文章，该文章不认同访谈对象目前所做的工作——应留在采访结束前提出，因为这个时候访谈对象会更加信任访谈人员，也会更愿意讨论有争议性的话题。此外，尽可能重复并总结访谈对象提出的一些关键点，这有助于消除可能的误解，也便于在访谈结束后整理信息。以下是帮助访谈顺利进行的其他一些实用技巧：

- 按逻辑顺序列出问题。
- 使用简单的语言，避免使用专业术语。
- 首先提出一些特定的问题，这些问题可以让你了解访谈对象的背景和兴趣所在，因为这些问题与特定的健康或社会问题有关。
- 将一个复杂的问题分解成多个问题。
- 避免提出引导性问题，如需要回答是或否的问题。
- 从回答中得出线索，根据这些线索进一步询问受访对象，从而能够更详细深入地探究。
- 不要询问现有文献中可以找得到的统计数据和其他数据。
- 有策略地利用访谈时间，从而在特定问题上获得新见解和观点。

无论进行哪种类型的访谈，所有访谈人员都应在开展研究之前接受培训，熟悉所有的访谈问题和可能的后续询问。有一些方法有助于记录和分析质化数据，比如摘要，即记录下深度访谈中得出的要点；或者使用自我备忘录，记录下刚刚所讨论的信息和可能出现的关于下一步任务的想法；还可以使用研究日志来记录下整个研究过程。

焦点小组

焦点小组是讨论小组的升级版本，它并不是群体访谈，因为群体动力场会影响参与者的互动方式和意愿。在焦点小组中，主持人和访谈人（通常又被称为调解人）需要了解群体动态，以确保所有参与者都感到舒适，并鼓励他们为讨论做出贡献。

焦点小组是传播研究中最常见的方式之一，它常被用于：收集数据以进行情境分析和受众分析，检验调查问卷的措辞和题干，获得受众对传播材料和活动的信息内容的反馈，了解关键群体对特定健康产品、服务或行为的反应，以及评估项目结果，等等。这一方法往往能发现很多意想不到的关于受众偏好、信念和主要关注点的细节。

例如，在安哥拉一项推广使用经杀虫剂处理的蚊帐以进行疟疾防控的项目中，焦点小组研究显示，使用者更喜欢颜色鲜艳的蚊帐（黄色、橙色和粉红色）而不是白色的蚊帐，因为他们担心白色蚊帐很容易变脏（Schiavo，1998，2000）。另一个例子是一项降低婴儿死亡率的全国性项目，焦点小组研究验证了先前的量化研究结果，并确定了未来干预措施要解决的若干关键主题，例如社区参与的重要性、预防艾滋病的重要性、增加卫生保健提供方和男性在孕前保健和护理中的重要性，以及与社会歧视有关的压力对婴儿死亡率的影响。（Schiavo，Gonzales-Flores，Rameshand Estrada-Portales，2011）

与其他研究方法一样，焦点小组受若干伦理规范的约束（Office for Human Research Protections，2006；National Institutes of Health，2006），以保护研究对象并确保他们充分了解研究方法和目标，因此，参加焦点小组的成员通常会签署一份同意书，同意书应包括对研究目的和方法的介绍。在实施过程中，焦点小组主持人应做到以下几点：

- 介绍并提供小组内的互动规则。
- 避免询问一些仅需要回答是或否的问题，问题应该是开放式的。
- 对研究目标和需要讨论的信息有一个清晰的理解。
- 把控主题，以确保讨论始终集中在研究主题上，但同时也为其他相关问题的讨论提供引导和线索。

● 尊重所有参与者及其意见。

● 确保每个人都知道答案没有对错之分（National Cancer Institute at the National Institutes of Health，2002）。

● 保护不善言辞的小组成员免受言语激烈、攻击性强的小组成员的攻击（Hester，1996）。

● 确保每个成员都有机会表达自己的观点。

在参与式研究中，社区成员可以担任焦点小组的主持人，例如，他/她可能是当地组织的代表、目标受众群体的成员或当地政府官员。在这种情况下，健康传播专业人员仍然会出现在焦点小组中，但只提供技术援助。传播专业人员还应负责在焦点小组开始前对担任主持人角色的社区成员进行培训，培训应包括解答疑难，讨论在焦点小组进行时可能出现的不足和困难，以及如何解决这些问题。

调查

调查是用于收集定量数据的常用方法，它有两种主要的类型——电话调查和问卷调查。随着在线调查软件和 SurveyMonkey.com 等工具的普及，在西方计算机化的问卷调查和在线问卷调查越来越重要。一些学者（Joppe，2006；National Cancer Institute at the National Institutes of Health，2002）还提到了面对面调查，但由于它成本高昂，因此较少使用；而入户调查仍然比较普遍，特别是在大型研究中很常见。

入户调查是一种面对面调查，被联合国、各国政府和公共卫生部门普遍使用，以收集家庭所有成员的数据。它们自 20 世纪 40 年代以来就已在印度使用（Lay，2013 年）。入户调查通常由训练有素的工作人员执行，他们借助笔记本电脑挨家挨户地记录信息、输入数据。入户调查在人口普查和其他一些研究中经常应用，是一种有价值的调查方法，可以触达和帮助那些服务匮乏、被边缘化、被孤立和难以接触的人群。

调查研究法能够准确获取特定人群的信息，它使用标准问卷，在某些情况下，这些问卷可以应用于同一人口的不同子群体，这样一来，研究人员可以将某一群体的态度、行为、信念、社会规范和其他信息与另一组群进行比较。此外，使用标准问卷可以确保所收集的信息的可靠性和高准确度，因为问卷调查的结果不像质化研究，不会受到访谈者风格或其他主观因素的影响。

调查样本需要在设计的早期就确定下来，它要求在目标人群（例如，6—11 岁儿童的父母，35 岁以下的妇女）中具有代表性（就百分比而言）。如果调查样本中包括不同的种族和族裔群体，必须事先设定每个群体应代表的总样本百分比。有时候，在一般人群中非常普遍的健康问题——例如，美国的儿童肥胖流行病（Kaur，Hyder and Poston，2003）——可能在某些高危人群中更为普遍，这时就需要对这些特定的关键群体进行细分采样，或针对它们进行专门调查。

问卷调查要求调查对象自行选择时间完成问卷，不与访员进行任何互动。问卷通常在专业会议上分发、邮寄送达、在相关网站上发布或通过电子邮件发送。一般情况下，其回复率往往低于电话调查（Wiggins and Deeb-Sossa，2000；Wallace Foundation，2013）。尽管随着来电显示、移动电话和其他技术的出现，情况有所变化，但电话调查仍然是量化研究的最佳方法之一。

影响问卷调查和电话调查回复率的因素包括调查的清晰度、时间长度、组织方式、调查所涉及主题的相关性以及其他受众相关因素。例如，如果调查对象是有工作的、10 岁以下儿童的父母，电话调查的时间可能会影响答复率（Dillman，Sinclair and Clark，1993；Bogen，2006），周末将是联系这些父母的最佳时间，因为他们平时白天工作，晚上忙于照顾孩子、制作晚餐和其他家务劳动。

电话调查具有快速随机抽样方法的优点，随机抽样有助于"将特征从样本扩大到总体"（Joppe，2006）。最常见的一种随机方法是随机数字拨号，即所有号码都是随机选择的。

在线调查通常通过在线调查软件和网站（例如 SurveyMonkey.com）进行，它也包括数据处理和分析的工具。平均回复率各不相同，取决于调查的性质、主题、分发方式（或嵌入现有网站，或通过电子邮件分发）、目标对象的特征、调查工具的便利性、调查的发起人以及其他因素（Vovici，2010）。

最后，调查问卷的设计还需要考虑如下因素：调查对象完成问卷的时间限度，他们的文化和健康素养水平，以及简洁的语言。除了一开始的人口统计学问题（确认调查对象的年龄、性别等）之外，调查问卷还可以包含不同类型的问题，例如"是否"问题、量表问题（例如，"从 1 到 5，你如何评价这项健康服务？"）和多项选择题。在大型调查中，开放性问题同样重要，这些问题能增加信息并阐释显著的统计数据（Schiavo，Gonzalez-Flores，Rameshand Estrada-Portales，2011）。

健康传播从业者的建议：与研究组织和专业人员合作

在实践中，健康传播团队有时不具备专业知识、时间或人力资源来进行正式研究，在这种情况下，最好能够选择传播研究公司或顾问进行合作。与学术界或非营利研究组织建立合作伙伴关系，也是扩展健康传播团队核心能力的另一种方法。在学术界和研究机构中工作的健康传播专业人员同时也是技术娴熟的研究人员，他们对理论、研究方法和评估方法非常了解。

在选择研究伙伴时，你应该先给他们提供详细的简报。如果打算选择传播或营销公司，应将简报发送给多家公司，并请他们根据这些关键信息给出建议和大概的预算；简报可以在初次会谈时当面演示，或以书面形式提供。相反，如果你想与学术界合作，则简报更多是非正式讨论的框架，并请求对方评估简报内容是否较好地满足了共同利益；在这种情况下，预算很可能要到资助经费申请阶段再逐项列出。

书面简报最好向对项目感兴趣的所有潜在研究合作伙伴提供相同的信息，无论其格式如何，在理想情况下都应包括以下各部分：

- 对健康问题的简要描述；
- 项目总体目标；
- 关键的研究和信息需求；
- 预期的研究样本；
- 参与研究设计、实施（参与性研究）的关键群体与利益相关者；
- 首选的研究方法；
- 可用预算总额；
- 与研究工作相关的所有其他项目或受众相关的信息；
- 对研究顾问、合作伙伴或公司的期望。

要想从一开始就建立正确的关系，最后一点至关重要。聘请传播研究公司或顾问可以帮助实现不同的目的，包括辅助研究设计、参与研究实施、进行数据分析和报告，或提供整个过程中的技术援助等。例如，在社区主导的参与式研究中，研究机构或顾问可以帮助推进整个过程并提供技术援助。其他时候，他们将指导整个研究过程或仅参与数据分析。如果你打算聘请非商业机构性的研究伙伴，也会出现类似的情况。

选择研究合作伙伴的关键因素包括声誉（是否有举荐人很重要）、先前在健康传播研究或特定的健康问题中的经验（应该是理想的先决条件）、是否符合当前的伦理规范、是否在项目支付能力范围内、敬业程度（在大型项目中）、专业精神以及因项目而异的其他因素。无论选择哪种研究合作伙伴，健康传播团队都应密切关注整个研究过程，积极参与全过程或大部分，并确保关键群体和利益相关者始终参与其中。

另一个重要的注意事项是，为了保护研究参与者，要确保涉及人类参与的所有研究阶段均由**学术伦理审查委员会**（IRB）进行审查和批准。IRB 审查包括受试者参与的研究目的、潜在收益和风险；换言之，根据研究者提供的信息、其他伦理考虑以及个人信息隐私和机密性问题，受试者是否能够在知情的基础上同意参与。大多数大学都有自己的 IRB 培训和审查流程，以确保研究人员和学生符合大学的学术伦理标准。不过，协作机构培训计划（CITI-www. citiprogram. org）也已经成为一项被广泛使用的订阅服务，能够为与任何参与 CITI 组织的研究人员提供研究伦理教育和审查。

> 学术伦理审查委员会（IRB）（Institutional review board, IRB）：一群研究专家，他们是学术机构或研究型医院的教职员工，或者是独立的 IRB 成员，IRB 负责审查研究方案和方法，以保护人类受试者。

关键概念

- 情境分析是项目计划的基本步骤，也是健康传播的基础。实际上，健康传播是一个以研究为基础的领域。
- 情境分析对所有个体、社区、社会、政治和行为相关因素进行分析，这些因素会影响与健康或社会问题相关的态度、行为、社会规范、政策以及潜在的解决方案。情境分析分为许多步骤，本章对其进行了介绍。

● 一些学者将情境分析与受众分析区分开来，认为这是两个不同的步骤，但本书将受众概况——基于受众相关研究和数据分析发现的分析报告——视为情境分析的一个关键部分。这也说明在健康传播实践中，关键群体和利益相关者需要参与到传播计划的不同阶段，包括评估健康问题以及可能导致健康问题的个体、社区、社会和政治等各种因素。

● 大多数项目都需要将具有相似特征和处于相似行为阶段的受众进行人群细分。这是一个需要关键群体和利益相关者参与的过程，并且可能会影响传播优先级和资源分配。

● 有多种传播和营销研究方法，本章重点介绍了市场研究与市场营销研究、参与式研究与专家主导式研究、质化研究与量化研究、二手数据和一手数据之间的不同，以及常用的研究方法（一对一的深度访谈、焦点小组和调查）。同时，本章还向那些专门从事健康传播实践却缺乏重要研究能力的组织和专业人员介绍了如何使用常见研究方法和选择研究合作伙伴。

● 本书提倡采用参与式方法进行与情境和受众相关的研究，该方法主张关键群体和利益相关者参与研究设计、实施和评估的所有阶段，并参与为所有传播工作确定合适的进度和结果指标的工作。

讨论与练习

1. 再次以虚构露西娜的例子来看，这位 19 岁的意大利女孩在沙滩上打发很多时间，也不知道皮肤癌的风险（见案例 2.1）。请你为一项旨在吸引她和她的同龄人的健康传播项目进行情境和受众分析，列出并讨论需要解决的问题。附录 A 中的工作表（请参阅 "A1. 情境和受众分析"）提供了更详细的指导。

2. 结合过往的例子，分享和介绍你如何在研究中使用质化研究方法和量化研究方法。列出所有可能影响你选择和使用特定研究方法的因素，并谈谈混合方法的主要优点。

3. 回顾本章中的关键概念，说说你认为应如何将情境分析与计划阶段的其他步骤联系起来。

4. 选择一个你感兴趣的健康问题，与该领域的关键利益相关者或组织的代表进行三次到四次深度访谈。并介绍已有传播项目和经验中相关的主要发现和教训。

核心术语

受众概况 audience profile

传播工具 communication vehicle

社区驱动的评估 community-driven assessment

社区需求评估 community-needs assessment

社区特定渠道 community-specific channels

学术伦理审查委员会 institutional review board

人际渠道 interpersonal channels

大众媒体渠道 mass media channels

新媒体渠道 new media channels

固定样本调查 panel study

参与式需求评估 participatory-needs assessment

参与式研究 participatory research

前测 pretesting

专业渠道 professional channels

质化研究 qualitative research

量化研究 quantitative research

战术 tactics

第十二章

制定传播目标和战略

本章内容

- 如何制定和验证传播目标

- 制定传播战略

- 关键概念

- 讨论与练习

- 核心术语

本章目标

本章着重于界定传播目标和战略，强调这两个重要步骤与计划过程中前后阶段的联系，提供制定传播目标和战略的指南，帮助你了解完成健康传播计划这一步骤所需的技能与知识。

在非洲布基纳法索，当地的萨兰柯勒特（Salankoloto）广播电台中开设了健康节目，其传播目标是加强宣传艾滋病病毒/艾滋病预防措施的相关知识以应对艾滋病病毒/艾滋病（Fisher，2003）。在美国，《健康人民 2020》是一项重要的公共卫生议程，其传播目标之一是提高民众的健康素养（US Department of Health and Human Services，2012b）。

在这两个项目中，它们设置的具体目标均有助于健康传播项目或干预措施的总体目标以及行为和社会目标的实现。就布基纳法索而言，健康传播干预的总体目标是通过促使人们采取预防措施（行为目标）来降低该国艾滋病病毒/艾滋病的发病率（Fisher，2003）。就《健康人民 2020》而言，它认为提高健康素养有助于"延长寿命、提高生活质量、减少慢性病和缩小健康差距"（National Institutes of Health，2005），而这些都是美国公共卫生议程的关键目标。要实现这些目标，人们的健康素养是重要前提，因为它使人们能够按照健康信息所提供的建议采取行动（行为目标）。

为实现传播目标，萨兰柯勒特广播电台和《健康人民2020》提出、制定出战略，这些战略不仅强调了干预的重点，还着重指出了如何战略性地使用传播方法和工具来实现传播目标。在布基纳法索，萨兰柯勒特广播电台使用当地流行的广播剧来落实其项目目标，并促发人们与听到的故事产生共鸣。《健康人民2020》确定了若干个与健康素养相关的领域有待改进，这些领域尤其集中在医患关系方面（National Institutes of Health，2005）。

如何制定和验证传播目标

传播目标是实现项目总体目标必需的中间步骤（National Cancer Institute at the National Institutes of Health，2002），同时特定的行为、社会和组织目标也会对传播目标进行补充。传播目标通常表述为"增强意识"、"增加知识"、"打破错误信息的循环"、"改变态度"、"促进互动"、"帮助培养专门知识或技能"……

> 传播目标（Communication objectives）：实现项目总体目标所必须实现的中间步骤，同时也由特定行为，社会和组织目标加以补充。

传播目标所强调的结果是变化过程的一部分，这些部分通常受到传播行为的影响。实际上，传播目标通常是知识、态度、信念、动机和人际交往的变化（Colle and Roman，2003），而这些恰恰都是实现行为、社会或组织目标和项目总体目标的中间环节及关键步骤，在大多数情况下，传播目标是引发行为结果的中间步骤。例如，在乳腺癌预防项目中，传播目标可以是"提高40岁以上的拉丁裔女性对每年乳房X光检查必要性的认知"，或是"促进对乳腺癌相关问题的医患互动"，这两个传播目标均为同一行为（结果）目标提供了支持，即鼓励妇女每年进行乳房 X 光检查。有时传播目标的表述旨在强调特定群体做出改变时所该扮演的角色，例如，可以将上面第一个目标表述如下："40 岁以上的拉丁裔女性意识到每年进行乳房 X 光检查的必要性。"

传播目标应尽可能地包括具体的可测量的指标，在项目评估阶段，这些指标可以用来评估服务于这一目标的传播战略是否成功，或审视其不足。许多学者认为，传播目标应该表述为"谁、将在何时、在多大程度上、做什么或改变什么"（Weinreich，2011，p. 80）。如前文所述，该表述也适用于结果性目标，例如行为、社会和组织目标。

根据这一规则，我们可以重新描述乳腺癌筛查项目的潜在传播目标：

• "到 2010 年，提高居住在特定地区和社区的、X% 的 40 岁以上拉丁裔女性每年进行乳房 X 光检查的意识。"

• "到 2012 年，在目标社区的 15 种指定医疗实践中，有 X% 的卫生保健提供者表示促进了乳腺癌方面的支持性的医患沟通。""支持性的"一词指妇女在提及她们与医疗保健提供者的互动时所感受到的态度。

在实践中，尤其是在私营部门（包括商业组织和非营利组织）中，传播目标很少被明确地量化处理，例如，很少按"多少"和"何时"进行界定。其原因一是主观上人们认为测量有困难，二是客观上测量手段有局限，三是相应的资金分配也需要加强。在许多公司和非营利组织中，传播部门根本没有经费来进行量化测量。大部分健康组织的企业文化倒是支持测量，但通常却并未为其提供资金支持。

很多指标主要是用于过程、活动、财务以及评估，对知识、信念、态度或健康和社会行为的变化进行测量的方法通常是质化的，即在干预前后对利益相关者进行访谈。相比之下，在学术领域，人们常常对结果和传播目标进行测量，这可以成为健康传播干预的标准做法。

设定可测量的目标仍然是健康传播的最佳做法，所有对结果和传播目标的定量测量都要在集中的地理区域和时间段内进行，包括干预前和干预后两部分（见第十四章）。设置一个可测量的目标在许多方面都具有重要意义，比如，在团队成员、合作伙伴和其他关键利益相关者之间达成共识，帮助健康传播团队关注传播"能够在什么时候完成什么事情"，等等。但是，无论是传播人员、合作伙伴、捐助者还是关键利益相关者，都应始终考虑到健康传播中的量化测量面临若干局限性，这些局限性将在第十三章和第十四章中详细讨论，本节中很多部分也将均有涉及。

至于结果性目标（行为、社会和组织的），SMART 模型可以用作参考度量。在案例 12.1 中，传播目标与特定的项目目标以及行为目标相关联。值得注意的是，相比起知识、态度和技能的变化，个人或社会的行为和规范的改变更难实现。因此，在给定的时间范围内，与传播目标设定的知识、态度或技能变化相比，结果目标的实现范围会更小。

案例 12.1　传播目标案例：理解与其他项目因素的联系

> 项目总体目标：到 2020 年，减少由于童年早期日晒或过度日晒引发的成人黑色素瘤病例的发病率和死亡率。
>
> 行为目标：到 2016 年，居住在佛罗里达州的 10% 的美国父母会使用防晒霜、遮阳帽和其他预防措施，以防止孩子遭受长期和过度日晒的损伤。
>
> 传播目标（如果所有目标均与关键群体的信念、态度、技能和行为的特定阶段相关，则应在不同的项目阶段中应用这些目标，因为它们超出了每个关键群体设立两个到三个目标的限制）：到 2015 年，居住在佛罗里达州的 40% 美国父母。
>
> - 会意识到儿童时期的过度日晒与成年后黑色素瘤风险之间的联系；
> - 能够定义"过度日晒"；
> - 将与医疗保健人员就预防措施进行沟通；
> - 知道如何防止孩子过度日晒，并且有能力付诸行动；
> - 将在社区内倡导采取防晒措施；
> - 将与朋辈交流，和他们提到当自己暴露在太阳下时，喜欢戴帽子进行防晒；
> - 将可以轻松获得防晒信息和产品；
> - 将对相关的交流、社会支持的水平和质量感到满意，这些交流和社会支持来自医疗保健人员、孩子的学校以及其他与防晒措施有关的个人或群体。

设定传播目标

设定传播目标的第一步是与团队成员、合作伙伴和利益相关者共享、思考和讨论情境分析和受众分析的所有数据。首先，优先考虑那些指向特定受众需求或偏好的发现。其次，根据主要受众和次要受众的行为阶段来仔细分析研究结果。传播目标应该反映这些信息，并与它们保持一致。

在设置传播目标之前，应在初步简报或文献综述的基础上确认项目总体目标以及行为、社会和组织目标，确认的框架基础就是之前获得的情境分析和受众分析的数据。这一步将确保最终确认的传播目标能够准确满足项目总体目标和结果性目标，一旦完成了这一步骤，健康传播团队就可以开始头脑风暴，设定传播目标并确定它们的优先级。以下各节将讨论如何制定适当的传播目标，并提供一些实用技巧和案例。

确保传播目标针对每个关键群体和利益相关者

来看看一个旨在减少百日咳发病率的项目。百日咳是一种可通过疫苗预防的儿童疾病，患者严重时可能出现长时间咳嗽的症状，且伴有一种特有的哮喘声。与其他可通过疫苗预防的儿童疾病一样，美国很多年轻的卫生保健人员可能从未见过百日咳病例，并认为这不再是工作重点。然而，该病的发病率仍在上升［Centers for Disease Control and Prevention（CDC），2013d］，并且已有许多婴幼儿死于该病。对该医学领域关键意见领袖的采访表明，医生对百日咳、其致命性风险以及婴幼儿感染的路径等相关认知不足（Cherry and others，2005；Tan，2005；Greenberg，von Konig and Heininger，2005），因此，传播目标之一应是增加儿科医务人员和初级保健机构中的专业人员关于百日咳的知识，如百日咳的传播循环及其关键特征等。与此同时，针对父母的传播目标可能完全不同，它们要解决的问题是根据相应研究所发现的其他需求。最重要的是，传播目标需要与这两个关键群体的成员和其他关键利益相关者协商确立，以提升实现、维持目标结果的可行性。

省略战术要素

在制定传播目标时，最好省略与战术元素相关的信息，例如传播活动、媒体、材料和渠道。在这一阶段，项目策划者应该把重点放在应该完成什么传播目标，而不是担心项目是否会使用大众媒体、人际渠道、新媒体，或设计任何特定活动——这些要素将是战术的一部分，并以传播战略为指导。

限制传播目标的数量

太多的传播目标通常会导致信息超载。由于行为和社会的改变是一个渐进过程，目标（以及相关的战略和信息）太多会使关键群体和利益相关者无所适从。当研究结果指向多种传播需求时，确定传播目标的优先顺序就分外重要，只有这样才更有可能实现项目目标。因此，即使可以在开始时就多个目标进行头脑风暴，但最终针对每个关键群体的目标应限制在两个到三个以内。

确定目标并确定优先顺序

考虑现有知识水平、态度和共同信念；查看现有的政策、社会规范，以及过去和正在进行的针对个人行为及社区需求的项目；思考一下，要想实现行为、社会或组织目标，需要哪些态度、信念、技能、政策或规范作为前提；分析目前状况，思考传播如何发挥作用。

上述一系列步骤都将有助于确定最重要的传播目标，目标通常要与逻辑、行为和社会过程的变化等关键步骤相对应。例如，假设受众群体是未意识到吸烟风险且刚刚开始吸烟的青少年，如果他们对吸烟相关风险的意识较低，那么把重点放在增加戒烟方法和知识上可能会忽略很大一部分青少年。事实上，当关键群体缺乏对吸烟造成的健康损害的充分认识时，传播如何戒烟并不是那么重要。尽管在某些情况下可以同时实现两个目标——即在提醒人们注意特定健康风险的同时提供解决方案，但如果只关注戒烟方法而不提高对吸烟危害健康的认知，则不太可能在细分受众群中取得成效。此外，一旦青少年意识到了吸烟的风险并决定戒烟，另一个潜在的传播目标则是促进青少年与同伴之间的对话，以及增加对这种朋辈沟通的社会支持。

第二章中介绍了若干行为和社会理论，你可以选择和运用它们来确定传播目标及其优先次序。实际上，这些理论提供了不同的逻辑框架，帮助你梳理行为或社会变化的关键步骤，从而完成传播目标的重要性排序。

分析现有障碍、社会规范和潜在成功因素

在选择传播目标并确定其优先顺序之后，项目人员应分析可能延缓、阻碍这些目标实现的潜在障碍，为了消除这些障碍，很可能需要建立更多的传播目标。比如，在某些情况下，由于社区、国家的文化和政策背景影响，人们对戒烟的重视程度极低，此时的传播目标应是：（1）说服政策制定者意识到无烟环境对某些主要群体的重要性；（2）向他们告知与吸烟相关的风险，强调他们应肩负起保护和管理社区的责任。相应的措施有助于消除障碍，例如，2005 年 1月，"意大利政府禁止在所有室内公共场所吸烟"（Gallus and others，2006，p. 346）；在此之前，意大利的无烟区域是机场、图书馆之类的公共场所，但不包括餐馆、酒吧和办公室。对禁烟令效果的初步研究发现，新政策导致烟草消费量减少 8%（Gallus and others，2006）；但是，从长远来看，该禁令对烟草的流行程度、不同人群的吸烟差距的影响有限（Federico，Mackenbach，Eikemo and Kunst，2012）。

要使人们遵守禁烟令，需要解决的问题不少，事实上，禁烟令和相关法规的执行通常并非易事（Godfrey，2005；European Network for Smoking Prevention，2005；Borg，2004；Partnership at Drugfree. org，2008；Roll Call，2012）。

当然，如果在项目计划之初就确立了社会目标，则政策变化就应成为总体计划的一部分。除此以外，还应着手改变现有的社会规范，以革除支持吸烟、认为吸烟很"酷"的文化价值观，并创建新的抵制吸烟、支持戒烟的社会规范以代之。同伴支持和社会支持也是另一个重要因素，尤其是在易感人群和服务匮乏的群体中。总之，在确立传播目标的过程中，有必要仔细研究所有可能的障碍，这将有助于确定预期变化发生的时间顺序和优先级别，并为整个行为、社会或组织变化过程设定切合实际的目标。

另外，项目团队还应总结社区和关键群体的经验，从过去的干预措施中学习教训，在经验教训的基础上分析哪些成功因素能实现本项目的传播目标；当然，对这些因素的分析主要与传播战略和战术计划的制订有关（请参阅下一节以及第十三章）。实际上，对潜在成功因素的分析将会导向关键的战略方法或活动，它们将有助于实现传播目标。

定义时间范围

实现传播目标的时间范围受到很多因素影响，除了政策、特定情况、临床实践或潜在的障碍等外部因素，还有一些因素与项目或组织本身相关：

- 可用资金：它决定了项目的覆盖范围以及材料和活动（线下和线上）的实施速度；
- 人力资源：在项目实施、监控和评估的所有阶段都需要足够的人力资源；
- 在特定健康领域或接触特定关键群体的组织能力和经验：在健康领域经验有限或声誉不显著的组织可能需要更长的时间才能实现传播目标；
- 对团队成员的角色、职责以及项目合作伙伴的能力的了解程度；
- 关键群体和利益相关者对传播项目的参与和认可程度；
- 所有团队成员和合作伙伴共享并认可的时间线；
- 项目总体跨度：这会决定活动之间的间隔以及特定传播目标的时间安排，例如，与试图解决慢性病的干预措施相比，在公共卫生或患者出现紧急情况时需要更快地实现传播目标。

准备进入下一步

由于健康传播的所有要素与健康传播过程本身相互联系和依赖，因此，传播目标为制定传播战略奠定了基础。精心设计的传播目标能够指导传播计划的后续步骤，并促进资源的合理分配。

制定传播战略

传播战略是指用于实现传播目标的总体方法（即"如何做"），它强调人们如何意识到疾病风险、了解预防方法或改善医患沟通等。传播战略影响着健康传播计划的战术要素，它直接与总体计划目标以及行为、社会、组织和传播目标相联系，并为它们服务。实际上，传播战略通常作为整体战略计划的一部分被突出强调。

> 传播战略（Communication strategy）：传播战略是指用于实现传播目标的总体方法（即"如何做"）。

与目标相似，传播战略也是在关键社区、团体和利益相关者的参与下针对关键群体制定的，并基于一定的研究。再以青少年为例，他们没有意识到与吸烟有关的健康风险，而且刚刚开始吸烟，在这种情况下，一个潜在的传播目标就应是"提高居住在美国的 5% 的 13—19 岁的青少年对吸烟的健康风险的认识"。这一传播目标服务于"减少美国青少年与吸烟相关的疾病发病率"这一项目总体目标，同时，它还支持促使青少年戒烟的行为目标。

下面列出了一些用以支持这一目标的战略：

- 利用青少年榜样，强调吸烟的危害。
- 建立同伴支持网络，以促进有关吸烟风险的讨论。
- 在高中发起提高吸烟风险意识的项目。
- 利用自然的机会和场所（例如青少年会议、出版物、音乐会等）来提高人们对吸烟健康风险的认识。
- 为青少年父母提供工具，帮助他们与孩子谈论与吸烟有关的健康风险。
- 编写有关吸烟健康风险的核心宣传材料，并组织相关活动，这些材料和活动要易于在社交媒体和其他新媒体上传播和分享，并可由主要受众和次要受众参与制作。
- 与当地青少年组织建立合作伙伴关系，促使它们把关于吸烟风险的讨论纳入其议程，扩大项目的覆盖面。
- 通过一对一的临床咨询提高吸烟风险意识。
- 为青少年讨论吸烟问题创造一个安全平等的交流空间。
- 关注吸烟对身体素质和运动成绩造成的负面影响。

上述举例的战略都没有提到任何战术，比如宣传单、小册子、博客、新闻稿、线上市政厅、信息图表或研讨会。实际上，传播战略是一个整体概念，仅从一般意义上描述如何实现目标，它是信息和战术的指导框架，确定和概述传播渠道、媒介、信息传递者和情境的正确组合，并指导信息如何发布。

制定战略的主要原则

如前文所述，一旦健康传播人员梳理了情境分析和受众分析的所有发现，并制定出合理的项目结果和传播目标，他们通常会考虑若干种可能的战略方案，并与关键群体和利益相关者进行讨论和评估。传播战略的确立、评估、排序和选择包括多个步骤，下面将进行一一介绍。

审查关键证据

制定战略的第一步是仔细审核情境分析和受众分析的研究结论，此步骤通用于计划阶段的所有其他步骤。在制定战略时，项目团队应与合作伙伴、捐助者、关键群体和利益相关者共享信息，共同分析，以找出最适合特定群体或情境的方法，实现传播目标。受众对特定传播渠道、媒介和信息传递者的偏好应该被作为数据的附加部分加以考虑和分析。

确保所有传播战略都针对关键群体

与目标一样，传播战略也应针对关键群体。不同的群体需要不同的战略，而且，对于特定的关键群体而言，往往需要多种战略来实现传播目标。

战略以证据为基础的，其基本原理往往被项目团队、合作伙伴、捐助者、关键群体和利益相关者当作框架，在演示、讨论和制定干预措施时使用（O'Sullivan, Yonkler, Morgan and Merritt, 2003；Fielding, 2011）。因此，扩大的传播团队的所有成员（包括合作伙伴和关键利益相关者）都必须了解战略制定的基本原理，这一点非常重要。

以人为本是制定传播战略的一个合理方法，由此可以根据关键群体的需求、偏好以及各种影响因素来制定战略。合理的战略还应考虑情境分析所确定的优势、劣势、机会和威胁（SWOT），并与关键群体、合作伙伴和利益相关者进行讨论。例如，在本章提供的战略案例中，以下方式可以帮助人们认识由青少年吸烟引发的健康风险：

- 根据青少年的需求或偏好（建立同伴支持网络，使用青少年榜样）；
- 充分利用现有组织的工作、信誉和网络（与当地青年组织建立合作伙伴关系）；

● 接触青少年并一同共度时光（利用自然的机会和场所）；

● 发掘与青少年有关的潜在传播角度（着眼于吸烟对身体素质和运动成绩的负面影响）；

● 发现可能对青少年产生影响的次要受众或环境（为其家长提供工具，让学校参与进来，建立安全的空间让他们进行点对点交流，在临床环境中提供一对一咨询）。

　　战略的类型可以根据不同的议题及其相应的关键群体和利益相关者而弹性选择。其中，与关键群体相关并激发他们采取行动的战略尤为重要，它有助于确定特定的健康行为、社会规范、政策、健康服务或产品的所有属性，将这些属性融入所传播的信息中能使信息更好地吸引关键群体和利益相关者。显然，与此同时还应把以意识、风险或行动为导向的信息结合进来。这种战略类型及其信息形成的过程，就是定位的一部分。所谓**定位**，指的是关键群体正在寻求的东西与产品实际所提供（或代表）的东西之间的契合度，无论产品是有形还是无形（如健康行为或社会规范）（Kotler and Roberto，1989；Lefebvre，2013）。这是传播学从市场营销和社会营销中借用的一个概念，它与行为、健康服务、社会规范、政策或产品的长期特性有关，这种特性使它们能够吸引目标受众，并促进其接受和采纳的过程（O'Sullivan，Yonkler，Morgan and Merritt，2003）。"一般而言，定位声明可以采用以下形式：'我们希望（我们的关键群体）把（期望的行为）视为（描述性短语），并且认为它比（竞争行为或差异点）更重要、更有价值。'VERB™的广告活动就是定位声明的一个例子，该广告活动针对12—13岁的青少年：'我们希望青少年把有规律的体育锻炼视为一件很酷、很有趣的事情，而不是整天坐着看电视或玩电子游戏。'"（Lefebvre，2013，p. 251）（参见第十五章关于VERB运动的案例研究）

　　定位（Positioning）：关键群体正在寻求的东西与产品实际所提供（或代表）的东西之间的契合度，无论产品是有形还是无形（Kotler and Roberto，1989；Lefebvre，2013）。

在健康传播中，一条重要的组织原则是传播角度和主题与关键群体相关并能引起他们共鸣，它通常影响着个人、团体、社区和关键利益相关者在一起讨论健康问题时的方式。例如，在戒烟的案例中，许多父母和青少年都认同体育锻炼的好处（CDC，2001，2006g），运动和竞技比赛已被多种干预项目用作使儿童远离吸烟、吸毒和危险行为的激励因素（Castrucci，Gerlach，Kaufman and Orleans，2004）。人们会因进行一项体育运动或看到一个亲人的出色表现而感到自豪，这激励着世界各地的社区创建运动俱乐部、项目和设施，让孩子们可以玩耍和相聚。由于吸烟的长期影响包括身体素质的下降（AmericanHeart Association，2006b），因此，着眼于这一健康后果成为社区和相关群体的干预原则。

总而言之，传播战略的基本原理应该始终聚焦于为什么选择和建立该战略而不是其他（O'Sullivan，Yonkler，Morgan and Merritt，2003）。案例 12.2 示范了埃及如何制定以证据为基础的传播战略，如何让关键群体和利益相关者参与健康传播的规划和战略制定，从而消灭脊髓灰质炎。

案例 12.2　消灭埃及无脊髓灰质炎：如何进行传播！

经过三千多年的斗争，到 2006 年，埃及的儿童终于摆脱了脊髓灰质炎病毒的侵害。由于人口密度高、热带型气候、人口流动性大以及卫生条件不佳，埃及在根除脊髓灰质炎方面面临着严峻的挑战，这场斗争中不可或缺的是改变公众的态度和卫生习惯。

埃及卫生部在联合国儿童基金会、世界卫生组织、国际捐助者及合作伙伴的协助下，发起了一场面向全社会的运动，建立起公众与健康团队之间的信任与合作，并使每一个有 5 岁以下儿童的家庭都能得到服务。推动该运动发展的关键因素是从固定的场所转向挨家挨户推广，以及采用以证据为基础的传播发展（C4D）战略。这种战略上的转变使免疫覆盖率提升了 20%，惠及埃及 1100 万 5 岁以下的儿童。

2002 年埃及全国传播基准调查的结果显示，一种能够有效消除误解和知识差距的传播战略将为民众所需，研究结果还强调应更好地针对以往脊髓灰质炎运动未覆盖的儿童。这一传播战略以创新扩散理论为基础，除了维持现有的免疫覆盖率外，战略的重点还包括改变那些一再忽略为其孩子接种疫苗的监护人的态度。支撑这一战略的两大支柱包括综合性的全国媒体宣传和社区拓展活动，它们更好地服务于那些被忽略的儿童，特别是在贫民窟地区。利用可信度高的公众人物、名人以及在清真寺和教堂进行呼吁的当地宗教领袖，能够有效地建立起对疫苗接种的信任。当年，脊髓灰质炎的电视插播广告播出了 650 次。此外，在针对贫民窟地区的年轻的儿童监护人（25—39岁）的措施中，大量当地媒体、音乐电视频道以及 FM 广播均被使用来触达这些人群。在每次展开倡导活动之前，5000 多名年轻的志愿者会携带扩音器向公众广播信息，唤起关注。

每年的全国传播调查证明运动的效果稳步提升。2002 年，知道儿童在出生第一天就可以接种疫苗的人口比例为 46%，而 2005 年这一比例上升至 92%。在 2005 年，调查表明，98% 的儿童监护人曾听过或看过有关脊髓灰质炎的媒体材料，这些材料告诉他们下周将举行全国免疫运动。在这些人中，有 67% 能够在无人协助的情况下回忆起脊髓灰质炎运动的正确日期。监护人最常提及的播放脊髓灰质炎运动的媒体来源是电视广告，其次是扩音器、广告牌、海报或传单，以及广播。观看电视广告的大多数监护人（91%）表示，他们是在看完电视中的倡导广告后为孩子接种了疫苗。

一个重要的知识性指标是监护人是否知道脊髓灰质炎免疫接种的正确年龄。2002 年，75% 的埃及母亲知道这一知识点，而在埃及上层阶级中这一比例为 64%；2005 年，这两个数字均上升到 90%。2002 年，只有 46% 的监护人能够正确指出接种脊髓灰质炎疫苗的最低年龄，而在 2005 年，这一数字急剧上升到 92%。认为脊髓灰质炎疫苗有副作用的监护人比例从 2002 年的 27% 下降到 2005 年的 10%。

2011 年和 2012 年埃及全国脊髓灰质炎免疫运动的成功提供了最有说服力的证据，证明大规模免疫卫生实践的成功。尽管之前的广告有限，而且埃及革命后安全形势严峻，但埃及仍实现了对 1200 万 5 岁以下目标儿童的普遍的疫苗接种覆盖。但是，考虑到周边国家的疾病输入，脊髓灰质炎的威胁仍然挥之不去，这意味着传播的作用始终至关重要。

评价、确定优先次序和选择战略方法

不同的战略均有可能支持特定的传播目标，但其中一些更加高效、省时、成本效益好且文化更适当。在评估传播战略时，应在关键群体和利益相关者的建议与偏好指引下，认真考虑该战略的长期可持续性、信誉、战略契合度，以及实施成本和障碍。其他因素可能仅针对特定问题或受众，比如该战略是否可以容纳足量的综合性媒体和活动；是否具有创新性，以确保人们的关注和参与，尤其是在许多之前的项目已经干预过的情况下；是否运用新的和有前景的模型进行实验；以及是否最适合用以满足关键群体的需求。最后，这种评估的目的是选择最能满足项目目标和结果的战略，应该针对所考虑的每种战略进行比较和评估。

可以通过下面的主题类别来对传播战略进行排序和选择：

● 主要优势：例如，可以整合工具和活动；

● 劣势：例如，实施时间长；

● 实施的潜在障碍：例如，缺乏支持该战略的现有政策，或存在社会污名化问题，这会阻止患者或幸存者参与项目；

● 流程：社区和利益相关者驱动的设计，以增加关键群体的承诺和认可；

● 现有资源：是否足以用于战略实施；

● 组织能力和执行战略的能力。

附录 A 中的工作表"A2. 传播战略的排序和选择"包含各种主题类别，可以作为一个模型来对传播战略进行排序和选择。

将各步骤结合

健康传播计划的所有要素都相互联系。事实上，在早期阶段，大多数工作都集中在将项目总体目标与结果性目标（行为、社会或组织）、传播目标和战略联系起来。如前文所述，情境分析和参与性受众分析为所有步骤提供了信息和指导。

在制定战术和评估计划之前，有必要先回顾一下健康传播项目的这些基础如何一步步建立，以及各个要素如何联系和相互依存。最后，传播目标和战略能否成功取决于其战术的质量和执行情况。这再次强调了健康传播循环的特质，循环中的关键步骤相互依存，并且所有步骤都仰仗关键群体和利益相关者的参与。

关键概念

- 传播目标和战略相互依存，并且与健康传播项目的所有其他部分相关联。
- 传播目标是实现行为、社会和组织目标以及项目总体目标所需的中间步骤。
- 传播战略的设计应服务于项目的传播目标及其结果性目标（行为、社会和组织）。
- 传播战略描述了用于实现目标的方法（即"如何做"），换句话说，它专注于怎样实现传播目标所期望的改变。
- 传播目标和战略并不关注或描述战术。传播战略仅为战术的制定提供信息和指导（包括传播信息、渠道、媒体、材料和活动）。

讨论与练习

1. 讨论结果性目标（行为、社会和组织）与传播目标之间的差异，并使用实际案例加以说明。

2. 再次使用露西娜及其同龄人在预防皮肤癌方面的例子（参见案例 2.1 和第三部分前几章的讨论），为它制定合适的传播目标和战略，并按照本章中谈到的方法和概念进行分析。

3. 按照重要性和适用性的原则，对上一个问题中你制定的所有战略进行排序（有关如何对关键战略进行排序，参见附录 A 中的"A2. 传播战略的排序和选择"）。

4. 选择一个案例，运用参与式方法（即让关键群体和利益相关者参与）制定传播目标和战略，分析哪些关键要素将有助于社区参与项目的计划过程及促成结果实现。

核心术语

传播目标 communication objectives

定位 positioning

传播战略 communication strategy

第十三章

设计和实施行动计划

本章内容

- 行动（战术）计划的定义
- 行动（战术）计划的关键要素
- 整合合作伙伴关系与行动计划
- 规划一个成功的项目执行方案
- 关键概念
- 讨论与练习
- 核心术语

本章目标

本章将重点介绍战术、行动计划的关键要素，以及制定这些计划的关键步骤。同时，鉴于大多数健康传播干预均以合作伙伴关系为基础，本章还将讨论如何整合合作伙伴关系和行动计划。

这是大多数人真正喜欢的健康传播阶段，因为他们终于得以释放自己的创造力。从现在起，一直盘桓在你脑海中的关于活动、媒体和材料的创意可以尽情释放：应该举办什么类型的社区论坛，以便人们交流有关特定健康问题的信息和经验？应该让哪些名人参与到大众媒体运动中？为合作伙伴开设人际传播培训研习班，其内容、标题和地点怎么安排？应该在社交媒体网站中设置哪些主题、图标和交互功能，以反映项目团队通过研究所总结的相关知识？计划的这一阶段涉及对信息、渠道、媒体、活动和材料的策略组合的选择，目的是完成项目的战略和目标，而创造力将在该阶段发挥重要作用。

行动（战术）计划的所有要素都与本书谈到的传播各个领域相关。例如，美国疾控中心制订了综合干预行动计划，旨在通过鼓励筛查和早期检测来减少大肠癌患者的死亡人数，该计划包括公益广告（PSAs）、名人倡导、在线信息材料、由社区主导的地方性活动和指南、社交媒体网站、与美国多个州和部落建立合作伙伴关系以推进社区行动和人口筛查，等等（CDC，2004/2005，2006c，2013b）。这一计划中的战术涉及多个传播领域，如大众媒体和新媒体传播、专业传播、社区动员等，并为传播目标和战略提供支持。

本章的重要前提是，对传播领域和战术不仅要富于创意，还应高效率地执行，为传播项目的战略和目标服务。

行动（战术）计划的定义

本书的基本前提之一是，健康传播的关键作用在于鼓励社区和关键群体采取行动，并与来自不同领域的专业人员合作，共同确定和制定针对健康和社会问题的适当的解决方案。因此，本章的标题直接与传播计划这一步骤的两个关键词相联系：行动和战术。

> 战术（Tactics）：指一个行动计划（战术计划）的各个组成部分，包括信息、活动、媒体、材料和渠道，它服务于项目的战略和目标。
>
> 行动计划（Action plan）：针对关键群体和利益相关者的所有信息、活动、材料和相关渠道，以及如何就上述内容对关键群体进行前测的详细的、可操作的、战略性的方法与描述。

行动是"朝着某个目标做某事"（Microsoft Word Dictionary，2013），**战术**这一术语可能会使人联想到军事程序，指"为达到某一结果、目的或目标而进行的程序或一系列操作"（American Heritage Dictionary of the English Language，2004c）。战术服务于项目的战略和目标，指一个行动计划的各个组成部分，包括信息、活动、媒体、材料和渠道。换句话说，战术决定着如何将一个计划或构想付诸实践。其他研究者［World Health Organization（WHO），2003］常常使用"**行动计划**"一词，也有使用战术计划或执行计划的。行动计划包括以下内容：

● 针对关键群体和利益相关者的信息、活动、材料和相关渠道（包括项目启动活动和材料），这些内容应由以上群体共同参与制定和实施。

● 一份详细的前测计划：该计划既包括主要的研究方法（如焦点小组、深度访谈、社区对话、参与式受众研究等），又要包含信息、材料、媒介和活动的草案，还要阐明如何在传播内容、信息呈现方式以及视觉上吸引关键群体和利益相关者（National Cancer Institute at the National Institutes of Health，2002，p. 55）等。

● 一份伙伴关系计划：该计划应包括由主要合作伙伴、关键群体和利益相关者共同决定的行动计划的所有条目，列出所有合作伙伴的名单、他们的角色和责任、联系方式、针对合作伙伴关系的评估指标、决策过程和内部沟通流程。

● 为不同的活动制定项目时间安排。

● 每个活动的经费预算：包括评估活动（关于如何制订评估计划的其他信息，请参阅第十四章）以及所有的材料和媒介费用。

在此，我们需要在行动计划的语境下进一步探讨"战略"一词。事实上，行动计划是传播战略所确立的行动纲要的详细外延，它描述了如何在战术细节层面上实现战略和目标。

以如下的传播项目为例，该项目旨在降低抑郁症对 45 岁以上女性的自尊、幸福感、工作表现和家庭互动的影响，项目的行为目标是促使女性：（1）在发现抑郁情绪影响到她们的整体幸福感、自我价值感、工作和家庭生活时寻求帮助；（2）遵从抑郁症预防、治疗和管理的建议措施。针对那些仍然存在抑郁症污名化的特定国家或人群，如澳大利亚人（Barney，Griffiths，Jorm，and Christensen，2006）和非裔美国人（Das，Olfson，McCurtis，and Weissman，2006），传播项目则可能还会制定一个社会目标，旨在促进改变针对抑郁症的社会态度和规范，从而使这一疾病到 2020 年时能在一般大众语境和专业的语境下被广泛讨论和接受。该项目设定了以下传播目标和战略：

传播目标

●提高45岁以上患有抑郁症或面临抑郁症高风险的女性对应对抑郁症的战略和方法的认识（包括定量指标）。

●提高美国公众对抑郁症的理解（包括定量指标），将它视作一种医学疾病。

●增加愿意为抑郁症患者提供支持的志愿者的数量（包括定量指标），并使他们有效地融入那些抑郁症仍然受到污名化的社区。

传播战略

●以那些成功地把抑郁症对工作表现和家庭互动的影响降到最低的女性为基础，建立一个社会和同伴支持网络。

●利用女性榜样来讲述个性化的抑郁症案例，展示抑郁症中的人性光芒。

●在存在抑郁症污名化的社区和族裔群体中，在社区场所或利用传统媒体发起关于抑郁症的讨论。

以上战略可以通过多种战术、行动方式实施，比如：

●在当地保健门诊、主要医院和其他社区场所举办面对面的沟通会议。

●培养女性发言人，成立媒体发言人办公室，对近期有关抑郁症的新闻做出回应并提供观点，鼓励媒体报道如何应对抑郁症的战略和信息。

●通过女性杂志进行宣传。

●策划广播和电视公益广告，这些公益广告将告知大众哪些网站能获取专业帮助和同伴支持。

●在热门的女性网站上组织网络聊天。

●开发一个新的社交网站，专门讨论抑郁症及其对女性的影响。

●创建社区公告栏，让当地社区成员可以在此共享与抑郁症主题相关的各种资源和活动信息。

●组织各种对话和会议，讨论能够减少社区中的抑郁症污名化的行动。

●与当地的诗歌会社和剧院合作，创作并上演有关女性和抑郁症的特别节目。

由于战术是针对特定人群和战略而制定的，因此其中一些活动更适用于支持和执行某一个战略，另一些能支持所有战略，又或者当它们不如其他方法那么奏效时，则应该被舍弃。例如战术中的第一条，"举办面对面沟通会议"，可能更适用于执行第一个战略，而其他战术可以支持多种战略，尽管效果不一。如何选择具体的信息、活动、材料、媒体和渠道，这与许多因素有关，包括研究结果、关键群体的特定偏好以及其他与健康问题及其环境相关的众多因素。

行动（战术）计划的关键要素

战术计划的成功在很大程度上取决于哪些因素指导其制订，本节将探讨精心设计的行动计划应具备哪些重要特征。

综合方法

在设计行动计划时，需要运用健康传播不同领域的多种方法、渠道来解决特定的健康或社会问题。整合方法是商业营销中的常用概念，在这一方法中，所有的战术要素都相互支持并相互补充。整合营销传播（IMC）是"一个计划概念，'它强调综合计划的附加价值，评估各种传播类型的战略作用，并将这些类型结合起来，以提供清晰、一致和最大化的传播效果'"（Belch and Belch，2004），这一概念应用到社会发展领域也是如此（Hosein，Parks，and Schiavo，2009，p. 537）。

整合性传播方法已经在健康传播的实践中得到广泛认可，并体现在各种行为和社会改变的传播模型上。事实上，整合营销传播影响着 COMBI 模型（参见第二章）（Renganathan and others，2005；Hosein，Parks，and Schiavo，2009），这一模型已被世界卫生组织、联合国多个机构以及多国政府采用。其他例子还有：社会改变的传播模型（见第二章）是"衡量过程及其结果的综合性模型"（Figueroa，Kincaid，Rani，and Lewis，2002，p. ii）；联合国儿童基金会的发展传播模型（C4D），该模型整合了不同的人权原则和传播工具、渠道及方法（UNICEF，2012）；发展传播学将战略传播与社区和社会发展战略相结合（World Bank，2013）；《健康人民 2020》提出许多目标，为了实现这些目标，需要依赖于多媒体和多元的传播方法。

与健康传播及其计划过程类似，整合传播也与日常生活息息相关。传播——更确切地说健康传播——在社会交流和情境中随处可见，无论是在理发店、教堂、餐馆、市场或其他公共场所发生的非正式对话，还是个体交流、职业交往和大众媒体的表现形式（Exchange，2006）。因此，行动计划应体现出传播场所和渠道的多样性，以匹配现实社会。健康传播的方法取决于具体情境，不同的方法能够"围绕某些问题进行造势，但同时也会减少一些社会团体和对话的可能"（Exchange，2006）。为实现或维持预期的目标行为和社会结果，个人、社区、关键群体、利益相关者和社会政治层面需要做出各种改变，在这些改变与当前的信念、态度、社会规范及行为之间，存在一条鸿沟；而一个精心设计的、综合的、多方面的行动计划有助于弥合这一鸿沟。

为战略提供支持的创造力

本书支持健康传播从业者发挥作用，吸取相关项目中行之有效的经验、教训、趋势和战略，来重新定义健康传播的理论和实践。但是，健康传播必须具有战略意义，这意味着那些绝佳的创意只有在它们支持传播战略和目标并与计划周期的其他要素相联系时，才是可接受的。

许多专业人士都会有这样的经历：某些同事偏好某一特定的传播活动、渠道或媒体，于是将之应用到所有干预措施中；某些从事特定媒体行业或活动（例如公益广告、视频或社交媒体开发）的传播专家或供应商则会相信战略战术的无限可能性。但是，如果是为了制作视频而制作视频，那么，无论这个视频多么有创意、设计得如何精心，都对推进项目的目标毫无裨益。因此，最好摒弃所有对传播战略无益的"好"主意。

成本效益

在有多种选择的情况下，成本效益是比较不同战术方法的指导标准之一，它可以提供一个客观标准来对不同战术进行优先级排序。此类分析需要解决如下一些问题：

• 在为核心的传播战略服务时，不同战术的效力有何差别？当它们的效力差不多时，其成本（包括经济成本、时间和人力资源的投入）是否存在差异？

• 是否有任何已有项目或资源可以支持本项目的传播战略所确定的传播媒介？

• 是否可能与其他组织部门或外部人员建立合作伙伴关系或开展合作，从而为某个特定传播活动的实施节约成本或时间？

• 这些战术是否在关键群体、合作伙伴和利益相关者的参与下确定？在多方参与的情况下，如果上述群体对整体计划过程更加具有归属感、承诺感和认可感，这些战术将有更高的成功机会。

在资金或资源有限的情况下，节约成本和人力资源的重要性不证自明；即使是在资源或经费充足的情况下（在健康传播中几乎从未出现过这种情况），我们也没有理由浪费。对资源的谨慎分配是健康传播战略及相关行动计划的关键要素之一。

设想

在制订行动计划时，一个重点步骤是设想如何实施传播信息、渠道和活动，才能最终对项目战略产生影响。此外，还应仔细考虑实施所有战术时的潜在障碍，以便预防、尽量减少或解决它们。正如情境和受众分析所强调的那样，主要障碍包括生活、工作、老龄化状况和其他决定健康的因素。和传播计划过程的所有其他步骤一样（见第十章），进行设想时传播工作者应仔细甄选和学习传播模型、理论、案例研究和过往经验，并将它们与当前干预项目建立充分的关联。就行动计划而言，案例研究和过去的经验至关重要，有助于预见到可能的弊端、实施时的障碍及其对项目目标的影响，以及可能需要的投资类型（时间、成本和人力）。值得警惕的是，随着长期的经验积累，不少资深的传播工作者对未来的活动和可能的障碍进行设想时，会过分依赖直觉。

具有文化适应性和问题导向的传播信息、渠道和活动

本书反复强调，文化、种族、地理、社会经济、年龄和性别相关因素影响着人们的生活方式、偏好、健康和疾病观念、应对疾病的方式和整体健康结果（见第三章）。情境分析和受众分析应该为信息、渠道和活动的选择提供指导，使它们能够反映关键群体和利益相关者的文化特征和偏好；而选择既具有文化适应性又反映目标群体偏好的传播材料、媒介和活动，这对一个健康传播干预项目的成功至关重要。

例如，某个健康传播项目在撒哈拉以南非洲安哥拉的两个区域开展，针对当地社区成员开展的焦点小组研究显示，家访、校内会议或教会活动等人际传播渠道极受参与者青睐，因为它们扎根于文化传统和社区实践。关于大众媒介

方面，在其中一个地区，人们对电视的偏好明显超过广播。此外，焦点小组的研究结果还表明，由于目标受众的文盲率较高，海报和小册子等印刷材料应该被排除在外；如果要考虑印刷材料的话，应在材料中更多地使用图形而非文字（Schiavo，2000）。

另一个例子来自美国卫生及人力服务署（DHHS）的少数族裔健康办公室（OMH），它主持了一项全美预防婴儿死亡的项目，初步评估表明，医疗保健服务提供者及相关场所、学校渠道（例如课程）、互联网是一部分大学生和研究生有关婴儿死亡率和孕前保健的首选信息来源，这些学生均接受过少数族裔健康资源中心（OMHRC）的孕前同伴教育（PPEs）培训项目，并参与了项目评估研究（Schiavo，Gonzalez-Flores，Ramesh，and Estrada-Portales，2011）。孕前保健是一项综合性干预措施，可在受孕前发现并降低生殖风险，对预防婴儿死亡产生有效影响（Jack and Culpepper，1990；Burns，2005；Besculides and Laraque，2005；Frey，Navarro，Kotelchuc，and Lu，2008）。

作为所有材料、媒介和活动的一部分，确认并解决那些可能影响行为和社会改变的现有社会规范及潜在障碍也不可或缺。例如，加纳农村地区需要制订一个妇幼保健方案，该方案旨在增加孕妇在怀孕期间及分娩时对保健服务的使用，在设计方案时，项目团队需要特别考虑现有性别角色、交通、电力、网络及其他基础服务获取的难易程度和质量等问题（Audience Scapes，2013）。传播活动、媒介和渠道应通过特定传播战略来设法解决这些障碍，包括鼓励社区行动、建立跨部门合作伙伴关系，以及通过政策传播和公共倡导来支持地方系统的内部改进。此外，将这些问题纳入所有材料、媒介和活动中，一方面将有助于认识到人们对不同障碍的感受，正是这些障碍使人们难以执行和保持重要的健康行为和社会行为；另一方面，这也有助于关键群体与整体传播干预措施建立联系并参与其中。

在制定信息、材料和活动时，我们需要谨记，没有任何一个传播战略和相关战术能适用于世界上的所有地方。例如，直接从英语翻译成西班牙语的传播材料、信息可能会使西班牙语的使用者和受众感到困惑，甚至感到被冒犯。因此，针对西班牙语受众的信息和材料应直接用西班牙语编写，并在这一受众群中进行测试。

同样，关键群体和利益相关者的媒介素养水平（定义见第五章）也是另一个要考虑的重要因素。媒介素养水平不仅影响着人们对不同媒介类型的偏好及媒介使用，还影响人们利用媒介来对健康信息进行搜索、理解、信任和采取行动的能力。对一切传播干预措施而言——无论它力图解决的是什么健康或社会问题，都应尝试通过结合资源、工具来提高关键群体和利益相关者当前的媒介素养水平。

最后，如果该健康问题涉及重要的公共利益，在编撰、印刷或制作图像内容（如在线或电视）时，要在图像中使用各个不同种族的形象，以便人们意识到自己被包含在内。在选择照片和其他类型的图像时，健康传播从业人员应该注意，许多购买的图片库素材往往会强化常见的刻板印象和误解，需要仔细分析；选择适当的图像和照片才能避免或最大限度地降低冒犯目标群体的可能性。

制定传播概念、信息、材料、媒介和活动的第一步是保持开放的心态，而不是假定某种特定的信息、研讨会、社交媒体网站或小册子能适用于所有人。在计划形成阶段和项目执行阶段，参与式研究、社区主导评估和受众反馈机制应成为指南，项目还需通过对关键群体和利益相关者进行前测来进一步确认计划的有效性。

概念制定

在健康传播中，概念是制定信息和材料的基础，它描述了"向目标受众呈现信息的方式"（National Cancer Institute at the National Institutes of Health，2002，p.55），以及将用于影响关键群体的、经由他们讨论并确定其偏好的整体吸引力类型（例如恐惧、希望、行动、进步）。

> 传播概念（Communication concepts）：向目标受众呈现内容和信息的方式，以及影响关键群体的整体吸引力类型——例如恐惧、希望、行动、进步，等等，这些类型经由关键群体讨论并依循其偏好。

传播概念适用于实际的信息、关键材料、媒介和活动的内容及图像形式。例如，某健康传播项目旨在促使医疗健康工作者接种流感疫苗，其标志应该能够唤起恐惧或者要求严格遵守（例如，一个划去"流感"字样的标识），或是对健康的向往（例如，一个笑脸，环绕着"感觉良好"的信息）。如果要将此类标识同时应用于互联网和印刷材料，那么就必须在这两种媒介上向其受众充分传达核心传播概念。再举一个例子，某传播项目旨在影响吸毒者并说服他们走上康复之路，应把重点放在唤起人们对吸毒带来的生命威胁的恐惧，或是强调吸毒者对其子女及其他亲人的责任感。

在信息制定中，我们通常会使用若干类别的传播概念，例如（National Cancer Institute at the National Institutes of Health，2002；R. W. Rogers，1975，1983；Witte and Allen，2000）：

- 恐惧诉求：旨在唤起恐惧，属于情感反应的概念；

- 行动步骤：建议采取的具体行动；

- 感知的收益/回报/好处：强调推荐的行为具有哪些主要优势；

- 感知的威胁：人们对健康风险水平的看法，试图引起基于信息的理性反应；

- 自我效能：人们评估自身是否有能力采取推荐的行为，以及这些行为对实际威胁的影响；

- 希望：遵循推荐的行为将使人们能够达到他们预期的目标或实现改变。

表 13.1 列出了一系列可能的概念，均来自旨在吸引父母参与的儿童免疫接种传播干预项目。与所有其他类型的概念类似，这些都是未经加工的信息，最终选择应取决于研究数据、文化价值观、父母偏好、父母群体存在的关键问题及其信息需求。值得注意的是，表 13.1 还包含了关于消除障碍的概念类别：（1）与行为或社会改变有关的、可感知的或现有的障碍能够被解决和消除；（2）为消除这些障碍提出可能的解决方案和行动计划。表 13.1 展示了前一种。

表 13.1　　　　　　　　　　儿童免疫接种传播干预项目的概念

收益	• 免疫接种可以保护儿童免受严重的儿童疾病侵害。 • 疫苗可以拯救生命，并使儿童保持健康
收益	• 疫苗对儿童及其生活和玩乐的社区具有长期的保护作用
消除障碍	• 儿童疫苗是安全有效的。 • 目前免疫接种带来的益处远大于其副作用风险

结果	• 疫苗可预防的儿童疾病对儿童的身心发展产生长期影响
行动步骤	• 为你的孩子接种疫苗。 • 向你的医疗服务提供者咨询有关疫苗的问题

在选择时，传播人员还需要参考已有经验和调查研究，并查找、分析关于所使用的概念是否有效的信息和资料。例如，恐惧诉求的概念多年来一直被广为研究和应用，许多健康传播从业人员和研究者认为，"恐惧诉求适得其反"；但与此同时，很多研究和实践表明，"强烈的恐惧诉求信息会使人们对健康问题的严重性和敏感性产生高度感知，它比低度或弱度的恐惧诉求信息更有说服力"（Witte and Allen，2000，p.591）。"90年代恐惧诉求的一个例子是'吸毒的大脑'（Brain on Drugs）运动，该运动以一个煎蛋来代表毒品对青少年大脑的破坏性作用。"（Mayfield，2006）

今天，我们看到广告公司越来越多地使用恐惧诉求。例如，纽约市卫生署（New York City Department of Health）为降低亚裔美国人的吸烟率而开展一项反吸烟的公益广告活动，其广告内容包括图像证据，展示令人反胃的食道癌、胃癌和胰腺癌的图片，配套的广告语是"戒烟的痛苦要小得多"（Wu，2012）。纽约市还有另一个类似的活动，其广告语是"痛苦每一分钟"，内容包括两个在电视、互联网和平面媒体投放的广告，描述了与吸烟相关的疾病所造成的破坏和痛苦（New York City Department of Health and Mental Hygiene，2012）。然而，尽管恐惧诉求的使用有所增加（尤其是在广告和大众媒体传播项目中），且也有一些成功案例，但它在健康传播领域中的有效性仍备受争议，一些学者（Robberson and Rogers，2006，p.277）的结论是："大众媒体健康运动应该兼用负面诉求和正面诉求。"

与自尊相关的正面诉求也有助于促使人们"为健康本身以外的原因（即增强自尊）而采取健康的生活方式"（Robberson and Rogers，2006，p.277）。多年以来，正面诉求——包括角色榜样和以利益为导向的影像及信息——一直为大众传播干预和其他类型的传播领域所用。例如，芝麻街背后的非营利组织"芝麻街工作室"（Sesame Workshop）就一直在使用芝麻街中深受喜爱的角色来展示和讨论健康行为带来的主要好处，以鼓励儿童做出健康的行为，比如选择健康的食物或刷牙等（Betancourt，2008；Sesame Workshop，2013）。联合国儿童基金会还利用积极的形象来支持残疾人运动，将残疾人的正面形象作为媒介内容和活动的一部分。正面诉求的优势之一在于它们深深地植根于健康传播的人权视角，更多的是传递希望，避免展示人们的痛苦（这种展示有时候可能是令人不快的）。

在实践中，使用不同类型诉求要以研究为基础，并针对特定的目标群体，受众对不同类型诉求的偏好和反应（包括感性的和理性的）会影响选择。无论干预项目使用何种概念和诉求，都始终应与那些有助于培养人们的技能、信心的信息及资源相结合，从而使人们相信自己能够成功。向人们告知潜在的风险或健康状况，却不向他们提供预防、抵御和管理这些风险或状况的信息和资源——这真是最糟糕的做法。

让我们一起来回顾一下之前提到的例子，由于原发性夜间遗尿症（一种常见的医学疾病），这个男孩直到9岁还在夜间尿床。一旦他的父母意识到这实际上是一种医学疾病，而非性格缺陷或是行为问题（Cendron，1999），他们就会采取行动。在此之前，他们已经被压力和羞耻感折磨了数月，如今则会因为发现解决办法近在眼前而松了一口气，他们可以与医疗服务提供者沟通，也可以前往专业的医疗中心寻求帮助。

同样，再让我们来看看玛利斯特拉的案例。玛利斯特拉是五个孩子的母亲，住在巴西东北部一个小村庄，最近听说一个曾经常和她的孩子玩耍的孩子去世了。这个孩子得了内脏利什曼病（也就是黑热病），这是一种通过被感染的沙蝇叮咬传播的寄生虫病，常见于中南美洲、非洲和一些亚洲国家。黑热病会呈现出一些模糊的症状，如发烧、体重减轻、疲劳感以及肝脾肿大（CDC，2006f），也被称为腹膨隆。对初期黑热病的快速诊断始于腹膨隆的出现，这一点对挽救生命而言至关重要，也通常是应急控制计划的一部分（Arias，Monteiro and Zicker，1996）。

玛利斯特拉对黑热病充满恐惧且缺乏了解，因此她对自己的孩子可能染上黑热病感到无能为力，而健康传播干预项目要想成功，就必须解决玛利斯特拉和她所在村庄其他家长的需求。因此，项目方案不但要提高人们对黑热病及其早期症状的认识，还要纳入关于行动步骤和自我效能感的概念和信息，并将具体行动建立在当地人的偏好和建议的基础之上。其中，关键信息可以鼓励人们对黑热病的警惕和问诊，当孩子出现腹膨隆时，促使人们进行早期干预，如赶往最近的医疗保健机构，以及向医疗服务提供者咨询孩子患上黑热病的可能性。整体的传播干预措施还应致力于为及时诊断消除潜在障碍，例如，宣传工作可以侧重于倡导提供充足的交通运力，以便来自偏远社区的人能够与当地医疗中心建立联系，或利用专业的医疗传播战略来增强当地临床医生对黑热病的诊断能力，以及对他们进行培训。

　　本节中的所有例子都表明，传播的概念和信息应以研究为基础，并满足关键群体和利益相关者的特定需求及特点；在可能的情况下，还应强调突出一系列步骤或行动，以此展示实现行为或社会改变的途径。最重要的是，应该通过前测和分析，由目标受众对这些概念和信息方案进行再次验证。

　　案例 13.1 介绍了美国国家癌症研究所（NCI）的一个案例，该案例展示了如何根据各种初步的传播概念和受众反馈来制定传播信息。下一小节将介绍信息制定的实用技巧、前测的方法和原则。

案例 13.1　美国国家癌症研究所"对癌症研究的认知"行动：从信息概念到最终信息

　　1996 年，美国国家癌症研究所的传播办公室（OC）（当时的癌症传播办公室）发起了"对癌症研究的认知"行动，以提高公众对医学发现及这些发现与人们生活的相关性的了解。传播办公室为此行动制定了概念和信息测试，包括以下活动。

　　在制定概念时，选取以下三种医学研究的价值：

- 进展（例如，我们正在取得突破性进展）；
- 益处（例如，与预防、检测和治疗有关的研究使我们所有人受益）；
- 希望（例如，我们希望今天的研究能带来明天的突破）；

　　基于以上价值观，与焦点小组中的目标受众成员探讨并制定了以下信息概念：

- 研究使癌症的检测、诊断、治疗和预防取得了实质性进展；
- 每个人都以某种方式从癌症研究中受益；
- 全国各个大学和医学院都在开展癌症研究；

●癌症研究给人带来希望；

●从最广泛的层面来说，研究重点是由社会问题及社会关注决定的；从项目层面来说，研究重点主要受到过去的成功研究和当前的机会驱动。

在听取了目标受众的反馈以及他们关于医学研究重要性的表述和想法后，办公室精心制作了以下信息：

A. "癌症研究：为我们所有人找到答案"；

B. "癌症研究：癌症与每个人息息相关"；

C. "癌症研究：每天发现更多答案"；

D. "癌症研究：生命有赖于此"；

E. "癌症研究：只有研究才能治愈癌症"。

为了对这些信息进行前测，行动小组在购物中心进行了街头随机访谈，根据访谈反馈，信息 D 被选为项目主题。

来源：National Cancer Institute at the National Institutes of Health. *Making Health Communication Programs Work*. Bethesda，MD：National Institutes of Health，2002，p.56.

信息制定与健康素养评估

一旦选定了信息的类型和概念诉求，就应该制定具体信息内容，并针对目标受众或其代表开展前测（National Cancer Institute at the National Institutes of Health，2002）。以下一些因素会影响信息的有效性，应在信息制定中加以考虑：

●简明扼要，切中要害。受众接收到的信息最多两三则，过多的信息会带来混乱。

●可靠性。信息的制定应有根据，并通过有声望的媒体和发言人来传播。

●与关键群体和利益相关者的相关性。需要解决"那又怎样？"以及"对我有什么好处？"之类的问题。

●信息在不同的传播活动、传播材料以及某一时间段内的一致性。

●简单。避免使用行话或术语，并应考虑关键群体和利益相关者的健康素养水平。

●描述性。即使信息非常简单，它们也应具有足够的描述性，以明确告知人们应该采取何种行动以及为什么要这样做。

●易于记忆。在可能的情况下，应尽量使用朗朗上口的语言，以及能唤起与文化、传统相关的意象和意义。

●包含决定健康的社会因素。应找出并解决行为、社会或组织变革的潜在障碍，以及决定健康的关键因素。

如果某个健康传播项目对每个关键群体传递了一个以上的信息，那么其中最重要的信息应该在每次传播和活动的开始及结束时被重复提及。实验证明，如果人们听到了一个由 10—12 个单词组成的列表，然后被要求按顺序回忆这个列表，那么大多数人会记住第一个单词和最后一个单词，记住中间单词的人比较少。这一点在人际传播和社区动员工作中也相当重要。

信息保持是传播中的另一个重要问题。信息的频率、声音的多样性和深度（在人际传播或现场活动中），以及能够产生共鸣效应的多媒体信息传递方式，都会对关键群体的信息保持产生积极影响。一个常见的信息保持模型是艾宾浩斯的遗忘曲线，该模型以艾宾浩斯的研究成果为基础，他是 19 世纪末研究信息保持的人类记忆心理学先驱。艾宾浩斯的遗忘曲线表明，"第一周学到的信息如果此后没有再进行强化，那么其中 75% 在第二周就会被遗忘，90% 在第三周就会消失，以此类推"（Nuzum，2004，p.23）。这一结论证明了信息重复和信息一致性多么重要，而且这也是有效健康传播的常用方法之一。

保证信息和媒体效力的另一个关键是评估和了解健康素养水平。"美国数百万成年人的低健康素养水平已经成为'沉默的杀手'"（Zarcadoolas，2011，p.338），因此让人们能够理解健康信息及其传播，并据此采取行动很重要。附录 A 包含了一些在线资源，可用于健康素养评估。然而，如前文所述，健康素养和健康传播是一种相互影响的复杂结构，语言应当简练但不能过分简化。"要想缩小健康信息传播者和患者/公众之间的鸿沟，就必须仰仗于文化上的适应性、相关性和语境。"（Zarcadoolas，2011，p.338）换言之，采用吸收了关键群体和利益相关者反馈的跨文化方法来制定信息，能够提高信息被理解、保留、记忆和执行的可能性。

选择传播渠道和媒介

在此提醒，"传播渠道"是指与关键群体和利益相关者接触并交流相关健康信息的路径；"传播媒介"是指通过传播渠道传递信息的材料、事件、媒体、活动或其他手段，这一范畴（材料、事件和活动）也被称为战术。传播渠道和媒介是特定于受众的，应作为情境和受众分析的一部分进行研究（见第十一章）。

选择合适的、具有文化适应性的渠道和媒介，才能确保特定的信息或项目脱颖而出并切实可行。项目前期的形成性和参与式研究将为选择传播渠道和战术奠定基础并提供指导。在项目计划阶段，健康传播团队应该充分了解关键群体的偏好，找出哪些渠道和媒介最适合用来与他们分享信息、想法和解决方案。此外，团队应随时了解传播渠道和媒介的新发展和使用趋势，以及不同关键群体接受和使用这些渠道和载体的趋势。媒体报道、同行评审研究、在线资源、社交媒体监测以及与同事和相关组织代表的非正式谈话等都是保持消息灵通的好方式。附录 A 包含传播渠道、场所和媒介的范例 ［见 "A3. 传播渠道、场所和相关工具（战术）"］。

选择渠道和媒介时的标准包括信息内容、复杂性、受众范围、文化和议题的适当性以及成本效益（见第十一章）。特定传播媒介的有效性还取决于其吸引人们注意力的能力（Health Communication Unit，2003b），这通常与媒介的图像和视觉吸引力（例如将其应用于印刷材料、社交媒体网站、视频或电视片段时的情况）有关，也和其重要发言人的可信度和吸引力有关。例如，使用名人、著名医生、朋辈领袖、社区领袖或其他角色榜样也会增强传播媒介吸引关键群体注意力的能力。

有效的媒介还应该易于复制和传播（Health Communication Unit，2003b）。由于信息的一致性、重复性是信息制定和传播的关键因素，因此，传播媒介应该体现和适应这些特性。

归根结底，明确的、具有文化适应性的信息、渠道和媒介是由关键群体或其代表决定的，他们应该参与到这些基本传播工具的制定和前测中。案例13.2展示了 PATH 这一案例，该案例强调具有文化适应性的、以研究为基础的信息、媒体渠道和媒介选择如何影响知识、态度和行为的改变。该案例中的干预措施主要依赖于战略性地使用传统渠道（如剧院）和人际渠道，并与平面媒介和其他媒介相结合。

案例 13.2　贝宁的社区剧院：在路上演出

扩大生育间隔或限制生育数量可以降低母亲和儿童的健康风险，然而，贝宁北部的妇女平均每人生育 6 个孩子，其中 20% 的妇女的生育间隔非常短——相隔不到两年。每有一千名婴儿诞生就有 5 名妇女死于妊娠和分娩并发症。避孕可以防止意外怀孕和高风险怀孕，从而挽救女性健康，但是，只有 7% 的家庭采取了避孕措施。

国际非营利组织 PATH 发现，戏剧是一种能行之有效地解决健康问题的方法，它甚至可以改变社会规范。在没有电视、电影且许多人都是文盲的村庄里，将人们（通常多达 300 人）聚集起来观看一场演出并不困难，由于缺乏竞争性媒体，戏剧在传播思想以及让年轻人、家长和长者思考及讨论健康话题方面非常高效。

PATH 创作了戏剧《间隔生育》，以引发讨论并提高村民对现代计划生育方法的认知。戏剧上演的第一年，贝宁北部 232 个村庄超过 6.5 万人观看了这部用当地巴利巴语演出的戏剧。

创建场景

在筹备该剧时，PATH 先对村民的知识和态度进行了调查评估。研究表明，掌握财政大权的男性通常反对其妻子采取避孕措施。因此，该剧强调了丈夫在计划生育中的责任、生育间隔的合理性以及健康的孩子能带来的经济利益。剧中的两个主人公是一对有着不同观点和生活境遇的兄弟，其中一个精心地经营着他的小家庭，另一个则拥有一个贫穷、混乱和健康不佳的大家庭。

一个非洲剧团 Troupe Bio Guerra 协助 PATH 创作和巡演了这部作品，项目工作人员对演员进行了培训，请其在演出前后进行口头调查，并在每次演出之后与村民进行简短的讨论。讨论小组按年龄和性别划分，这是村民们自由地与同龄人交流故事、提出问题并阐明所学知识的第一个机会。该剧所传达的信息随后通过广播节目、印刷材料和社区健康志愿者的家访得到强化。

结果

该剧巡演前后对村民进行的调查数据表明，采取以下行动的村民数量显著增加：

- 能够描述若干种避孕方法；

- 表示将会与配偶讨论避孕问题；

- 表示他们计划生育不超过 4 个孩子。

此外，当地已婚女性采取避孕措施的比例从 2000 年的 7% 上升到 2002 年的 11%；该项目在 2003—2005 年继续运作，以提高这一比例。不过，在本案例研究首次发表时，尚无统计数据。

来源：Program for Appropriate Technology in Health. "Community Theater in Benin：Taking the Show on the Road." Unpublished case study, 2005a. Funding for this project was provided by the US Agency for International Developmeut through an award to University Research Co., LLC. Copyright © 2005b, Program for Appropriate Technology in Health（PATH）, www. path. org. 版权所有。本案例研究中的材料可免费用于教育或非商业目的，但材料必须附有此致谢行。授权使用。

规划项目启动的活动、媒体和材料

行动计划还应重点介绍整个健康传播干预项目启动的时间、活动和材料的种类，并向公众、关键群体和利益相关者介绍其主要内容。项目启动计划应根据形成性研究（还包括参与式方法和社区主导的评估）的结果来确定。启动信息应与整个健康传播项目统一，直到评估和反馈阶段完成，或是除非得出显著结论证明需要改进信息，否则，信息都应该保持一致。

启动活动和材料旨在传达项目的核心信息、资源和服务，并实施其活动、潜在服务和资源。以下这些实用建议可用于制订有效的启动计划：

- 确保项目启动活动针对特定的关键群体、具体渠道和场所。

- 选择能最大限度扩大受众面的传播渠道和场所。例如，如果受众是一般公众，那么大众媒体就是有效的渠道，尤其是在发达国家。如果医疗健康专业人员是主要受众，那么医学会议以及行业和医学出版物将是启动活动的适当场所或渠道。在美国，很大比例的患者群体和其他类型的利益相关者也可以通过集会和会议接触到。在发展中国家，传统的传播渠道（如剧院）和场所（如当地村庄的广场或市场）会更适合社区成员聚集（参见案例 13.2 中的例子），从而使其参与讨论，表达对某一特定健康或社会问题的感受、观点、偏好，以及该问题存在的机会和挑战。

● 有创造力。项目启动活动的设计应能引起关键群体和重要"把关人"的注意。如记者、博客作者、专业组织以及其他可能与关键群体有接触的个人和团体。

● 在项目启动及后续活动中，尽可能邀请受关键群体认可和尊重的名人、社区领袖、角色榜样或其他知名的意见领袖参与进来，请他们就这一问题以及项目的主要内容发表讲话。

● 启动活动、媒体和材料内容中应该包括在何处以及如何获得有关特定健康问题的信息或帮助，例如提供电话号码、网站链接，以及具体社区中心、保健中心或健康机构的名称和地址；请人们参与到健康问题的解决或与项目相关的具体活动中来。

● 避免将启动活动与其他更能引起关键群体或利益相关者兴趣的演讲或活动安排在一起。因为其他活动、新闻和事件可能会干扰项目的启动，并分散人们对项目核心信息的关注。

对不同的传播渠道、媒体、媒介和国家都应给予特别关注，例如，如果依托大众媒体开展启动活动，传播者在设计时就必须考虑不同方案在实现媒体报道方面的成本效益和效力。在美国，媒体报道的竞争异常激烈，除非有重大新闻或有名人参与，否则记者几乎不会参加新闻发布会或现场简报会。因此，只有在出现重大新闻或有极其知名的政治人物和名人参加的情况下，新闻发布会才是健康传播项目启动的优选媒介。如果以上条件无法满足，那么其他战术——如虚拟新闻编辑室、通讯稿、一对一电话或面对面采访的媒体简报等——将是具有成本效益的选择。

对传播概念、信息和材料进行前测

前测一般用于评估传播概念、信息、媒体和材料是否符合关键群体和利益相关者的偏好及需求，以及是否具有文化适应性。根据第十一章中的定义，前测是形成性研究的重要组成部分，本质上具有参与性。与形成性研究的其他阶段一样，如果目标受众是多元文化的，那么他们都应该在前测研究中有所体现。

在学术界之外，不少商业和非营利的健康组织认为前测是传播计划中代价高昂且可省略的一个步骤。这种常见的误解（National Cancer Institute at the National Institutes of Health，2002，2013）可能导致信息和材料无法支持关键目标和战略的实现，也无法满足关键群体的偏好和需求。事实上，"前测回答了关于你的材料（和信息）对目标受众而言是否易于理解、具有相关性、引人注目、有吸引力、可信和可接受的问题"（Washington State Department of Health，2000；Doak，Doak，and Root，1995）。换句话说，前测有助于评估制定概念、信息和材料时的各项标准是否都得以满足。

前测应从健康传播团队的周边环境开始，同事、项目合作伙伴、关键群体的代表和专业人士都可以为概念和材料的草案提供初步反馈。对关键群体和利益相关者的前测通常依赖于营销、参与式受众研究和基于社区的研究方法（见第十一章），包括焦点小组、社区对话、一对一访谈、专家或"**把关人**"访谈和调查。具体方法的选择应根据材料形式、目标受众的规模、成本效益和文化偏好等而定。焦点小组和一对一访谈是前测中最常用的方法。

前测应具有成本效益。显然，这一成本不应超过制作材料和活动的成本。一些办法可以解决预算有限和时间方面的问题，使前测更加经济适用，例如对利益相关者、专家或"把关人"进行访谈，以确认项目要素的有效性，并根据以往的研究调整前测的问题。

> 把关人（Gatekeepers）：所有可能成为目标受众信息获取途径的个人、团体或组织。

在前测中，"一些最具代表性的问题包括：'读者在读完这篇文章之后，能做哪些他们之前无法做到的事情？'"（Washington State Department of Health，2000）。例如，在参加了本次活动或在线论坛后，为了解决与某一特定健康或社会问题相关的关键决定因素，关键群体能够在其社区或邻里中有效地实施什么战略？只有当信息和材料足够简单，且不奢望一次性实现过多目标时，它们才更有可能促进行为和社会改变。

最后一点是，前测在评估关键群体对信息和材料的整体理解水平方面至关重要。健康素养水平低下是发达国家和发展中国家都普遍存在的一个问题（见第二章），一个好的做法是为文化水平低下的读者撰写简单明了的信息。传播的信息和材料应针对目标受众的阅读水平而设计，但"大多数材料的编写应不超过六年级学生的阅读能力"（Washington State Department of Health，2000）（有关易读性测试的资源以及前测问题的示例请见附录A "A4. 信息、材料和活动的前测"）。

项目时间安排和预算估算

行动计划应包括实施每项传播活动、编撰所有传播材料的项目时间安排和预算估算。预算估算应包括：对合作伙伴、社区团体和其他合作伙伴在传播干预措施方面的拨款，社区激励机制所需费用，研究、监测和评估的费用，印刷公司、平面设计师、创意或传播机构的实际费用，研究机构或顾问（的费用），其他类型的顾问或供应商（的费用），以及为应急计划和潜在危机准备的资金。此外，针对每项活动传播团队成员及其合作伙伴制订项目开展的时间计划表也很有必要（时间安排和预算示范请见附录A "A5. 项目时间表"和 "A6. 预算"）。

整合合作伙伴关系与行动计划

我们生活在一个复杂的世界中，这里有着同样复杂的健康问题，需要多部门协作的解决方案。任何一个组织、机构或社区，无论其职员、代表或成员多么称职、用心良苦、充满激情或人脉广泛，如果不与其他部门的伙伴合作，都不可能单枪匹马地解决健康问题及其根源。多部门合作伙伴关系的另一个优点是对有关问题的多元视角，这能使每个个体——而不仅仅是那些受到影响的家庭或社区成员——都开始关心社区中儿童肥胖率或婴儿死亡率过高的问题。具体参见第八章中有关健康传播中支持者关系和战略合作伙伴关系的讨论，以及第十五章和十六章涉及多个合作伙伴的案例研究。

即便用于项目执行的资金或人力资源充足，能够尽可能与其他组织和利益相关者合作，最大限度地发挥所有干预措施的影响，并建立起长期可持续性，这一点也非常重要。合作伙伴可以扩大项目覆盖面，并增加在特定领域的组织能力，如执行能力、可信度、技术和医学专业知识、发言人的能力以及其他可能对干预结果有益的知识和技能。

一个健康传播项目所考虑或涉及的潜在合作伙伴的名单应根据具体问题和关键群体而定。潜在的合作伙伴包括从公共卫生部门到志愿者组织，从州或国家性的专业组织到患者群体，从公司和地方企业到大学和其他教育机构，从学生协会到其他类型的组织和利益相关者。合作伙伴关系、联盟和其他形式的协作往往源自组织得当的支持者关系或伙伴关系启动会议。**合作伙伴关系计划**是一份关于传播项目集体工作的概述，也是一种对所有伙伴的角色、责任、期望和相关时间安排的总结。

> 合作伙伴关系计划（Partnership plan）：对在某一特定干预措施中建立战略伙伴关系的集体工作的总结，包括所有伙伴的角色、责任和期望及相关时间安排。

一般而言，合作伙伴关系计划的制定分为两个阶段。第一阶段是情境和受众分析的一部分，包括与潜在的合作伙伴进行初步对话和会议，以评估他们的参与兴趣以及可能带来的竞争力、技能和资源。这些初步互动也是一个重要的机会，使大家能够在建立正式伙伴关系之前讨论组织程序以及可能存在的限制、障碍和问题。

第二阶段是实际的合作伙伴关系计划，该计划应尽可能全面地说明有关健康问题的信息，以及干预措施的总体目标和结果目标，并突出角色和责任、项目完成的时间安排、进程和预算，因为它们涉及所有合作伙伴及其在合作伙伴关系结构中的具体责任（见表13.2）。这一阶段应在设计健康传播干预措施及其不同要素之前完成。合作伙伴关系成功的根本是要在计划过程的早期就让潜在的合作伙伴参与进来。合作伙伴关系计划记录并确定了整个健康传播过程中应进行的讨论和谈判。表13.2中的表格历经修改和演变，被用于在美国的四座城市建立"社区—校园"合作伙伴关系，从而降低婴儿死亡率（Schiavo，Estrada-Portales，Hoeppner，and Ormaza，2012）。

表 13.2 合作伙伴关系计划的核心要素

第一阶段	第二阶段
• 项目名称 • 项目总体目标和成果目标 • 关键群体和利益相关者 • 潜在合作伙伴关系的优势 • 潜在合作伙伴名单 • 组织局限和政策 • 行政事务 • 合作伙伴关系的潜在弊端	• 将由合作伙伴执行的行动计划（主要活动、事件、材料和媒介） • 争取其他合作伙伴的步骤（如有需要） • 合作伙伴代表的名单 • 分配角色及责任（针对每个合作伙伴） • 合作伙伴之间进行进度跟进和其他日常交流的频率和方式（如合作伙伴关系会议、电话） • 决策和问题管理的标准程序 • 预期方案成果和中期里程碑 • 确保方案成功以及合作伙伴关系的可行性和长期可持续性的措施

第二阶段的一个重要组成部分是制定和描述合作伙伴之间进行持续沟通（如每周一次电话或例行会议）的标准流程。所有合作伙伴都必须了解这一流程以及决策的方式，并达成一致，以便在整个进程中确保透明度和信任；所有合作伙伴之间应相互理解，并对项目预期结果及相关衡量指标达成一致意见，这将最大限度地减少误解，促进合作伙伴关系的健康发展。最后，合作伙伴关系管理所需的资金和人力资源也应作为总体方案预算和资源分配的一部分加以考虑。

规划一个成功的项目执行方案

规划一个完美的执行方案和可持续的传播干预措施还需要采取若干步骤，这些步骤包括建立和维持各方面的标准程序：资金管理、人力资源、特定活动（如监测和数据收集）以及扩大化的健康传播团队全体成员间的内部沟通。它还包括对项目实施过程中可能出现的、影响预期结果的各种问题的预测和准备。实施本节所述的所有实践和步骤时，以团队为导向的思维模式和对细节的关注至关重要。

人力资源分配与预算监控

行动计划应包括一份详细的预算估算，说明团队成员和合作伙伴各自具体的角色和职责，还应确定项目的管理团队；理想状态下，还应对每个团队成员投入到项目中的时间进行大致评估。然而，有时传播干预是在方案完成很久之后才获得资金支持，因此需要对这些要素重新进行评估。

在现实中，干预团队有可能出现工作变动、发生相互冲突、意外的优先事项，或对该项目失去兴趣，项目执行的第一步是确保不因上述因素而对原团队作出任何更改。项目人员的替换应该是战略性的，并且要考虑原团队成员或合作伙伴为传播干预带来的特定技能和贡献。比如，出于某些原因，一个以其在精神疾病领域的研究和倡导工作而闻名的患者团队决定退出健康传播项目，在这种情况下，项目经理应该找到另一个在同一健康领域具有相似或互补的声望、技能、兴趣、专业知识和服务对象的其他组织作为替换。换句话说，人力资源是根据人们可能为整体工作带来的技能、经验和创新思维的类型来进行项目配给的，同样的原则也适用于合作伙伴和员工的替代或整合。

最后，健康传播团队应指定具体人员负责预算监控，即确保所有的项目战术都在其预计和分配的预算范围内实施。这一工作通常是管理团队的责任，并在一名至两名其他团队成员的帮助下完成。预算报告的内容包括分项支出和剩余金额，它可能是记录和分享预算状况的有用工具，可定期与重要合作伙伴共享，从而提高整个管理流程的透明度。

建立监控团队

监控是项目执行的一项基本职能，主要涉及以下四个方面：（1）项目活动及相关过程；（2）关键群体和利益相关者对干预措施的关键要素、整体内容、信息和进度更新的持续反馈；（3）有关特定健康议题的专业领域、重要政策、相关社会决定因素的变化，以及目标受众和其他相关事实及事件的新闻与趋势；（4）评估数据的收集与分析。以上各个方面需要不同的技能和收集方法，例如，对重要活动的监控是过程评估的一部分，其作用是评估项目执行过程是否符合行动计划所预设的指标。它是管理职能的一部分，但也需要一些专门从事某项活动的所有团队成员的参与，例如，如果一个团队的成员与艾滋病患者及其社群有着密切的关系，那么他（她）将是确保从这个关键群体中获得有关干预措施的核心要素与反馈的最佳人选。最后，应根据评估计划所述的指标和方法来监控、收集评估数据，在项目实施的早期，应为这些监控领域分别指派具体负责的团队成员。关于如何将监控作为项目实施和评估的一个基本要素，请见第十四章。

> 监控（Monitoring）：项目执行和评估的一项基本职能，主要涉及以下四个方面：（1）项目活动及相关过程；（2）关键群体和利益相关者对干预措施的关键要素、整体内容、信息和进度更新的持续反馈；（3）有关特定健康议题的专业领域、重要政策、相关社会决定因素的变化，以及目标受众和其他相关事实及事件的新闻和趋势；（4）评估数据的收集与分析。

技术支持和咨询小组

如果项目有资金且有需要聘请专门的健康传播研究公司、顾问、活动服务商或创意机构，那么这些机构和顾问也要被纳入项目规划中。事实上，让机构和顾问尽早参与到项目进程中来（且无论如何不要晚于战略制定阶段）在健康传播中广受青睐，它有助于最大限度地发挥所有顾问的能力和战略贡献。

在项目实施的早期，应邀请所有参与项目规划的机构或个体参加团队会议，以确定实施过程、项目的时间安排，并制定与一切活动执行相关的组织协调工作清单。在这一阶段，还可能需要面试和聘请其他类型的顾问（如印刷或邮寄服务）。显然，用于聘用其他顾问的资金也应被列入最初的预算估算中。

如果出现特殊的需求，或是通过与主要利益相关者的初步对话发现某个特殊咨询小组很重要，它能为干预措施提供额外的技术支持，那么这样的小组应该被尽早确认并参与到项目中来。咨询小组能够发挥诸多职能，例如，为提高医生沟通技能，马萨诸塞大学医学院、纽约大学医学院和凯斯西储大学医学院合作开展"梅西计划"项目，建立了一个由教师组成的咨询小组，负责项目教学和课程规划。又如，在赞比亚一项针对年轻人的艾滋病（HIV/AIDS）防治倡导运动——"了解自己并帮助彼此，共同负责任地行动"（Project "Know Yourself" and Project "HEART", 2009. http://aranya-rmt.blogspot.com/2009/03/project-know-yourself-and-project-heart.html. Retrieved Mar. 2013）中，来自 11个青年组织的 35—40 名年轻人组成了一个青年咨询小组，他们向项目设计团队提供了建议，并参与制定了传播目标和信息（Health Communication Partnership, 2004；Development Communication and Media Advocacy, 2009）。

咨询小组和顾问也应参与到项目执行中，事实上，他们可以成为宝贵的专业知识来源；在某些情况下，他们还可以作为与特定关键群体的联系纽带，来继续确保受众的反馈，并鼓励后者参与到所有的项目要素中。

明确流程

在本阶段的最初几次小组会议中，项目执行的流程应得到明确，其中应该包括所有组织协调工作的计划，例如，谁将主要负责与关键利益相关者联系，谁将负责协调审核主要传播材料和相关时间安排，谁将负责研讨会的安排或其他现场沟通活动，谁将负责与当地广播电台联系，谁又将分享评估报告的数据收集过程的信息。每个团队成员的角色和责任都应清晰明确，并辅之以活动和具体组织协调工作的截止期限。应为每项活动和材料分别制定具体的时间表，并在整个团队固定的间隔周期内对新的信息和进展情况进行更新。

执行过程还须确定团队会议和其他类型的面对面、电话、网络电话（Skype）或在线会议的确切日期，通过这些会议和沟通方式，项目团队将与合作伙伴、团队成员、利益相关者和关键群体的代表进行讨论、协商解决问题或头脑风暴。

问题管理

本书的某些章节讨论了在特定健康传播领域（如支持者关系）语境下的问题管理，然而，问题管理以及"有备无患"的意识实际上适用于整个健康传播周期，尤其是在项目执行中。

项目执行的过程中可能出现的问题包括组织协调问题，例如，研讨会一位主要发言人的航班被取消，发言人无法参加会议，又或者原定在当地某个会议上分发的材料没有及时到位；也包括其他更实质性和关键性的问题，例如，主流报纸上的一篇文章攻击了该干预项目，或是某位重要合作伙伴在项目启动前数天退出了，等等。问题此起彼伏，重要的是传播团队必须做好准备，能高效地解决、管理潜在的问题，制定应对这些问题的决策过程（换句话说，就是谁应参与或谁对问题解决拥有最终发言权），并确定谁最终为这些问题的圆满解决负责。

在思考潜在问题及其解决方式的过程中，为了解决涉及大众媒体或其他公共论坛的问题，以及在出现潜在危机时与主要合作伙伴和利益相关者进行沟通，项目团队应确定主要的新闻发言人。

关键概念

行动计划

● 行动计划是针对关键群体和利益相关者的所有信息、活动、材料和相关渠道的执行方案，它服务于核心传播战略。

● 行动计划的所有要素均以情境和受众分析的结论为依据和指导。信息、渠道和活动都应针对关键群体，并在其投入和参与下制定和进行测试。当多种战术可以服务于同一传播战略和目标时，应根据本章所讨论的几个指标（如信息的复杂性、受众的覆盖面、成本效益）对它们进行权重排序。

项目执行

● 健康传播项目的执行是人力资源、资金管理和对项目活动及效果的监控的结合。它需要勤奋、毅力和解决问题的能力。

● 充分的执行是健康传播实施和监控阶段的关键。如果没有得到充分执行，即使是设计良好的干预方案也可能无法达到预期的效果。

● 在执行和监控的不同阶段遵循若干方式和程序，将有助于项目的有效执行。

讨论与练习

1. 假设某个健康传播干预项目旨在通过影响年轻人的行为从而减少该年龄段的吸毒和酗酒现象，请你设计两种不同战术，例如，一种是大众媒体宣传活动，针对消费者媒体、大学报纸和出版物，另一种针对地方大学，进行一系列点对点的互动研讨会。并请对这两种战术进行评估，具体说说你将采取哪些关键步骤来评估其成本效益。注意，在此仅关注成本效益指标（如财务成本、人力资源、时间等），并假定关键群体和利益相关者都已经讨论和验证了这两种战术的受众适应性、需求、偏好和文化相关性。

2. 如果你已经完成了第十二章"讨论与练习"部分的问题 2 和问题 3，请针对露西娜及其同伴们的皮肤癌预防问题，举例说明项目的核心传播概念、信息、媒体渠道和战术分别是什么。

3. 请回忆一下你最近看过的健康传播材料（印刷的、在线的或社交媒体），请描述它们的内容、关键信息、视觉外观和吸引力、主要特征，以及你认为这些材料试图接触和吸引的关键群体是谁。如果你将通过焦点小组访谈对这些材料的战术进行前测，请列出你要了解的核心问题。

4. 在你所在的城市或社区找到一个当地的社区组织，与该组织联系，提前了解它正在策划的或即将进行的健康传播干预活动，看它是否与所服务的群体和社区成员举行了任何形式的会议和沟通，以确保目标群体和社区对项目内容的参与和投入。请分析和汇报在其行动计划的制订过程中，你对社区互动和参与过程的观察；或者，对同一系列活动的两个到三个案例进行研究和评论，并总结经验教训。

核心术语

行动计划 action plan

传播概念 communication concepts

把关人 gatekeeper

执行计划 implementation plan

监控 monitoring

伙伴关系计划 partnership plan

战术性计划/战术计划 tactical plan

战术 tactics

第十四章

健康传播干预的结果评估

本章内容

- 评估——健康传播计划的核心要素
- 评估的趋势与战略概述：是什么、为什么以及如何测量
- 为何需要测量
- 评估指标应包括弱势群体和服务匮乏的群体
- 评估新媒体干预：新趋势与模型
- 监测：项目评估的基本要素
- 将结果与特定的健康传播干预相联系
- 评估报告
- 关键概念
- 讨论与练习
- 核心术语

本章目标

本章将制订详细评估计划确立为行动计划的一部分（在项目实施之前），概述了项目评估的趋势和战略，总结了在制订评估战略与计划时的指南，该指导能反映健康传播干预的核心假设、总体目的和具体目标。

对健康传播项目的评估是 21 世纪健康传播的一个组成部分，它直接关系各个领域的责任分配和资源配置问题。健康传播要对许多人负责：那些我们致力于改善其健康和社会结果的人们，那些可以通过干预和系统变化战略挽救的

生命，那些合作伙伴、赞助人、其他利益相关者，等等。评估让我们认识到创新是什么，并了解创新对各类健康与社会问题的影响有哪些。它还能使我们从以前的传播干预中吸取经验教训，总结原则和战略，从而推广开来。在健康传播和许多其他领域，评估仍然是一个备受争议并不断发展的话题。然而，合理的评估实践和相关证据引导我们如何努力改善人们的健康状况与生活。

评估——健康传播计划的核心要素

尽管大多数研究者、组织和已有经验都承认，在项目实施之前或者规划过程的早期就制定评估指标和评估计划相当重要 [National Cancer Instituteat the National Institutes of Health，2002；World Health Organization（WHO），2003；O'Sullivan，Yonkler，Morgan，and Merritt，2003]，但通常健康传播项目只有在结束之际才会考虑测量评估。这往往导致对成功的衡量标准出现混乱和分歧，也对项目的扩展有着潜在的负面影响。比如，对一场网络讨论的结果进行评估时，样本的测量指标可以包括参与者数量、参与者所提问题、其意见的质量与重要性以及一些讨论的总体贡献，即这些讨论是否能够解决未来项目或政策的核心问题，是否能为关键群体和利益相关者的知识、态度、社会规范和行为带来变化。上述样本都可能是非常有价值的评估指标，但是对于什么叫作"一场成功的网络讨论"，不同的团队成员和合作伙伴也许会有不同的标准。

在项目规划的早期就将评估计划纳入，这有助于健康传播团队和合作伙伴聚焦于干预项目的终极目的与具体目标，在预期结果上达成一致，并共同努力实现这些目标——当然，这只是尽早制订评估计划的众多好处之一。

完整的**评估计划**应该包括核心的测量指标、预期的短期和长期结果，以及用于收集和分析这些指标数据的方法。这一格式适用于本章所界定和描述的不同评估阶段（形成性评估、过程性评估和总结性评估），以及相关的各种研究方法（参见第十一章）。

> 评估计划（Evaluation plans）：对行为、社会或组织指标以及其他测量项目结果指标的详细描述。

最后，evaluate 这一单词的字面意义说明了评估的重要性以及核心指标与方法的早期定义。这一单词意思是"确认或固定'某物'的价值"（American Heritage Dictionary of the English Language，2004b），即在做出最终决定前，人们确定他们所购买物品的价值或打算投入的个人和专业时间。比如，购房者很可能会对同一街区同类房屋当前的价格进行比较研究，这些信息帮助他们确定如何报价，以及这个房子是否值得投资。健康传播计划也类似，同样需要在投入财务、人力和时间等资源之前进行价值评估。

本书的一个基本前提就是：健康传播是每个人生活中固有的一部分（du Pré，2000）。因此，与生活的其他方面一样，在早期阶段，健康传播干预就应该确定每一项投入所产出的价值，它们可以通过特定结果和测量指标来衡量。这一做法十分关键，它确定了健康传播领域在公共卫生、医疗保健、社区发展、私营部门以及以干预为导向的多部门合作伙伴关系中的总体价值。实际上，在干预的一开始就应纳入评估计划，这能够有效避免或最大限度降低利益相关者、合作伙伴、捐赠者、管理者和客户对其投资回报的失望值。然而，认识到健康传播项目评估的局限性及其成本也很重要，这也是本章的另一个核心主题。

评估的趋势与战略概述：是什么、为什么以及如何测量

这一部分将对评估的趋势、战略以及它在健康传播领域的应用进行概述，还将简短讨论用于结果测量的框架和模型。

评估计划应与行动计划同时制订，并要参考结果性目标（行为、社会和组织）、传播目标以及已经确定的项目总体目标。实际上，在筹备信息、策划活动、确定媒体和准备材料时，健康传播团队应该始终询问自己下列问题：上述要素如何实现项目的宏观目标和具体目标？这些要素服务于传播战略吗？它们如何影响评估？哪些理论假设和模型为项目规划提供了依据？

上述问题为一项详尽的评估计划奠定了基础，因为在这样的评估计划里，所有要素都被充分考虑，且互相联系。在这个阶段，意识到评估过程的局限性与成本也同样重要。

为什么需要测量

健康传播中的测量不仅是为了满足特定健康议题或计划中赞助者、客户、合作伙伴或其他利益相关者的要求，还出于以下原因：

- 将健康传播工作人员、合作伙伴以及目标受众的注意力都集中在共同目标上；
- 明确项目的总体目标；
- 识别和比较不同健康传播实践的有效性；
- 改善服务供应（比如，在健康传播干预中也提供公共或社区服务，或设置传播顾问机构）；
- 通过改进战略与信息来调整正在进行的项目；
- 评估项目的总体成本效益；
- 确定项目的可重复性和可持续性，以及未来规模化、扩大化的可能性；
- 向关键群体与利益相关者传达结果；
- 把从新模型与战略中吸取的经验教训应用于今后的干预活动；
- 争夺经济和人力资源。

总之，测量是一个有价值的工具，它的价值不仅体现在评估结果上，还在于实现结果的过程中，在不同阶段的研究和评估均有助于启发、聚焦和完善健康传播计划。

评估术语以及测量什么

测量是科学（尤其是数学）的语言，在日常生活中，我们运用数学和相关测量指标来评估数量、大小、形状、关系、个人和专业成绩。在许多评估模型和度量指标中，健康传播都融入了数学原理，也包含了质化原理，这些质化原理关注人们对健康和社会问题根源的看法，以及这些看法随着时间如何变化。尽管本书没有详细介绍健康传播中使用的特定数学或质化模型，但我们可以界定一些常用的评估术语。

- **评估**（Evaluation）：评判和衡量一项健康传播项目价值的过程和科学。
- **项目测量**（Programassessment）：一个通用术语，用于表明对特定项目的评估。

● **度量指标**：另一个同义术语是评估指标（Evaluation parameters），度量指标应该是可量化的，并设置一个指标系统来定期测量特定项目的元素或者结果（比如，与过程相关的结果，或者态度和行为的变化）。

● **投资回报率**：指在一个计划或活动中投入的资金、人力或时间等资源可能会产生的经济效益。商业部门经常用这一指标来评估营销和传播活动对于产品销售的影响，在公共卫生和社区发展中，它有助于评估特定传播干预项目的收益。例如，回报率可以根据改变认知、态度或行为的人口百分比来计算，或根据从社会规范、政策和相关实践变化中受益的人口百分比来计算，还可以根据干预项目的成本与预防所节约的效益之比来计算。这一术语越来越多地被用于非营利领域，如公共卫生。比如，2013 年美国公共卫生周的主题是"公共卫生就是高投资回报率：拯救生命、节约金钱"，它致力于"提高人们对投资一个强大的公共卫生系统的重要性的认识"，即使是在"资金不确定和资源减少的时期"（American Public Health Association，2012）。

● **结果**：一个通用术语，用于描述由项目目标和传播目标所确定的在认知、理解、态度、技能、行为、政策或社会规范方面产生的变化（Coffman，2002；Freimuth，Cole，and Kirby，2000）。它与健康传播项目对每一变化的预估相互关联，短期结果通常与过程指标、中间步骤和关键里程碑有关，由传播目标（比如，认识、知识、技能上的变化）所决定；而长期结果则是健康传播项目的最终结果，与行为、社会和组织目标（结果性目标）有关。

● **影响**：指受健康传播干预影响的、与某一特定变化有关的结果。在其他模型中（Coffman，2002），它也指受项目影响的、与整个项目目标有关的长期变化。比如，在实际的传播实践中，疾病发病率的变化几乎从未被当作评估指标，因为它往往是多重干预的结果。在不同的模型中，"影响"这一术语也可能有其他含义（Bertrand，2005）。

● **行为影响**：健康传播项目的特定行为结果，其测量与项目开始时所确定的特定行为指标相关。

● **社会变化指标与社会影响**：对社会规范、政策和实践以及所关注的问题变化——比如，减少贫穷、降低艾滋病患病率（Rockefeller Foundation Communication and Social Change Network，2001）——的测量，或者对决定健康的社会因素——比如，关键群体的生活、工作和老龄化环境，获取服务或信息的途径——的测量。评估的社会指标应针对具体问题和关键群体，它们也是在不同群体和社区之内的行为变化结果。比如，如果社会指标是一项新政策的设立，这就很有可能是政策制定者观念和行为变化的结果，这导致他们支持并通过一项新政策（这其实是一种行为）。我们之前提到过，社会变化（或社会影响）是一个复杂的结构，它依赖于社会不同层面的行为改变，需要长期干预和持续付出。尽管各种行为结果发生于不同的时间，但它们彼此关联，互为支撑，最终才能实现长期的社会结果。图14.1描绘了社会变化的促成因素，可以看到，不同类型的行为结果都有可能引发社会变化，除了图中所提到的，其他一些行为指标也可能产生影响，因不同的健康问题、关键群体、社区以及利益相关者而异。

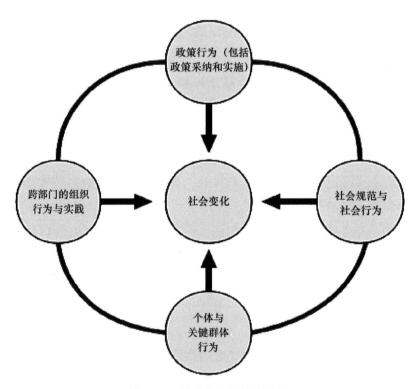

图14.1 社会变化与行为指标

上述术语的定义有多种版本，需要注意的是，在计划和评估阶段，使用一致的理论假设和模型有助于确保测量的准确性，也能降低对评估指标、术语产生误解的可能。

> 评估（Evaluation）：评判和衡量一项健康传播项目的价值的过程和科学。
>
> 项目测量（Program assessment）：一个通用术语，用于表明对特定项目的评估。
>
> 度量指标（Metrics）：度量指标应该是可量化的，并设置一个指标系统来定期测量特定项目的元素或者结果（比如，与过程相关的结果，或者态度和行为的变化）。
>
> 投资回报率（Return on investment，ROI）：指在一个计划或活动中投入的资金、人力或时间等资源可能会产生的经济效益。
>
> 结果（Outcomes）：一个通用术语，用于描述由项目目标和传播目标所确定的在认知、理解、态度、技能、行为、政策或社会规范方面产生的变化。
>
> 影响（Impact）：受健康传播干预影响的、与某一特定变化有关的结果，也指受项目影响的、与整个项目目标有关的长期变化。
>
> 行为影响（Behavioral impact）：健康传播项目的特定行为结果，其测量与项目开始时所确定的特定行为指标相关。
>
> 社会变化指标和社会影响（Social change indicators and social impact）：对社会规范、政策和实践以及所关注问题的变化——比如，减少贫穷、艾滋病患病率——的测量，或者对决定健康的社会因素——比如，关键群体的生活、工作和老龄化环境，获取服务或信息的途径——的测量。

在不同的评估阶段我们测量什么

一些学者（Bertrand，2005；Freimuth，Cole，and Kirby，2000；Hornick，2002）将健康传播项目的评估分为三个阶段：形成性评估、过程性评估和总结性评估，最后一个阶段也被称为结果评估或影响评估。这些阶段与第十一章所讲到的研究阶段相对应，属于有效的健康传播实践的一部分。它们随着时间推移而不断发展，在不同的模型中可能会有不同的名称以及一系列不同的指标体系。比如，在本书中，我们将过程性评估与**进度指标**（包括中间步骤和关键里程碑）的测量结合在一起，因为在传播干预的实施阶段，它们都是监测进度的重要环节。

> 进度指标（Progress indicators）：包括中间步骤和关键里程碑，它们被作为过程性评估的部分加以评估。
>
> 过程性评估（Process evaluation）：比较项目实施阶段的关键步骤与项目最初计划阶段，以及测量特定活动、材料和信息的预期结果。

形成性评估

形成性评估出现在项目的制定和实施之前，它包括对所有收集、共享的研究数据的分析，这些研究数据是情境分析（situationanalysis）、受众概况（audienceprofile）和预测试（pretesting）的一部分。

过程性评估与进度评估

过程性评估是比较项目实施阶段的关键步骤与项目最初计划阶段，以及测量特定活动、材料和信息的预期结果。它包括以下指标：受众覆盖范围、参与率、媒体报道的质量和基调、信息留存度、建立联盟的能力、新形成的合作伙伴关系、核心宣传材料的发行量、网站的页面浏览量、社交媒体网站的关注数量，以及社区或利益相关者对项目核心概念和内容的认可度。

监测干预措施对中间步骤和关键里程碑的影响也很重要，这是评估阶段的一部分，我们将其称为进度指标。进度指标包括意识、知识、态度、技能和社区参与度的短期变化，或由于特定传播信息、活动、媒体和材料而产生的其他中间步骤。例如，在为医疗人员举办的交流工作坊的过程评估中，进度指标包括参会人数、信息留存度、与会者对工作坊内容的反馈以及感兴趣程度；除此之外，还包括对该话题短期认识的提高、医护人员将新信息转化成实际医疗实践的意愿，以及就该特定话题与患者进行有效沟通的意愿。这些指标可以用不同的工具予以评估，比如分发给研讨会与会者的调查问卷或评估表。案例14.1说明了如何利用过程性评估来完善一个健康传播娱乐教育项目（Freuimuthand Quinn，2004），以帮助玻利维亚的青少年。

案例14.1　利用过程性评估数据来改进玻利维亚的娱乐教育项目

1996年，玻利维亚制作并播出了一部关于性别问题的电视节目，名为《赤裸裸的对话》。从3月份到5月份，每周六晚播出，每集时长1小时，共12集。这部电视节目以15—19岁的青少年为目标受众，采用了脱口秀的形式，制作成本非常低，只有12000美元。约翰·霍普金斯大学人口传播服务部所领导的评估团队为其制订了一个费用低廉的研究计划，在节目的播出期间和结束之际对随机选择的200个家庭进行访谈。此外，在节目播出前后，还对低收入的人群进行了4次焦点小组与42次深度访谈。

在节目播出过程中所进行的调查结果显示了剧本、播出时间表和广告战略的优缺点。研究表明，观众对《赤裸裸的对话》所涉及的家庭暴力、酗酒、男子气概、生殖健康、同性恋等问题饶有兴趣，但他们不喜欢脱口秀的形式。相反，观众最喜欢节目中的虚构部分，对其中的人物形象有认同感。

过程性评估还显示，播出时间安排在周六晚上并不适合年轻观众，要知道，尽管这一时段播出的电视节目收视率很高，但15—19岁年龄的观众并不多。实际上，目标观众群这些青少年在周六晚上这一时段大多与朋友待在一起，而不是看电视。因此，观众建议选择一个工作日晚上播放这部电视剧。

这次过程性评估的另一个重要发现是这个节目的广告战略影响微弱。制作团队在电视广告和报纸广告方面进行了大量投放，但研究表明，这些广告没能覆盖到目标受众，或没能促使他们观看节目。人们对这个节目的主要

信息来源是在电视剧播出之前或播出期间对电视台的选择，以及来自朋友和同龄人之间的口碑传播。

1997 年，《赤裸裸的对话》更名为《月球皮肤》（Heimann，2002），这部新制作的节目采用了类似于肥皂剧的全虚构风格，每周四晚间播出，缩减了付费广告的投入，充分利用同伴之间的口碑效应，将宣传重点放在了青少年活动上。《月亮皮肤》成为玻利维亚电视台第二大最受欢迎的节目，收视人数达到 1045480 人，并在 1998 年拉丁美洲的女性导演视频展上获得一等奖。

可见，通过过程性调查来监测和评估娱乐教育项目能有效提升成功率。虽然这些研究最初的动机是为了记录项目的影响，但其研究结果也为该项目的再设计与再制定提供了重要参考。

参考文献：Heimann，D. "Reaching Youth Worldwide：Part III—JHU/CCP Programmes—Latin America." The Communication Initiative Network，www. comminit. com/node/1772. Retrieved Sept. 2002.

Valente，T. *Evaluating Health Communication Programs*. Oxford University Press，2002），80.

来源：Saba，W. "Using Process Evaluation Data to Refine an Entertainment-Education Program in Bolivia." Unpublished case study，2012b. 授权使用。

过程性评估和进度评估有助于健康传播团队跟进项目实施的总体质量，以及推动实现结果目标的进度。这直接关系到项目能否圆满实施，也是有效执行和监测健康传播过程的核心特征之一。

最后，进度评估通常不用于评估特定活动、媒体或材料对受众知识、态度、技能或行为长期变化的影响。这种直接的因果关系在健康传播中颇难建立，因为"往往很难通过单独的一种活动实现变化"（National Cancer Institute at the National Institutes of Health，2002，p. 45），而需要通过日常生活中多种传播方式的综合作用。

总结性评估（在不同模型中，也称为结果评估或影响评估）

总结性评估用于衡量项目在实现最初设定的结果（行为、社会与组织层面）与传播目标方面的有效性。换言之，它"衡量变化发生的程度，在健康传播项目里，最主要的目标经常是与健康相关的行为"（Bertrand，2005）。行为影响（Behavioral impact）也是行为影响传播模型（Communicationfor Behavioral-impact，COMBI，WHO，2003；参见第二章）的核心评估指标；而社会不同层面的行为变化则同时也是发展传播（CDC，参见第二章）和社会变化的核心指标之一。图 14.1 展现了社会不同层面的行为变化如何影响社会变化，它假设，只有当社会的各个层面都被健康传播干预项目所影响，社会变化才可持续。实际上，对于解决健康和社会问题而言，只关注个体与社区行为是不够的，因为解决这些问题通常需要具有核心影响力的人物（比如，决策者、慈善家、临床医生等）和他们所属的组织在行为上改变。这样才能在社会和政策环境方面发挥作用，从而对公平、健康和社会经济发展以及公共卫生等交叉性问题产生影响。

> 总结性评估（Summative evaluation）：是一个评估阶段，用于衡量项目在实现最初设定的结果（行为、社会与组织层面）与传播目标方面的有效性。

考虑到这一点，健康传播项目的主要目标通常是一个特定的社会或组织结果，以解决现有的行为结果障碍。然而，由于社会或组织结果是逐渐改变的，它们受到不同社会阶层的利益相关者、社区人员、政策制定者和专业人士的行为影响，因此行为结果依然是一个关键的测量指标。总结性评估应该包括以下两个方面的测量：一是可能导致社会、政策或组织发生改变的行为变化；二是由结果或传播目标所确定的其他指标（比如意识、知识、态度或技能）的长期变化。我们可以对后者（由传播目标确立的长期变化）进行分析，以理解和记录实现行为、社会和组织结果的过程，并以此证明此类结果与健康传播干预之间相关（或不相关）。相关内容请参见本章"将结果与特定的健康传播干预相联系"部分。

此外，总结性评估还应分析那些有助于改善关键群体和相关社区的社会、生活和工作环境的各种结果。例如，政策制定者和主要的城市规划者是否承诺改进服务匮乏的地区（Underserved neighborhood）或已经改进了交通系统？大型连锁商店是否在所谓的"食物沙漠"里开始提供水果和蔬菜之类的营养品？当地的慈善家是否承诺对当地社区的娱乐设施进行投资？医护人员是否开始以适应居民健康素养水平的方式为他们提供社会支持和健康信息？在分配城市资源时，地方政府官员是基于开展新的自行车道项目或建立新的公共公园的现实需要，还是基于利用自己的特权？项目对那些决定健康的核心社会因素和利益相关者的行为有何影响，这是总结性评估里的一个重要指标。图 14.1 说明了社会变化是社会不同层次的、多重性、累计性的行为变化结果。

最后，在一些大众媒体的健康传播活动里，受众覆盖率也是总结性评估的一部分。而在本书中，受众覆盖率是过程性评估的测量指标之一。

评估健康传播结果的核心事实与趋势

理论家和实践者们都把评估视为健康传播的基本步骤，然而，太多的健康组织并没有在项目中进行评估。比如，"对 50 个已发表的关于营养或体育活动的研究"表明，"不到 1/3 的活动以可测量的方式展示了目标"（Health Communication Unit，2003a，pp. 28-29）；此外，"目标很少是根据对目标受众的分析数据来制定的"（p. 29）。在受众细分、消费者研究以及其他传播方法领域，也存在这样的弊端。事实上，尽管这些项目经常说要把社会营销作为计划框架，但社会营销或行为理论的概念很少被真正纳入规划当中（Health Communication Unit，2003b；Alcalay and Bell，2000）。无论规划框架或理论领域如何，缺乏一致性和没有明确界定的目标都难以取得长期成果。

在实践中，大多数组织都迫切需要结果，并希望进行测量，许多人始终坚信评估的重要性，然而，很少有年度预算包含用于评估健康传播干预或培训人力资源的资金。从长远来看，这些方面的资金投入能对评估的成本效益产生积极影响。当评估作为项目规划的一部分时，它往往是指形成性评估，因为人们通常认为过程性评估、进度评估和总结性评估太昂贵或具有不确定性。另外，对评估工具和方法缺乏充分的培训和了解也会对评估造成一系列难以逾越的障碍。

评估存在若干缺点（请参见表 14.1），其中一些比另一些更难克服。认识到评估的障碍和缺点，有助于建立团队成员、合作伙伴、赞助商、客户和利益相关者对项目结果和总体评估过程的更现实的期望。

表 14.1 评估的缺点

- 经费
- 时间
- 变量与指标有可能有误
- 干预措施在视野、范围和持续时间上有限，其准确性受质疑
- 在评估方法或工具方面的潜在偏见
- 如果不提前计划，将难以做到
- 评估结果（results）可能受到项目结果（program's outcomes）的影响

　　健康传播项目评估的一个主要局限性与人类行为的复杂性相关。健康传播努力实现行为或社会变化，然而，由于每个人都受到多种信息来源、社交网络（包括离线和在线）以及个人的、职业经验的影响，因此很难在特定的健康传播项目（或者，更难的是特定的传播活动）和行为结果或社会结果之间建立直接的联系。要记住，"传播项目发生在现实世界中，在那里，会有许多因素影响着目标受众，不可能将某一特定传播活动的影响，或某一传播项目对特定目标受众的影响单独抽离出来"（National Cancer Institute at the National Institutes of Health，2002，p. 45）。

　　比如，一位 45 岁的女人突然改变以前的行为，决定去看医生，并且每年做一次乳腺癌检查。我们很难确定她的行为在多大程度上受到了关于该话题的持续性健康传播干预的影响，也无法判断她最好的朋友在 43 岁时确诊乳腺癌晚期给她带来了多大的刺激。类似地，当一项禁止在工作场所歧视患有特殊疾病的人群的新法规出台时，也很难确定哪些因素在立法者的决定中更重要：是持续性的大众媒体倡导，还是亲人的直接经历？是专业的观察，还是个人的抱负或其他因素？在以上这两个例子中，所有提及的因素都有可能影响结果。认识到评估面临的挑战是设计完备的评估计划的基础，评估计划应当结合量化指标和质化分析，有时还依赖中间步骤和其他量化方式来评估与进度、项目有关的结果，这也有助于将结果和实际的干预措施联系起来。

　　尽管评估存在局限性，但如果忽视这一基本步骤，将会导致对评估环节的效用与功能认知不足，削弱接下来为健康传播干预获取资金和资源的能力。最重要的是，健康传播团队将缺乏适当的工具来评估自己的工作意义和价值。

　　健康组织应该找到评估、成本经费以及其他与测量相关的各因素之间的最

佳平衡，这种平衡因不同的组织而有所差异。"面对形成性评估、过程性评估或总结性评估，资源有限的小型非政府组织（NGOs）也许只选择其中一种类型，而全国性的大型传播项目则不应该将任何一种评估排除在外。"（Bertrand，2005）

即便如此，在确定评估指标时设定符合现实的期望是很重要的。比如，如果影响是指项目对整个项目目标的影响，如发病率或死亡率的变化，那么，对影响的测量可能很困难，需要很长时间来评估。而结果评估——如行为和社会影响，或在知识、态度和技能上的变化——也许包括更多现实的指标。因此，选择与项目总体目标的实现密切相关的指标非常重要，这已经成为共识。例如，"免疫水平的提高预示着儿童死亡率降低。越来越多的女孩上学则通常被作为经济进步的评估指标"（Rockefeller Foundation Communication and Social Change Network，2001）。

健康传播是一个循环，让我们回到传播计划阶段的那些初始问题：传播干预实施后，人们应该采纳什么行为？他们应该给孩子接种疫苗吗？送女儿上学并为她们感到骄傲？采纳推荐的行为会面临哪些社会和政治障碍？要消除哪些障碍，才能促进健康和社会结果的公平？干预措施应该涉及哪些利益相关者？鼓励这些行为实现的中间步骤是什么？项目是否满足了这些步骤？项目是否在支持中间目标的活动中进展良好？这个项目的覆盖率达到最初预估的人数了吗？你能量化这个项目的实际行为影响吗？它的社会影响如何？等等。

在健康传播中，理想的测量标准是在不同社会层面都有行为改变，然而，评估需要设置现实的实际指标，这些指标因项目而异。设计时一定要考虑到，评估的复杂程度与测量指标的复杂程度成正比（Freimuth，Cole and Kirby，2000）。核心的评估指标需要与所有的项目合作伙伴、团队成员、赞助商、客户或其他利益相关者共同商定。

最后，与通常依赖于专家评估的传统型评估方法相比，在参与式评估（请参见第六章和第十一章）中，目标受众及其代表是整个评估团队的领导者或主要参与者，他们参与到评估计划的设计、评估结果的分析以及总体反馈之中。这种方式是传播计划中参与式模型的一部分（请参见第十章）。

我们应该始终注重让关键群体和相关社区参与健康传播项目的机会。比如，2008 年美国的一项研究表明，社区成员对没有参与当地研究工作（Cargoand Mercer，2008）和其他干预措施而感到不满。有若干因素会影响关键群体、社区、利益相关者以及专家的参与程度，比如文化偏好等。一般来说，即使使用传统型方法，让关键群体、社区成员和项目合作伙伴参与健康传播项目设计和测量指标分析也已成为常态。最后，一定要意识到"参与式评估可能不符合科学界对测量方法严谨性的要求"（Bertrand，2005），因此，健康传播从业人员、研究专家和其他专业人员需要为这一过程提供技术支持，这将有效地保证评估的严谨性。

逻辑模型在健康传播评估中的应用

作为逻辑模型的一部分，健康传播的理论假设或计划框架是对各个组成部分的总结，这些部分包括情境和受众分析、项目总体目标、具体目的、战略、战术及其他影响健康或社会问题的核心因素。逻辑模型则将项目的总体目标、具体目的、战略、活动、结果以及不同的指标与监控、研究和评估阶段（MR&E）联系起来，为健康传播干预及其评估提供框架工具（更多详细的讨论和模型示例请参见第二章）。例如，理性行为理论（参见第二章）"是活动评估中最常用的理论之一"（Coffman，2002，p. 18）。逻辑模型正越来越多地应用于健康传播项目的评估，以将项目不同的组成部分与项目结果联系起来（Coffman，2002；University of Wisconsin，2005；US Department of Health and Human Services，Office of Minority Health，2010；Schiavo，Gonzalez-Flores，Ramesh，and Estrada-Portales，2011；Parks，Shrestha，and Chitnis，2008；WHO，2012c）。

不同的逻辑模型强调项目计划、实施和评估的不同方面，但它们的基本目的是提供一个逻辑结构。附录 A 列出了逻辑模型的在线资源列表，包括应用于不同健康领域、不同类型的逻辑模型模板，比如第二章中所提到的降低美国婴儿死亡率的预防项目就用到了其中一个逻辑模型。

如何测量：量化、质化与混合方法

三种测量方法都包括传统式和参与式研究方法，本书在第十一章中把其中的一些归为形成性研究阶段的一部分，这也是完成情境与受众分析所需要的。

由于复杂的分析研究需要大量的经费支持与特殊技能，许多健康组织都需要评估专家的帮助，参与评估过程的社区和团体也是如此。例如，测量态度和行为改变就需要在特定的区域与时间段内开展持续而密集的工作，比较干预前与干预后的各个指标。在参与式研究中，各个主体共同评估干预结果，专家主要致力于促进整个过程，并向组织、社区、关键群体和利益相关者提供技术援助，这也是保持评价结果客观性的需要。

评估时需要牢记一点，行为和社会的改变是随着时间的推移而发生的，只有长期的努力才能产生持续性的行为结果，才可能导致社会变化。因此，在项目启动后不久就进行评估测量可能会发现一些适度的变化，但不能保证这些变化是否会持续下去。理想情况下，应该采用不同间隔频率的跟踪式调查测量或者第十一章中提到的其他方法。如果这无法实现，总结性评估便应该在之后的项目实施中进行。

一般而言，健康传播项目的测量依赖于质化方法和量化方法。在新媒体时代，大多数的方法可以在不同的媒体平台上实现，比如见面或通电话、发短信、用社交软件（如 Skype）或在线进行。本书无法对研究和评估方法进行详细介绍，仅在下面的表14.2中介绍一些质化方法和量化方法。

表14.2　　　用于测量健康传播的质化方法与量化方法示例

质化方法	量化方法
● 与目标受众、项目参与者或其他利益相关者一起进行的深度访谈，在项目开始之前与之后进行	● 通过面对面、网络、电话或其他方式进行的前后测调查（参见第十一章）
● 焦点小组	● 跟踪式调查，在不同的时间间隔收集评估数据
● 在特定活动结束后，填写评估表（仅用于过程性评估）	● 随机选择对照组和干预组，其中一组将接受健康传播干预，而另一组则作为对照组
● 受认可的证据，比如来自关键影响力人物的支持信或者亲自参与项目（仅用于形成性和过程性评估）	● 通过在线调查和民意测验来了解整个项目实施的进展，并进行总结性评估
● 小组研究，对同一组利益相关者、关键群体及相关社区的代表进行干预前和干预后的研究	
● 社区对话，公共咨询，以及其他的参与式研究方法	

上述大多数方法都有局限性，由于质化方法和量化方法各有所长，因此，**混合方法**的使用越来越普遍。例如，在调查中包含开放式问题（Tucker-Brown，2012；Schiavo，Gonzalez-Flores，Ramesh and Estrada-Portales，2011；Schiavo，Estrada-Portales and Hoeppner，2012）。实际上，"混合方法用于理解评估问题，它在单个或系列研究中收集、分析数据，并混合量化和质化数据"（Tucker-Brown，2012）。使用混合方法进行评估有多个原因，其中最重要的是质化和量化研究结果的相互验证以及多重视角。最终具体评估方法的选择取决于以下若干因素：预算，评估的目的，受众特征、需求和偏好，健康组织的类型，评估方法在多大程度上能使关键群体和利益相关者投入和参与，赞助商、合作伙伴或客户的要求与偏好，健康问题相关因素，等等。

> 混合方法（Mixed methodology）：用于理解评估问题，它在单个或系列研究中收集、分析数据，并混合量化和质化数据。

确定评估指标：协商一致的过程

有效的健康传播项目包括评估术语（Cole and others，1995）和指标，这应该由健康传播团队、核心合作伙伴、赞助商和关键群体的代表们通过协商的方式来敲定。这也是参与式评估中常见的流程，因为重要的是让每个主体都把努力集中在共同目标上，并尽量减少对项目结果的误解与不切实际的期望。这一原则适用于所有形式的评估。

为了进行过程性评估，商业部门和许多健康传播机构一直在使用双方商定的参数模型。这种方法可以采用各种经验形式，其总体前提是为健康传播的每个活动或材料设定具体的质化与量化指标，每个指标还包括数据收集的方法。其标准由项目的资助者、合作伙伴、健康传播机构与参与项目规划的所有其他利益相关者讨论和商定。通常，需要根据先前商定的指标提供书面报告（参见附录 A "A7. 过程和进度评估：建立协商一致的指标参数"）。这一方法也适用于为健康传播团队、关键群体和利益相关者提供结构化框架。

尽管该方法目前主要用于过程性评估，其总体原则却对评估的所有形式和阶段都很重要。健康传播是一种综合体系，涉及不同的利益相关者，使用多种方法。因此，评估指标也应该反映方法和利益相关者的多样性，根据协商一致的原则统一这些指标，满足赞助商、社区、合作伙伴、团队成员、关键群体和利益相关者的共同期望。

评估指标应包括弱势群体和服务匮乏的群体

正如本书之前所提到的，公共卫生和全球健康一直在努力拓宽关注焦点，超越传统的预防或医疗干预。时至今日，其重点是改善整体人口的健康状况、缩小不同群体之间的健康差异。这种公共卫生方法也被称为人口健康，它涉及一系列影响健康结果的社会决定因素，如环境、社会结构、资源分配、社会支持、获得服务的途径、信息、社会经济机会和许多其他因素。

健康传播在这过程中发挥着重要作用，《健康人民 2020》在传播干预方面设定的十年期目标是"利用健康传播战略和健康信息技术（IT）改善人口健康结果和医疗保健质量，实现健康公平"（US Department of Health and Human Services，2012b）。在这一框架下，评估健康传播项目时还需要考虑其问题和指标是否适用于弱势群体和服务匮乏的群体。尽管针对的健康或社会问题、关键群体各有差异，但我们至少应该提出如下一些问题，来评估干预项目对健康公平的影响如何：

• 项目中是否包括那些弱势群体或服务匮乏的群体？这些群体能否有效地获取传播干预的核心要素？他们是否有机会参与设计整体干预措施和分析数据、问题？如果有，在项目结果与沟通方面，这些群体与其他群体有何差异？

• 如果这些群体没能够被包括在内，结果是否与他们相关？应该先解决哪些具体问题才能最大限度地将这些群体纳入改进方案？应该与哪些组织和社区领导人进行合作，才能最大限度地提高弱势群体和服务匮乏群体的文化能力，增加他们接触传播活动、媒体渠道的机会？

因为评估是健康传播周期中的重要组成部分，只有确保我们的测量战略和核心研究问题已经将弱势和服务匮乏群体包括在内，才能有效地促成变化。这一做法将产生重要的经验教训和基于实证的数据，必然有助于实现《健康人民 2020》的传播目标。

评估新媒体干预：新趋势与模型

在评估基于新媒体的干预项目时，一个关键问题是：其核心假设与我们在本章中讨论的综合性健康传播的核心假设一致还是不同？新媒体开辟了新天地，为我们提供了与世界各地的人们建立联系的无限可能，我们可以战略性地利用新媒体来影响健康和社会变化，将它们与其他的传播领域、活动与渠道加以整合，以此确保覆盖到所有地方的目标人群：他们讨论和关注健康、疾病及其根源。

尽管对新媒体干预项目的总结性评估可能有一套不同的研究工具和术语，但它仍然以其他媒体使用的传播规划和评估原则为基础。本书并不提供如何评估特定新媒体的具体信息，而是重点关注整个新媒体评估中的一般原则。图14.2列出了健康传播干预的不同组成部分，它们与结果相关，并最终能在总体人口水平上提升公共卫生结果。多种媒体与健康传播领域的融合也应该体现在我们的评估方法中，请参见附录 A 的 "A8. 评估新媒体干预：仍在不断完善中的、建议性的逻辑模型"。

混合方法的使用（线上与线下）

新媒体为健康传播团队和研究者提供了测试健康传播干预中信息、视觉吸引和其他核心元素的效果的机会，"尤其是网络，它能提供充分机会让研究参与者接触到信息，将他们安排到实验条件下测试信息效果"（Evans，Davis and Zhang，2008）。

有学者提出将**线上效能**与**线下有效性**之间的差异作为对新媒体干预进行评估的核心原则。研究者认为，"效能研究（Efficacy study）旨在评估最优条件下干预措施的效果"（Evans，Davis and Zhang，2008，p. 142），而 "有效性研究（Effectiveness study）则是评估在真实世界中干预措施的效果，但是如果不首先确定活动或信息的效能（Efficacy），有效性研究（Effectiveness study）的结果可能难以解释"（Flay，1996）。这一原则与预测试和形成性研究的重要性相一致，也适用于过程和进度评估中对行为、社会和组织结果的测量。我们应该记住，由于目标受众在现实生活中面临生活、工作和老龄化环境里的各种障

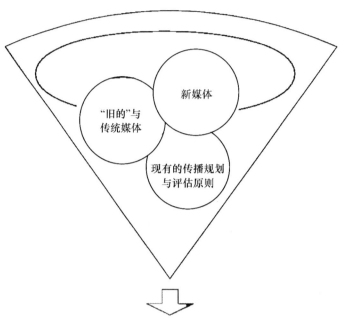

支持改善公共卫生结果的行为、社会和组织结果

图 14.2　整合新媒体与其他传播领域进行健康传播规划和评估

碍，那些在线上奏效的干预措施在线下可能并不管用。

> 线上效能（Online efficacy）：传播干预措施的在线有效性，特指人们在网络、新媒体环境或虚拟世界中理解核心信息与活动并对其做出反应的能力。
>
> 线下有效性（Offline effectiveness）：在线或新媒体干预的线下有效性，指人们将来自在线的或新媒体的干预措施的建议整合到日常生活中来的能力，以实现行为、社会和组织目标。

互联网和新媒体越来越多地被用于线上效能和线下有效性的评估，疾控中心（CDC）一直走在这个领域的前沿。例如，疾控中心曾展开一项促进艾滋病检测的推广活动（Davis, Uhrig, Rupert and Harris, 2008）。另一个关于

Whyville 使用的例子同样来自疾控中心，在过去几年，疾控中心一直参与 Whyvile 活动，以促进健康行为的改变。Whyville 是一个虚拟世界，适合为青少年进行健康传播活动和评估，通过自己在 Whyville 上的虚拟形象，学生们可以虚拟地进行接种疫苗、洗手、感冒时捂住嘴以及其他活动。但如果他们不提高警惕，便会感染"WhyFlu"病毒，并成为传染源。这些虚拟形象还可以获得徽章，上面写有"我在现实生活中已经接种过疫苗"（Chief Information Officer Council，2009），这是一种自我报告，也是表明用户在现实生活中的行动和线下有效性的指标。图 14.3 是关于 2009 年 Whyville 流感疫苗活动的图片。使用 Whyville 或其他虚拟世界网站有助于线上效能研究，因为它们提供了一个测试信息和活动的机会。

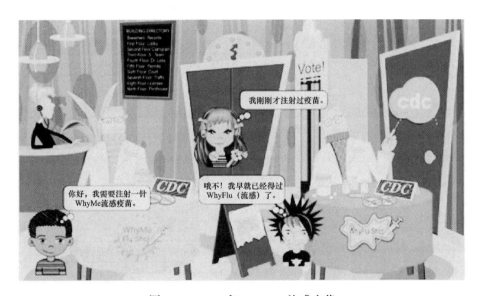

图 14.3 **2009 年 Whyville 流感疫苗**

来源：Flu Vaccine Campaign 2009 in Whyville. www. whyville. net/smmk/nice？source＝cdc. Copyright © 2009 Numedeon，Inc. 授权使用。

然而，基于新媒体的评估却难以惠及所有人，因为那些新媒体使用经验不足的用户、非新媒体用户以及弱势群体有可能被排除在外，因此，使用混合方法（质化和量化，线上和线下）以整合线上效能研究和线下有效性研究的评估就十分重要，因为：（1）将参与式方法运用到评估中能够包括那些弱势、服务匮乏和健康素养较低的人群；（2）能全面评估现实环境中的线下有效性，因为现实生活环境的群体动态、质化数据和多元角度能共同显示传播干预的方方面面；（3）能考虑到在健康和社会问题上人们的所有权、承诺和能动性。

影响方法选择的其他核心因素可能与方法本身的特征有关。比如，与线下相比，调解者在线上焦点小组中的作用相当有限，因此，要确保每个小组成员都参与进来可能会更加困难。此外，还应评估特定方法（包括线下和线上）的文化竞争力，因为它涉及关键群体。总之，在选择线上和线下研究工具的结合时，应当综合考虑各种因素。表 14.3 列出了主要的线下和线上研究工具与方法，其中许多方法都可以在线下和线上两种环境下展开。

表 14.3　　　　　　　　　　　　　**对新媒体干预进行评估的工具**

在线工具	分析（用于跟踪记录流程指标，如访问者数量、页面浏览量）
	网络小组（web-based panels）
	调查工具
	监测系统（用于监测趋势、观点、新闻）
	社交媒体特定分析工具
	虚拟世界
线下和线上	量化方法
	• 前后测调查
	• 跟踪调查
	• 满意度调查
	• 控制组与干预组
	质化方法
	• 对目标群体成员、项目参与者、利益相关者的深度访谈
	• 小组研究（panel studies）
	• 焦点小组
	• 监测系统
	• 核心影响因素的认可依据（仅限于形成性和过程性评估）

监测：项目评估的基本要素

监测主要涉及四个方面：

• 健康或疾病领域的新闻和趋势、目标受众、影响特定健康问题的社会决定因素和政策；

- 关键群体和利益相关者对项目内容或核心要素（手段）的持续性反馈；
- 整个项目实施的过程和进度指标；
- 总结性的评估数据集合。

上述四个方面的信息有助于项目的实施，为项目成功奠定基础，并且从多方面完善项目。比如，监测健康或疾病领域的新闻和趋势、相关政策、关键群体及其影响因素，这将帮助健康传播团队对新出现的受众需求和偏好、新的科学数据、健康产品、服务或需要被纳入干预考虑的媒体做出迅速反应。监测新闻和趋势还有助于解决和管理来自其他支持者团体的批评，并了解某一特定健康与社会领域的前沿思想及核心人物，从而发展新的联盟。

项目团队应根据评价计划确定的进程、进展指标及成果指标来监测和收集评估数据。由于监测的目的各有不同，因此收集、分享以及运用数据的方法也就不太一样：对新闻和趋势的监测主要靠回顾相关媒体报道、在线报道、同行评审期刊和社交媒体网站的回顾；与特定健康领域的核心意见领袖及其利益相关者保护持续性接触和对话，这能厘清新兴的趋势与信息。

在收集过程或总结性评估的数据时，健康传播团队应参考原始评估计划中制定的指标和方法。在项目执行的不同阶段，可以针对每个特定活动收集过程评估和进度评估数据，这些数据还可以被用于调整特定的传播工具、媒体和频道的内容与过程。例如，如果项目的公共关系要素无法确保预期的媒体报道（根据对主要出版物的印象或相关文章的数量进行量化；参见第五章），团队可能需要考虑不同的报道角度，安排相关的其他新闻的发布时间。同样，如果一个医师研讨会没有吸引到预期数量的参会者，在准备下一个研讨会时，就应该重新评估和考虑如下因素——研讨会的地点、主要发言人的吸引力、活动的时间安排或研讨会的宣传力度，等等。特定的过程指标——比如，受众覆盖率、对组织工作的满意度、特定活动的吸引力、信息留存度——应该成为评估计划的一部分。而进度指标——比如，在认识、知识或技能上的短期变化，对一项新政策的讨论，改善交通系统的计划，或在目标社区获得营养食品的途径——则应该定期进行评估，具体评估时间间隔取决于指标的类型。

第十一章和本章所述的深度访谈、问卷、调查、焦点小组、观察和其他方法都可以用于对数据、过程指标、进度指标进行监测、跟踪和总结。有时还可以使用特定服务来跟踪某些过程指标。比如，在美国，尼尔森电视指数（Nielsen Station Index）是一种电视受众服务，可以获得特定电视市场（地理区域）中观看某一节目的人口或家庭方面的数据，用它来评估大众媒体宣传活动的到达率。此外，谷歌新闻（Google News）提供一项服务，用户可以选择自己感兴趣的主题关键词（例如，全球洗手问题），就能每日或每周收到关于该主题纸质媒体和网络报道的报告。这些信息有助于分析各个媒体报道健康的频率和风格，以及特定健康问题的新趋势与事实。

收集所有的监测数据后，下一步就是与健康传播团队中的核心团队成员、合作伙伴、关键群体和利益相关者进行分享与讨论，这一般是通过定期的报告和陈述来实现。这些报告和陈述还应包括对所收集数据的战略性分析，报告中读者们的反馈将有助于数据分析，帮助项目做调整。一段时间以来，健康传播的总体趋势都是最大限度地让利益相关者、团队成员和受众代表参与到项目数据的监测和分析中来（Health Communication，2003；Exchange，2001）。表14.4给出了收集和报告各种监测数据的方法。

表 14.4　　　　　　　　　　　监测数据的收集方法和报告

监测	数据收集方法	报告
新闻与趋势	● 文献综述（包括同行评审、出版物、组织通讯、年度报告等） ● 对大众媒体报道的回顾与分析 ● 网络搜索与新媒体监测 ● 在线监测服务 ● 与利益相关者、关键群体、健康组织、同事、社区成员及其他人的非正式聊天与会议	● 定期的媒体分析报告（至少一个月一次） ● 在团队会议上陈述与讨论 ● 以电子邮件的形式向所有利益相关者与团队成员发送总结
受众与利益相关者的持续反馈	● 与利益相关者、其他相关组织和团体开展的非正式聊天与会议 ● 早已作为过程和进度监测一部分的、基于特定活动的方法	● 在团队会议上陈述与讨论 ● 电子邮件总结 ● 可以被整合进每月的媒体分析报告

续表

监测	数据收集方法	报告
	基于特定活动或者特定材料的方法	
	事件	
	• 事后的受众反馈问卷	• 将活动评估总结分发给团队成员和利益相关者*
	大众媒体和媒体活动	
过程性评估和进度指标	• 对节目剪辑合集的信息进行分析，以识别其基调、频率和受众覆盖面等。 • 运用特定的服务（如尼尔森指数）以获取电视报道的受众覆盖率等数据 • 新媒体监测（包括由用户生产的文本内容） • 虚拟世界	• 月度媒体报道报告*
	在线活动与材料	
	• 项目相关的网站主页或特定内容页面的点击量（用于评估网络浏览量）	• 月度报告*
	所有活动与材料	
	• 与受众代表、利益相关者及其他人在活动前后的深度访谈	• 可以整合到上面提到的报告里*
总结性评估数据（与原始的评估计划和指标有关）	• 收集方法（线下和线上）各有不同，包括焦点小组、深度访谈、小组研究、调查等	• 最终版本的评估报告应与所有团队成员、项目核心的利益相关者、关键群体一起制定、共享与讨论。它应该包括过程性和总结性评估，以及监测的数据 • 可以在专业会议上进行陈述，并通过不同的传播渠道进行宣传和扩散

* 这些报告可以在初步的过程报告中加以概述，并应成为最后评估报告的一部分。

将结果与特定的健康传播干预相联系

人们常常会问，如何将结果与特定的健康传播干预联系起来。正如之前所提到的，传播发生在现实世界中，因此外部的因素也总会影响结果。以下一些方法可以用来分析项目和结果之间的联系。

> 贡献分析（Contribution analysis）：对其他可能有助于健康传播干预结果的替代方案或伴随措施（如果有的话）的分析。

例如，**贡献分析**是一种对其他可能有助于健康传播干预结果的替代方案或伴随措施（如果有的话）的分析，它有助于将传播干预的实际影响分离出来。在项目计划和评估中运用一致的模型，并以量化方式制定结果与传播目标——这些方式能为干预措施及其结果设立清晰而合理的路径，也将有助于提高分析的准确性。其他的核心方法还包括建立合理的监测系统、收集并分析过程和进度指标、使用混合研究方法以及通过不同视角和数据来验证研究结果。一般来说，对过程和进度指标的监测、报告更易于呈现项目进展和结果，因为这些过程和进度指标与特定的传播干预措施联系在一起。

联合国儿童基金会（UNICEF）的"精益求精"项目是一套传播研究、监测和评估的方法体系。Parks，Shresta 和 Chitnis（2008，p. 28）制定了其中一部分内容——将结果与传播干预措施联系起来的标准，如下这些标准通常在评估项目与实际结果的联系时行之有效：

- 结果将会在你付出努力后的某个恰当时间出现。
- 当你不再努力，这一结果就失效了。
- 只有那些你本应该影响的结果才会出现。
- 只有在项目进展良好的时间或地点，才会出现结果。
- 最好的结果出现在你付出最多的地方。
- 已经对结果进行最充分恰当的解释。

评估报告

评估报告应包括对收集的所有数据的详尽分析：与最初评估计划、方法、指标有关的过程性评估、进度评估和总结性评估。在整个项目过程中，评估框架及理论基础应该是一致的。在最终的评估报告中，应在不同部分对中期进度与总结性报告进行说明。

评估可以成为一个"移动目标"（Kennedy and Abbatangelo，2005，p.13），至少在过程评估和进度评估方面是这样。虽然应该尽量减少对最初评估计划的修订，但是为了应对特定的过程性评估数据，健康传播措施的一些特定方面依然是有可能修改或重新完善的（Kennedy and Abbatangelo，2005）。之所以有这些修订，主要是受项目实施期间关键群体和利益相关者的新需求、偏好以及所观察和收集的数据影响。以市政厅会议为例，参与者包括乳腺癌预防组织、患者团体以及乳腺癌幸存者。在会议结束时，所有的与会者需要填写一份关于活动质量、持续时间、内容、地点和形式的评估问卷。如果与会者的反馈表明应该加入其他一些话题，或者会议的持续时间与地点欠佳，那么在筹备下一次活动时就应该进行修订。如果（评估计划）设计得当，评估的模型便可以适应过程性指标、核心材料、媒体与流程的变化（Kennedy and Abbatangelo，2005）。

总结性评估的结果指标（例如行为和社会变化）也应该在整个项目中保持一致。在传播项目周期中突然或过快地改变结果指标会导致整个评估过程复杂化，并损害分析的准确性。

评估报告应该根据干预措施和受众需求进行定制，并且，应特别考虑到评估数据的局限性，并把它作为报告的一部分加以说明。比如样本量，自我报告的频率限制，用于评估过程的时间长度，组织限制，等等。一般而言，一项评估报告应该包括以下内容（National Cancer Institute at the National Institutes of Health，2002；Office of Adolescent Pregnancy Programs，2006）：

●提供制订健康传播项目计划和评估计划时所参考的主要理论假设、模型和数据，从情境和受众分析中获得的数据。

●提供健康传播干预项目及其社会、政治语境（包括分析新的行为、社会规范和政策的采用及其可持续性）的概览。

●重申预期的项目结果。

●强调与预期结果相关的核心目标。

●描述数据收集和分析的方法，以及评估和监测小组的构成。

●提供一份关于过程指标和每个活动或材料的报告，以及定期测量的进度指标（中间步骤和关键里程碑）。

●报告主要的评估发现及其对当前或未来项目的启发，因为它们与预期结果以及其他的评估指标相关联。

●强调获得的主要经验与未来方向。

●讨论实现预期结果的障碍（比如，关于影响弱势群体、服务匮乏群体的社会决定因素），并强调如何在未来减少或消除它们。

项目评估服务于多重目的，评估数据不仅提供了关于项目效能与影响的信息，而且有助于优化项目，并为同一健康领域的未来项目提供参考（National Cancer Institute at the National Institutes of Health，2002）。汉密尔顿·温特沃斯药物与酒精认知委员会（Hamilton-Wentworth Drug and Alcohol Awareness Committee）与多伦多大学健康传播部（Health Communication Unit of the University of Toronto，2004）合作了一个健康传播项目，该计划旨在"减少加拿大安大略省汉密尔顿市患有儿童酒精谱系障碍的婴儿数量"。项目的总结性评估显示，"育龄妇女在孕期饮酒这一行为的安全性存疑"。这些数据和其他的评估后分析（post-evaluation analyses）有助于确定该健康运动第二阶段的许多要素，并将干预措施的重点放在提升下列认知上：怀孕期间饮酒不安全。

由于评估报告与项目的改进相关，因此应当与尽可能多的利益相关者分享评估报告，这些利益相关者包括关键群体、意见领袖、合作伙伴以及专业机构。理想情况下，所有这些利益相关者都应当参与到评估的设计、数据的收集与分析以及评估报告的编写中来。尽管大多数时候评估报告依赖于传播研究咨询顾问、机构或专家，但是确保利益相关者在这些过程中的参与将有助于提高评估分析的准确性与相关度。至于项目规划的其他组成部分，则应与传播计划里的参与式模型相一致（参见第十章）。另外，应当为所有的利益相关者（Exchange，2001）及受众提供一些激励其参与的措施，这些措施包括：组织能见度，参与社区重大健康或社会变革的机会，特定的健康或疾病领域的个人经历，朋辈压力，以及获得特殊服务的途径。实际上，这些激励措施在项目计划和实施的其他步骤也同样适用。

最后，评估报告应当尽可能展示传播项目的结果，以及健康传播对于解决健康问题的总体贡献。评估报告应该在专业会议、相关网站上发布，并通过邮件和在线摘要进行分发，借助大众媒体、新媒体、网站和所有适当的渠道来广而告之。最重要的是，应该利用评估报告来呼吁进一步的改进和扩大，以便相关的社区在展开行动时及时获得所需的工具和资源，并能够与来自多部门的专业人士合作，制订长期的解决方案。

关键概念

评估计划

● 健康传播项目的评估在争议中不断发展。

● 评估与项目计划同时开始，是整个健康传播周期的一部分。应该在制订行动计划的同时就制订评估计划，在制订中需要确定评估指标与方法。

● 在健康传播中，行为、社会和组织结果是重要的核心指标，而社会不同层面的行为结果是健康传播项目评估的核心指标（参见图14.1）。

● 尽管评估有其局限性，但项目规划者仍应考虑这一必要步骤。

● 评估是健康传播项目的一部分，不同的健康组织和项目可以根据不同的评估需求、成本预算和项目特质来选择不同的评估方案。

● 鉴于评估指标和模型的多样性，项目团队应与主要的利益相关者、团队成员、合作伙伴和赞助商共同商讨、确定测量指标。这将有助于将各方的努力都集中在共同目标上，并降低对项目成果的误解和不切实际的期望。参与式评估是整个评估过程的一个重要特点。

● 评估的另一个核心要素就是使用前后一致的模型。在整个项目周期内，保持相同的理论假设和规划框架有助于保证项目评估的准确性。

● 本章的其他核心主题还包括：整合评估指标的重要性，这些评估指标应包括弱势与服务匮乏的群体；评估新媒体干预的趋势和战略；将结果与特定传播干预联系起来的方法和标准。附录A中包含了有关这些主题的相关工具。

监测

● 监测即收集和分析与健康传播项目的实施、评估及成果相关的数据和信息，它是项目实施的重要组成部分，包括：

－健康或疾病领域的新闻和趋势、目标受众、影响特定健康问题的社会决定因素和政策；

　　–关键群体和利益相关者对项目内容或核心要素（手段）的持续性反馈；

　　–整个项目实施的过程指标和进度指标；

　　–总结性评估数据集合。

　　● 数据收集的方法可能会各有不同，并在不同的监测领域可能会有所重合。

评估报告

　　● 评估报告总结了过程性评估与总结性评估结果，它们与原始的评估计划、方法和指标相关。

　　● 一份评估报告包括对以下要素的总结性描述：

　　–在项目与评估设计中参考的核心理论假设与模型；

　　–预期的项目结果；

　　–与预期结果关联的正式研究目标；

　　–数据收集与分析的方法，以及评估团队的组成；

　　–与进度指标和特定的活动、材料相关联的进度报告；

　　–核心的评估结果，以及这些结果对当前或未来项目的意义；

　　–获得的主要经验与未来方向；

　　–实现预期结果的现有障碍，以及克服这些障碍的方法。

　　● 评估报告（以及整个评估过程）不仅可用于测量干预结果，也有助于项目的继续完善以及制定新的项目。因此，在制定评估报告时，应该尽可能多地使利益相关者参与其中。

　　● 评估报告应该与所有的团队成员、合作伙伴、关键群体和其他的利益相关者进行共享。报告的主要发现应广为宣传，并用于展示项目成果、呼吁扩大项目规模、增加经费投入，以及宣传健康传播对公共卫生、医疗保健和社区发展领域的总体贡献。

讨论与练习

1. 讨论本章介绍的评估方法（比如参与式评估）的重点、优缺点及其核心原则。方便的话，举几个实际的例子来支撑你的观点。

2. 假设你的传播团队正在为一个新网站设定进度指标，这个新网站旨在提升父母和医护人员对于一种可由疫苗预防的儿童疾病的了解，网站的版块包括：对医护人员与父母的细分（有英语和西班牙语两种语言）；疾病历史的时间线；父母们的案例分享，这些父母的孩子都患过或死于这一疾病；联系，用户可以留下电子邮件地址，用于接收案例研究、证明信以及给专家、父母们的建议；媒体，刊登与该疾病相关的新闻、事实与数据；能够回答媒体问题的发言人或专家名单列表；社交媒体网站的链接；资源区域，能够链接到这一疾病领域的相关组织和出版物。想一想这一章关于过程指标的例子，请你尝试用过程指标来评估这一网站，再说一说你打算用什么方法来对其进行监测。

3. 选择一个你知道的健康传播项目或案例，为它起草一份评估报告的大纲，列出你认为这份报告里应该包含的类别。

4. 设计一个评估模型，用以评估某个在线干预项目的有效性，该干预项目旨在减少目标人群的慢性疾病患病率。

5. 研究一个最近的传播评估案例，说说你可能会使用哪些研究问题和评估指标来评估健康公平和健康差距。

核心术语

行为影响 behavioral impact

线上效能 online efficacy

贡献分析 contribution analysis

结果 outcomes

评估 evaluation

过程性评估 process evaluation

评估计划 evaluation plans

项目测量 program assessment

影响 impact

进度指标 progress indicators

度量指标 metrics

投资回报率 return on investment

混合方法 mixed methodology

社会变化指标与社会影响 social change indicators and social impact

线下有效性 offline effectiveness

总结性评估 summative evaluation

第四部分

田野研究案例和经验

第四部分将为读者提供更多案例，这些案例可以用作讨论和实践的参考框架，也可以用来帮助找到适合解决类似健康和社会问题的传播方法、策略和活动。这部分内容对本书其他各章中的资源、材料、实例和案例研究形成补充。

第四部分包含两章内容：第十五章聚焦于美国的健康传播，第十六章聚焦于全球的健康传播，包含不同国家的各种案例研究。由于全球健康和社会发展问题跨越国界且相互关联，将案例研究分成两章是为了便于章节编排和读者使用，这也是一种满足读者喜好的手段，因为读者有可能只想关注美国或者全球其他国家/地区的健康传播。这一部分所讨论的经验教训、主要议题、干预模型和方法与不同的健康和社会领域有关，并超越了特定的国家背景。

第十五章

美国健康传播的案例和经验

本章内容

- 从理论到实践：美国案例精选
  心理健康
  肥胖和慢性病
  决定健康和健康平等的社会因素
  可持续的食物、营养和环境
  城市健康及相关社会决定因素
- 新兴趋势和经验
- 关键概念
- 讨论与练习
- 核心术语

本章目标

本章的主要目标是通过案例回顾来总结经验教训，这些经验可以供那些设计、实施和评估健康传播干预项目的人士参考借鉴。另一个目标是向读者提供可用作讨论的材料，包括如何将其理论框架应用到实践中，以及学习在类似案例中可能也适用的传播路径、策略和活动。

健康传播领域正在持续发展，受到不同的决定健康的社会因素的影响，也反过来影响着这些因素，并与新趋势、特定群体的偏好及不断发展的媒体相适应。本书的基本前提之一是健康传播实践受理论和模型的塑造，也塑造着理论和模型。因此，案例研究可以揭示实践领域中的趋势和正在使用的方法，为健康传播中的其他项目或未来方向提供相关的经验或启示。

　　本章和第十六章中的案例均由相关的组织机构和同行提供，在此深表感谢。它们会遵循特定的准则和格式，提供关于情境、健康议题和项目推进的信息，以及干预项目的特定目的、目标、战略、活动、经验和未来的可能方向（当适用时）。

从理论到实践：美国案例精选

　　由于公共卫生、医疗保健和社区发展中的许多议题都紧密关联，因此，从这些案例中所汲取的经验已经超越了健康传播项目所涉及的特定领域，在各种环境中有着更广泛的应用。本章的目标并不是要评估这些案例项目的结果，而是试图总结与本书中所讨论的理论和实践模型相关的传播趋势、战略和其他通用经验；这在本章的"新兴趋势和经验"一节进行了专门讨论。

　　本章将案例归类在健康或社会领域（例如，心理健康）下，采用项目当时的名称（例如，WhyWellness）进行命名，这样做仅仅是为了便于参考。分析的重点放在经验总结上，这些经验可能适用于不同的健康、环境和社会领域的传播干预，并且还能促进读者探讨其他可能适用的方法。

心理健康

WhyWellness

全美国很多年轻人"每天都挣扎于压力、焦虑、抑郁、欺凌和自杀等问题"（Hannah，Reilly，and Sun，2013），WhyWellness 项目致力于建立学术界和私营部门之间的合作，利用互联网和手机为孩子们提供情感帮助、健康信息、支持和榜样，并帮助他们解决压力以及其他心理、情感和行为问题。项目的干预措施使用了**虚拟世界**——"即在线社区，它是在计算机的基础上形成的模拟环境，用户可通过该环境沟通和互动，并使用、创建角色和目标"（Bishop，2009）——和游戏来促进儿童和青少年的心理健康，预防社会、情绪问题以及精神障碍。在未来，它还试图融入其他能吸引重要成年人，例如父母、老师和看护人参与进来的战略和活动。

> 虚拟世界（Virtual world）：在线社区，它是在计算机的基础上形成的模拟环境，用户可通过该环境沟通和互动，并使用、创建角色和目标。

案例 15.1 WhyWellness：游戏社区中的心理健康传播

诉求

解决儿童心理健康的健康传播项目非常重要，因为全国各地每天都有青少年挣扎在压力、焦虑、抑郁、霸凌和自杀等问题中。心理、情绪和行为（MEB）障碍通常开始于很小的年纪，主要的心理疾病发端于 7—11 岁（National Research Council and Institute of Medicine，2009）。在任一年份里，患有心理、情绪和行为（MEB）障碍的年轻人比例都在 14%—20%（National Research Council and Institute of Medicine，2009）。患有心理障碍的 14 岁以上学生的辍学率超过 50%，这是所有残疾人群体中辍学率最高的（National Alliance on Mental Health，2013）。儿童心理健康问题给社会带来沉重的经济和情绪负担，罹患此类疾病的年轻人遭受着巨大的痛苦和潜在损失，其每年的总花费约为 2470 亿美元（McMorrow and Howell，2010）。不幸的是，临床创新和实践实施之间的滞后期往往长达十年。形势不容乐观，研究领域始终大力支持心理健康发展，促进心理教育和技能建设，以此作为减少青少年心理障碍风险的有效方法。帮助儿童学习处理逆境的技能非常重要，因为这能帮他们识别出风险因素和危险行为，并培养起早期行动和预防的技能（National Research Council and Institute of Medicine，2009）。

目标和对象

马萨诸塞州专业心理学学院（MSPP）与 Numedeon 公司合作，通过 Whyville 向儿童介绍情绪管理技能，Whyville 是一个面向儿童的教育型虚拟世界平台，有 750 万名注册用户。鉴于这一代年轻人大多通过互联网和手机进行社交和发展情感，因此用好此平台至关重要。该项目的目标还包括创建一个安全的空间，让孩子们可在其中学习和讨论有关情绪健康的议题，练习自我调节和应对技巧，最终，使孩子们能更好地应对复杂的情绪问题。

传播战略和活动举例

马萨诸塞州专业心理学学院与 Numedeon 公司开发了一个侧重于压力管理的活动，设计了三种该年龄段的孩子会面临压力的典型情境以及应对技巧。在活动中，一个虚拟人物头像会进入 Whyville 的聊天和玩耍地点，虚拟人物看起来又悲伤又焦虑，Whyville 用户可以通过选择问题信中的问题来与之沟通回应，给予建议，并共同解决问题。当收到充足的合理建议后，虚拟人物会表示自己得到了宽慰，用户则会得到从天空飘下的钱币雨作为奖励。

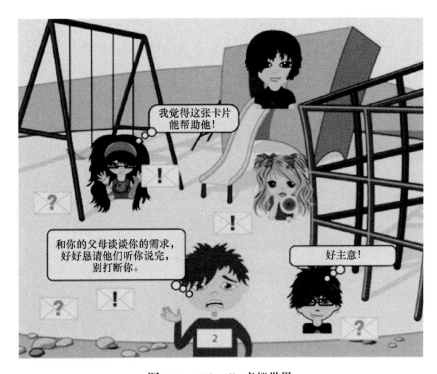

图 15.1　Whyville 虚拟世界

主要结论

使用该网站给儿童提供情绪健康和护理的功效令人震惊，网站游戏上线后，一个月内就有超 16000 个用户玩过。一项对 878 位用户的调查显示，82% 玩过游戏的人表示喜欢，53% 的人表示对学习更多应对压力的方法有兴趣，34% 的人表示该游戏有助于他们学习应对压力的新方法。

未来方向

随着合作范围的扩大，马萨诸塞州专业心理学学院与 Numedeon 公司将会在 Whyville 创建 WhyWellness 中心，为青少年提供内容信息、协作活动和现场指导，这些举措将依托青少年神经科学、预防和学习的原理来促进其健康技能的习得。这项合作证明了在线虚拟世界在青少年心理健康促进和预防方面的功效，它还将与更多项目结合，让儿童生活中重要的成人也参与进来，包括父母、监护人和老师等。该平台希望将儿童和成年人聚集在一起，营造一个虚拟真实的环境，来提供持续的支持、指导，最终促进心理健康发展。

参考文献：McMorrow, S., and Howell, E. M. "State Mental Health Systems for Children. A Review of the Literature and Available Data Sources." Urban Institute. August Aug. 2010. Report funded by the National Alliance for Mental Illness.

National Alliance on Mental Illness. "Mental Illness：Facts and Numbers." www. nami. org/Template. cfm? Section = About _ Mental _ Illness&Template =/ContentManagement/ContentDisplay. cfm&ContentID = 53155. RetrievedFeb. 2013.

National Research Council and Institute of Medicine. （2009）. *Preventing Mental，Emotional，and Behavioral Disorders Among Young People：Progress and Possibilities*. Committee on the Prevention of Mental Disorders and Substance Abuse Among Children，Youth，and Young Adults：Research Advances and Promising Interventions. （Mary Ellen O'Connell，Thomas Boat，and Kenneth E. Warner，eds.）Board on Children，Youth，and Families，Division of Behavioral and Social Sciences and Education. Washington D. C. ：The National Academies Press.

来源：Hannah, M., Reilly, N., and Sun, J. "WhyWellness：Communicating About Mental Health Within a Gaming Community." Unpublished Case Study，2013. 授权使用。

WhyWellness 案例研究讨论：小组阅读、思考和练习

1. 你是否熟悉在线虚拟世界？思考你对在线虚拟世界的了解，并与本章中所提供的定义和案例进行比较。

2. 考虑在线虚拟世界在健康传播干预措施中的其他可能应用。讨论如何将这种媒介与健康传播的其他领域和项目要素结合，使在线互动可以转化为现实生活中的行动。

3. WhyWellness 案例下一步准备开发更多项目，"让儿童生活中重要的成人也参与进来，包括父母、监护人和老师等"，请与小组同伴合作，思考并制订针对每个群体的传播计划。注意，请使用本书中提到的传播计划中的所有要素和组成部分，并用 PPT 来介绍你的计划。

4. 以 WhyWellness 为例，你认为哪些关键指标可以用来对这种学术界和私营部门之间的跨部门合作伙伴关系进行评估？除此之外，还可以与哪些部门或组织合作，以进一步加深其影响并确保其长期可持续性？

肥胖和慢性病

"BodyLove"（身体之爱）

该案例中的传播项目旨在解决生活在农村的、识字率低的非裔美国人的慢性病差距。通过使用广播连续剧和在线社区领导参与的方式，"BodyLove"（身体之爱）项目帮助目标受众"增加知识，积极改变态度，提高自我效能，以及将听众与当地健康服务联系起来"（Chen，Kohler，Schoenberger，Suzuki-Crumly，Davis，and Powell，2009）。项目未来的发展方向包括向美国其他地区和城市进行拓展，以及将当前项目内容通过传统和新媒体进行整合。

案例 15.2 "BodyLove"（身体之爱）

诉求、境况和健康议题

非裔美国人的健康差距有据可查，尤其是与慢性病相关的健康状况。广播连续剧"BodyLove"（身体之爱）的目标是解决健康差距，减少糖尿病、高血压和心血管疾病等慢性病的风险，并采纳相应的健康行为来改善健康状况。"BodyLove"（身体之爱）主要面向 35 岁以下、生活在农村的、低收入、低文化水平的非裔美国人，他们通常并不响应健康促进干预措施。

目标和对象

"BodyLove"（身体之爱）的传播目标是增加知识，积极改变态度，提升自我效能，以及连接听众和本地健康服务。它使用娱乐性的方式来提供健康信息，通过榜样的力量来影响态度并提高自我效能，广播节目主持人和嘉宾连续剧播完之后会回答听众来电提问，将听众和当地健康服务联系起来。该项目从干预的三个层次上解决健康差距：（1）初级，植入饮食和运动的信息；（2）中级，鼓励疾病筛查和定期医疗；（3）高级，鼓励患者控制自己的慢性病。

传播战略与活动

从 2004 年到 2007 年，阿拉巴马州的 15 个当地广播电台每周都会播出 83 集 "BodyLove"（身体之爱）。之所以选择这些社区，是因为这里的糖尿病死亡率较高，且居住着大量的非裔美国人。通常剧集每播放 15 分钟后就有一轮由社区领袖、神职人员和健康医疗专业人士主持的在线问答。根据患者对医嘱的依从性，"BodyLove"（身体之爱）中设置了积极型、消极型和过渡型等三种故事情节，传达筛查、锻炼和健康饮食等行为习惯，来影响听众的健康结果和治疗期望。剧集中会讨论一些健康行为，如控制高血压和糖尿病等慢性病，改变饮食习惯以减少脂肪和钠的摄入，以及增加运动量，等等。在日常生活中，采纳和维持健康行为时会产生压力，而社会支持在降低压力上具有重要意义。

在较长的一段时间里，"娱乐—教育"（E-E）模式能有效吸引和影响听众的态度，使他们认清角色的挣扎并在剧中投射自己的感情。可是，"娱乐—教育"（E-E）模式的影响可能较难评估，尤其是在媒体饱和的环境中。在非裔美国人社区中，广播是一种重要的平台，其成本低廉且易于接触。"BodyLove"（身体之爱）使用了社会认知理论所定义的积极、消极和过渡的角色模型，来帮助听众认识到他们自身行为的积极和消极后果。

主要结果和未来方向

根据邮寄的纵向调查（一项基本调查之后会有四次后续调查）的初步评估显示，相比那些较少收听的听众，节目的忠实听众更认同 "BodyLove"（身体之爱）对他们如下行为的影响：对糖尿病的讨论，进行糖尿病和高血压筛查，开始或者增加体育锻炼，开始更健康的饮食。"BodyLove"（身体之爱）团队计划融合传统媒体和新媒体，将节目扩展到美国其他地区和城市，并正在考虑用更恰当、更短的三分钟短片形式重新录制节目。升级版的 "BodyLove"（身体之爱）网站于 2008 年 11 月上线，目的是利用社交网络的力量来促进项目的传播，进行品牌宣传，提高它在社会上的知晓程度。未来的评估可以衡量项目的扩散度以及在社交网络中的间接影响。

来源：Chen, N., Kohler, C., Schoenberger, Y., Suzuki-Crumly, J., Davis, K., and Powell, J. "BodyLove：The Impact of Targeted Radio Educational Entertainment on Health Knowledge, Attitudes and Behavior Among African-Americans." *Cases in Public Health Communication & Marketing*, 2009, 3, 92-113. Available from：www. casesjournal. org/volume 3. Accessed Oct. 1, 2012. Copyright © 2009, Cases in Public Health Communication & Marketing. 授权使用，保留所有权利。

"BodyLove"（身体之爱）案例研究讨论：小组阅读、反思和练习

1. 讨论和研究你所在城市的2—3个社区广播频道的主要功能及其健康节目，这些节目针对的是特定受众还是普通公众？与"BodyLove"（身体之爱）有何不同？

2. 在"BodyLove"（身体之爱）或类似节目的情境下，你还会考虑通过其他哪些战略和活动来增加社区领导者在线上和社区环境中的吸引力和参与度？

3. 你还会考虑使用哪些媒体和传播战略，来解决居住在农村的、文化素养低的非裔美国人的慢性病差距？

4. 研究、讨论广播节目和社区广播在健康传播中的作用，思考这些旨在解决慢性病的广播节目有哪些关键要素和成功因素，并分析它们与健康传播的其他部分的协同作用。

5. 采访电台的健康节目主持人，了解相关情况和他/她本人的经验。

VERB 运动

VERB 运动（2002—2006 年）由美国疾控中心（CDC）统筹，目的是通过鼓励积极的生活方式和体育活动来解决儿童肥胖这一日益严重的流行病。案例提供了在健康传播中融合使用各种大众媒体和新媒体的战略及经验，并且对新媒体时代中的人际传播具有影响。

案例 15.3 案例研究——新媒体和 VERB 运动

诉求、情境和健康议题

儿童久坐不动的生活方式会产生不良的健康后果，这与美国儿童肥胖症的日益增长紧密相关。"VERB It's What You Do"是一项全国性的社会营销运动，从 2002 年持续到 2006 年，由美国疾控中心（CDC）主持开展，目标是不断提升并维持青少年（9—13 岁儿童）参加体育活动的人数。

目标、战略和活动

该运动的目标是改善青少年对参加体育活动的态度和信念，创造和提供

参加定期体育活动的机会和便利，加大其父母和影响者的支持。该运动在学校和社区进行推广，并利用互联网和大众媒体进行宣传，曾经在有线频道投放了付费广告，还与全国性组织和地方社区建立合作伙伴关系，以此触达青少年、青少年父母和其他重要的成年影响者（教师、青年领袖、教练和健康专业人士等）。项目采用了整合营销的方法，因此所有营销和广告都传达同一个信息——体育活动有趣又酷，还能有社交机会。VERB 的新媒体策略包括三个元素：

1. 青少年的 VERB 网站：在 VERBnow. com 的网站上，青少年可以与虚拟"搭档"互动，在他们所在的区域找到体育活动的场所，记录自己的体育活动，从体育名人那里观看教程，并学习如何制作游戏。

2. 手机技术：在一个名为"8372"（在手机键盘上能拼写出"VERB"）的手机程序里，利用手机信息和网站发送鼓励青少年参加体育锻炼的提示信息。

3. VERB 的黄色球（Yellow ball）：这项活动结合了电子互动性和博客功能，鼓励青少年去玩黄色球，这种球在全美发放了五十万个。他们可将球传给另一个青少年，然后再在博客上记录他们是如何玩球的，有关黄色球的视频也会出现在许多购物中心。凭借其营销和社交网络的融合创新，黄色球赢得了公共健康和广告行业的许多奖项。

主要结论

VERB 运动借助青少年媒体活动纵向调查（YMCLS）进行了评估，YMCLS 使用计算机辅助的电话采访来评估青少年对该运动的认知、理解，以及该运动对青少年参加体育活动的态度和行为的影响效果。在 2006 年的调查中，75% 的青少年表示知道有 VERB 运动。VERB 运动持续了四年多，其间，VERBnow 网站的访问量稳步增长，注册率增加了 500% 以上。为期三个月的短信发送程序结束时，超过 25 万名青少年选择接收在线活动消息，2.5 万名青少年选择接收文字信息。在 VERB 黄色球推广活动中，产生了1.7 万个博客内容以及超过 17 万条视频。

未来方向

评估表明，和那些没参加过 VERB 运动的青少年相比，曾参加过的青少年在空闲时间会进行更多体育活动，哪怕是在已经参加完该运动一年之后。与"运动结束后缺少大众媒体支持，VERB 意识会减弱"的假设相反，网站的浏览和注册持续了一年多，VERB 在 YouTube 等社交网络上活跃了数年。这表明新媒体和社交媒体网络有巨大的潜力，尤其是面向青少年的营销方面，数字媒体是一个很有希望的公共健康传播工具，可成为向受众频繁发送信息的重要营销策略之一。

来源：Huhman，M. "New Media and the VERB Campaign: Tools to Motivate Tweens to Be Physically Active." *Cases in Public Health Communication & Marketing*，2008，2，126 – 139. Available from: www. casesjournal. org/volume 2. Accessed Oct. 1，2012. Copyright © 2008，*Cases in Public Health Communication & Marketing*. 授权使用。

VERB 运动案例研究讨论：小组阅读、思考和练习

1. 思考并分享你在健康传播的人际沟通方面的经验（线上或线下皆可），你使用了哪种传播战略？或者你参与的项目使用过或者计划使用哪种传播战略？与 VERB 运动所使用的方法和媒介相比，它的效果如何？

2. 你认为什么样的传播工具、资源或者培训会对传播干预有帮助，可以将它们作为大众媒体和新媒体传播干预措施的一部分，并在项目结束后去进一步推广？

3. 你将如何把从 VERB 运动中汲取的经验应用到你现在研究的项目中？或者应用到其他相关的案例研究中？比如关注青少年健康的议题，或者你在文献中发现的慢性疾病问题。

决定健康和健康平等的社会因素

健康平等交换所（Health Equity Exchange）

"对大多数人来说，健康平等是一个新的复杂概念"（Health Equity Initiative，2012a），本案例选用了"健康平等交换所"（Health Equity Exchange），这是一个整合的多媒体传播项目，目的是让社区参与对健康平等的讨论，并"提供关于健康平等的多元化的概念"（Health Equity Initiative，2012a），以及满足对社区特定解决方案的需求。"健康平等交换所"将博客平台作为一个虚拟的市政大厅来征集意见，展示不同社区或者不同个体对健康平等的定义，并为实现潜在的进步而列出优先事项。此外，在线论坛还与社区、活动和社交媒体相结合。

案例 15.4　健康平等交换所：整合多媒体传播方式，吸引美国社区关注健康平等

> **诉求**
>
> 健康差距损害了弱势群体和服务匮乏社区的生存能力，而提高对健康差距及其根源的认知是"行为改变和强制行动必须走的第一步"（Benz，Espinosa，Welsh，and Fontes，2011，p. 1860）。
>
> 差距与多种因素有关，如人们生活的生存环境、工作环境和老龄化环境，等等，每个因素的影响力可能因具体社区而异。要实现健康平等——"为每个人提供相同的保持健康的机会，以及有能力应对疾病或者健康相关的紧急情况"（Health Equity Initiative，2012b）——首先必须了解社区的具体需求，因此，社区必须介入进来以确定自己的优先事项，并制定发展规划。
>
> 2011 年，非营利组织"健康平等倡议（HEI）"发起了"健康平等交换所"项目，鼓励社区采取行动支持健康平等。项目为美国人提供了两个讨论的问题：一是健康平等对于他们自己、家人、朋辈以及社区有何意义；二是为实现健康平等，应该首先在社区中做什么事。
>
> **目标和对象**
>
> 项目的目标是吸引社会不同阶层来参与制定实现健康平等的路线图：通过收集不同社区的观点和优先事项，来为健康平等提供多层次的概念；通过收集和发现新兴议题，为未来的计划和政策提供参考信息。
>
> **传播战略和活动举例**
>
> "健康平等交换所"使用多媒体传播和社区参与的整合式方法，包括在线论坛（充当虚拟市政厅）、社区推广、名人赞助宣传和新媒体推广等，项目致力于让个人参与健康平等的讨论，并增强他们作为变革推动者的能力。
>
> 交换所的在线论坛创新性地采用了博客来收集和记录社区的声音，这与使用博客来扩散信息和观点的传统方式形成了鲜明的对比。这种方法促进了去中介的、公开而诚实的全国性对话。以下方式是对在线论坛的有效补充：

（1）免费下载的校园工具包，其中包括推荐的活动和资源，可让大学生及其团体与邻近社区互动，分享他们对"健康平等交换所"的想法，并进行社会动员；（2）PPT演示文稿，其中的内容可供学生和大众用来介绍"健康平等交换所"；（3）通过"健康平等倡议（HEI）"组织的社交媒体账号进行推广；（4）通过"健康平等倡议（HEI）"组织的名人慈善大使来进行名人推广。

新兴议题

在校园工具包、"健康平等倡议（HEI）"组织的事件和社区推广的支持下，虚拟市政厅涌现了一些议题。例如，在线论坛的一些参与者将"健康平等"与进步、与临床环境中日增的"文化能力"联系起来，呼吁改善移民和低保人群的健康状况；也有人提到干预措施的重要性，认为它能改善自己所在社区的生存环境，例如负担得起的住房、充分的营养摄入和健康医疗服务。在2012年美国国立卫生研究院（NIH）和美国卫生与人力资源部（US Department of Health and Human Resources，DHHS）组织的"消除健康差距的科学"峰会上，"健康平等交换所"项目进行了报告（Schiavo，Boahemaa，Watts and Hoeppner，2012b），该报告于2012年8月收录在《医疗护理传播杂志》里（Schiavo，Boahemaa，Watts and Hoeppner，2012a）。

下一步计划和未来方向

"健康平等倡议（HEI）"组织将"健康平等交换所"中提出的平等议题编写成报告并进行分析，该项目的初步结果表明了基于社区的方法对健康平等的重要性。该项目或者类似项目要考虑的未来发展方向包括：开发在线工具以供访客在线上论坛分享照片和视频，从而帮助提高低健康素养社区的参与度；扩大对大学生和研究生以及其他社区的推广、支持和培训，促使他们参与到健康平等的讨论中；推广到图书馆、超市以及社区健康中心；此外，基于事件的推广也日益成为一种增加在线论坛参与度的好方法。

参考文献：Benz，J. K.，Espinosa，O.，Welsh，V.，and Fontes，A. "Awareness of Racial and Ethnic Health Disparities Has Improved Only Modestly over a Decade." *Health Affairs*，2011，30（10），1860-1867.

Health Equity Initiative. "Health Equity Exchange." www. healthequityinitiative. org/hei/what-we-do/community-engagement-and-mobilization/health-equity-exchange. Retrieved Jan. 2013a.

Schiavo, R., Boahemaa, O., Watts, B., and Hoeppner, E. "Raising the Influence of Community Voices on Health Equity: Introducing Health Equity Exchange." *Journal of Communication in Healthcare*, Aug. 2012a. http://maneypublishing.com/images/pdf_site/Health_Equity_Exchange_-_Renata_Schiavo.pdf.

Schiavo, R., Boahemaa, O., Watts, B., and Hoeppner, E. "Raising the Influence of Community Voices on Health Equity via an Integrated Communication and Community Engagement Approach." Poster presented at the 2012 Summit on the Science of Eliminating Health Disparities, National Harbor, MD, Dec. 18, 2012b.

来源：Health Equity Initiative, 2012. 授权使用。

"健康平等交换所" 案例研究的讨论：小组阅读、思考和练习

1. 运营一个博客，发布你对健康平等的定义、兴趣点或其他平等话题，鼓励人们通过各种传播渠道和活动参与讨论。

2. 选择和制定传播战略、活动、渠道和场所，在学校、工作场所、邻里或者其他社区中获得关于健康平等的定义，根据上述工作撰写一份关键定义报告，并总结你所用到的吸引相关群体参与的经验。

3. 研究和讨论一个健康传播案例或者媒体（人际、传统、社区、大众媒体、新媒体等）的具体案例，该案例应聚焦如何提高健康认知，并致力于解决你所选择的健康议题的根源问题（健康的社会决定因素）。

4. 针对与某个社区或者某个群体的健康差距问题有关的政策变化诉求，制定一份政策简报（参阅第九章）。

可持续的食物、营养和环境

可持续餐桌（Sustainable Table）

"可持续餐桌" 案例强调了食物、营养、健康、环境以及不同传播领域（大众媒体、新媒体和社区动员）之间的相互联系。它是 GRACE 传播基金会的一个项目，目的是围绕可持续食物建立社区，提高工厂化农场 [公司主导的工业级规模的工厂化农场，也称为动物集中饲养机构（CAFOs）] 对公共健康、当地社区的社会经济状况以及环境的影响。自该案例发布以后，"可持续餐桌" 的网站已迁移至新站点，该网站上还有水和能源计划，这进一步证明了这些领域之间的相互联系（GRACE Communications Foundation, 2013）。

案例 15.5　通过新媒体和其他传播方式的整合使用，提高对可持续食物议题和社区建设的意识

过去的几十年中，越来越多的家庭农场转向了以公司为主导的工业级规模的工厂化农场，也被称为动物集中饲养机构（CAFOs）。工厂化农场的耕作方式不仅对所饲养的动物有害，还对公众健康、环境和社区造成巨大风险，因为：

- 过度使用抗生素会产生抗药性细菌，让人类疾病治疗变得更困难；
- 储存不当或者过度浪费，会导致水和土壤污染；
- 对生态系统、当地社区和家庭农场的负面影响。

可持续农业耕作的目的是最大限度地减少使用抗生素，把对环境的影响降到最低，为动物提供人道的居住条件，并促进和加强当地农业社区的发展。但是，似乎并不是所有美国人都支持可持续食物或者具有购买可持续食物的信心，这就需要教育者和指导者展开可持续食物传播运动，持续吸引公众参与，限制工厂化耕作对健康、环境和社区的影响。

目标和对象

GRACE 传播基金会的"可持续餐桌"项目于 2003 年启动，目的是告知并说服消费者和相关社区：工厂化农场对公共健康、当地社区的社会经济状况以及环境的严重影响；支持可持续的耕作方式；围绕食物建立社区。该计划旨在通过提供信息和资源，以及吸引人们参与可持续食物的相关议题，提高一般大众和其他主要利益相关者对工厂化农场耕作的问题的认知。

传播战略和活动

"可持续餐桌"采取整合式传播干预方式，使用新媒体和互联网传播，并辅之以大众媒体传播、社区推广和社区动员。传播工作的目标消费者也是该项目的主要受众，同时还要触达公共卫生专业人员、医护人员和其他主要利益相关者，这些都是重要的次要受众，因为他们会影响消费者的态度和习惯。"可持续餐桌"的推广和传播计划包括：

- 主要网站 www.sustainabletable.org，为消费者和其他主要受众提供关于可持续食物、工厂化农业的信息和资源。

● Meatrix 系列短片（www.themeatrix.com），这些短片使用卡通方式警告消费者工厂农业的危害，鼓励消费者采用更健康的可持续食物，屡获殊荣。该系列视频的核心特征包括"信息简明，采用动画形式，使观众无须再思考动物遭虐待的怪异场景，从而聚焦关键问题和信息；使用图形，例如在屏幕底部使用布告或横幅来提示重要信息"（Williams，Zraik，Schiavo，and Hatz，2013）。其整体的推广计划包括参加电影节、向相关领域的组织机构发送邮件、促销以及借助社交媒体网络。

● 开发"饮食健康指南"（www.eatwellguide）网站，这份在线目录汇集了遍布美国和加拿大的、提供可持续食物的商店、餐馆、小农场和其他店铺的信息。消费者可以在线登录，输入他们所在州和城市的名称或者邮政编码，就能检索到当地的一系列资源，例如农场和农贸市场等。通过为消费者提供购买本地生产的可持续性食物的方式，该指南可以减轻人们对工厂化农场的依赖，也能改变消费者的饮食和购买习惯，养成购买可持续农业和农场生产的食物和产品的习惯。

● 一个名为"每日餐桌"（The Daily Table）的博客，和一个名为"牧场通讯"（The Pasture Post）的每月电子通信，旨在让消费者了解各种问题并建立起可持续食物的社区。

● 作为全国性社区推广工作的一部分，"可持续餐桌"的主要项目工作人员在2007年"美国饮食健康导游"活动中，在全国环游巡展了40天，该活动得到全国和各地媒体、博客和杂志的报道。

主要结论和未来方向

2006—2008年，项目主要由网站数据统计服务平台 NetTracker 收集"可持续餐桌"数据，以此来评估宣传和推广工作。数据显示，"可持续餐桌"在2006年2月至2008年4月吸引了660万独立访客。根据"饮食健康指南"网站的搜索数据，大多数使用者在寻找大城市区域的可持续食物。截至2008年3月，"牧场通讯"这份电子通信的订户数量约为45360户。

而且，Meatrix 系列一直影响着美国大龄儿童。2007年，国家猪肉委员会旗下机构开展的"猪肉代扣工会会费"（Pork Checkoff）项目发现，"观看Meatrix 系列短片（无论是线上还是看DVD）之后，将近三分之二的孩子表示他们的观点和肉类饮食习惯发生了变化"（Williams，Zraik，Schiavo and Hatz，2013；National Pork Board，2008a，2008b）。

项目的主要经验是"新媒体整体推广计划应涵盖线上和线下战略及渠道"，应"冒险尝试新媒体"（Williams，Zraik，Schiavo，and Hatz，2013）。

本案例未来的方向是进一步扩大目标受众群体，建立合作伙伴关系，开发供老师、学生和社区成员下载使用的教育性工具包以及其他线上和线下工具。

案例后续说明（2013 年）："可持续餐桌"项目是 GRACE 食物项目的一部分，最近其网站迁移到了新站点 www.gracelinks.org/food，该网站整合了水和能源项目，为消费者、倡议者和教育人士提供了好的资源和工具。"每日餐桌"和"牧场通讯"也被 GRACE 的博客、生态中心、每月通讯（GRACEnotes）和每周新闻简报 RSS（EcoNews）所取代。GRACE 在所有的社交媒体上也很活跃，包括脸书（Faceboook）、推特（Twitter）和领英（Linkedin）等。

参考文献：National Pork Board. "Activist Groups and Your Kids." *Pork Checkoff Report*，2008a，27（1）. www.pork.org/filelibrary/PorkCheckoffReport/2008SpringCheckoffReport.pdf. National Pork Board. "Checkoff Tracks Activist Groups' Influence on Kids." 2008b. www.pork.org /News/645/Feature325.aspx #.USaKAB2-1Bk.

Williams, A., Zraik, D., Schiavo, R., and Hatz, D. "Raising Awareness of Sustainable Food Issues and Building Community via the Integrated Use of New Media with Other Communication Approaches." *Cases in Public Health Communication and Marketing*，2008，2，159-177. Available fromhttp：//www.case sjournal.org/volume2. http：//sphhs.gwu.edu/departments/pch/phcm/casesjournal/volume2/invited/cases_2_10.cfm.

来源：Williams, Zraik, D., Schiavo, R., and Hatz, D. "Raising Awareness of Sustainable Food Issues and Building Community via the Integrated Use of New Media with Other Communication Approaches." *Cases in Public Health Communication and Marketing*，2008，2，159 - 177. Accessed Feb. 21, 2013. Copyright © 2008，*Cases in Public Health Communication & Marketing*（CPHCM）. 授权使用，保留所有权利。

"可持续餐桌"案例研究讨论：小组阅读、思考和练习

1. 去"饮食健康指南"网站 www.eatwellguide 看看，然后用你的邮政编码来搜索可持续食物的商店和餐厅。思考一下，在你的邻里、社区或者城市中，可以使用哪些传播战略、活动来提高人们对可持续食物问题的意识，并鼓励人们购买可持续食物。在小组中讨论此类策略或者通过 PPT 来提出建议。

2. 该案例与你的食物采购和消费习惯有什么关系？思考本案例的内容，并针对你曾经在现实社区中、媒体上看到过的或研究过的相同主题的案例，讨论其信息和传播资源。

3. 选择三个不同的项目，要求它们都旨在提高对健康、营养问题的认识，研究和对比这三个项目的传播战略和项目要素，总结三个项目的成功经验，以及这些经验如何与每个项目获得的结果相关联。

4. 设计并呈现一份案例的海报，该案例使用了健康传播的综合方法，包括大众媒体、新媒体、社区动员和社区参与。

城市健康及相关社会决定因素

运动的大众（Mass in Motion）

为了解决城市高中生的超重和肥胖高发问题，"运动的大众（Mass in Motion，MiM）"在健康和生活、上学、工作及娱乐的场所之间建立联系，并向城市健康环境提出挑战。这一项目整合了社区参与和动员、新媒体和大众媒体传播、传统媒体、公众倡导、支持者关系和人际传播，构建了一个多部门合作伙伴关系的示范，并且"可以复制推广……用以解决低保地区的儿童肥胖问题"（Hamel，2012）。

案例 15.6　人行道对健康意味着什么？

诉求、背景和健康议题

尽管与大多数州相比起来更好，马萨诸塞州的超重和肥胖问题仍然是主要的公共健康问题。超过一半的成年人和将近三分之一的中学生有超重或者肥胖问题，近年来，成年人的糖尿病比例几乎翻了一番，超重和肥胖问题将很快超过吸烟而成为全国可预防性死亡的罪魁祸首。

新贝德福德市（捕鲸之城）以其渔业和捕鲸港的悠久历史而自豪，如今仍然是一个繁忙运转的海港。总人口约 9.5 万人，主要是白人、葡萄牙裔、拉丁裔和非裔居民，其中 38% 的人讲英语之外的语言，平均收入是 3.6 万美元。很不幸，该市儿童肥胖率高于该州平均水平（37.2%VS.33.4%）。健康的社会决定因素的研究表明，我们生活、上学、工作和玩耍的地方会严重影响人们的健康，新贝德福德市这个多元文化城市就是一个很好的例子。那么，该如何提升这个社区对这些问题的意识呢？

目标和对象

2009 年，在马萨诸塞州公共卫生部（MDPH；www.mass.gov/eohhs/gov/departments/dph）和私人资助者的支持下，政府健康和福利部门发起了一个名为"运动的大众（Mass in Motion）"（MiM；www.mass.gov/massinmotion，an initiative of the Massachusetts Department of Public Health）项目，力图促进政策、体系和环境的改变，在健康医疗、学校、工作部门、社区组织和整个社区环境中来解决肥胖问题（从 2009 年的 14 个城市到 2012 年的 53 个社区）。

作为"运动的大众"（MiM）最早的城市之一，新贝德福德市建立了一个社区合作伙伴联盟来解决城市中的儿童肥胖问题。联盟的举措之一是提高对安全上学路线（SRTS；www.saferoutesinfo.org）项目的意识，该项目号召父母、学校、社区领袖以及当地、州和联邦政府共同鼓励孩子走路或者骑自行车上学，从而改善他们的健康状况。

示例活动

为了解决肥胖、缺少运动和与平等相关的公共健康问题，"运动的大众"（MiM）新贝德福德市（www.massinmotionnewbedford.org）与"大新贝德福德健康和福利联盟（GNB 联盟）"合作发起了"GNB 健康平等倡议（HEI）"，该倡议与 2011 年 10 月 5 日的国际步行上学日活动同步开展。

"安全上学路线（SRTS）"的步行活动与该市现有的平等问题联系起来，可以让参与者听到领导人和社区领袖的声音。在学校聚会和步行活动后，社区领袖们会通过演讲、PPT 和有声照片等向公众进行传播，人们可以看到对改善基础设施（人行道、人行横道和照明）、人行路线、自行车道以及社区合作的需求。"GNB 健康平等倡议（HEI）"与既有的"安全上学路线（SRTS）"活动同步进行，它们邀请联邦（EOHHS）、州（MDPH）和市级（包括市长及其团队、社区发展、公园和娱乐场所、区域卫生医疗系统、社区卫生中心、学校管理人员和公众服务组织等）等各级政府人士参加步行，并与学生、父母和老师交流。该活动也引起了当地业主和企业的极大关注，因为他们看到了一群快乐、互动和跨年龄群体的人，沿着城市的街道前进！

示例传播战略

除了该市的公共新闻官员与广播电台和健康报道记者彼此保持联系外，"运动的大众"（MiM）的协调员还通过会议、访谈、网站、电子邮件和回访电话提供大量信息，获得了广泛的媒体报道和曝光。后续行动也至关重要，尤其是活动结束后的几天，活动的视频和照片要持续分享在网站和后续的节目中。永远不要低估有线电视的覆盖范围，一些城市居民每天都在看电视，重复的节目播放能增强信息传播效果！

尽管社交媒体是事件营销的绝佳工具，但在城市网络中，人际关系和口碑传播更能促进关注、建立信任并激发动力。

主要结论

与决策者并肩步行可以对社区赋能，因为人们会与他们的邻里互动并分享自己对社区的关心。在对话开始前，有些家长甚至都不知道他们彼此是邻居！参与能带来更好的人际、组织和社区上的传播沟通，增加人们对议题的了解，提升信任和主人翁意识，从而确保传播和发展的可持续性。

因为预算低、人员少，该项目需要创新的健康传播解决方案，如"安全上学路线（SRTS）"活动有市长的参与（包括城市公告）、大量公众关注以及学校和媒体的持续支持。这些举措提高了人们对肥胖和健康平等问题的意识，也提出了对社区基础设施的需求。人们对骑自行车产生了新兴趣，于是成立了一个委员会，与政府合作研究安全骑行、道路、自行车道和头盔的使用；随着该地区南海岸自行车道的不断发展，人们又开始计划开展步行和骑行检查以及州基础设施评估。最近举办了一次健康平等峰会，并且后续会定期举行 HEI 会议。新网站、Facebook 页面内容、朋友和关注者数量每天也都在增长。

未来方向

美国疾控中心（CDC）的儿童肥胖干预项目"运动的孩子"（Mass in

Motion Kids）仍在进行，项目使用了在个人、机构和社区层面发生变革的多层次战略（包括综合的健康传播运动），以该市已经建立的"大新贝德福德健康和福利联盟"和基础设施为基础，重点面向多个场所中的（包括医疗保健机构、学校和课后项目、育儿所以及广大社区）2—12岁儿童。马萨诸塞州公共卫生部（MDPH）还与哈佛大学公共卫生学院、美国国家儿童医疗质量计划合作，探索整合性的儿童肥胖预防措施，并有可能复制推广至全国，以解决低保地区的儿童肥胖问题。

参考文献：Mass in Motion. www.mass.gov/eohhs/consumer/wellness/healthy-living/massin-motionenglish.html. Retrieved Dec. 2012.

Massin Motion NewBedford. http：//massinmotionnewbedford. org. Retrieved Dec. 2012.

Massachusetts Department of Public Health. www. mass. gov/eohhs/gov/departments/dph. Retrieved-Dec. 2012.

National Center for Safe Routes to School. http：//www. saferoutesinfo. org. RetrievedDec. 2012. US Census Bureau. http：//quickfacts. census. gov/qfd/states/25/2545000. html.

来源：Pauline C. Hamel, project coordinator, Mass in Motion New Bedford/Mass in Motion Kids, New Bedford, Massachusetts, October 2012. 授权使用。

"运动的大众"（MiM）案例研究讨论：小组阅读、思考和练习

1. 分享一个你认为具有创造性或新要素的案例，描述该案例与你个人生活或专业经验之间的关系。

2. 你会建议采取哪些策略和开展哪些活动促使本地企业和业主参与该倡导计划？使用第八章和第十三章中的内容作为框架，制定合作伙伴关系计划的关键策略和要素。

3. 案例指出，在经费和人力资源有限的情况下，创新在健康传播计划中很重要。你能想到哪些其他具有成本效益和时间效益的战略及活动，用以补充本案例呢？

新兴趋势和经验

总的来说，本章中的五个案例涉及健康传播的不同领域和问题，涵盖了不同干预项目对公共卫生和社会发展的多种挑战。这些案例包含了各种主题和发展趋势，其中大多数主题与本书讨论过的关键概念和已有内容互为呼应，在此将以传播小技巧的形式再次进行总结。

- 以受众想要的方式和在他们偏好的场所找到他们、触达他们，可以是通过线上媒体、传统媒体，或者通过社区（WhyWellness，"BodyLove"，VERB，Mass in Motion），甚至更好的方式——把文化竞争力、场所和媒体三者合而为一。

- 以多部门合作伙伴关系作为主要方法，赋予传播项目不同的技能、视角和能力（WhyWellness，Mass in Motion），提升项目设计和实施的创造力，促进最终预期结果的实现。

- 要理解社会支持是帮助人们采纳和维持健康行为的新重点（WhyWellness，"BodyLove"，VERB），要始终努力把团体、战略、媒体和活动整合在项目中，以增加对健康和社会变革的社会支持。

- 点对点传播是与大龄儿童、青少年、弱势群体或高风险群体实现接触的重要战略。社交网络和新媒体为传播者提供了与群体进行点对点联系的新选择，因为后者频繁使用该类媒体，也具有相应的媒体素养。

- 动员社区成员及社区领袖参与，可以确保所有工作的可持续性和信誉，以及确保实现对社区的承诺，还有提升社区成员对健康和社会问题及其解决方案的主人翁意识（"BodyLove"，Health Equity Exchange，Mass in Motion）。

- 在传播项目伊始或者至少在扩大化阶段，要整合不同的媒体和传播领域，最大限度地扩大项目的到达率及影响（"BodyLove"，VERB，Mass in Motion，Health Equity Exchange，Sustainable Table）。

- 请注意，在线和新媒体的干预措施的寿命会超出项目期限，因为访客会继续保持在社交媒体和互联网的活跃度。因此项目制订相应的计划时要最大限度地扩大影响范围。

- 要认识到许多复杂的问题是因社区而异的，应该通过以社区为驱动的解决方案来解决（Health Equity Exchange，Mass in Motion）。

- 要考虑决策者不仅是政策变化的关键决策者，而且还是社区动员和公共参与的关键合作伙伴（Mass in Motion）。

- 在那些看似不相关的领域和议题之间找出其内在关联，从而改善健康结果，促进社区发展（Health Equity Exchange，Sustainable Table，Mass in Motion）。

• 使用视频、动画和其他视觉策略来提升信息和材料的吸引力，这将有助于精简线上和线下信息（Sustainable Table，VERB，WhyWellness）。

关键概念

• 健康传播是一个不断发展的领域，会受决定健康的社会因素影响，也影响着这些因素，还需要适应新趋势、特定群体的偏好以及不断发展的媒介。

• 案例研究可以展示实践领域的趋势和方法，能为其他项目提供经验，或是给健康传播提供未来的方向。

• 案例研究为讨论主题、趋势和经验提供框架，供从事健康传播项目计划、实施和评估工作的人士学习。它也能向读者提供参考材料，帮助思考如何将案例经验应用到自己的专业工作中去，以及还有哪些传播方法、战略和活动可能适用于类似情况。

讨论与练习

1. 每个案例结束之处都有讨论问题和练习，请复习它们。

2. 思考哪些主题或经验在本章多个案例中出现，思考它们如何与你当前或者未来的专业实践、类似项目相关联。

核心术语

虚拟世界 virtual world

第十六章

全球健康传播的案例和经验

本章内容

- 从理论到实践：全球健康传播案例精选
  流行病和新型疾病
  传染病
  母婴健康
  健康科学图书馆员在健康传播中的作用
- 新兴的趋势和经验
- 关键概念
- 讨论与练习
- 核心术语

本章目标

与第十五章一样，本章的主要目标是从案例研究中回顾和总结新趋势、议题及经验，为将来的项目计划和实施作参考。更重要的是，它给读者提供一个讨论框架，思考如何将案例经验应用到自身的专业工作中去，以及还有哪些传播方法可能适用于类似的案例。

与第十五章类似，本章聚焦同一时期全球健康传播的案例和最新经验。实际上，**国际健康** "更多地关乎本国之外其他国家的健康实践、政策和体系，并且强调国家之间的差异性远大于其共同性"（Global Health Education Consortium，2013），与国际健康不同，**全球健康**指 "超越国界的健康问题、议题，其最好的解决方式是合作行动"（Institute of Medicine，1997，p. 1）。

> 国际健康（International health）：更多地关乎本国之外其他国家的健康实践、政策和体系，并且强调国家之间的差异性远大于其共同性。
>
> 全球健康（Global health）：超越国界的健康问题、议题，其最好的解决方式是合作行动。

近年来，"全球健康已成为组织机构、专业人士和个人的聚焦点，他们关注社会正义，希冀减轻人类的痛苦和苦难"（Ehiri，2009，p. xix）。全球健康"强调健康问题的共性"（Global Health Education Consortium，2013），根据合作伙伴关系的理论模型和战略来解决问题，这些模型和战略能跨越地理边界解决类似的健康问题；当然，这始终要在一个具有文化竞争力和参与性的行动框架内开展行动，让本地社区、合作伙伴和利益相关者的呼声、偏好及具体需求能被听到，并将所有干预措施的计划和执行情况公之于众。在健康、环境、城市规划和教育等诸多领域以及大多数国家和地区，"全球化思考，本地化行动"这一理念已日趋普遍。在国家层面上，全球健康问题的多样性促使来自公共健康、医疗护理、社区发展和其他领域的政府、组织和专业人士开展对话，其中，文化能力、地缘政治、跨文化传播战略和方法以及全球协调行动都是必不可少的组成部分。在此框架下，第十五章中美国案例所展示的趋势、经验、议题和干预措施模型也与全球健康传播和其他国家的干预项目相关联。

从理论到实践：全球健康传播案例精选

全球健康和社会发展的很多主题都密切相连，因此，这些案例所提供的经验超越了健康传播干预项目所依托的健康领域，在各种环境中都有更广泛的应用。本章的目的不是评价案例结果，而是梳理传播趋势和议题，以及与本书介绍过的理论和实践模型有关的经验。本章将个案研究归类在健康或社会领域下（例如，流行病和新型疾病），并以其所在国家来命名（例如，埃及），这样做只是为了便于参考。

流行病和新型疾病

本节的三个案例都集中在流行病以及疾病暴发时的风险和应急传播领域，不同国家对相似主题的干预措施既呈现共性，也存在差异。

埃及

第一个案例来自埃及，是一项"由联合国儿童基金会（UNICEF）和相关国家合作伙伴牵头"（Hegazi，2012）开展的基于合作伙伴关系的传播干预项目，为的是减轻禽流感（AI）对普通大众的影响，尤其是感染风险较高的妇女和儿童。该项目旨在增强风险意识，并在不同社区推广"救命做法"（Hegazi，2012）。其"传播战略的基石"是以社会和学校为基础的多种战略和媒体传播（Hegazi，2012）。

案例 16.1　传播干预措施：帮助埃及家庭和儿童安全远离禽流感

埃及是受 H5N1 病毒引发的禽流感影响最严重的国家之一，自 2006 年 2 月首次暴发到 2012 年 6 月，该国官方记录了 168 例病例，其中 60 例死亡。妇女和儿童感染的风险最高，因为他们会频繁接触到住宅内或住宅周围的家禽，而家禽养殖是该病毒在埃及传播的主要渠道。自首次暴发以来，埃及政府意识到禽流感传播带来的严重社会和经济危机，认识到采取措施加强控制至关重要，这些措施包括尽早发现疾病并上报以及社区教育工作等（见图 16.1）。

埃及健康、农业和教育部门与联合国儿童基金会等有关机构于 2007 年制定并启动了一项防控禽流感和人类流感（INPAHI）的全国性计划，主要是在病毒传染给人类之前先"宰杀和控制"携带 H5N1 病毒的鸟类和家禽，并向民众提供安全养殖的信息。可见，实现这一目标的核心战略是行为改变。在联合国和相关国家合作伙伴的领导下，传播项目制定了各种战略，其中包括政策宣传、1.3 万名社区推广人员和 1.1 万名小学老师的培训、全国广播运动、移动信息大篷车，以及社区教育计划。在社区部分，项目将在四年（2006—2010）内对 24 个省（全国共 27 个省）进行挨家挨户的教育和社区宣传运动。另外，他们还开展了一项学校计划，以寓教于乐的方法来推广各种保护性行为和措施。基于社区和学校的干预是传播战略的基石，这将使得保护性措施能传达给约 480 万个家庭和 380 多万名小学生。

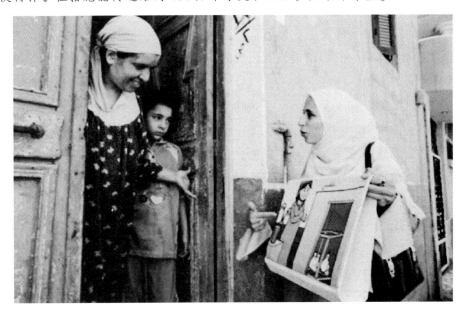

图 16.1　埃及：社区推广工作者在行动

来源：UNICEF, Egypt. 授权使用。

项目方案是根据风险感知和行为分析框架来设计的，该框架假定，行为的改变是风险感知与处理该风险的效能之间互动的结果。同时，干预设计也参考了联合国儿童基金会 2006 年开展的一项全国性基础调查，并强调要推广一些最基础的救护措施来增加禽流感预防概率，这些措施包括处理家禽后要用肥皂洗手、处理家禽时要捂住口鼻、要让家禽远离生活区域，以及向相关政府机构上报死亡或者患病的家禽。

2009 年，联合国儿童基金会对项目进行了调查评估，结果表明，经过社区干预的家庭和儿童对保护性措施了解更多。当被问到是否可以保护自己免受禽流感病毒传染时，相较之前 77.7% 的基础比例，98% 的妇女表示可以；将处理家禽后洗手作为一项保护措施的人口比例从之前的 40% 上升到 80%。同时，社区推广人员走访过的家庭的饲养家禽的方式也有了显著改善——捂住口鼻的比例从 5% 上升到了 46%，穿着特制服装的比例从 6% 上升到 47%。

实践证明，社区教育计划能够加速行为改变，还具有成本效益，只要花 1 美元就可以让三个儿童了解禽流感保护措施，同样地，花 1 美元就能向 3 个农村家庭传达信息，告知他们如何远离禽流感的、简单易用的保护性措施。

参考文献：El Rabbat，M. *Avian Influenza Community Assessment*：*Focus on Backyard Poultry Breeding*. Post Intervention Qualitative Study. Egypt：UNICEF，2007.

Hegazi，S. "Successes and Challenges in Communicating Influenza in Egypt." Paper presented at the American Public Health Association，2010.

Kasperson，R. E.，and Others. "The Social Amplification of Risk：A Conceptual Framework." *Risk Analysis*，1988，8（2），177-187.

SPAN Consultants. Evaluation of Avian Influenza Community Education *Interventions in Rural Egypt*. SummaryReport. Egypt：UNICEF，2010.

来源：Hegazi，S. *Communication Interventions*：*Helping Egyptian Families and Children Stay Safe from Avian Influenza*. Egypt：UNICEF，2012a. 授权使用。

案例研究讨论：小组阅读、思考和练习

1. 研究和比较有关禽流感传播的其他案例，确定其传播战略的关键要素，并将它与埃及案例中的关键行动和战略进行比较。

2. 还有哪些其他传播干预措施和战略，可以保护妇女和儿童等高危人群免受禽流感的侵害？讨论每种选择的利弊，并重点关注那些能有效促进社区参与和动员的干预措施。

3. 选择一个国家，研究并讨论禽流感对该国社会经济的意义、相关的传播战略和计划。与在你选择的国家中开展相关工作的组织和利益相关者进行深入访谈。

4. 回顾并讨论任何将学校作为健康传播项目主要传播环境的案例或经验，分析这一项目吸引你注意的主要成功因素和其他原因。

加拿大

第二个案例是加拿大卡尔加里市健康管理局"开展区域计划工作，建立有效预测和反馈"（Nacinovich and MacDonald，2012），应对该地区的流感。2005 年，数个组织和专家预测和警告说，将出现严重的流感，"加拿大当时是制定流感计划最早的国家之一"（Nacinovich and MacDonald，2012）。本案例强调要做好传播准备，并介绍了卡尔加里市健康管理局制订的传播计划和活动的关键部分。

> 流行病（Pandemic）：许多人同时感染同一种病毒而造成疾病大范围暴发，整个地区甚至整个世界都会感染。

案例 16.2　为卡尔加里的噩梦做准备——流感计划

诉求、背景和健康议题

了解**流行病**的病源性是准备充分的重要步骤之一，也是进行准确而及时的专业医疗传播和危机传播的重要步骤之一。流行病是一种在地理上广泛传播和暴发的传染病，同一地区甚至整个世界的许多人会同时感染（Nacinovich and MacDonald，2012）。2005 年，世界卫生组织和加拿大公共卫生局警告说，"流感不可避免且迫在眉睫"（WHO，2005d），很多专家也预计将暴发严重的流感，随着加拿大在整个国家层面上开展流感防控计划，它也成为最早制订流感计划的国家之一（Public Health Agency of Canada，2012）。卡尔加里市健康管理局迅速响应，部署了区域性计划工作（Harper，Fukuda，Uyeki，Cox，and Bridges，2005），从而帮助民众"正确理解危机的本质及其对卡尔加里市的可能影响，并让人民安心，因为卡尔加里市健康管理局已做好应对准备"（Calgary Health Region，2005）。

目标和对象

目的

卡尔加里市健康管理局制订和实施详细的传播计划，并将它作为应急计划的一部分，聚焦与利益相关者的沟通。

目标

- 制订并实施整体的流感应对传播计划。
- 让雇主、医疗健康专业人士和社区更好地了解流感及其影响。

方法

在健康管理局层面协调开展传播活动。由于每个地市各自负责制订流感应急计划，所以在那段时间里，需要加拿大卡尔加里市健康管理局、卡尔加里市所在的艾尔伯塔省健康和福利部以及当地政府机构内的关键利益者携手，共同制订具体措施和行动。

传播策略和活动范例

●面向卡尔加里市健康管理局所有业务部门（例如人力资源部门、应急服务部门、运营部门和医疗部门等）召开传播计划研讨会，针对受众、信息和优先事项来开展工作。

●制订卡尔加里市整体传播计划和实施计划——"流行病应对计划"。

●2005年4月发布了第一个公开文件《解释流感》，并在2005年12月修订发行了第2版。

●制定针对三种不同目标受众——社区、员工和医务人员——的健康教育手册。

●聚焦于创新性传播要素，例如海报和各种教育工具。

●将流感微网站策略性地整合到卡尔加里市健康管理局的现有网站中。

●建立面向企业员工的流感网站。

●举行卡尔加里市商会系列演讲，以便触达到当地企业社区，并提高民众对流感及其对商业重要性的认识。

主要结论

在准备的最初阶段，卡尔加里市健康管理局成功地提高了所有受众群体对流感防范重要性的认知，包括当地社区、商务人士和健康系统工作人员等。项目发放的印刷、在线材料广受好评，还让相关部门工作人员参与传播，并确保当地社区能及时获取必要且有用的信息。在流感防范准备期，它已成为公认的"领头羊"。

未来方向

在流感暴发期间才考虑危机管理计划或者制定应对措施，将为时已晚。在得到可能会出现流行病危机的专业预警之后，就应该立即敦促政府人员和商业领袖开始准备，设计可持续的传播计划，规划具备深度和广度的传播战略，以应对即将到来的各种挑战——这对每一个利益相关者群体来说都是至关重要。应摒弃"走着瞧"和"做最差的计划却抱最好的希望"这两种常见态度，真正具有前瞻思维和创新性的做法是及时制订流行病防控干预计划并大力发展传播基础设施，这样才能为所有利益相关者带来长期福祉。最后，"相比起在流行病暴发期间或者后期才向公众解释为何没有制订计划预案，向公众解释为什么你要有效地提前做计划预案要容易得多"（Nacinovich and MacDonald，2012）。

参考文献：Calgary Health Region. *Explaining Pandemic Influenza：A Guide from the Medical Officer of Health*. Calgary，AB：Calgary Health Region，2005.

Harper，S. A.，Fukuda，K.，Uyeki，T.，Cox，N. J.，and Bridges，C. B. "Prevention and Control of Influenza—Recommendations of the Advisory Committee on Immunization Practices（ACIP）." *MMWR*，2005，54（Early Release），1–40. www. cdc. gov/mmwr/preview/mmwrhtml/rr54e713a1. htm.

Heymann，D. L.，and Rodier，G. R. "Hot Spots in a Wired World：WHO Surveillance of Emerging and Re-emerging Infectious Diseases." *Lancet*，2001，1（5），345–353. Public Health Agency of Canada. "The Canadian Pandemic Influenza Plan for the Health Sector." www. phac-aspc. gc. ca/cpip-pclcpi/index-eng. php. Retrieved Nov. 2012.

World Health Organization. "Responding to the Avian Influenza Pandemic Threat—Recommended Strategic Actions." 2005d. www. who. int/csr/resources/publications/influenza/WHO _ CDS _ CSR _ GIP _ 05 _ 8-EN. pdf.

来源：Nacinovich Jr.，M. R.，and MacDonald，M. "Preparing for a Nightmare in the Calgary Health Region Planning for Pandemic Influenza." Unpublished Case Study，2012. 授权使用。

加拿大案例研究讨论：小组阅读、思考和练习

1. 流感或者其他流行病暴发时需要风险沟通和应急传播，请回顾和讨论两个到三个该领域的案例，分析其共性和差异，总结其经验教训，说说在防范、准备和响应阶段（见第六章）实现有效传播的关键要素有哪些。

2. 讨论并列出以社区和家庭为基础的传播干预措施，把它们整合到上述加拿大卡尔加里市健康管理局传播计划中的现有要素中去。思考一下，你将如何制定案例中讨论过的策略和活动，又将如何最大限度地发动社区参与和公民参与。

3. 思考流行病背景下本地商业和健康医疗专业人士的作用，为了高效而安全地应对可能暴发的流感（或者已经暴发），他们需要获得怎样的信息和培训呢？从新闻媒体的报道、个人经验、研究文献或者机构资源中，找到素材和论据。

4. 根据你所在国家或地区最近发生的流感或流行病暴发时的媒体报道，反思大众媒体在公共卫生突发性事件中的角色和责任，请聚焦于报道的准确性、推荐应急行为的清晰度、负责任的报道以及其他重要的特征。同时，思考一下，什么是主要的信息？你认为服务匮乏群体、弱势群体或者文化素养

不高的群体有能力据此采取行动吗？如果不能的话，你认为可以采取什么措施来确保"一个都不能少"？

印度

本案例涉及两个来自印度的不同干预项目，一个是关于小儿麻痹症高发，一个是关于禽流感暴发。这两个案例都显示，人际传播是传播计划中最显著的要素，它们都将人际传播的有效性和"社区动员者与影响者的个人信誉"结合起来（Ateeq，2012），并指出哪些典型问题可能会破坏这种信誉。

案例 16.3　人际传播：印度经验

消灭小儿麻痹症

2012 年 2 月 25 日，在印度开展了 16 年的小儿麻痹症免疫运动后，WTO 正式宣布印度不再是小儿麻痹症流行区，将它从小儿麻痹症流行国家之列删除。

背景

2002 年，野生脊髓灰质炎病毒（WPV）病例激增，已报告的病例超过 1600 例。此次暴发表明，在印度大部分地区，穆斯林社区儿童的感染率高得惊人。对患病儿童的病例深入分析发现，贫穷（而非宗教）是首要影响因素。

障碍与挑战

下列因素严重威胁了弱势地区的人口健康并降低了他们的免疫力：恶劣的社会和经济条件；缺乏基础设施，例如卫生、营养和卫生设施；不健康的行为，例如公开排便、厕所使用率低；不安全的、被污染的水源；不卫生的食物。因此，尽管服用了口服脊髓灰质炎疫苗（OPV）剂量，但有些儿童还是感染了野生脊髓灰质炎病毒。

对于忙着工作以养家糊口的贫穷父母来说，预防措施——例如免疫接种等——并不是他们优先考虑的事项。其他的障碍还包括：错误认知，例如认为小儿麻痹症疫苗会导致不育；对政府缺乏信任；因进行小儿麻痹症多轮免疫接种而引起的疫苗疲劳；耸人听闻的媒体报道；等等。

以证据为基础的行为改变传播（BCC）

在主要以贫穷穆斯林为主的小儿麻痹症高发区（HRAs），许多父母没有参与免疫运动，他们的孩子也没有服用足量的口服脊髓灰质炎疫苗（OPV）。这些高发区需要更多系统性的传播干预，其战略应聚焦于引导贫穷的父母为孩子免疫接种。但是，大量未接种疫苗的儿童形成了易感儿童人群，构成了巨大的免疫缺口，使得病毒迅速传播并加剧感染。

人际传播和社会动员

联合国儿童基金会印度办事处支持部署了6000多名地方社区动员协调员，大多是当地妇女，她们接受过人际传播（IPC）技能培训，分布在小儿麻痹症高发区和非流行区接受调度。每个社区动员协调员负责300个家庭，这些家庭中有5岁以下的孩子、怀孕或哺乳的母亲。通过人际传播，在每一轮小儿麻痹症免疫接种期和常规免疫间歇期，这种独特的社区动员部署与150万个家庭联络四次。

服务匮乏者战略

2003年，政府制定了一项服务匮乏群体战略（USS），来强化持续进行的社会动员活动。该倡导由政府牵头，并得到世界卫生组织、扶轮社（Rotary）、联合国儿童基金会以及阿里加尔穆斯林大学（AMU）、印度国立伊斯兰大学（Jamia Millia Islamia）、佳米雅综合大学（Jamia Hamdard）等一批正规大学的支持，这些大学向贫困和弱势群体提供教育。上述机构通过社交网络、当地学校以及马德拉沙（即伊斯兰教学校）进行传播。到2006年，超过350个国家、州、地区和社区级的社会、宗教、精神和职业机构、论坛参与实施了社会动员活动，例如制作适应不同文化的教育、传播材料，在社会和文化活动、布道、清真寺和寺庙的公告上呼吁和宣讲免疫接种计划。

这些活动有助于建立和加强当地团体、父母群体和免疫接种团队之间的互动。2006年，小儿麻痹症宣讲和免疫接种活动在各种神庙、圣殿开展，帮助北方邦（印度邦名）不同重点区域的240170名儿童进行了免疫接种。

禽流感（AI）

从小儿麻痹症免疫接种中获取的社区动员成功经验被有效地用到西孟加拉邦（印度邦名）禽流感（AI）预防中。2008 年，西孟加拉邦经历了有史以来最严重的一次禽流感暴发，当时该邦的 19 个地区都遭受感染，宰杀了约 115710 只禽类；幸运的是，此后较少复发，且最近的几个高发季节里都没有发现禽流感病例。人际传播在禽流感预防中起了关键作用。

禽流感可以快速地从禽类传染给人，因为农民家常与他们饲养的禽类共享生活空间。西孟加拉邦的家禽密度很高，其中 75% 是无组织的家庭后院养殖。禽类养殖的生物安全性较差，使得西孟加拉邦尤其容易感染禽流感（AI）。

首次大暴发期间的宰杀行动和传播活动还表明，贫困人群普遍缺乏信息，存在不安全行为。在许多农村地区和城市贫民窟中，人们会购买和消费从禽流感感染地区运送过来的廉价家禽。政府部署的快速响应小组（RRTs）会迅速完成感染地区的宰杀行动，而后院养殖者经常不遵从政府部署的宰杀行动，在快速响应小组来时藏起生病的家禽。

禽流感传播

联合国儿童基金会分别为印刷和广播媒介准备了传播素材，并分享给政府进行大规模制作和分发。这对处理危机来说至关重要，因为及时告知公众家禽安全饲养方法和宰杀行动等信息有助于帮助他们建立意识，了解哪些该做，哪些不能做。

禽流感预防的人际传播

2008 年下半年，联合国儿童基金会支持培训和部署了 161 个非营利机构和 CBO 志愿者，共同开展社会动员和针对后院家禽养殖的农民的人际传播，志愿者们来自全国 5 个重点区 25 条街道的 125 个村落潘查雅特[①]（当地乡村或者印度小城镇一级的自治政府）。社会动员活动聚焦人际传播以及资料、教育和传播材料的扩散，传达安全家禽养殖的信息。这些信息包括：在生活区之外饲养家禽；不要把新买的家禽和已有的家禽混在一起；如果该地区有

---

① 潘查雅特（Panchayat）是印度独特的一种基层自治制度。

疑似家禽病例，应该禁止儿童触摸和玩耍禽类；在接触、处理家禽后或清洗家禽围栏和定期换水后，应该用肥皂洗手；与农民共享疫苗接种信息；如果禽类出现任何禽流感症状，立刻报告给当地动物健康工作者；要埋葬死掉的家禽，不要丢弃到户外；在官方正式通知该地暴发禽流感后，与快速响应小组开展充分的协作，让小组宰杀禽类和完成消毒。

波动效应动员

项目开展期间成立了大约 10 个特别小组，每个小组有 2—3 个社区动员人员，用于支持那些不配合宰杀和消毒行动的村落。社区动员人员进入村庄，先给家禽所有者讲述不把家禽隔离并进行宰杀将会带来的严重风险，再表示会提供补偿以弥补农民遭受的损失。一旦家庭同意合作后，社区动员人员就告知等待中的快速响应小组进村，然后，小组会迅速转移到下一个不配合的村子。

这个过程形成了一股波动效应，有效解决了后院家禽饲养者不配合的问题，高效地帮助完成了该邦的宰杀行动。社会动员的第一阶段覆盖了五个地区约 60 万人，并将继续扩大。

禽流感预防的人际传播贡献

外部机构的量化和质化评估表明，五个重点区中 70% 的后院家禽养殖者能够掌握安全家禽饲养方法，50% 会实施这一方法。传播干预尤其是人际传播最显著的效果就是重点地区再也没有后院养殖农民偷藏患病禽类的事情发生。评估报告显示，如果农民观察到家禽有任何不健康或者异常状况，他们会向当地动物健康工作人员报告，并要求政府对家禽进行疫苗接种。

人际传播（IPC）的挑战和限制

人际传播的有效性取决于社区动员者和影响者的个人信誉度，不良信誉会对项目产生负面影响。项目中出现的障碍和挑战主要如下。

● 人际传播（IPC）和常规免疫（RI）：项目发现，在服务匮乏群体中和偏远地区，常规免疫接种无法正常进行。常见情况包括疫苗接种人员迟到或者根本不参加免疫接种会议，而让父母和儿童一直空等；改变会议的地点；没有全部所需的抗原。这些做法大大降低了社区动员者和影响者的信誉，因为是他们为父母们提供人际沟通并督促家长们参加常规免疫（RI）课程。

●人际传播、厕所和供水：尽管通过人际传播提高了民众使用厕所而不是露天排便的意愿，但是缺乏水和厕所的基础设施供应会破坏人际传播的效果。

●人际传播和禽流感疫苗接种：西孟加拉邦政府对禽流感疫苗接种的响应不佳以及拖延赔付家禽宰杀的补偿，这些也对人际传播产生了负面影响。

来源：Ateeq, N. "Interpersonal Communication：Lessons Learned in India. Some Experiences from Communication for（i）Polio Eradication,（ii）Avian Influenza Prevention in India." UNICEF ICO. Unpublished Case Study, 2012. 授权使用。

印度案例研究讨论：小组阅读、思考和练习

1. 结合上面的印度案例，说一说哪些政策传播和公共倡导措施能有助于解决社区动员者面临的信誉障碍。再说一说哪些措施可以有效地倡导更多的资源分配给免疫接种、水资源以及健康干预。你认为哪些传播战略可以有效地促成政策改变、监测和充分执行？

2. 发展中国家普遍缺少老师、医务人员和社区卫生工作者，找一找这方面的传播项目案例，使用所学的相关知识尝试提出解决这些问题的方案。另一个选择是，采访国际组织或者本地组织对该问题的观点，增加多样性视角。使用 PPT 形式进行小组发言。

3. 找到并观看发展中国家消灭小儿麻痹症的视频，并以此作为框架反思、讨论如何规划健康传播中的关键信息、支持者关系和传播运动的代言人。

传染病

美国—墨西哥

与美国其他地区相比，"美国和墨西哥边境地区的肺结核发病率和死亡率较高"（de Heer, Moya, and Lacson, 2008），因此，一项旨在提高"肺结核意识、跨境合作和坚持治疗"的健康传播项目在两个城市开始实施（de Heer, Moya, and Lacson, 2008）。项目使用影像发声，以讲故事的方式与各种群体和利益相关者交流，旨在"赋能和动员感染肺结核的人，向决策者陈述他们的故事，确保决策者的公共承诺能提升肺结核意识和消灭肺结核，确保现有预防和控制措施的经费投入，传播结核病的重要信息，为患者建立支持体系，并提高坚持治疗的患者比率"（de Heer，Moya，and Lacson，2008）。

案例 16.4　肺结核影像发声项目

> **诉求、情境和健康议题**
>
> 尽管有有效且经济的治疗方法，然而，由结核杆菌引起的传染病——肺结核（TB）每分钟在全球仍造成 4 人死亡、15 人传染。如果不加以治疗，每一肺结核患者平均每年传染 10—15 人，导致个人、社区和社会层面的高额损失。2004 年，居住在美国的外国出生人口的肺结核发病率是美国本土出生人口的 8.7 倍，西班牙裔（尤其是墨西哥裔）在新发现的肺结核病例中占比最大（29%）。在美国和墨西哥边境地区，肺结核的发病率和死亡率较高，该地区的地理、社会和经济因素都是导致这一结果的原因，如墨西哥较高的肺结核率、较低的社会经济状况、获得医疗保健服务的机会有限、新移民缺乏肺结核教育以及语言障碍等。
>
> **目标和对象**
>
> 2005 年，阿玛亚-拉克森倡议发起的"肺结核影像发声项目"（TB Photovoice Project）分别在美国艾尔帕索①和墨西哥华雷斯②两个城市的社区开展，其目的是提升肺结核意识、跨境合作和坚持治疗率。选择这两个地点的依据是肺结核病的流行率、社会经济、环境状况和领导层对该项目的兴趣。
>
> "肺结核影像发声项目"的任务是使用图像、故事和对话，来提升肺结核患者的话语影响力，使他们及其社区整体的健康状况得到改善。项目目标包括赋能和动员肺结核患者，向决策者陈述他们的故事，确保决策者的承诺有助于提升肺结核意识和消灭肺结核，确保现有预防和控制举措的经费投入，传播结核病的重要信息，为患者建立支持体系，并提高坚持治疗的患者比率。

---

① El Paso 即美国得克萨斯州艾尔帕索，位于得州西部，隔格兰德河与墨西哥的华雷斯城相望。

② Ciudad Juarez 即墨西哥的华雷斯，是一个与美国得克萨斯州接壤的墨西哥边境城市，这里被公认为世界上最血腥暴力的城市之一。

传播策略和活动

影像发声也叫图像叙事，是由两位学者（Caroline Wang and Mary Ann Burris，1994，1997）制定的一种参与式行动研究（PAR）方式，它给弱势群体提供相机，让他们从自己的独特视角来记录生活，并使用照片鼓励个体分享、交流他们的日常健康状况和工作现实。自从照相机变得简单易用后，那些不会读写的人以及因患肺结核等问题而被社会隔离或污名化的人，都可以发出自己的声音。影像发声可作为赋权的工具，帮助贫困、边缘化或者社会地位低的人跟决策者沟通交流。有效的公共政策应该整合受影响的人群的地方知识，影像发声正基于这样的动机。

项目招募的参与者是正在接受肺结核治疗的或已经完成治疗的人，包括居住在两个城市的成人和儿童。他们被要求连续五周每周拍摄完一卷胶卷，拍摄内容需聚焦在他们的社区以及肺结核对他们生活的影响上。

项目要求参与者们最终选出两张到三张照片，来表达他们各自对肺结核的关注点和视角。这些照片会由参与者群体彼此分享和讨论，他们会将照片及其故事分为四类：个人肺结核病史，社会规范和价值观，情绪情感，社会层面的宣传和变化。这一过程可以帮助他们找到传播倡导的主题，主题包括：教育和治疗上的财政及人力资源分配，互助支持服务，经过临床培训和具有文化素养的合格的医疗健康专业人士，解决肺结核患者的其他需求，例如贫穷、饥饿和住房。在南非召开的第38届国际肺结核和肺病会议期间，上述内容被报告分享给了全球领导人和倡导者，并以此为基础呼吁开展全球行动。

主要结果

参与者们选出的照片和故事还被用于举办展览，这个展览在25个以上的不同场所展出，触达的受众约3600人。在世界结核病日的一个论坛上，"肺结核影像发声项目"（http：//tbphotovoice.org/）的参与者们向决策者们表达了自己的关注点和视角，25位地方和国家领导人公开承诺会解决边境地区的结核病问题。与2006年相比，2007年关于结核病的新闻报道量翻了一倍。无一例外，该项目的所有参与者们均表示会坚持治疗，他们还在创建华雷斯城有史以来第一个肺结核病患者互助支持小组中发挥了重要作用。

未来方向

"肺结核影像发声项目"也正在墨西哥和其他国家的另外 11 个地区推广实施，同时，应用到其他健康议题——例如艾滋病和糖尿病——中去的可行性也大有可能。通过这种方法会生产出因不同文化和不同社区而异的丰富信息，恰可以用来弥合患者和政策制定者之间的鸿沟，并促进社会变革。

参考文献：Wang, C., and Burris, M. "Empowerment Through Photo Novella: Portraits of Participation." *Health Education Quarterly*, 1994, 21 (2), 171–186.

Wang, C., and Burris, M. "Photovoice: Concept, Methodology, and Use for Participatory Needs Assessment." *Health Education & Behavior*, 1997, 25 (3), 369–387.

来源：DeHeer, H., Moya, E. M., and Lacson, R. "Voices and Images: Tuberculosis Photovoice in a Binational Setting." *Cases in Public Health Communication & Marketing*, 2008, 2, 55–86. Available from: www. casesjournal. org/volume2. Accessed Oct. 1, 2012. Copyright C2008, *Cases in Public Health Communication & Marketing*. 授权使用，保留所有权利。

美国—墨西哥案例研究讨论：小组阅读、思考和练习

1. 讨论该案例中"肺结核影像发声项目"的设计和实施，你将如何扩大项目现有的触达和影响范围？你认为未来还可以在其他什么方向发展吗？

2. 你以前用过影像发声方法吗？你是否熟悉这种重要的传播工具，并用它来触达文化程度低和服务匮乏的人群？请描述你在影像发声方面的任何专业、个人经验。

3. 在你的社区、学校、工作场所或者邻里开展一个影像发声项目，分享、讨论照片和故事，或者组织一个展览来吸引其他社区成员参与该项目。

母婴健康

柬埔寨

"2002 年，柬埔寨卫生部将传播改变行为确立为改善该国妇女和儿童健康状况的系列关键策略之一"（Tan and others，2012）。本案例是一项为期五年的传播干预项目，其目的在于提升孕妇产前保健（ANC，也称产前护理）率和熟练接生员接生率。该项目融合了大众媒体、人际传播、社区参与和活动，整合了两种不同的传播模型和战略计划框架［C4D（发展传播）和 COMBI（行为影响传播），更多信息请参阅第二章］。

案例16.5 将C4D应用到减少柬埔寨孕妇死亡率上

柬埔寨是东亚和太平洋地区产妇死亡率最高的国家，2002年，柬埔寨卫生部把行为改变传播确立为改善该国妇女和儿童健康状况的系列关键策略之一，这也是几十年来柬埔寨首次采取健康寻求行为。欧洲委员会和联合国儿童基金会共同发起了"健康行为改变项目（BCC）"，从2005年到2009年提供技术援助和500万欧元资金，来加强建设柬埔寨的健康促进能力。

刚开始的三年里，该项目在全国和省级层面提供了密集的能力建设支持，到2008年，柬埔寨已经重建了一个健全而合格的全国系统，能有效地让社区和家庭参与到改善健康的行动中去。为了检验系统的能力，柬埔寨国家健康委员会做出优先推广产前保健（ANC）的决策。柬埔寨国家健康促进中心（NCHP）被授权设计、实施和监控该项目，中心有60名员工，总部在首都金边，同时全国24个省的健康促进部门（PHPUs）予以支持，项目还与省级妇幼保健管理人员和主管人员密切合作，开展各项活动。虽然项目覆盖全国范围，但主要聚焦在七个最不发达的省。

国家健康促进中心成功地接受了挑战，并在联合国儿童基金会的技术支持下，采用C4D（发展传播）和COMBI（行为影响传播）计划模型制定了传播战略。它们聘请了专业的广告代理，共同进行有创意的设计，通过视觉性和印刷版的活动材料来吸引父母和其他家庭成员参与。该战略的制定和指导来自对社会成员代表、家庭和健康工作人员所做的咨询和预测试。同时，国家健康促进中心和省级健康促进部门对七个示范省内的健康中心约300名医疗健康工作者和4400名乡村健康志愿者进行培训，让他们提供和推广优质的产前保健服务。其中许多人受过联合国基金会的培训，或者曾是推广纯母乳喂养措施的志愿者和母亲支持群体。

2009年1月，柬埔寨七个示范省通过全国电视、广播等媒体发起了产前保健运动（见图16.2）。这些核心信息一天数次地在各类媒体上大规模、密集地传播，并由经过培训过的人际传播人员在社区层面不断强化。受到多彩、新颖和迷人的广播电视节目、手机铃声、海报、横幅和传单的鼓舞，再加上似乎每个人都在谈论，全国的孕妇纷纷开始去做她们人生中第一次产前保健。

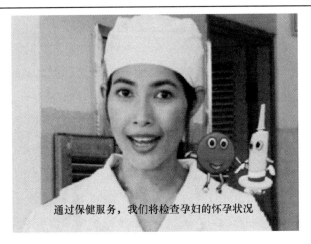

通过保健服务，我们将检查孕妇的怀孕状况

图 16.2　束埔寨产前护理运动点

来源：UNICEF. 授权使用。

　　项目为期 12 个月，其传播目标是在七个示范省内将在怀孕前八周内寻求产前保健的妇女比例从 5% 提升到 25%。该比例的提升会促进孕妇接受产前保健的系列服务，包括确认是否怀孕及相关医疗检查、接种破伤风疫苗、叶酸铁片、生育计划教育以及怀孕期间适当的保健和营养。2011 年的一项外部评估表明，项目的传播目标完成得超乎预期：产前保健传播运动开展后的 12 个月里，36% 的准孕妇在怀孕的前八周内完成了她们的首次产前保健——这表明产妇健康项目的主要目标已实现；同时，在示范省，完成四项推荐的产前保健服务和接受两次破伤风类疫苗接种的孕妇比例翻了一番。运动成功的关键是借助了大众媒体和人际传播人员，这增加了运动的可信度，并赋能给社区，让社区参与产前保健宣教并发挥重要作用。其他关键的促成因素还包括：为助产士提供经济激励措施，例如 2005—2010 年，产前保健（ANC）率和熟练接生员接生率显著提升；以及改善道路等基础设施（见图 16.3），这些最终会降低该国的产妇死亡率。

　　束埔寨人口与健康调查（CDHS）2010 年统计了相关的孕妇健康指标，数据显示，自 2005 年以来，产前保健的覆盖率从 69% 增至 89%，熟练接生员的接生率从 44% 增至 71%，卫生机构的接生率从 22% 增至 53%。此外，由传统接生员在家接生的妇女比例从 2005 年的 55% 下降至 2010 年的 28%。

现在，产前保健运动已经扩展到柬埔寨全国24个省中的16个省，集中提供和推广产前保健。

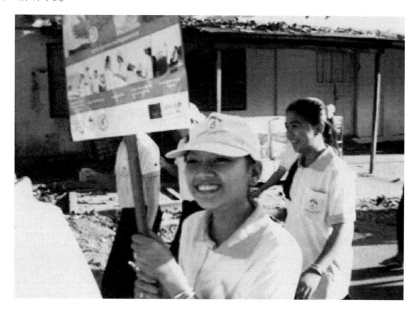

图 16.3　2009 年 1 月，志愿者在柬埔寨上丁省①发起产前保健运动

来源：Written by Try Tan，C4D specialist，UNICEF Cambodia，and Tomas Jensen，communication specialist，UNICEF Pacific（Health Education Specialist，UNICEF Cambodia from 2005—2009）—in collaboration with Denise Shepherd-Johnson，chief of communication，UNICEF Cambodia；Penelope Campbell，chief，Health & Nutrition，UNICEF Cambodia；Malalay Ahmadzai，MCH specialist，UNICEF Cambodia；Vanny Ung，health education officer，UNICEF Cambodia；Viorica Berdaga，chief，Health & Nutrition，UNICEF Lao PDR（chief of Health & Nutrition，UNICEF Cambodia from 2008-2012）；and Everold Hosein，founder of COMBI，2012. 授权使用。

柬埔寨案例研究讨论：小组阅读、思考和练习

1. 研究和讨论发展中国家类似的妇幼保健项目，确定其关键要素和成功因素，并将它们与柬埔寨案例中的关键经验进行比较。

2. 创新是当今健康传播的重要特质，思考一下，在低收入国家环境中实施的妇幼健康传播计划还能有哪些可能的创新？

3. 提出 2—3 个问题进行小组讨论，以进一步探讨柬埔寨案例的内容。

---

① 上丁省（STUNG TRENG）是柬埔寨最北部的一个省份，河渠纵横，人烟稀少。

健康科学图书馆员在健康传播中的作用

国际性

与本章中的其他案例不同，我们将此案例称为"国际性案例"，因为它不仅仅发生在某特定国家。但是，再次重申，这些标签只是为了便于参考，事实上，大多数主题和经验都可以从本章这些超越地理边界和健康领域的所有案例中总结得出，并可以应用到未来的全球健康传播项目中去。在健康传播中以及未来公共卫生从业人员的教育培训中，健康科学图书馆员能起到怎样的重要作用——这是本案例的内容，案例还主张培养健康科学图书馆员的能力，以便他们能进一步辅助实施健康传播干预。

案例16.6 健康传播中健康科学图书馆员的作用：为未来的公共卫生从业者提供循证的持续培训

> 在专业技能上，健康科学图书馆员至少要求硕士学位，并需要参加继续教育课程和专业研讨会，以确保具备健康传播领域所需的信息和技能。他们的工作往往是使用电子邮件、博客和社交媒体等各种数字化工具，通过教学、文献搜索以及大量信息相关的工作，来帮助专业人士、学生和外行人员。例如，"LibGuides"（图书馆指南）这一工具被誉为"使用最广泛的创新性研究指南和知识共享系统"，它可以为那些进行医疗护理日常决策的人提供信息帮助和支持。阅读本方案时，你将看到健康科学图书馆员如何在健康传播领域中发挥重要作用。
>
> 想了解多囊卵巢综合征（PCOS）的治疗方案？用谷歌搜索，不到 0.18 秒即可搜索到 1700000 条记录；搜索谷歌学术并过滤搜索结果，在 0.08 秒内可以检索到 58200 条高质量的结果。通过访问便捷的互联网，人们能获得丰富的健康信息、大量可免费访问的数据库和搜索引擎。凭借少许技能或者毫无技能，许多寻找健康信息的学生、健康医疗从业人员和普通消费者都能使用普通和健康医疗数据库以及搜索引擎，获得优质检索结果和可信资源，回答健康相关的问题。
>
> 循证实践一般使用 PICO（patient, problem, and/or population intervention

comparison or control，and outcome，患者、问题或人口干预的对比、控制和结果）框架来研究临床问题，这使得健康科学图书馆员成为健康传播领域的关键参与者。他们引导着不同群体如何在适当的框架下提出问题，过滤结果并获得高质量的证据。通过 PICO 框架产生的临床问题，本身就可以用来查找文献。

但是，PICO 框架并不能满足公共健康从业人员的需求。因此，Brownson 等人（Brownson and others，2001）使用三种类型的证据搭建了一个 EBPH（evidence-based public health，循证的公共健康）框架：类型 1 识别出并陈述应该解决的健康医疗问题；类型 2 陈述解决问题时具体要做的事；类型 3 陈述如何去做。将 PICO 和 EBPH 框架结合起来，我们就有了一种更有效的方法来界定和解决问题，并找到共享的相关信息（见图 16.4 的 EBP/EBPJ 框架）。

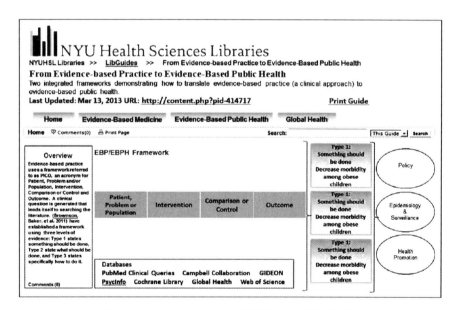

图 16.4　"LibGuides"（图书馆指南）的截屏示例

来源：Springshare，LibGuide. 授权使用。

图 16.4 展示了如何在健康问题框架下使用 "LibGuides"（图书馆指南），以及如何搜索、交流和分享循证信息。右侧的空白区，通常显示图书

馆员的形象和联系信息。通常，值班的图书馆馆员可以使用聊天框直接与用户交谈，也可以轻松地添加附件，来处理各种类型的提问。图书馆员和图书馆用户都能提交评论。

"LibGuides"是培养健康科学图书馆员能力的重要工具，使他们能在健康传播中起到重要作用。图书馆员及用户可以轻松地共享和更新信息。下一步是评估"LibGuides"等资源的有效性以及培养图书馆用户的信息搜索和对信息进行批判性评估的技能。

参考文献：Brownson，R. C.，and Others. *Evidence-Based Public Health*.（2nd ed.）NewYork：Oxford University Press，2011.
来源：Vieira，D. L. "The Role of the Health Sciences Librarian in Health Communication：Continuity in Evidence-Based Public Health Training for Future Public Health Practitioners."Unpublished Case Study，2013. 授权使用。

国际性案例研究讨论：小组阅读、思考和练习

1. 健康传播是一门循证科学，你在做相关研究时通常使用哪些信息工具？你是否知道此案例中介绍的工具？你熟悉其他哪些图书馆工具吗？其关键功能有哪些？

2. 思考此案例中健康科学图书馆员的作用。作为专业人士、普通图书馆用户、学生或其他人士，你是否曾经与健康科学图书馆员交流过？是否曾经参加过健康科学图书馆的相关讲座、培训或课程？请说一说在这方面的个人经验或研究经历。

3. 把健康传播团队中的健康科学图书馆员和干预措施进行有效整合的策略有哪些？

4. 思考图书馆（线下或线上）在与弱势和服务匮乏群体的交流传播中的作用。

新兴的趋势和经验

和第十五章一样，本章中的六个案例涉及了健康传播的不同领域，回顾了不同国家中相似的干预措施。这些案例包含了各种主题和发展趋势，其中大多数主题与本书讨论过的关键概念及已有文献互为呼应，在此将以传播小技巧的形式再次进行总结。

- 赋予社区所有权和参与的机会，来扩大项目触达范围，"加速变革"（Hegazi，2012）。项目或借助社区动员、学校，或通过家访、人际传播、影像发声，或其他以社区为中心的传播干预方式，将文化素养低、孤立的和其他弱势群体融入进来并对他们赋能（埃及、印度、柬埔寨、美国—墨西哥）。

- 注重社区动员合作伙伴和国家体系的能力建设及培训，尤其是在社区推广和动员、信息扩散分发和人际传播等关键领域，将它们作为"有效吸引社区和家庭参与并提升健康行为"（Tan and others，2012）的重要步骤（埃及、印度、柬埔寨）。

- 考虑传播各个领域、多种战略和广泛渠道（大众媒体、印刷媒体、人际关系、线上、社区）的战略融合，以增加干预措施的可信度，并对社区、伙伴和工作人员赋能，促进其参与（柬埔寨、加拿大）。

- 在严格的计划框架、循证假设以及深入理解行为改变会面临的风险和障碍的基础之上，树立明确的行为目标（埃及、印度、柬埔寨）。

- 要意识到与其他传播领域一样，"人际传播的有效性取决于社区动员者的个人信誉度"（Ateeq，2012），而这反过来可能与社会规范、政策、项目执行以及项目资源分配有关（印度）。

- 培养既具有影响力又能提供基础服务的群体（商业社区、健康科学图书馆员等），以便他们能有效参与传播过程，也能有助于教育和培训未来的健康医疗专业人员（加拿大、国际性案例）。

- 通过开发具有文化友好性的工具，提升社区话语权以及患者在公共政策和未来项目上的影响，这些工具要能为健康素养低、被社会孤立、被污名化的群体和其他弱势群体所使用（美国—墨西哥）。

- 使用研究工具，使自己能在不同的传播干预背景下理解健康问题并建立框架（例如，政策、社区和宣传）（国际性案例）。

最后，本章案例研究中展现的一些主题，更多与流行病、流感及新发疾病背景下的风险和应急传播具体相关：

- 要认识到提前做好传播计划以应对流行病威胁的重要性。尽管存在各种可能原因和冲突事项而难以立即采取行动，但是"相比起在流行病暴发期间或者后期才向公众解释为何没有制订计划预案，向公众解释为什么提前做计划预案要容易得多"（Nacinovich and MacDonald，2012）（加拿大）。

- 在流行病和新发疾病背景下，基于社区的干预措施是传播干预中必不可少的重要组成部分（埃及、印度）。

关键概念

- 健康传播是一个不断发展的领域，受决定健康的社会因素影响，也影响着这些因素，还需要适应新趋势、特定群体的偏好以及不断发展的媒介。
- 案例研究可以展示实践领域的趋势和方法，能为其他项目提供经验，或是给健康传播提供未来的方向。
- 案例研究为我们讨论主题、趋势和经验提供框架，供从事健康传播项目计划、实施和评估工作的人士学习。它也能向读者提供参考材料，帮助思考如何将案例经验应用到自己的专业工作中去，以及还有哪些传播方法、战略和活动可能适用于类似情况。
- 本章中的案例与全球健康传播有关，全球健康是指"超越国界的健康问题和议题，其最好的解决方式是合作行动"。
- "全球化思考，本地化行动"，在卫生健康、环境、城市规划以及教育等许多领域，以及大多数国家和地区中，这已经成为非常重要的理念。在此框架下，第十五章的美国案例研究中所讨论的趋势、经验、议题和干预措施模型，可能也与全球健康传播和其他国家特定的干预措施有关。

讨论与练习

1. 在每个案例研究结尾时，都有讨论问题和练习，可以用来练习本章涉及的主要理论。

2. 思考和讨论上述多个案例提供的主题、趋势和经验，这些与你当前或者将来的专业经历如何建立关联？或者与类似的其他项目如何建立关联？

核心术语

全球健康 global health

流行病 pandemic

国际健康 international health

附录 A 健康传播中的政策简报范例和在线资源列表

附录中的主题分为两类：（1）案例和范例；（2）在线资源，其中许多资源在本书其他章节内容中也有提及。

A1. 情境和受众分析：问题和主题

这份主题清单并不详尽，也未必适用于所有健康问题，因此，只能用作参考。以下表格中各类别的问题通常相互关联，并按特定顺序列出。

类别	关键主题和问题
身体状况或者健康问题	• 描述 • 患病率或发病率 • 趋势（例如，降低、持平、增长） • 不同群体的严重程度 • 风险因素（例如，社会经济状况、年龄、性别、特殊族裔、地理位置、婚姻状态、生活方式） • 预防和治疗方法概述 • 最常见的原因和症状 • 并发症（如果相关的话） • 生活质量问题 • 其他相关问题
关键群体和利益相关者	• 确定健康传播项目的关键群体和利益相关者（主要的和次要的） • 说明特定群体的参与优先于其他群体的原因（例如，在涉及多个关键群体和项目资源有限的情况下，为特定群体设置需求优先级）
决定健康的社会、政治和其他因素	• 某个群体中具有支配性地位的健康信念、态度和行为 • 社会规范 • 现存的政策、法律和管理规定 • 影响解决健康问题（例如，社会、经济、人口因素、政治）的干预措施的因素 • 生活、工作和老龄化环境的主要特征（健康的社会决定因素） • 服务和信息的获取，例如主要的医疗服务、交通、营养、食物、公园、娱乐设施和其他基础设施 • 其他相关的议题和主题

类别	关键主题和问题
受众概况和细分	• 主要受众和次要受众的主要特征，包括其健康信念、态度、行为、生活方式、人口统计因素、社会经济状况和地理因素 • 受众细分（从行为和社会角度，以及其他特征等为标准进行划分） • 专业组织、患者支持群体、社区、其他各种团体或者协会，他们照护关键受众，或代表他们在为健康问题奔走工作 • 关键意见领袖（例如，社区领袖、著名健康医疗工作人员、患者权益倡导人士、健康议题上经常被引用的名人） • 首选的传播渠道
现有的项目、倡议和资源	• 致力于解决相同健康问题的现有项目，同一类健康或社会问题的现有联盟或者合作伙伴 • 现有资源（例如，书籍、网站、社交媒体网站、印刷材料和社区会议） • 所有下列因素：所学的经验、趋势、关键成功要素、项目假设和理论基础、关键群体和利益相关者、关键信息、活动和渠道、主要发言人以及其他相关信息 • 干预措施的方法路径、关键前提以及现有倡议和潜在反对者（例如，支持动物研究项目中的动物权利活动人士）
未被满足的传播诉求	• 对潜在信息、主题或活动的分析性描述，这些信息、主题或活动还没有被现有项目所覆盖（或部分覆盖，或无效覆盖），应该使用健康传播干预进行处理 • 这一主题可以作为情境分析的独立部分，也可以整合到其他部分中去
计划实施或者采纳时遇到的障碍	• 现有的障碍可能会造成计划实施的复杂化，应该要解决掉，以实现预期的结果；比如成本、时间、社会经济因素、削减成本的干预措施、行为、社会规范以及基本服务缺乏（例如，交通、基层医疗、营养食品商店和其他等）等各方面的障碍
计划目标和结果目标	• 在分析一开始就要设立，在分析结束时要回应和重申
参考资料或者参考书目	• 获得关键数据和发现的主要资源和次要资源

A2. 传播策略的排序和选择

	传播策略选项 1	传播策略选项 2	传播策略选择 3
该策略支持传播目标吗？如果是的话，怎样支持？			
关键利益			
劣势			
策略实施的障碍			
关键社区、群体、伙伴和相关利益者支持该策略吗？如果是的话，为什么？			

续表

	传播策略选项 1	传播策略选项 2	传播策略选择 3
有足够的资源（例如，资金、人员和合作伙伴）来实施策略吗？			
与策略执行相关的组织能力（包括优点和弱点）			
策略排序（附上最终点评）			
该策略是否解决了一些影响人们生活、工作和环境的关键性社会、政治因素，以及其他问题和障碍？			
该策略是否包括了弱势群体和欠发达地区群体的偏好和需求？如果是的话，那么它又是否有效地解决了与健康传播干预措施的预期结果相关的公平问题？			

A3. 传播渠道、场所和相关工具（战术）

	渠道	工具（战术）
大众媒体	印刷和广播媒体，互联网，并且选择因为涉及健康主题而已经成为大众媒体的新媒体	社论，专题文章，读者来信，在线答疑，在线研讨会和课程，纪录片，公益广告，插画，期刊增刊，网站，播客，网络研讨会，播客，新闻纪实节目，视频，广播节目和虚拟新闻编辑室
新媒体	社交媒体，社交网站，移动技术和短信服务（SMS）	虚拟市政厅，移动应用（apps），短信，视频和照片墙（Instagrams）
人际传播	咨询，一对一会议，同伴教育，服务者—患者接触，利益相关者主导的传播，其他互动渠道	业务陈述，课程，演讲，工作坊，专题讨论，讲座，家访，培训，辅导，公开讨论，提问，专家会面
社区专用渠道和场景（传统渠道）	本地或者传统媒体，诗歌会，传统民间媒体，戏剧，社区会议，教堂，当地市场和城镇的主要广场	剧场工作坊，喜剧，戏剧，集会，陈述，演讲，工作坊，布道，诗歌比赛，诗集，健康信息亭，漫画书，社区对话
专业媒体	会议、年会、峰会、办公室或部门会议，其他专业场景和环境	小组讨论，讲座，研讨会，演讲，科学简报，内部交流手册

A4. 信息、材料和活动的前测

- 这些材料的主要观点或者信息点是什么？
- 你觉得人们读了之后会做什么？

- 是否遗漏其他相关信息？

- 在这些信息或者材料中你最不喜欢的元素是什么，为什么？

- 材料中的例证和图片的优点及缺点是什么？

- 你会使用或者分发这些材料吗？如果是的话，为什么，在什么情况或者场景下呢？

- 你如何看待公共服务公告中塑造的典型人物？喜欢他们什么，不喜欢他们什么？

- 对于那些给予人们对某种治疗方法的希望的信息，你如何看待？对你有用吗？如果是的话，为什么？

- 哪些社会或者政治因素（例如，交通、营养、食品、社会规范、政治经济条件等）导致了这一健康问题，在你查看过的材料和信息中，还有未被提及但应该要纳入考虑的问题吗？

- 你还有其他改进这些材料或者活动的建议吗？

A5. 项目时间表

案例 1

活动	项目完成预计的时间	注释和点评
培养医务人员核心传播能力的工作坊	3—5 个月	时间框架取决于所有合作伙伴批准，四周时间表

案例 2

使用不同的颜色来标注具体的项目阶段——例如，黄色为规划和探索期，红色为发布和实施期，绿色为评估和报告期；或者使用不同符号样式或阴影。

活动	第一季度	第二季度	第三季度	第四季度
本地媒体推广	-----	＊＊＊＊＊＊	＊＊＊＊＊＊＊######	######

注释：

-----规划和探索期

＊＊＊＊＊＊发布和实施期

######评估和报告期

A6. 预算

活动描述	预估成本
为本地医院提供疾病意识工具包。 假设有以下材料：封面；关于疾病症状、早期信号和诊断工具的说明书；为医院或组织机构的电子通讯而备好的配图专题文章；在线和同行评审资料列表；印刷版和网络版。 预计成本：研究（数据检索、撰写）费用、材料搜集和设计开发的费用；线下版本的印刷和分发成本（假设 1000 份），印刷版的包装和运输；与当地医院或其他相关部门的会议费用（交通、茶点和场地租赁）；在线版本的图片设计和网站开发，在线和社交媒体分发，网站迭代；工具包开发和设计	

A7. 过程和进度评估：建立协商一致的指标参数

预实施

活动	预期的定量和定性结果
健康医疗工作人员系列工作坊	• 根据场地不同，参与者可达 30—100 人 • 80%的评价有积极反馈 • 70%—80%的参与者认可关键信息 • 通过对医院的事前和事后调查评估信息停留度 • 行为意图评价显示，参与者实施工作坊所建议的新程序或者跨文化传播策略的意愿达 60%
广播公共服务公告	• 一年时间内触达 2000 万—2500 万名的广播听众 • 收到 1 万—1.5 万次热线电话，要求了解使用项目的网站或获得进一步的信息
基于学校向家长进行倡导	• 每个城市有 5—7 所学校支持该项目 • 通过对目标地区的父母进行事前事后调查测试来评估信息停留度 • 提高 15%—30%父母对疾病的意识 • 初次分发后，每个城市有 5000—10000 份材料需求
网站	• 发布后第一年就有 200 万名独立访客 • 20%的访客通过访问特定城市的健康主题板块来搜索进一步的信息 • 10%的访客通过社交媒体分享网站信息 • 40%的访客会下载打印版资料 • 60%的访客来自干预措施的关键群体（例如青少年） • 20%的独立访客参与网站的互动功能和民意调查，提供分享和反馈

A8. 评估新媒体干预：仍在不断完善中的、建议性的逻辑模型

健康议题	用一两句话描述你正在解决的健康议题
整体目标或者影响	定义各项可测量指标——发生率、患病率、发病率、死亡率、生活质量等，这些指标是在计划阶段就已经定好的，用于测量成果目标的实现度
人群和情境：促成因素	从形成性研究和现有文献中，列举出导致该健康问题的主要因素和社会决定因素，其中包括每个社区、利益相关者或者关键群体的特定因素

健康议题	用一两句话描述你正在解决的健康议题
资源	经济、时间、人力各方面的资源；组织能力和现有核心竞争力——内部的或者来自合作伙伴的，等等
新媒体策略和活动	列举、描述出每种新媒体渠道的主要新媒体策略和活动
与项目其他构成部分的整合	讨论新媒体策略如何彼此结合，如何与其他传播领域（例如，人际传播、公共倡导、大众媒体传播、社区倡导和动员等）相结合，以及如何与线下的项目要素相结合
短期结果	在规划阶段已制定的指标，如过程指标、可测量的传播目标和其他中期指标（进度指标）。 过程指标包括新媒体覆盖范围、跟踪数据（总访客和独立访客、页面浏览量、关注者数量）、回帖的质量和数量等；也包括信息保留度、意识、用户反馈和参与、社区建设、新技能、行为意图等。这些都是每个社区、关键利益者和关键群体的群体特性的结果，包括弱势群体和健康服务匮乏的群体。 重点强调和该模型前期元素的相互联系
长期结果	对应并扩展在计划阶段制定的、可衡量的结果性目标（行为、社会、政策和组织的目标），以支持实现总体计划目标。这些目标与个人、社区、社会、政策和组织层面的结果相关；也因社区、利益相关者和关键群体而异，包括弱势群体和健康服务匮乏的群体

来源：Copyright © Renata Schiavo. "Emerging Trends and Strategies on Evaluating New Media-Based Programs." Presented at the International Conference on Technology, Knowledge and Society, Bilbao, Spain, Mar. 25-27, 2011a.

线上资源

健康文献资源

● 美国疾病预防与控制中心

https：//www.cdc.gov/healthliteracy/pdf/simply_ put.pdf

● 埃默里大学-罗林斯公共卫生学院

https：//www.sph.emory.edu/WELLNESS/reading.html

● 哈佛大学公共卫生学院

https：//www.hsph.harvard.edu/healthliteracy/practice/innovative-actions/

● MedlinePlus

https：//medlineplus.gov/etr.html

● 简单语言、行动和信息网络

www.plainlanguage.gov

● 美国卫生部疾病预防和健康促进办公室

https：//health. gov/healthliteracy online/，https：//health. gov/communication/literacy/quickguide/healthinfo. htm

战略合作伙伴关系和联盟

● 美国市场营销协会（American Marketing Association）

http：//www. marketingpower. com/

● 加拿大公私合作委员会（The Canadian Council for Public-Private Partnerships）

http：//www. pppcouncil. ca/

● 传播倡议网络（成功的合作伙伴关系的案例研究）

https：//www. comminit. com

● 社区-学术伙伴关系模式-更健康的威斯康星州合作伙伴关系计划（Community-Academic Partnership Model—Healthier Wisconsin Partnership Program）

https：//www. mcw. edu/healthierwipartnerships/aboutus/partnershipmodel. htm

● 社区工具箱—开发多部门协作（The Community Toolbox—Developing Multi-sector Collaborations）

http：//sitefinity. myctb. org/en/tablecontents/sub_ section_ main_ 1385

● 国家公私合作伙伴关系委员会（National Council for Public-Private Partnerships）

https：//ncppp. org/

● 联合国基金会，了解公私伙伴关系（United Nations Foundation, Understanding Public-Private Partnerships）

https：//business. un. org/en/documents/444

● 世界卫生组织——世卫组织与民间社会和非政府组织的互动（World Health Organization—WHO's Interaction with Civil Society and Nongovernmental Organizations）

https：//www. who. int/civilsociety

逻辑模型：资源和模板

● 哈佛家庭研究项目（Harvard Family Research Project）

https：//globalfrp. org/Archive

● 多伦多大学健康传播处，（The Health Communication Unit，University of Toronto）

guidebook：　www. thcu. ca/infoandresources/publications/logicmodel. wkbk. v6. 1. full. aug27. pdf；template：www. thcu. ca/infoandresources/publications /logic_ model. pdf

• 美国卫生与公众服务部少数族裔健康办公室（Office of Minority Health，US Department of Health and Human Services）

https：//minorityhealth. hhs. gov/Default. aspx

• 联合国儿童基金会——精益求精（UNICEF— Essentials for Excellence）

https：//www. unicef. org/cbsc/files/Essentials_ for_ excellence. pdf

• 威斯康星大学拓展计划（University of Wisconsin Extension）

https：//www. wisconsin. edu/uwex/

• W. K. 凯洛格基础逻辑模型开发指南（University of W W. K. Kellogg Foundation Logic Model Development Guide）

https：//www. wkkf. org/resource-directory/resource/2006/02/wk-kellogg-foundation-logic-model-development-guide

政策简报

• 联合国粮食与农业组织（Food and Agricultural Organization）

http：//www. fao. org/3/i2195e/i2195e03. pdf

• 加拿大国际发展研究中心（International Development Research Centre（IDRC CRDI），Canada）

www. idrc. ca/EN/Resources/Tools _ and _ Training/Documents/how-to-write-a-policy-brief. pdf

• 从研究到行动

https：//www. researchtoaction. org/tasks/writing-policy

附录 B　健康传播在线资源

　　资源列表按字母先后顺序排列。对于"传播中心"和"研究生课程"部分中的列表，字母顺序基于组织名称，并且仅包括重点课程或专注于健康传播的部分。此列表显然并不包含所有内容，仅旨在提供示例资源，以展示健康传播领域产品的多样性和广度。此外，由于其多学科性质，健康传播是许多其他优秀的研究生和本科生课程的一个组成部分（作为必修课或选修课），比如公共健康、传播研究、设计、护理、医学和卫生保健管理，等等。

网站

Audience Scapes

www. audiencescapes. org

　　该网站提供有关传播、媒体使用以及信息、通信和信息的数据和分析技术（ICT）趋势，包括一系列发展中国家的国家概况、信息概要、传播和媒体环境。

Coalition for Health Communication

www. healthcommunication. net

　　该网站由美国公共卫生协会下属的 PHEHP 健康传播工作组、国际传播协会（ICA）的健康传播分会和美国传播协会（NCA）的健康传播分会共同组建；它提供该领域的各种专业资源、职位空缺、会议和期刊等信息。

The Communication Initiative Network

www. comminit. com

　　该网站是美国与国际组织之间的多学科合作伙伴关系网，包括健康传播相关的文章、资源、计划模型、项目、活动、职位空缺以及其他信息链接。

Gateway to Health Communication & Social Marketing Practice

www. cdc. gov/healthcommunication

该网站由美国疾控中心研发，包含帮助你构建健康传播项目、社会营销活动和倡导计划的诸多资源。

Health Communication，Health Literacy，and e-Health

www. health. gov/communication

该网站来自美国政府所属的疾病预防与健康促进办公室，提供各种工具、研究、报告以及整合的资源。

Health Communication Partnership

www. hcpartnership. org

该网站是由教育机构、全国性组织和国际组织合作的多学科伙伴关系平台，致力于通过战略传播来改善发展中国家的公共卫生。内容包括健康传播理论、实践、案例研究、新闻资讯以及其他资源和链接。

Healthy People：Health Communication

http：//healthypeople. gov/2020/topicsobjectives2020/overview. aspx？topicid＝18

该网站提供基于科学的、改善全美国人健康的十年计划项目，其中包括了健康传播相关的目标和内容，当前版本是《健康人民2020》。

Healthy Roads Media

www. healthyroadsmedia. org/index. htm

该网站是一个多语种、多文本格式的健康信息库。

Media/Materials Clearinghouse

www. m-mc. org

该网站提供国际性的、可供搜索的健康传播资源：海报、音频、视频、培训材料、工作辅助材料、电子媒体以及其他媒介形式的材料，旨在促进公众健康。

Partners in Information Access for the Public Health Workforce

http：//phpartners. org/index. html

该网站由美国政府机构、公共卫生组织和健康科学图书馆合作打造，提供对公共卫生资源。

期刊

Cases in Public Health Communication and Marketing 公共卫生传播和营销案例

www. casesjournal. org

关于公共卫生传播和营销案例研究的、同行评审的、线上年度刊物，鼓励研究生、健康传播从业者或其他健康专业人员撰写案例。

Communication Research 传播研究

http：//crx. sagepub. com

同行评审的双月刊，关注社会系统中传播的过程、前因和后果。

Communication Theory 传播理论

http：//onlinelibrary. wiley. com/journal/10. 1111/%28ISSN%291468−2885

国际传播协会（ICA）的官方期刊，发表多学科视野下传播理论的最新研究。

Health Communication 健康传播

www. tandfonline. com/action/aboutThisJournal？ show = readership&journalCod e = hhth20

同行评审的双月刊，重点关注医患沟通、家庭互动与合作、健康信息、健康促进和健康领域的公共关系等主题。

Journal of Communication in Healthcare 保健传播杂志

www. maney. co. uk/index. php/journals/cih

同行评审的季刊，介绍健康传播领域的成功案例，以及患者、公众、社区、媒体和医疗保健专业人员之间如何沟通的新思维。

Journal of Health Communication 健康传播杂志

www. tandfonline. com/loi/uhcm20#. UexakW0fo4c

关于健康传播问题和新闻的同行评审双月刊，关注全球各地风险传播、健康素养、社会营销、人际传播、大众传播、心理学、政府、政策制定和健康教育方面的研究。

The Nation's Health 全国健康

http：//thenationshealth. aphapublications. org

美国公共卫生协会（APHA）的月刊，通常包含美国各地区的传播项目、健康新闻以及和 APHA 年会内容。

Electronic Journal of Communication Information and Health Innovation （RECIIS）健康信息和健康创新电子杂志

www. reciis. cict. fiocruz. br/index. php/reciis/index

同行评审的双语（英语和葡萄牙语）电子期刊，发表信息、传播和技术进步、经济学、制度、社会和公共政治等领域的研究结果。

组织和团体

American Academy of Health Behavior 美国健康行为学会

www. aahb. org/index. php

由健康行为学者和研究人员组成的多学科学会。

American Medical Writers Association 美国医学作家协会

www. amwa. org

旨在促进卓越医疗传播的协会。

American Public Health Association，PHEHP Health Communication Working Group 美国公共卫生协会健康传播工作组

www. apha. org/membergroups/sections/aphasections/phehp/HCWG

健康传播工作组（HCWG）隶属于美国公共卫生协会（APHA）公共卫生教育和健康促进（PHEHP）分会。HCWG 致力于建立健康传播和公共卫生专业人员、研究人员、学生和医疗从业人员的网络，从而创建一个互动和信息交流的论坛。该小组主持的主要论坛和服务地址是 http：//health. groups. yahoo. com/group/HCWG-APHA。

Association for Education in Journalism and Mass Communication 新闻与大众传播教育协会

www. aejmc. org/home

由新闻和大众传播教育工作者、学生和媒体专业人士组成的非营利性教育协会，包括一个健康传播兴趣小组。

Centers for Disease Control and Prevention（CDC）美国疾控中心

www. cdc. gov

美国疾控中心网站提供其传播模型、活动的资源和链接，例如培训机会、健康传播奖学金、特定疾病领域的健康传播计划、娱乐、教育和健康素养。

Central States Communication Association 中部州传播协会

www. csca-net. org/aws/CSCA/pt/sp/home_ page

由教师、学生、教授和传播专业人士组成的专业学术组织，包括一个健康传播兴趣小组。

Communication for Social Change Consortium 社会变革传播联盟

www. communicationforsocialchange. org

包括有关社会变革传播的新闻、出版物、资源和案例研究。

Eastern Communication Association 东部传播协会

http：//associationdatabase. com/aws/ECA/pt/sp/p_ Home_ Page

由学者、教师和学生组成的专业组织，包括健康传播兴趣小组。

Health and Science Communications Association 健康与科学传播协会

http：//hesca. net

有关协会会议、活动、媒体节、工作机会以及其他活动的资源和信息。

International Communication Association 国际传播协会

www. icahdq. org

有关国际传播协会（ICA）的会议、活动、出版物、特别活动等各种信息，
ICA 设有健康传播分会。

National Communication Association 美国传播协会

www. natcom. org

有关美国传播协会（NCA）的会议、活动、出版物、特别活动等各种信息，
NCA 设有健康传播分会。

National Public Health Information Coalition 美国公共卫生信息联盟

www. nphic. org

有关应急和危机传播、健康促进的信息，以及该组织的会议和活动信息。

Pan American Health Organization 泛美健康组织

www. paho. org/Project. asp？SEL＝TP&LNG＝ENG&ID＝152#

有关社会传播和若干疾病领域的组织活动、出版物、多媒体资源以及健康统
计数据。

Rockefeller Foundation 洛克菲勒基金会

www. rockfound. org

与社会变革传播相关的新闻、出版物和案例研究。

UNICEF，Communication for Development 联合国儿童基金会发展传播

www. unicef. org/cbsc/index. php

联合国儿童基金会关于发展传播学理论、实践的资源和案例研究。

Western States Communication Association 西部州传播协会

www. westcomm. org

对健康传播感兴趣的传播专业人员的协会。

World Health Organization 世界卫生组织

www. who. int

有关行为影响的传播项目、出版物、资源、疾病相关信息和统计数据，以及不同领域和学科活动的新闻和案例研究。

传播中心

The Centre for Health Communication Research and Excellence，Buckinghamshire New University，England 英国白金汉郡大学健康传播研究与卓越中心

http：//bucks. ac. uk/research/research_ institutes/chcr

该中心关注健康部门的沟通挑战和问题、媒体关于保健服务的报道、生活方式和健康传播运动以及其他议题。

Center for Public Health Readiness and Communication，Drexel University 德雷塞尔大学公共卫生预案与传播中心

http：//publichealth. drexel. edu/cphrc

该中心致力于提高社区复原能力，以及健康专业人员、管理人员和公共安全官员的能力，以满足灾难和公共卫生紧急情况下所有社区的需求。

The Center for Health & Risk Communication，George Mason University 乔治梅森大学健康与风险传播中心

http：//chrc. gmu. edu

提供促进健康和风险沟通研究合作、健康促进干预项目和社区干预的框架。

Center for Health Communication，Harvard University 哈佛大学健康传播中心

www. hsph. harvard. edu/research/chc

该中心主要致力于研究和分析大众传播对行为改变和公共政策的贡献。

Native Health Communication Center，Healthy Native Communities Partnership 健康原住民社区合作计划原住民健康传播中心

www. hncpartners. org/HNCP/Health_ Communications_ Center. html

该中心旨在发展针对美国原住民的特定的健康传播媒体。

Center for Health Media & Policy，Hunter College 亨特学院健康、媒体与政策中心

http：//centerforhealthmediapolicy. com

该中心通过媒体、研究、教育和公共论坛推动有关健康和卫生政策的公共对话。

Global Health Communication Center，Indiana University-Purdue University 印第安纳大学—普渡大学全球健康传播中心

http：//liberalarts. iupui. edu/directory/role/IRSI-GHC

该中心重点关注关系、组织和文化转型和变革，以及全球健康问题。

Indiana Center for Intercultural Communication（ICIC），Indiana University 印第安纳大学跨文化传播中心

http：//liberalarts. iupui. edu/icic/health_ communication

ICIC 在跨文化健康传播的多个领域开展研究，包括健康素养、处方药标签、用药依从性、医患沟通、国际医学研究生的语言和文化培训需求，以及健康信念对慢性病管理的影响等。

Center for Communications Programs，Johns Hopkins University 约翰霍普金斯大学传播项目中心

www. jhuccp. org

该中心与其他多个组织合作设计和实施战略传播计划，其网站包括有关人口、健康传播和发展的出版物和资源。

Centre for Health Communication and Participation, La Trobe University, Australia 澳大利亚拉筹伯大学健康传播与参与中心

www. latrobe. edu. au/chcp

该中心旨在通过基于证据的政策和决策来改善与消费者和护理人员的健康沟通。

Ørecomm，Centre for Communication and Global Change，Malmo University, Sweden，and Roskilde University，Denmark 瑞典马尔默大学和丹麦罗斯基勒大学的传播与全球变革中心

http：//orecomm. net

由瑞典和丹麦两国组建的研究团队，专注于全球和地方层面上传播如何促进发展，以及媒体、传播和社会变革进程之间的关系。

Health and Risk Communication Center，Michigan State University，College of Communication Arts & Sciences 密歇根州立大学传播艺术与科学学院健康与风险传播中心

http：//hrcc. cas. msu. edu

中心开展与风险教育和健康促进相关的、以传播为基础的教育、推广和研究。

The Health Communication Unit，Public Health Ontario 加拿大安大略省公共卫生部健康传播部门

www. thcu. ca

该单位提供健康促进和知识交流的资源。

Center for Communication and Health Issues，Rutgers University 罗杰斯大学传播

与健康事务中心

http：//commandhealthissues. rutgers. edu/index. html

该中心致力于探索健康决策中的沟通，因为它影响着社区，特别是大学生和青少年；中心还设计、实施和评估基于校园和社区的教育、干预和预防项目和政策。

Center for Health, Intervention, and Prevention, University of Connecticut 康涅提格大学健康、干预与预防中心

www. chip. uconn. edu

该中心研究健康风险行为和健康行为变化的动态变化过程，健康传播与营销也是中心的研究领域之一。

Center for Health and Risk Communication, University of Georgia 佐治亚大学健康与风险传播中心

http：//chrc. uga. edu

该中心注重研究在增强人类健康和安全方面传播过程发挥的作用，并设有"（美国）南方传播、健康和贫困中心"。

Southern Center for Communication, Health, and Poverty, University of Georgia 佐治亚大学南部传播、健康与贫困中心

www. southerncenter. uga. edu

作为由美国疾控中心资助的"卓越中心"，该中心是一个健康营销和健康传播中心，主要致力于研究如何减少美国南部和服务匮乏人群的健康差距并进行干预。

Center for Health and Risk Communication, University of Maryland, Department of Communication 马里兰大学传播系健康与风险传播中心

www. healthriskcenter. umd. edu

该中心研究与健康和风险问题相关的沟通过程及其影响，例如食品安全和营养、健康风险、环境危害和灾害。

The Herschel S. Horowitz Center for Health Literacy，University of Maryland 马里兰大学赫歇尔·S. 霍洛维茨健康素养中心

www. healthliteracy. umd. edu/about

该中心推进健康素养科学，提供资源，并促进社区参与以提高健康素养。

Center for Health Communications Research，University of Michigan 密歇根大学健康传播研究中心

http：//chcr. umich. edu

该中心被国家癌症研究所（NCI）指定为癌症传播研究卓越中心，它所开展的健康相关的研究项目涉及广泛的主题、人群、环境和传播渠道。

Health Communication Research Center，University of Missouri，Missouri College of Journalism 密苏里大学新闻学院健康传播研究中心

http：//hcrc. missouri. edu.

该中心使用基于证据的传播工具来帮助加强公共卫生，网站包括诸多案例研究。

The Annenberg Public Policy Center，University of Pennsylvania 宾夕法尼亚大学安纳伯格公共政策中心

www. annenbergpublicpolicycenter. org/Default. aspx.

该中心的健康传播领域旨在提高公众对健康政策和健康相关行为的认知，中心下属的健康行为和传播研究中心致力于制定基于理论、文化敏感性且可发展的策略，以减少健康风险行为。

Centre for Communication and Social Change，The University of Queensland，Australia 澳大利亚昆士兰大学传播与社会变革中心

www. uq. edu. au/ccsc

该中心致力于在可持续发展中如何学习、研究和应用传播。

Science and Health Communication Research Group，University of South Carolina

南加州大学科学与健康传播研究小组

　　http：//sc. edu/healthcomm/research/aboutus. html

　　研究小组由来自南加州大学各个学科的学者组成，包括新闻学、公共卫生、图书馆学、信息科学以及其他各研究所和中心等。

Centre for Health Communication，University of Technology Sydney，Australia 澳大利亚悉尼科技大学健康传播中心

　　www. centreforhealthcom. org

　　该中心的重点是健康领域一线员工的沟通过程。

Program on Effective Health Communication，Vanderbilt University，The Institute for Medicine and Public Health 范德尔堡大学医学与公共卫生研究所有效健康传播项目

　　http：//medicineandpublichealth. vanderbilt. edu/center. php？ userid = 1815073 &id = &displaypro = 1.

　　该研究所致力于通过原始调查、教育和策略传播，改善患者、医生、学生、医疗保健专业人员和公众之间关于健康信息的交流。

Center for Media and Health Promotion，The Edward R. Murrow College of Communication，Washington State University 华盛顿州立大学爱德华·默罗传播学院媒介与健康促进中心

　　http：//communication. wsu. edu/mcmhp/mcmhp. htm

　　该中心制定并评估各种媒体平台上的健康传播活动策略。

Health Communication Research Laboratory，Washington University in St. Louis 华盛顿大学圣路易斯分校健康传播研究实验室

　　http：//4c. wustl. edu

　　该研究实验室致力于对弱势群体扩大健康信息的覆盖面和提高有效性，从而消除健康差距。

研究生项目

波士顿大学健康传播理学硕士（线上）

http：//healthcommunication. bu. edu

布兰德曼大学健康风险与危机传播理学硕士

www. brandman. edu/academics/programDetails. asp？code＝UC. MS. HRCC

查普曼大学健康与战略传播理学硕士

www. chapman. edu/scst/crean-school-health/academic-programs/ms-health-communication/index. aspx

科罗拉多州立大学公共卫生硕士（健康传播方向）

www. publichealth. colostate. edu/GPPH/HCfocus. asp

德保罗大学健康传播硕士

http：//communication. depaul. edu/Programs/Graduate/HTHC. asp

东卡罗来纳大学传播学硕士（健康传播方向）

www. ecu. edu/cs-cfac/comm/graduate

艾默生学院和塔夫茨大学医学院合办的健康传播硕士

www. emerson. edu/academics/departments/communication-sciences-disorders/graduate-degrees/health-communication

http：//publichealth. tufts. edu/Academics/MS-Health-Communication-Microsite

乔治梅森大学传播学硕士（健康传播方向）

http：//communication. gmu. edu/programs

乔治·华盛顿大学公共健康传播和营销硕士

http：//sphhs. gwumc. edu/departments/preventioncommunityhealth/
academicprograms/publichealthcommunicationmarketing

www. gwumc. edu/sphhs/academicprograms/programs/MPH_ Graduate_ Certificate/
PHCM. pdf

哈佛大学健康传播方向

www. hsph. harvard. edu/health-communication

约翰·霍普金斯大学公共卫生硕士、博士（同时获得健康传播方向证书）

http：//www. jhsph. edu/academics/certificate-programs/certificates-for-hopkins-
students/health-communications. html

拉塞尔学院传播学硕士（健康传播方向）

http：//lasell. edu/Academics/Graduate-and-Professional-Studies/MS-in-
Communication/Health-Communication. html

密歇根州立大学健康与风险沟通硕士

www. cas. msu. edu/programs/masters-in-healthand-risk-communication

俄亥俄州立大学传播学硕士（重点为健康传播和社会影响）

www. comm. ohio-state. edu/graduate-soc/areas-of-study/49-graduate/areas-of-
study/349-health-communication-and-social-influence. html

俄亥俄州立大学传播与发展研究硕士

www. commdev. ohio. edu

普渡大学健康传播硕士

www. cla. purdue. edu/communication/healthcommunication/pd. shtml

得克萨斯农工大学传播学硕士（重点是健康传播）

http：//communication. tamu. edu/html/grad-degree-programs. html

佛罗里达大学科学/健康传播与大众传播硕士

www. jou. ufl. edu/grad/shcomm

伊利诺伊大学厄巴纳—香槟分校健康传播科学硕士（线上）

www. hcom. illinois. edu

爱荷华大学社区和行为健康理学硕士

http：//cph. uiowa. edu/cbh/programs/ms-hc. html

迈阿密大学健康传播硕士

http：//com. miami. edu/graduate-health-communication

明尼苏达州大学健康新闻与传播硕士

http：//sjmc. umn. edu/grad/hjComm. html

北卡罗来纳大学教堂山分校大众传播硕士（跨学科健康传播学）

http：//ihc. unc. edu/index. php？ option ＝ com ＿ content&view ＝ article&id ＝
62&Itemid＝73

北卡罗来纳大学夏洛特分校传播学硕士（健康传播方向）

http：//gradcomm. uncc. edu

俄克拉荷马大学传播学硕士（健康传播方向）

http：//cas. ou. edu/health-communication

南加州大学传播管理硕士（重点关注健康和社会变革传播）

http：//annenberg. usc. edu/Prospective/Masters/CMGT. aspx

会议

美国公共卫生协会（American Public Health Association，APHA）年会，该年会包括多项关于健康传播的会议、展示和活动，均由 APHA 下属的公共卫生教育和健康促进分会（PHEHP）中的健康传播工作组（HCWG）组织承办。

www. apha. org/meetings

美国公共卫生协会电影节，由公共卫生教育和健康促进分会（PHEHP）下属的健康传播工作组（HCWG）和国际卫生分会共同主办，该电影节展示促进公共卫生的电影、视频和相关内容。

www. apha. org/meetings/highlights/Films. htm

美国疾控中心主办的全国健康传播、营销和媒体大会，该会汇集了学者、公共卫生研究人员以及来自政府和私营部门的从业者。

www. cdc. gov/NCHCMM

中部州传播协会年会

www. csca-net. org/aws/CSCA/pt/sp/convention_ overview

华盛顿特区健康传播大会，双年会

http：//chrc. gmu. edu/DCHC. html

数字健康传播大会，年会

http：//dhcx. hhp. ufl

东部传播协会年会

http：//associationdatabase. com/aws/ECA/pt/sp/p_ convention_ papers

健康与科学传播协会年会

http：//hesca. net

国际传播协会年会，举办有关健康传播的研讨和活动

www. icahdq. org/conf/index. asp

肯塔基健康传播大会，双年会

http：//comm. uky. edu/kchc

美国传播协会年会，举办有关健康传播的研讨和活动

www. natcom. org/convention. aspx？ id＝3139#

美国公共卫生信息联盟年度研讨会和其他峰会

www. nphic. org

公共卫生教育协会年会的健康传播研讨

www. sophe. org/meetings. cfm

西方传播协会年会

www. westcomm. org/conventions/conventions. asp

世界卫生大会，由世界卫生组织赞助。

www. who. int/mediacentre/events/governance/wha/en

就业信息

http：//careers. apha. org/jobs

美国公共卫生协会职场，提供公共卫生领域的职位信息，包括健康传播。

http：//www. cdc. gov/healthcommunication

美国疾控中心健康传播实习生/研究员计划，网站提供相关信息。

www. healthcommunication. net/CHC/jobs. htm

健康传播联盟

www. comminit. com/job_ vacancies

传播倡议

http：//lists1. cac. psu. edu/cgi-bin/wa？SUBED1＝crtnet&A＝1

传播、研究和理论网，由美国传播协会管理，列出了传播领域的研究和学术
职位。

www. hhs. gov/careers

美国卫生与公众服务部（HHS）的职业机会。

www. idealist. org

理想主义者网，提供各种非营利组织的工作、志愿者机会和实习信息，包括
医疗保健、公共卫生、健康传播和发展领域。

www. internationaljobs. org

国际就业中心，为专业人士提供国际职位的综合来源，包括国际医疗保健、
国际交流、教育、传播方面的职位。

https：//hcip. nci. nih. gov

美国癌症研究所（NCI）健康传播实习生，网站发布该机构提供的实习
信息。

www. natcom. org/findajob

美国传播协会

www. nonprofitcareer. com

非营利（机构）职业网

www. prsa. org/jobcenter/candidates/jobs. asp

美国公共关系协会就业中心，这里发布的大多数职位都在公关领域，但有时

也包括其他传播领域。

www. rileyguide. com/firms. html

该网站链接美国和国际猎头公司，这些公司专注于医疗保健、公共卫生、健康传播及相关领域。

www. hhs. gov/careers

美国联邦政府卫生与公众服务部（HHS）的就业机会。

参考文献

ABC News. "Poll: What Americans Eat for Breakfast." May 17, 2005. www.abcnews .com/GMA/PollVault/story?id=762685. Retrieved Nov. 2005.

Abroms, L. C., and others. "Text2Quit: Results from a Pilot Test of a Personalized, Interactive, Mobile Health Smoking Cessation Program." *Journal of Health Communication*, 2012, *17*(1), 44−53.

Abroms, L. C., and Lefebvre, R. C. "Obama's Wired Campaign: Lessons for Public Health Communication." *Journal of Health Communication*, 2009, *14*, 415−423.

Abroms, L. C., Padmanabhan, N., Thaweethai, L., and Phillips, T. "iPhone Apps for Smoking Cessation." *American Journal of Preventative Medicine*, 2011, *40*(3), 279−285.

Abroms, L. C., Schiavo, R., and Lefebvre, R. C. "New Media Cases in Cases in Public Health Communication & Marketing: The Promise and Potential." *Cases in Public Health Communication & Marketing*, 2008, *2*, 3−10. www.casesjournal .org/volume2.

Adams, J. "Successful Strategic Planning: Creating Clarity." *Journal of Healthcare Information Management*, 2005, *19*(3), 24−31.

Ad Council. "About Asthma." www.noattacks.org/about. Retrieved Feb. 2006a.

Ad Council. "Preventing Attacks." www.noattacks.org/preventing-attacks. Retrieved Feb. 2006b.

Ader, M., and others. "Quality Indicators for Health Promotion Programmes." *Health Promotion International*, 2001, *16*(2), 187−195.

Advertising Law Resource Center. "Children and Tobacco, Executive Summary, Final Rule: U.S. Food and Drug Administration." Aug. 2006. www.lawpublish .com/fdarule.html. Retrieved Mar. 2006.

Agriculture and Agri-Food Canada. "Community Dialogue Toolkit. Supporting Local Solutions to Local Challenges." 2013. www4.agr.gc.ca/AAFC-AAC /display-afficher.do?id=1239289563390&lang=eng. Retrieved Jan. 2013.

Agunga, R. A. *Developing the Third World: A Communication Approach.* Commack, NY: Nova Science, 1997.

Ahorlu, C., and others. "Malaria-Related Beliefs and Behaviour in Southern Ghana: Implications for Treatment, Prevention and Control." *Tropical Medicine and International Health*, 1997, *2*(5), 488−499.

Ajzen, I., and Fishbein, M. *Understanding Attitudes and Predicting Social Behavior.* Upper Saddle River, NJ: Prentice Hall, 1980.

Alcalay, R., and Bell, R. Promoting Nutrition and Physical Activity Through Social Marketing: Current Practices and Recommendations. For the Cancer Prevention and Nutrition Section of California Department of Health Services. Davis: Center for Advanced Studies in Nutrition and Social Marketing, University of California, Davis, June 2000. http://communication.ucdavis.edu/people /rabell/AlcalayBell.pdf.

Al-Khayat, M. H. *Health: An Islamic Perspective.* Alexandria, Egypt: World Health Organization, Regional Office for the Eastern Mediterranean, 1997. www.emro.who.int/Publications/HealthEdReligion/IslamicPerspective /Chapter1.htm. Retrieved Oct. 2006.

American Academy of Family Physicians. "Good Communication Is Sign of Good Medicine for FP of the Year." *FP Report*, Oct. 1999. www.aafp.org/fpr /991000fr/10.html. Retrieved June 2005.

American Academy of Pediatrics. "Periodic Survey of Fellows, Periodic Survey #43—Part 1, Characteristics of Pediatricians and Their Practices: The Socioeconomic Survey." www.aap.org/research/periodicsurvey/ps43aexs.htm. Retrieved Nov. 2005a.

American Academy of Pediatrics. "Periodic Survey of Fellows, Periodic Survey #54—Part 1, Characteristics of Pediatricians and Their Practices: The Socioeconomic Survey." www.aap.org/research/periodicsurvey/ps54aexs.htm. Retrieved Nov. 2005b.

American Association for the Advancement of Science. "Malaria and Development in Africa: A Cross-Sectoral Approach." www.aaas.org/international/africa /malaria91/rec6.html. Retrieved Feb. 2006.

American Diabetes Association, "Diabetes and Your Weight." www.diabetes .org/weightloss-and-exercise/weightloss/diabetes.jsp. Retrieved Oct. 2005.

American Folklife Preservation Act. Public Law 94−201, 94th Congress, H.R. 6673, Jan. 2, 1976.

American Heart Association. Office of Tobacco Control. "The American Heart Association Youth Fitness and Tobacco Prevention/Education Project." www.fsu.edu/~ctl/Tobacco2.htm. Retrieved Mar. 2006a.

American Heart Association, "Public Advocacy: What Is Public Advocacy?" www.americanheart.org/presenter.jhtml?identifier=4758. Retrieved Mar. 2006b.

American Heritage Dictionary of the English Language. "Search Term: Public Relations." http://ahdictionary.com/word/search.html?q=public+relations &submit.x=-1103&submit.y=-210. 2011. Retrieved June 2013.

American Heritage Dictionary of the English Language. Search Term: "Constituents." 2004a. Retrieved June 2005

American Heritage Dictionary of the English Language. Search Term: "Evaluate." 2004b. www.answers.com/topic/evaluate. .Retrieved Oct. 2005.

American Heritage Dictionary of the English Language. Search Term: "Tactics." 2004c. http://dictionary.reference.com/browse/tactics. Retrieved Oct. 2005.

American Lung Association. "Asthma & Children Fact Sheet." 2012. www.lung .org/lung-disease/asthma/resources/facts-and-figures/asthma-children-fact -sheet.html#4.

American Medical Association. "AMA to *New York Times*: Good Physician-Patient Communication Helps All Doctors." Dec. 2005a. www.ama-assn.org /ama/pub/category/15788.html. Retrieved Jan. 2006.

American Medical Association. "Partnership for Clear Health Communication." www.ama-assn.org/ama/pub/category/11128.html. Retrieved June 2005b.

American Medical Association. "Partnership for Clear Health Communication—What Can Providers Do?" www.askme3.org/PFCHC/what_can_provid.asp. Retrieved June 2005c.

American Medical Association. "Partnership for Clear Health Communication—What Is Ask Me 3?" www.askme3.org/PFCHC/what_is_ask.asp. Retrieved June 2005d.

American Medical Association. "An Ethical Force Program Consensus Report. Improving Communication—Improving Care. How Health Care Organizations Can Ensure Effective, Patient-Centered Communication with People from Diverse Populations." 2006a. www.ama-assn.org/ama1/pub/upload /mm/369/ef_imp_comm.pdf. Retrieved July 2012.

American Medical Association. "Eliminating Health Disparities." www.ama -assn.org/ama/pub/physician-resources/public-health/eliminating-health -disparities.page. Retrieved Jan. 2013.

American Medical Student Association. "Cultural Competency in Medicine: A Project-in-a-Box." www.amsa.org/programs/gpit/cultural.cfm. Retrieved Oct. 2005.

American Public Health Association. "Media Advocacy Session." 133rd Annual Meeting and Exposition, Philadelphia, Dec. 2005.

American Public Health Association. Health Communication Working Group. "What Is Health Communication?" www.hehd.clemson.edu/Publichealth /PHEHP/HealthComm/define.htm. Retrieved Feb. 2006.

American Public Health Association. "Public Health Is ROI. Save Lives, Save Money." *American Public Health Association Meeting Blog.* Oct. 29, 2012.

Amoah, S. O. "Mobilizing Community Support for a Radio Serial on HIV." Paper presented at the American Public Health Association's 129th Annual Meeting, Atlanta, Oct. 2001.

Andersen, M. R., and Lobel, M. "Predictors of Health Self-Appraisal: What's Involved in Feeling Healthy." *Basic and Applied Social Psychology Bulletin*, 1995, *16*(1–2), 121–136.

Andreasen, A. R. Marketing *Social Change: Changing Behavior to Promote Health, Social Development and the Environment.* San Francisco: Jossey-Bass, 1995.

Annulis, H. M., and Gaudet, C. H. "Developing Powerful Program Objectives." In P. P. Phillips (ed.), *ASTD Handbook of Measuring and Evaluating Training.* Alexandria, VA: American Society for Training and Development, 2010.

Arias, J. R., Monteiro, P. S., and Zicker, F. "The Reemergence of Visceral Leishma-niasis in Brazil." *Emergency Infectious Diseases*, 1996, 2(2), 145–146.

Association of American Medical Colleges. "AAMC Report Aims to Enhance Communications Skills Training at U.S. Medical Schools, AAMC Issues Doctor-Patient Communications Fact Sheet, Launches 'Doctoring 101.'" 1999. www.aamc.org/newsroom/pressrel/1999/991026.htm. Retrieved Nov. 2005.

Association of Cancer Online Resources. "Join the Pediatric Cancers Online Community." www.acor.org/listservs/join/111. Retrieved Mar. 2013.

Association of Schools of Public Health. ASPH Education Committee. "Master's Degree in Public Health Core Competency Development Project. Version 2.3." May 2007. www.asph.org/userfiles/WordFormat-DomainsandCompetencies Only.doc. Retrieved Feb. 2013.

Association of Schools of Public Health. ASPH Education Committee. "Doctor of Public Health (DrPH) Core Competency Model. Version 1.3." Nov. 2009. www.asph.org/publication/DrPH_Core_Competency_Model/index.html. Retrieved Jan. 2013.

Ateeq, N. *Interpersonal Communication: Lessons Learned in India.* Unpublished Case Study, 2012.

Atkin, C., and Schiller, L. "The Impact of Public Service Advertising." In Henry Kaiser Family Foundation, *Background Papers. Shouting to Be Heard: Public Service Advertising in a New Media Age.* Menlo Park, CA: Kaiser Family Foundation, Feb. 2002.

AudienceScapes. "Ghana Communication Profile." www.audiencescapes.org /country-profiles/ghana/ghana/communication-profile-317. Retrieved Mar. 2013.

Aylward, R. B., and Heymann, D. L. "Can We Capitalize on the Virtues of Vaccines? Insights from the Polio Eradication Initiative." *American Journal of Public Health*, 2005, 95(5), 773–777.

Babalola, S., and others. "The Impact of a Community Mobilization Project—Knowledge and Practices in Cameroon." *Journal of Community Health*, 2001, 26(6), 459.

Babrow, A. "Tensions Between Health Beliefs and Desires: Implications for a Health Communication Campaign to Promote a Smoking-Cessation Program." *Health Communication*, 1991, 3(2), 93.

Babrow, A. S. "Communication and Problematic Integration: Understanding Diverging Probability and Value, Ambiguity, Ambivalence, and Impossibility." *Communication Theory*, 1992, 2, 95–130.

Babrow, A. S. "Problematic Integration Theory." In B. B. Whaley and W. Samterm (eds.), *Explaining Communication: Contemporary Theories and Exemplars.* Hillsdale, NJ: Lawrence Erlbaum, 2007, pp. 181–200.

Balog, J. E. *An Historical Review and Philosophical Analysis of Alternative Concepts of Health and Their Relationship to Human Education.* Unpublished doctoral dissertation, University of Maryland, 1978.

Bandura, A. "Self-Efficacy: Toward a Unifying Theory of Behavioral Change." *Psychological Review*, 1977, 84, 191–215.

Bandura, A. *Social Foundations of Thought and Action: A Social Cognitive Theory.* Upper Saddle River, NJ: Prentice Hall, 1986.

Bandura, A. *Self-Efficacy: The Exercise of Control.* New York: Freeman, 1997.

Baranick, E., and Ricca, J. "Community Mobilization Within a Multi-Channel Behavior Change C-IMCI Framework Has Rapid Impact in Diverse Settings." Paper presented at the American Public Health Association 133rd Annual Meeting, Philadelphia, Dec. 2005. http://apha.confex.com/apha/133am /techprogram/paper_110778.htm. Retrieved Oct. 2006.

Barbato, C. A., Graham, E. E., and Perse, E. M. "Communicating in the Family: An Examination of the Relationship of Family Communication Climate and Interpersonal Communication Motives." *Journal of Family Communication,* 2003, *3*(3), 123–148.

Barbato, C. A., and Perse, E. M. "Interpersonal Communication Motives and the Life Position of Elders." *Communication Research,* 1992, *19*(4), 516–531.

Barney, L. J., Griffiths, K. M., Jorm, A. F., and Christensen, H. "Stigma About Depression and Its Impact on Help-Seeking Intentions." *Australian and New Zealand Journal of Psychiatry,* 2006, *40*(1), 51–54.

Bauchner, H., Simpson, L., and Chessare, J. "Changing Physician Behavior." *Archives of Disease in Childhood,* 2001, *84*(6), 459–462.

BBC News. "Fake Professor in Wikipedia Storm." 2007. http://news.bbc.co.uk/2 /hi/americas/6423659.stm. Retrieved Mar. 2013.

Beal, G. M., and Rogers, E. M. *The Adoption of Two Farm Practices in a Central Iowa Community.* (Special Report No. 26) Ames: Iowa State University, 1960.

Becker, M. H., Haefner, D. P., and Maiman, L. A. "The Health Belief Model in the Prediction of Dietary Compliance: A Field Experiment." *Journal of Health and Social Behaviour,* 1977, *18*, 348–366.

Belch, G. E., and Belch, M. A. *Advertising and Promotion: An Integrated Marketing Communications Perspective.* (6th ed.) New York: McGraw-Hill, 2004.

Belzer, E. J. "Improving Patient Communication in No Time." *Family Practice Management,* 1999, *6*(5), 3–28.

Benz, J. K., Espinosa, O., Welsh, V., and Fontes, A. "Awareness of Racial and Ethnic Health Disparities Has Improved Only Modestly over A Decade." *Health Affairs,* 2011, *30*(10), 1860–1867.

Bernhardt, J. M. "Communication at the Core of Effective Public Health." *American Journal of Public Health,* 2004, *94*(12), 2051–2053.

Bernhardt, J. M., and others. "Perceived Barriers to Internet-Based Health Communication on Human Genetics." *Journal of Health Communication,* 2002, *7*(4), 325–340.

Berns, R. M. *Child, Family, School, Community: Socialization and Support.* (9th ed.) Belmont, CA: Wadsworth, Cengage Learning, 2013.

Bertrand, J. T. "Evaluating Health Communication Programmes." *The Drum Beat,* no. 302, Communication Initiative. 2005. www.comminit.com/global/content /evaluating-health-communication-programmes. Retrieved June 2013.

Besculides, M., and Laraque, F. "Racial and Ethnic Disparities in Perinatal Mortality: Applying the Perinatal Periods of Risk Model to Identify Areas for Intervention." *Journal of the National Medical Association*, 2005, *97*(8), 1128–1132.

Best, S., and Kellner, D. *The Postmodern Adventure*. New York and London: Guilford Press and Routledge, 2001.

Betancourt, J. "Impact of the *Sesame Street* Brand on Influencing Preschoolers' Healthy Food Choices." Presented at the American Public Health Association 136th Annual Meeting, San Diego, Oct. 29, 2008. https://apha.confex.com /apha/136am/webprogram/Paper188419.html. Retrieved Mar. 2013.

Bicchieri, C. *The Grammar of Society: The Nature and Dynamics of Social Norms*. New York: Cambridge University Press, 2006.

Biotechnology Journal. "Talking Biotech with the Public." *Biotechnology Podcast*. Sept. 2007. www.wiley-vch.de/publish/en/journals/alphabeticIndex/ 2446/?jURL=http://www.wiley-vch.de:80/vch/journals/2446/2446_pod.html. Retrieved Feb. 2013.

Bishop, J. "Enhancing the Understanding of Genres of Web-Based Communities: The Role of the Ecological Cognition Framework." *International Journal of Web Based Communities*, 2009, *5*(1), 4–17.

Blanchard, J., and others. "In Their Own Words: Lessons Learned from Those Exposed to Anthrax." *American Journal of Public Health*, 2005, *95*(3), 489–495.

Blot, W. J., and others. "Smoking and Drinking in Relation to Oral and Pharyngeal Cancer." *Cancer Research*, 1988, *48*(11), 3282–3287.

Blount, L. T. "Promoting Voices from the Field: African Scientists as Malaria Advocates." Presented at the American Public Health Association 135th Annual Meeting and Expo, Washington, DC, Nov. 6, 2007. https://apha.confex.com /apha/135am/techprogram/paper_165814.htm. Retrieved Mar. 2013.

Bogart, L. M., and others. "HIV Misconceptions Associated with Condom Use Among Black South Africans: An Exploratory Study." *African Journal of AIDS Research*, 2011, *10*(2), 181–187.

Bogen, K. "The Effect of Questionnaire Length on Response Rates—A Review of the Literature." Washington, DC: US Bureau of the Census. www.census.gov /srd/papers/pdf/kb9601.pdf. Retrieved Mar. 2006.

Bongaarts, J., and Watkins, S. C. "Social Interactions and Contemporary Fertility Transitions." *Population and Development Review*, 1996, *22*(4), 639–682.

Borg, E. "Smoking Ban Near Dorms Not Enforced: University Police Not Ticketing Smokers by Residency Halls." 2004. www.spectatornews.com/index .php?s=Smoking+Ban+Near+Dorms+Not+Enforced&x=0&y=0. Retrieved June 2013.

Boruchovitch, E., and Mednick, B. R. "Cross-Cultural Differences in Children's Concepts of Health and Illness." *Revista de Saude Publica*, 1997, *31*(5), 448–456.

Boruchovitch, E., and Mednick, B. R. "The Meaning of Health and Illness: Some Considerations for Health Psychology." *Psico-USF*, 2002, *7*(2), 175–183.

Boslaugh, S. E., Kreuter, M. W., Nicholson, R. A., and Naleid, K. "Comparing Demographic, Health Status and Psychosocial Strategies of Audience Segmentation to Promote Physical Activity." *Health Education Research*, 2005, *20*(4), 430–438.

Bradac, J. B. "Theory Comparison: Uncertainty Reduction, Problematic Integration, Uncertainty Management, and Other Curious Constructs." *Journal of Communication*, 2011, *51*(3), 456–476.

Braunstein, S., and Lavizzo-Mourey, R. "How the Health and Community Development Sectors Are Combining Forces to Improve Health and Well-Being." *Health Affairs*, 2011, *30*(11), 2042–2051.

Bray, G. "Medical Consequences of Obesity." *Journal of Clinical Endocrinology and Metabolism*, 2004, *89*(6), 2583–2589.

Brennan, S. E. "*Seeking and Providing Evidence for Mutual Understanding.*" Unpublished doctoral dissertation, Stanford University, 1990.

Brennan, S. E. "How Conversation Is Shaped by Visual and Spoken Evidence." In J. Trueswell and M. Tanenhaus (eds.), *World Situated Language Use: Psycholinguistic, Linguistic, and Computational Perspectives on Bridging the Product and Action Traditions.* Cambridge, MA: MIT Press, 2004.

Brennan, S. E., and Lockridge, C. B. "Computer-Mediated Communication: A Cognitive Science Approach." In K. Brown (ed.), *ELL2, Encyclopedia of Language and Linguistics.* (2nd ed.) New York: Elsevier, 2006. www.psychology.stonybrook.edu/sbrennan-/papers/BL_ELL2.pdf. Retrieved Nov. 2005.

Broadstock, M., Borland, R., and Gason, R. "Effects of Suntan on Judgements of Healthiness and Attractiveness by Adolescents." *Journal of Applied Social Psychology*, 1992, *22*(2), 157–172.

Brown, R. *Social Psychology.* New York: Free Press, 1965.

Brownson, R. C., *and others.* Evidence-Based Public Health. (2nd ed.) New York: Oxford University Press, 2011.

Burns, P. G. "Reducing Infant Mortality Rates Using the Perinatal Periods of Risk Model." *Public Health Nursing*, 2005, *22*(1), 2–7.

Burson-Marsteller. "Constituency Relations." www.bm.com/pages/functional/relations. Retrieved Feb. 2006.

Bush, S., and Hopkins, A. D. "Public-Private Partnerships in Neglected Tropical Disease Control: The Role of Nongovernmental Organisations." *Acta Tropica*, 2011, *120* (Suppl. 1), S169–S172.

Burstall, M. L. "European Policies Influencing Pharmaceutical Innovations." In A. C. Gelijins and E. A. Halm (eds.), *The Changing Economics of Medical Technology.* Washington, DC: National Academies Press, 1991.

Calgary Health Region. *Explaining Pandemic Influenza: A Guide from the Medical Officer of Health.* Calgary, AB: Calgary Health Region, 2005.

California Newsreel. "Unnatural Causes . . . Is Inequality Making Us Sick?" Video recording. 2008.

Calmy, A. "MSF and HIV/AIDS: Expanding Treatment, Facing New Challenges." 2004. www.doctorswithoutborders.org/publications/ar/i2004/hivaids.cfm. Retrieved Jan. 2006.

Campaign for Tobacco-Free Kids. "Who We Are." www.tobaccofreekidsw.org/who_we_are. Retrieved Feb. 2013.

Campbell, C., and Scott, K. "Community Health and Social Mobilization." In R. Obregon and S. Waisbord (eds.), *The Handbook of Global Health Communication*. Oxford, UK: Wiley-Blackwell, 2012.

Campbell, J. D. "Illness Is a Point of View: The Development of Children's Concept of Illness." *Children's Development*, 1975, *46*, 92–100.

Canadian Public Health Association. "ParticipACTION: The Mouse That Roared a Marketing and Health Communications Success Story." 2004. www.cpha.ca/en /about/media/media2004/participaction.aspx. Retrieved June 2013.

CancerBACKUP, "Why Improve Access to Cancer Information?" www.cancer bacup.org.uk/Healthprofessionals/Reachingmorecommunities/Beyondthe Barriers/Whyimproveaccess#6623. Retrieved Jan. 2006.

Caribbean Epidemiology Center. "Report of Communication Advisory Committee Meeting, Sub-Committee of the Technical Advisory Group." 2003. www.carec.org/documents/cccpcp/communication_advisory_report.doc. Retrieved Feb. 2006.

Cargo, M., and Mercer, S. L. "The Value and Challenges of Participatory Research: Strengthening Its Practice." *Annual Review of Public Health*, 2008, *29*, 325–350.

Carter, K. E. "Building a Constituency Through Outreach." 1994. www.stc .org/confproceed/1994/PDFs/PG5152.PDF. Retrieved Mar. 2006.

Cassell, M. M., Jackson, C., and Cheuvront, B. "Health Communication on the Internet: An Effective Channel for Health Behavior Change?" *Journal of Health Communication*, 1998, *3*, 71–79.

Castrucci, B. C., Gerlach, K. K., Kaufman, N. J., and Orleans, C. T. "Tobacco Use and Cessation Behavior Among Adolescents Participating in Organized Sports." *American Journal of Health Behavior*, 2004, *28*(1), 63–71.

Cave, L. *NIMH Establishes Outreach, Education Program.* Bethesda, MD: National Institutes of Health. http://nihrecord.od.nih.gov/newsletters /08_08_2000/story04. Retrieved June 2013.

Cendron, M. "Primary Nocturnal Enuresis: Current Concepts." *American Family Physician*, 1999, *59*(5), 1205–1213.

Center, A. H., and Jackson, P. *Public Relations Practices: Management Case Studies and Problems.* (5th ed.) Upper Saddle River, NJ: Prentice Hall, 1995.

Center for Consumer Freedom. "Humane Society of the United States." www .activistcash.com/organizations/136-humane-society-of-the-united-states. Retrieved June 2013.

Center for Health Equity Research and Promotion. "Intro to Health Disparities." www.cherp.research.med.va.gov/introhd.php. Retrieved Oct. 2005.

Centers for Disease Control and Prevention. *Addressing Emerging Infectious Disease Threats: A Prevention Strategy for the United States.* Atlanta, GA: Public Health Service, 1994a.

Centers for Disease Control and Prevention. Office on Smoking and Health. National Center for Chronic Disease Prevention and Health Promotion. "State

Laws on Tobacco Control—United States, 1998." *MMWR*, June 25, 1999, *48* (SS-03), 21–62. www.cdc.gov/mmwr/preview/mmwrhtml/ss4803a2.htm. Retrieved Mar. 2006.

Centers for Disease Control and Prevention. "HealthComm Key: Unlocking the Power of Health Communication Research."www.cdc.gov/od/oc/hcomm. Retrieved May 2001.

Centers for Disease Control and Prevention. "From Data to Action: Infant Sleep Position." Centers for Disease Control and Prevention. 2002. www.cdc.gov /PRAMS/dataAct2002/infant_sleep.htm. Retrieved Feb. 2006.

Centers for Disease Control and Prevention. "Colorectal Cancer: About the CDC Program." 2004/2005. www.cdc.gov/colorectalcancer/pdf/about2004.pdf. Retrieved Mar. 2006.

Centers for Disease Control and Prevention. "CDC-Funded Asthma Activities by State and Type of Funding." www.cdc.gov/asthma/nacp.htm. Retrieved Feb. 2006a.

Centers for Disease Control and Prevention. "Colorectal Cancer." www.cdc.gov /colorectalcancer. Retrieved Mar. 2006b.

Centers for Disease Control and Prevention. "Got a Minute? Give It to Your Kid: Audience Profile." www.cdc.gov/tobacco/parenting/audience.htm. Retrieved Feb. 2006c.

Centers for Disease Control and Prevention. "Heads Up: Brain Injury in Your Practice Tool Kit." www.cdc.gov/ncipc/pub-res/tbi_toolkit/physicians /introduction.htm. Retrieved Jan. 2006d.

Centers for Disease Control and Prevention. "Malaria Control in Endemic Countries." www.cdc.gov/malaria/control_prevention/control.htm. Retrieved Feb. 2006e.

Centers for Disease Control and Prevention. "Parasites—Leishmaniasis." www.cdc.gov/parasites/leishmaniasis/index.html. Retrieved Mar. 2006f.

Centers for Disease Control and Prevention. "Physical Activity for Everyone: The Importance of Physical Activity." www.cdc.gov/nccdphp/dnpa /physical/importance/index.htm. Retrieved Mar. 2006g.

Centers for Disease Control and Prevention. "Preventing Tetanus, Diphtheria, and Pertussis Among Adolescents: Use of Tetanus Toxoid, Reduced Diphtheria Toxoid and Acellular Pertussis Vaccines." *MMWR*, Feb. 23, 2006h, *55*, 1–34. www.cdc.gov/mmwr/preview/mmwrhtml/rr55e223a1.htm. Retrieved Mar. 2006h.

Centers for Disease Control and Prevention. Foodborne and Diarrheal Diseases Branch. "Safe Water System Manual." http://hetv.org/India/mh/plan /safewater/manual/ch_7.htm. Retrieved Jan. 2006i.

Centers for Disease Control and Prevention. "Syphilis Elimination Effort (SEE) Toolkit." www.cdc.gov/stopsyphilis/toolkit/default.htm. Retrieved Jan. 2006j.

Centers for Disease Control and Prevention. *Promoting Cultural Sensitivity: A Practical Guide for Tuberculosis Programs That Provide Services to Persons from*

China. Atlanta, GA: US Department of Health and Human Services, 2008a. www.cdc.gov/tb/publications/guidestoolkits/EthnographicGuides/China/chapters/china.pdf. Retrieved Jan. 2013.

Centers for Disease Control and Prevention. *Promoting Cultural Sensitivity: A Practical Guide for Tuberculosis Programs That Provide Services to Persons from Somalia.* Atlanta, GA: US Department of Health and Human Services, 2008b. www.cdc.gov/tb/publications/guidestoolkits/EthnographicGuides/Somalia/chapters/SomaliTBBooklet.pdf. Retrieved Jan. 2013.

Centers for Disease Control and Prevention. "Gateway to Health Communication & Social Marketing Practice. Health Communication Basics." 2011a. www.cdc.gov/healthcommunication/HealthBasics/WhatIsHC.html. Retrieved Oct. 2012.

Centers for Disease Control and Prevention. "The Health Communicator's Social Media Toolkit." 2011b. www.cdc.gov/socialmedia/tools/guidelines/pdf/socialmediatoolkit_bm.pdf. Retrieved Feb. 2013.

Centers for Disease Control and Prevention. "Crisis and Risk Communication Course (CERC)." 2011c. http://emergency.cdc.gov/cerc/overview.asp. Retrieved Mar. 2013.

Centers for Disease Control and Prevention. "Concussion and Mild TBI." www.cdc.gov/concussion. Retrieved Feb. 2013a.

Centers for Disease Control and Prevention. "Glossary." *CDCynergy Web. Your Guide to Effective Health Communication.* www.orau.gov/cdcynergy/web/BA/Content/activeinformation/glossaryframeset.htm. Retrieved Mar. 2013b.

Centers for Disease Control and Prevention. "Injury Prevention & Control: Traumatic Brain Injury. How Many People Have TBI?" www.cdc.gov/TraumaticBrainInjury/statistics.html. Retrieved June 2013c.

Centers for Disease Control and Prevention. "Pertussis (Whooping Cough). Outbreaks." 2013d. www.cdc.gov/pertussis/outbreaks/about.html. Retrieved Mar. 2013.

Centers for Disease Control and Prevention. "What CDC Is Doing About Colorectal Cancer." 2013e. www.cdc.gov/cancer/colorectal/what_cdc_is_doing/index.htm. Retrieved Mar. 2013.

Chan, S. "Parents of Exceptional Asian Children." In M. K. Kitano and P. C. Chinn (eds.), *Exceptional Asian Children and Youth.* Reston, VA: Council for Exceptional Children, 1986.

Chen, N., Kohler, C., Schoenberger, Y., Suzuki-Crumly, J., Davis, K., and Powell, J. "The Impact of Targeted Radio Educational Entertainment on Health Knowledge, Attitudes and Behavior Among African-Americans." *Cases in Public Health Communication & Marketing,* 2009, *3,* 92–113. www.casesjournal.org/volume3. Retrieved Oct. 2012.

Cherry, J. D., and others. "Defining Pertussis Epidemiology: Clinical, Microbiologic and Serologic Perspectives." *Pediatric Infectious Disease Journal,* 2005, *24*(5 Suppl.), S25–S34.

Chief Information Officer Council. "Flu Prevention Goes Viral at CDC." Jan. 1, 2009. https://cio.gov/flu-prevention-goes-viral-at-cdc. Retrieved May 2010.

Chiu, C., Krauss, R. M., and Lau, I. Y. "Some Cognitive Consequences of Communication." In S. R. Fussell and R. J. Kreuz (eds.), *Social and Cognitive Approaches to Interpersonal Communication.* Mahwah, NJ: Erlbaum, 1998.

Christopher and Dana Reeve Foundation. "Action Network." www.christopher reeve.org/site/c.ddJFKRNoFiG/b.4426041. Retrieved Feb. 2013.

Clark, H. H., and Brennan, S. E. "Grounding in Communication." In L. B. Resnick, J. Levine, and S. D. Teasley (eds.), *Perspectives on Socially Shared Cognition.* Washington, DC: APA Press, 1991.

Clark, H. H., and Schaefer, E. F. "Contributing to Discourse." *Cognitive Science,* 1989, *13,* 259–294.

Clark, H. H., and Wilkes-Gibbs, D. "Referring as a Collaborative Process." *Cognition,* 1986, *22,* 1–39.

Cleland, J., and Wilson, C. "Demand Theories of the Fertility Transition: An Iconoclastic View." *Population Studies,* 1987, *41*(1), 5–30.

Clift, E., and Freimuth, V. "Health Communication: What Is It and What Can It Do for You?" *Journal of Health Education,* 1995, *26*(2), 68–74.

Cline, R.J.W., and Haynes, K. M. "Consumer Health Information Seeking on the Internet: The State of the Art." *Health Education Research,* 2001, *16*(6), 671–692.

Coalition for Health Communication. "Welcome to Coalition for Health Communication." www.healthcommunication.net. Retrieved Feb. 2013.

Coalition for Healthy Children. "About Us." www.healthychildrencoalition.org /about.html. Retrieved Feb. 2013.

Coffman, J. "Public Communication Campaign Evaluation: An Environmental Scan of Challenges, Criticisms, Practice, and Opportunities." 2002. www.hfrp .org/evaluation/publications-resources/public-communication-campaign-evaluation-an-environmental-scan-of-challenges-criticisms-practice-and-opportunities. Retrieved June 2013.

Cohen, L. K. *"Live.Learn.Laugh.*: A Unique Global Public-Private Partnership to Improve Oral Health." *International Dental Journal,* 2011, *61*(Suppl. 2), 1.

Cole, G. E., and others. "Addressing Problems in Evaluating Health Relevant Programs Through Systematic Planning and Evaluation." *Risk: Health, Safety and Environment,* 1995, *37*(1), 37–57.

Colle, R. D., and Roman, R. "A Handbook for Telecenter Staffs." 2003. http://ip.cals.cornell.edu/commdev/handbook.cfm. Retrieved Mar. 2006.

Colwill, J. M., and Cultice, J. M. "The Future Supply of Family Physicians: Implications for Rural America." *Health Affairs,* 2003, *22,* 190–198.

Communication Initiative. "Change Theories: Cultivation Theory of Mass Media." July 2003a. www.comminit.com/changetheories/ctheories/changetheories-24 .html. Retrieved Sept. 2005.

Communication Initiative. "Change Theories Precede-Proceed." Nov. 2003b. www.comminit.com/changetheories/ctheories/changetheories-42.html. Retrieved Dec. 2005.

Communication Initiative. The Drum Beat Issue 427. "Emergency Communication." 2008. www.comminit.com/global/drum_beat_427.html. Retrieved Jan. 2013.

Communication Initiative. "Strategic Communication in Urban Health Settings: Taking the Pulse of Emerging Needs and Trends." May 2010. www.comminit .com/en/global/node/316562. Retrieved Jan. 2013.

Community Tool Box. "Developing Multisector Collaborations." http://sitefinity .myctb.org/en/tablecontents/sub_section_main_1385.aspx. Retrieved Feb. 2013.

Conrad, P., and Stults, C. "The Internet and the Experience of Illness." In C. E. Bird, P. Conrad, A. M. Fremont, and S. Timinermans (eds.), *Handbook of Medical Sociology* (6th ed.). Nashville: Vanderbilt University Press, 2010.

Constance, H. "Animal Wars." *Science*, 2005, *309*(5740), 1485.

Cooney Waters Group. "Virtual Connections." www.cooneywaters.com/services /virtual_connections. Retrieved Feb. 2013.

Corrigan, P. "How Stigma Interferes with Mental Health Care." *American Psychologist*, 2004, *59*(7), 614–625.

Costas-Bradstreet, C. "Spreading the Message Through Community Mobilization, Education and Leadership: A Magnanimous Task." *Canadian Journal of Public Health*, 2004, *95*, S25–S29.

Couldry, N., and Curran, J. (eds.). *Contesting Media Power: Alternative Media in a Networked world.* Boulder, CO: Rowman and Littlefield, 2003.

Coursaris, C. K., and Liu, M. "An Analysis of Social Support Exchanges in Online HIV/AIDS Self-Help Groups." *Computers in Human Behavior*, 2009, *25*(4), 911–918.

Coward, H., and Sidhu, T. "Bioethics for Clinicians: 19. Hinduism and Sikhism." *Canadian Medical Association Journal*, 2000, *163*(9), 1167–1170.

Crystalinks. "Hippocrates." www.crystalinks.com/hippocrates.html. Retrieved Jan. 2006.

Curtis, V. A., Garbrah-Aidoo, N., and Scott, B. "Ethics in Public Health Research." *American Journal of Public Health*, 2007, *97*(4), 634–641.

Cutlip, S. M., Center, A. H., and Broom, G. M. *Effective Public Relations.* Upper Saddle River, NJ: Prentice Hall, 1994.

Dalhousie University. "Evaluation of Health Information on the Web." 2011. http://dal.ca.libguides.com/content.php?pid=88898&sid=661725. Retrieved Mar. 2013.

Das, A. K., Olfson, M., McCurtis, H. L., and Weissman, M. M. "Depression in African Americans: Breaking Barriers to Detection and Treatment." *Journal of Family Practice*, 2006, *55*(1), 30–39.

Davidson, B. "New Media and Activism." Africa Is a Country. 2012. http: //africasacountry.com/2012/06/08/new-media-and-activism. Retrieved Mar. 2013.

Davis, K., Schoen, C., and Stremikis, K. "Mirror, Mirror on the Wall: How the Performance of the U.S. Health Care System Compares Internationally. 2010 Update." The Commonwealth Fund. 2010. www.commonwealthfund.org /~/media/Files/Publications/Fund%20Report/2010/Jun/1400_Davis_Mirror _Mirror_on_the_wall_2010.pdf. Retrieved Feb. 2013.

Davis, K. C., Uhrig, J., Rupert, D., and Harris, S. "The Take Charge. Take the Test. HIV Testing Social Marketing Campaign for African American Women." Report submitted to the Centers for Disease Control and Prevention. Research Triangle Park, NC: RTI International, 2008.

Debus, M. *Methodological Review: A Handbook for Excellence in Focus Group Research.* Washington, DC: Academy for Educational Development, 1988.

de Heer, H., Moya, E. M., and Lacson, R. "Voices and Images: Tuberculosis Photovoice in a Binational Setting." *Cases in Public Health Communication & Marketing*, 2008, 2, 55–86. www.casesjournal.org/volume2. Retrieved Oct. 2012.

Dein, S., Cook, C.C.H., Powell, A., and Eagger, S. "Religion, Spirituality and Mental Health." *The Psychiatrist*, 2010, *34*, 63–64.

De Nies, T., and others. "Bringing Newsworthiness into the 21st Century." Presented at the 11th International Semantic Web Conference, 2012, Proceedings, 106–117. http://ceur-ws.org/Vol-906/paper11.pdf. Retrieved Feb. 2013.

DES Action Canada and Working Group on Women and Health Protection. "Protecting Our Health: New Debates." www.whp-apsf.ca/pdf/dtca.pdf. Retrieved Jan. 2006.

Deutsch, M. "A Theory of Cooperation—Competition and Beyond." In P.A.M. Van Lange, A. W. Kruglanski, and E. T. Higgins (eds.), *The Handbook of Theories of Social Psychology.* (vol. 2) London: Sage, 2012.

Development Communication and Media Advocacy. "Project 'Know Yourself' and Project 'HEART'" 2009. http://aranya-rmt.blogspot.com/2009/03/project-know-yourself-and-project-heart.html. Retrieved Mar. 2013.

Dholakia, U. M., Bagozzi, R. P., and Pearo, L. K. "A Social Influence Model of Consumer Participation in Network- and Small-Group-Based Virtual Communities." *International Journal of Research in Marketing*, 2004, *21*(3), 241–263.

Dillman, D., Sinclair, M. D., and Clark, J. R. "Effects of Questionnaire Length, Respondent-Friendly Design, and a Difficult Question on Response Rates for Occupant-Addressed Census Mail Surveys." *Public Opinion Quarterly*, 1993, *57*(3), 289–304.

DiMatteo, M. R., and others. "Physicians' Characteristics Influence Patients' Adherence to Medical Treatment: Results from the Medical Outcomes Study." *Health Psychology*, 1993, *12*(2), 93–102.

Dingfelder, S. F. "Stigma: Alive and Well." *Monitor on Psychology*, 2009, *40*(6), 56. www.apa.org/monitor/2009/06/stigma.aspx. Retrieved Mar. 2013.

Doak, C. C., Doak, L. G., and Root, J. H. *Teaching Patients with Low Literacy Skills.* Philadelphia: Lippincott, 1995.

Dolan, P. L. "Physicians Tell How Much Time Tablets Save Them." American Medical Association. 2013. www.amednews.com/article/20130107 /business/130109995. Retrieved Feb. 2013.

Donovan, R. J. "Steps in Planning and Developing Health Communication Campaigns: A Comment on CDC's Framework for Health Communication." *Public Health Reports*, 1995, *110*(2), 215–217.

Dougall, A. L., and Baum, A. "Stress, Health, and Illness." In A. Baum, T. A. Revenson, and J. Singer (eds.), *Handbook of Health Psychology.* (2nd ed.) New York: Psychology Press, 2012.

Drum Beat. "Health Communication vs. Related Disciplines." Communication Initiative. 2005. www.comminit.com/governance-africa/drum_beat_324.html. Retrieved June 2013.

Druss, B. G., and others. "Mental Disorders and Use of Cardiovascular Procedures After Myocardial Infarction." *Journal of American Medical Association*, 2000, *283*(4), 506–511.

Duhe, S. C. "Editor's Note." In S. C. Duhe (ed.), *New Media and Public Relations.* New York: Peter Lang, 2007.

Duignan, P., and Parker, J. "From Monologue to Dialogue: An Overview of Consultation Methods." 2005. www.parkerduignan.com/documents/133pdf.PDF.

du Pré, A. *Communicating About Health: Current Issues and Perspectives.* Mountain View, CA: Mayfield, 2000.

Dutta, M. J. "Emerging Trends in the New Media Landscape." In J. C. Parker and E. Thorson (eds.), *Health Communication in the New Media Landscape.* New York: Springer, 2009.

Economic and Social Research Council. "Top Ten Tips." www.esrc.ac.uk/funding-and-guidance/tools-and-resources/impact-toolkit/developing-plan/top-tips.aspx. Retrieved Dec. 2005a.

Economic and Social Research Council. "Why Media Relations Is Important." www.esrc.ac.uk/funding-and-guidance/tools-and-resources/impact-toolkit /tools/media/important.aspx. Retrieved Dec. 2005b.

Ehiri, J. *Maternal and Child Health: Global Challenges, Programs, and Policies.* New York: Springer, 2009.

Eisenberg, J. M., and others. "Legislative Approaches to Tackling the Obesity Epidemic." *Canadian Medical Association Journal*, 2011, *183*(13), 1496–1500.

Eisenberg, J. M., Kitz, D. S., and Webber, R. A. "Development of Attitudes About Sharing Decision Making: A Comparison of Medical and Surgical Residents." *Journal of Health and Social Behavior*, 1983, *24*, 85–90.

Eiser, J. R., and Pancer, S. M. "Attitudinal Effects of the Use of Evaluatively Biased Language." *European Journal of Social Psychology*, 1979, *9*, 39–47.

El Rabbat, M. *Avian Influenza Community Assessment: Focus on Backyard Poultry Breeding.* Post Intervention Qualitative Study. Egypt: UNICEF, 2007.

Emanoil, P. "The Key to Public Health Is Community." *Human Ecology*, 2002, *28*(2), 16.

eMarketer Digital Intelligence. "Where to Reach Women Online." 2010. http://totalaccess.emarketer.com/Article.aspx?R=1007826. Retrieved July 2011.

Emblen, J. D. "Religion and Spirituality Defined According to Current Use in Nursing Literature." *Journal of Professional Nursing*, 1992, *8*(1), 41–47.

Emerson College. "Integrated Marketing Communication." www.emerson.edu /academics/departments/marketing-communication/graduate-degrees/integrated-marketing-communication. Retrieved Jan. 2013.

Encarta Dictionary (English, North America). "Search Term: Communication." http://encarta.msn.com/dictionary_/communication.html. Retrieved Dec. 2005.

Engel, G. E. "The Need for a New Medical Model: A Challenge for Biomedicine." *Science*, 1977, *196*, 129–136.

Erickson, J. G., Devlieger, P. J., and Sung, J. M. "Korean-American Female Perspectives on Disability." *American Journal of Speech-Language Pathology*, 1999, *8*, 99–108.

European Network for Smoking Prevention. "Implementation of the EU Directive on Advertising Ban—Status on 1 July 2005 Implementation Deadline: 31 July 2005." 2005. http://old.ensp.org/files/adv_ban_implementation _april_2009.pdf. Retrieved Mar. 2006.

Evans, D., Davis, K. C., and Zhang, Y. "Health Communication and Marketing Research with New Media. Case Study of the National Speak Up National Campaign Evaluation." *Cases in Public Health Communication and Marketing*, 2008, *11*, 140–158.

Evans, W. D., and others. "Mobile Health Evaluation Methods: The Text4baby Case Study." *Journal of Health Communication*, 2012, *17*(Suppl. 1), 22–29.

Exchange. "Issues in Evaluation for Health and Disability Communication." Aug. 2001. www.healthcomms.org/comms/eval/le05.html.

Exchange. "Health Communication." www.healthcomms.org/comms. Retrieved July 2005.

Exchange. "Integrated Communication." www.healthcomms.org/comms/integ/ict -integ.html. Retrieved Mar. 2006.

Eysenbach, G. "Consumer Health Informatics." *British Medical Journal*, 2000, *320*, 1713–1716.

Eysenbach, G. "What Is E-Health?" *Journal of Medical Internet Research*, 2001, *3*(2), e20.

Fadiman, A. *The Spirit Catches You and You Fall Down: A Hmong Child, Her American Doctors, and the Collision of Two Cultures.* New York: Farrar, Straus and Giroux, 1997.

Families USA. Global Health Initiative. "Why Global Health Matters—Here and Abroad." www.familiesusa.org/issues/global-health/matters. Retrieved Dec. 2012.

Families USA. "Making Radio Work for You: An Advocate's Guide on How to Use Radio Actualities and Talk Radio to Move Your Agenda Forward." www.familiesusa.org/resources/tools-for-advocates/guides/radio-guide.html. Retrieved April 2013.

FamilyDoctor.org. "Health Information on the Web: Finding Reliable Information." 2010. http://familydoctor.org/familydoctor/en/healthcare-management/self-care/health-information-on-the-web-finding-reliable-information.printer view.all.html. Retrieved Mar. 2013.

Faulkner, G., and others. "ParticipACTION: Baseline Assessment of the Capacity Available to the 'New ParticipACTION': A Qualitative Study of Canadian Organization." *International Journal of Behavioral Nutrition and Physical Activity*, 2009, *6*, 87. www.ijbnpa.org/content/6/1/87. Retrieved Feb. 2013.

Federico, B., Mackenbach, J. P., Eikemo, T. A., and Kunst, A. E. "Impact of the 2005 Smoke-Free Policy in Italy on Prevalence, Cessation and Intensity of Smoking in the Overall Population and by Educational Group." *Addiction*, 2012, *107*(9), 1677–1686.

Fielding, J. E. "Foreword." In R. C. Brownson, E. A. Baker, T. L. Leet, K. N. Gillespie, and W. R. True (eds.), *Evidence-Based Public Health*. New York: Oxford University Press, 2011.

Figueroa, M. E., Kincaid, D. L., Rani, M., and Lewis, G. *Communication for Social Change: An Integrated Model for Measuring the Process and Its Outcomes*. New York: Rockefeller Foundation and Johns Hopkins University Center for Communication Programs, 2002.

Finerman, R. "The Burden of Responsibility: Duty, Depression, and Nervios in Andean Ecuador." *Health Care for Women International*, 1989, *10*(2–3), 141–157.

Fischer, J. E. "Current Status of Medicine in the USA: A Personal Perspective." *Journal of the Royal College of Surgeons of Edinburgh*, 2001, *46*, 71–75.

Fishbein, M., Goldberg, M., and Middlestadt, S. *Social Marketing: Theoretical and Practical Perspectives*. Mahwah, NJ: Erlbaum, 1997.

Fisher, S. "Case Study—Viim Kuunga Radio Project—Burkina Faso." Communication Initiative. 2003. www.comminit.com/la/node/120105. Retrieved June 2013.

Flanagin, A. J., and Metzger, M. J. "Internet Use in the Contemporary Media Environment." *Human Communication Research*, 2001, *27*(1), 153–181.

Flay, B. R. "Efficacy and Effectiveness Trials (and Other Phases of Research) in the Development of Health Promotion Programs." *Preventive Medicine*, 1986, *15*(5), 451–474.

Flew, T. *New Media: An Introduction*. South Melbourne: Oxford University Press, 2002.

Fog, A. *Cultural Selection*. Norwell, MA: Kluwer, 1999.

Food and Agriculture Organization of the United Nations, International Labour Organization, Joint United Nations Programme on HIV/AIDS, United Nations

Children's Fund, United Nations Development Programme, United Nations Educational, Scientific and Cultural Organization, and World Health Organization. "Communication for Development: Strengthening the effectiveness of the United Nations." 2011. www.unicef.org/cbsc/files/Inter-agency_C4D_Book_2011.pdf. Retrieved Dec. 2012.

Food and Agricultural Organization. "Writing Effective Reports: Preparing Policy Briefs." www.fao.org/docrep/014/i2195e/i2195e03.pdf. Retrieved Mar. 2013.

FoodNavigatorUSA.com. "Innova Taps Trans Fat-Free Vegetable Oil Demand." 2005a. www.foodnavigator-usa.com/R-D/Innova-taps-trans-fat-free-vegetable-oil-demand. Retrieved June 2013.

FoodNavigatorUSA.com. "Seafood Producer Goes Trans Fat Free." 2005b. www.foodnavigator-usa.com/Suppliers2/Seafood-producer-goes-trans-fat-free. Retrieved June 2013.

Fox, S. "Participatory Medicine: Text of My Speech at the Connected Health Symposium—Susannah Fox." 2008. http://susannahfox.com/2008/11/03/participatory-medicine-text-of-my-speech-at-the-connected-health-symposium. Retrieved Feb. 2013.

Frable, P. J., Wallace, D. C., and Ellison, K. J. "Using Clinical Guidelines in Home Care: For Patients with Diabetes." *Home Healthcare Nurse*, 2004, *22*(7), 462–468.

Freeman, R. E. *Strategic Management: A Stakeholder Approach*. Boston: Pitman, 1984.

Freimuth, V., Cole, G., and Kirby, S. *Issues in Evaluating Mass Mediated Health Communication Campaigns*. Copenhagen: WHO Regional Office for Europe, 2000.

Freimuth, V., Linnan, H. W., and Potter, P. "Communicating the Threat of Emerging Infections to the Public." *Emerging Infectious Diseases*, 2000, *6*(4), 337–347.

Freimuth, V. S., and Quinn, S. C. "The Contributions of Health Communication to Eliminating Health Disparities." *American Journal of Public Health*, 2004, *94*(12), 2053–2055.

Frey, K. A., Navarro, S. M., Kotelchuck, M., and Lu, M. C. The Clinical Content of Preconception Care: Preconception Care for Men. *American Journal of Obstetric Gynecology*, 2008, *199*(6 Suppl. B), S389–S395.

Friedman, H. S., and DiMatteo, M. R. "Health Care as an Interpersonal Process." *Journal of Social Issues*, 1979, *35*, 1–11.

Frisby, B. N., and Martin, M. M. "Interpersonal Motives and Supportive Communication." *Communication Research Reports*, 2010, *27*(4), 320–329.

Fritch, J. W., and Cromwell, R. L. "Evaluating Internet Resources: Identity, Affiliation, and Cognitive Authority in a Networked World." *Journal of the American Society for Information Science and Technology*, 2001, *52*, 499–507.

Futerra Sustainability Communications. "Heidelberg PR Campaign Analysis & Recommendation." Aug. 2010. www.citiesengage.eu/en/IMG/pdf/Heidelberg_campaign_analysis.pdf. Retrieved Feb. 2013.

Gaebel, W., Baumann, A. E., and Phil, M. A. "Interventions to Reduce the Stigma Associated with Severe Mental Illness: Experiences from the Open the Doors Program in Germany." *Canadian Journal of Psychiatry*, 2003, *48*(10), 657–662.

Gallup, J. L., and Sachs, J. D. "The Economic Burden of Malaria." *The American Journal of Tropical Medicine and Hygiene*, 2001, *64*(Suppl. 1), 85–96.

Gallus, S., and others. "Effects of New Smoking Regulations in Italy." *Annals of Oncology*, 2006, *17*, 346–347.

Gantenbein, R. E. *"E-Health: Using Information and Communication Technology to Improve Health Care."* Presentation at the IRI Conference, Las Vegas, Nov. 2001.

Gardenswartz, L., and Rowe, A. *Managing Diversity: A Complete Desk Reference and Planning Guide.* New York: McGraw-Hill, 1993.

Garrity, T. F., Haynes, R. B., Mattson, M. E., and Engebretson, J. T. (eds.). *Medical Compliance and the Clinical-Patient Relationship: A Review.* Washington, DC: US Government Printing Office, 1998.

Gay Men's Health Crisis. *The Gay Men's Health Crisis HIV/AIDS Timeline.* New York: Gay Men's Health Crisis, 2006.

Gay Men's Health Crisis. *Gay Men's Health Crisis HIV/AIDS Timeline.* New York: Gay Men's Health Crisis (GMHC), 2013.

George Mason University. "Review of Literature: Impact of Interactive Health Communications." F. Alemi (ed.). 1999. http://gunston.gmu.edu/healthscience /722/Review.htm. Retrieved Feb. 2013.

Gerbner, G. "Toward Cultural Indicators—Analysis of Mass Mediated Public Message Systems." *AV Communication Review*, 1969, *17*(2), 137–148.

Gerbner, G., Gross, L., Morgan, M., and Signorielle, N. "The Mainstreaming of America: Violence Profile No. 11." *Journal of Communication*, 1980, *30*, 10–29.

GETHealth Global Education and Technology Health Summit. www.gethealth summit.org/about-the-summit.php. Retrieved Feb. 2013.

Gillis, D. "Beyond Words: The Health-Literacy Connection." 2005. www.nald.ca /library/research/cahealth/cover.htm. Retrieved June 2013.

Global Heath Education Consortium. "Global Health vs. International Health: What Is the Difference?" http://globalhealtheducation.org/Pages/GlobalvsInt.aspx. Retrieved Mar. 2013.

Glucksberg, S., and Weisberg, R. W. "Verbal Behavior and Problem Solving: Some Effects of Labeling in a Functional Fixedness Problem." *Journal of Experimental Psychology*, 1963, *71*, 659–664.

Godbout, J. P., and Glaser, R. "Stress-Induced Immune Dysregulation: Implications for Wound Healing, Infectious Disease and Cancer." *Journal of Neuroimmune Pharmacology*, 2006, *1*, 421–427.

Godfrey, F. "The Right Time for Europe to Stop Smoking." *Breathe*, 2005, *2*(1), 12–14.

GoGulf. "How People Spend Their Time Online [Infographic]." 2012. www.go-gulf.com/blog/online-time. Retrieved Feb. 2013.

Goodwin, J. S., Black, S. A., and Satish, S. "Aging Versus Disease: The Opinions of Older Black, Hispanic, and Non-Hispanic White Americans About the Causes and Treatment of Common Medical Conditions." *Journal of the American Geriatrics Society*, 1999, *47*(8), 973–979.

Gouin, J. P., and Kiecolt-Glaser, J. K. "The Impact of Psychological Stress on Wound Healing: Methods and Mechanisms." *Immunology and Allergy Clinics of North America*, 2011, *31*(1), 81–93.

GRACE Communications Foundation. www.gracelinks.org. Retrieved Mar. 2013.

Gray-Felder, D., and Dean, J. *Communication for Social Change: A Position Paper and Conference Report.* New York: Rockefeller Foundation Report, 1999.

Green, L. W., and Kreuter, M. W. *Health Promotion Planning: An Educational and Environmental Approach.* (2nd ed.) Mountain View, CA: Mayfield, 1991.

Green, L. W., and Kreuter, M. W. *Health Promotion Planning: An Educational and Environmental Approach.* (3rd ed.) Mountain View, CA: Mayfield, 1999.

Green, L. W., and Ottoson, J. M. *Community and Population Health.* (8th ed.) New York: McGraw-Hill, 1999.

Greenberg, D. P., von Konig, C. H., and Heininger, U. "Health Burden of Pertussis in Infants and Children." *Pediatric Infectious Disease Journal*, 2005, *24*(5 Suppl.), S39–S43.

Greenes, R. A., and Shortliffe, E. H. "Medical Informatics: An Emerging Academic Discipline and Institutional Priority." *Journal of the American Medical Association*, 1990, *263*(8), 1114–1120.

Grimley, D., Gabrielle, R., Bellis, J., and Prochaska, J. "Assessing the Stages of Change and Decision-Making for Contraceptive Use for the Prevention of Pregnancy, Sexually Transmitted Diseases, and Acquired Immunodeficiency Syndrome." *Health Education Quarterly*, 1993, *20*, 455–470.

Grimshaw, J. M., Eccles, M. P., Walker, A. E., and Thomas, R. E. "Changing Physicians' Behavior: What Works and Thoughts on Getting More Things to Work." *Journal of Continuing Education in the Health Professions*, 2002, *22*, 237–243.

Grol, R. "Beliefs and Evidence in Changing Clinical Care." *British Medical Journal*, 1997, *315*(7105), 418–421.

Grol, R. "Changing Physicians' Competence and Performance: Finding the Balance Between the Individual and the Organization." *Journal of Continuing Education in the Health Professions*, 2002, *22*, 244–251.

Gross, A. "Overview of Asia, Healthcare Markets and Regulatory Issues in the Region." Aug. 2001. www.pacificbridgemedical.com/publications/html/AsiaAugust01.htm. Retrieved Oct. 2005.

Grusec, J. E. "Socialization Processes in the Family: Social and Emotional Development." *Annual Review of Psychology*, 2011, *62*, 243–269.

GSMA. "African Mobile Observatory 2011. Driving Economic and Social Development Through Mobile Services." 2011. www.gsma.com/publicpolicy/wp-content/uploads/2012/04/africamobileobservatory2011–1.pdf. Retrieved June 2013.

Gudykunst, W. B. "Toward a Theory of Effective Interpersonal and Intergroup Communication: An Anxiety/Uncertainty Management (AUM) Perspective." In Richard L. Wiseman and Jolene Koester (eds.), *Intercultural Communication Competence: International and Intercultural Communication Annual.* Thousand Oaks, CA: Sage Publications, 1993, Vol. XVII, pp. 33–71.

Haider, M. (ed.). *Global Public Health Communication: Challenges, Perspectives, and Strategies.* Sudbury, MA: Jones and Bartlett, 2005.

Halpin, H. A., Morales-Suárez-Varela, M. M., and Martin-Moreno, J. M. "Chronic Disease Prevention and the New Public Health." *Public Health Reviews*, 2010, *32*, 120–154.

Halterman, J. S., Montes, G., Shone, L. P., and Szilagyi, P. G. "The Impact of Health Insurance Gaps on Access to Care Among Children with Asthma in the United States." *Ambulatory Pediatrics*, 2008, *8*(1), 43–49.

Hamel, P. C. "*What Do Sidewalks Have to Do with Health?*" Unpublished Case Study, 2012.

Hammond, D. "Tobacco Packaging and Labeling Policies Under the US Tobacco Control Act: Research Needs and Priorities." *Nicotine & Tobacco Research*, 2012, *14*(1), 62–74.

Hannah, M., Reilly, N., and Sun, J. "*Why Wellness: Communicating About Mental Health Within a Gaming Community.*" Unpublished Case Study, 2013.

Haque, N., and Eng, B. "Tackling Inequity Through a Photovoice Project on the Social Determinants of Health: Translating Photovoice Evidence to Community Action." *Global Health Promotion*, 2011, *18*(1), 16–19.

Harper, S. A., and others. "Prevention and Control of Influenza—Recommendations of the Advisory Committee on Immunization Practices (ACIP)." *MMWR*, 2005, *54 (Early Release)*, 1–40. www.cdc.gov/mmwr/preview/mmwrhtml/rr54e713a1.htm. Retrieved Nov. 2012.

Harris, G. "Five Cases of Polio in Amish Group Raise New Fears." *New York Times*, Nov. 8, 2005.

Harvard Family Research Project. "Learning from Logic Models in Out-of-School Time." 2002. www.gse.harvard.edu/hfrp/projects/afterschool/resources/learning_logic_models.html. Retrieved Dec. 2005.

Hatcher, M. T., and Nicola, R. M. "Building Constituencies for Public Health." In L. F. Novick, C. B. Morrow, and G. P. Mays (eds.), *Public Health Administration: Principles for Population-Based Management.* (2nd ed.) Sudbury, MA: Jones and Bartlett, 2008.

Hayes, R. B., and others. "Tobacco and Alcohol Use and Oral Cancer in Puerto Rico." *Cancer Causes Control*, 1999, *10*(1), 27–33.

Health Canada, "What Do Canadians Think About Nutrition?" 2002. www.weightlosschat.net/what-do-canadians-think-about-nutrition-2002. Retrieved Oct. 2005.

Health Canada and Schizophrenia Society of Canada. "Schizophrenia: A Handbook for Families." 1991. www2.fiu.edu/~otweb/schhbk.htm. Retrieved June 2013.

Health Communication Partnership. "The New P-Process: Steps in Strategic Communication." Dec. 2003. www.jhuccp.org/resource_center/publications /field_guides_tools/new-p-process-steps-strategic-communication-2003. Retrieved Mar. 2006.

Health Communication Partnership. "HEART Program Offers Zambian Youth Hope for an HIV/AIDS-Free Future." Dec. 2004. www.jhuccp.org/sites/all /files/17.pdf. Retrieved Dec. 2012.

Health Communication Partnership. "About the Health Communication Partnership (HCP)." www.hcpartnership.org/About/about.php. Retrieved Sept. 2005a.

Health Communication Partnership. "CCP Graduate Seminar Series Convergence and Bounded Normative Influence Theory." www.k4health.org/sites /default/files/6%20CBNormTheory.ppt Retrieved Sept. 2005b.

Health Communication Partnership. "Introduction to Theories of Communication Effects: Diffusion Theory." www.hcpartnership.org/Topics /Communication/theory/2004−04−02.ppt. Retrieved Sept. 2005c.

Health Communication Partnership. "Introduction to Theories of Communication Effects: Social Learning Theory." www.hcpartnership.org/Topics /Communication/theory/256,1,Slide1. Retrieved Sept. 2005d.

Health Communication Partnership. "Introduction to Theories of Communication Effects: The Theory of Reasoned Action." www.hcpartnership.org/Topics /Communication/theory/2004−03−19.ppt. Retrieved Sept. 2005e.

Health Communication Partnership. "About the Health Communication Partnership (HCP): Using Strategic Communication, Engaging Communities for Change." www.hcpartnership.org/About/about.php. Retrieved Jan. 2006a.

Health Communication Partnership. "Africa, Namibia, Community Mobilization/ Participation." www.hcpartnership.org/Programs/Africa/Namibia/community _mobilization.php. Retrieved Jan. 2006b.

Health Communication Partnership. "How to Mobilize Communities for Health and Social Change." www.jhuccp.org/hcp/countries/usa/trusa1464.pdf. Retrieved Jan. 2006c.

Health Communication Unit. Center for Health Promotion. University of Toronto. "Overview of Health Communication Campaigns: Step 5 Set Communication Objectives." 1999. www.thcu.ca/infoandresources/publications/OHC _Master_Workbook_v3.1.format.July.30.03_content.apr30.99.pdf. Retrieved Feb. 2006.

Health Communication Unit. Center for Health Promotion. University of Toronto. "Lecturette on Health Communication Evaluation, Effectiveness and Why Campaigns Fail." Oct. 2003a. www.thcu.ca/infoandresources/publications/ StepTwelveEvaluationEffectivenessWhyCampaignsFailForWebOct9−03.pdf. Retrieved Mar. 2006.

Health Communication Unit. Center for Health Promotion. University of Toronto. "Selecting Channels and Vehicles Lecturette." Oct. 2003b. www.thcu.ca /infoandresources/publications/StepSixSelectChannelsVehiclesForWebOct9 −03.pdf. Retrieved Mar. 2006.

Health Communication Unit. Center for Health Promotion. University of Toronto. "Setting Communication Objectives Lecturette." Oct. 2003c. www.thcu.ca/ infoandresources/publications/StepFiveSettingObjectivesForWebOct9–03 .pdf. Retrieved Mar. 2006.

Health Communication Unit. Center for Health Promotion. University of Toronto. "Implementing THCU's Twelve Steps. PACE: A Campaign Preventing and Addressing FASD from the Hamilton-Wentworth Drug and Alcohol Awareness Committee." Nov. 2004. www.thcu.ca/infoandresources /publications/CaseStudy2.pace.v1.02.pdf. Retrieved Mar. 2006.

Health Communication Unit. Center for Health Promotion. University of Toronto. "Health Communication Resources." www.thcu.ca/infoandresources /health_communication.htm. Retrieved Mar. 2006.

Health Education Advocate. www.healtheducationadvocate.org. Retrieved Mar. 2013.

Health Equity Initiative. Health Equity Exchange. "What Does Health Equity Mean to You?" 2011. www.healthequityinitiative.org/hei/health-equity -exchange/what-does-health-equity-mean-to-you. Retrieved Jan. 2013.

Health Equity Initiative. *"Health Equity Exchange: Using an Integrated Multimedia Communication Approach to Engage U.S. Communities on Health Equity."* Unpublished Case Study, 2012a.

Health Equity Initiative. "Why Health Equity Matters." 2012b. www.healthequity initiative.org/hei/about/meeting-a-critical-need/why-health-equity-matters. Retrieved Jan. 2013.

Health Equity Initiative. "Health Equity Exchange." www.healthequityinitiative .org/hei/what-we-do/community-engagement-and-mobilization/health- equity-exchange. Retrieved Jan. 2013a.

Health Equity Initiative. *Sports for Health Equity: A Multi-faceted National Program.* Unpublished Case Study, 2013b.

Health Equity Initiative. "Workshop Descriptions." www.healthequityinitiative .org/hei/what-we-do/counseling-partnership-and-capacity-building /professional-development-workshops-summer/workshop-description. Retrieved Feb. 2013c.

Health Leads. "Our Impact." https://healthleadsusa.org/what-we-do/strategy -impact. Retrieved Feb. 2013.

Hegazi, S. *"Successes and Challenges in Communicating Influenza in Egypt."* Paper presented at the American Public Health Association, 2010.

Hegazi, S. *Communication Interventions: Helping Egyptian Families and Children Stay Safe from Avian Influenza.* Egypt: UNICEF, 2012a.

Hegazi, S. *Maintaining Egypt Polio Free: How Communication Made it Happen.* Egypt: UNICEF, 2012b.

Heimann, D. "Reaching Youth Worldwide: Part III—JHU/CCP Programmes— Latin America." The Communication Initiative Network, www.comminit .com/node/1772. Retrieved Sept. 2002.

Hester, E. L. *Successful Marketing Research.* Hoboken, NJ: Wiley, 1996.

Heurtin-Roberts, S. "High-pertension: The Uses of a Chronic Folk Illness for Personal Adaptation." *Social Science Medicine,* 1993, *37,* 285–294.

Heurtin-Roberts, S., and Reisin, E. "The Relation of Culturally Influenced Lay Models of Hypertension to Compliance with Treatment." *American Journal of Hypertension,* 1992, *5,* 787–792.

Heymann, D. L., and Rodier, G. R. "Hot Spots in a Wired World: WHO Surveillance of Emerging and Re-emerging Infectious Diseases." *Lancet,* 2001, *1*(5), 345–353.

Hill, P. C., and Pargament, K. I. "Advances in Conceptualization and Measurement of Religion and Spirituality: Implications for Physical and Mental Health Research." *American Psychologist,* 2003, *58*(1), 64–74.

hiv/aidstribe. www.hivaidstribe.com. Retrieved Mar. 2013.

Ho, G.Y.F., and others. "Cancer Disparities Between Mainland and Island Puerto Ricans." *Revista Panamericana de Salud Pública,* 2009, *25*(5), 394–400.

Hodge-Gray, E., and Caldamone, A. A. "Primary Nocturnal Enuresis: A Review." *Journal of School Nursing,* 1998, *14*(3), 38–42.

Hoffman, K. S. *Popular Leadership in the Presidency.* Lanham, MD: Lexington Books, 2010.

Hofstede, G. *Culture's Consequences: International Differences in Work-Related Values.* Thousand Oaks, CA: Sage, 1984.

Hofstede, G. *Culture's Consequences: Comparing Values, Behaviors, and Organizations Across Nations.* (2nd ed.) Thousand Oaks, CA: Sage, 2001.

Holtzman, D., and Rubinson, R. "Parent and Peer Communication Effects on AIDS-Related Behavior Among U.S. High School Students." *Family Planning Perspectives,* 1995, *27*(6), 235–240, 268.

Hoover, S. A. "Environmental Prevention. Community Prevention Institute (CPI) & Center for Applied Research Solutions (CARS)." 2005. www.ca-cpi.org/tarp/EP-Final.pdf. Retrieved Nov. 2008.

Hornik, R. C. "Evaluation Designs for Public Health Communication Programs." In R. C. Hornik (ed.), *Public Health Communication: Evidence for Behavior Change.* Mahwah, NJ: Erlbaum, 2002, 385–405.

Hornik, R. "Speaking of Health: Assessing Health Communication Strategies for Diverse Populations." 2003. http://foundation.acponline.org/healthcom/hcc2/hornik.ppt. Retrieved Feb. 2006.

Hornik, R. C. "Preface." In R. C. Hornik (ed.), *Public Health Communication: Evidence for Behavior Change.* Mahwah, NJ: Erlbaum, 2008a.

Hornik, R. C. "Public Health Communication: Making Sense of Contradictory Evidence." In R. C. Hornik (ed.), *Public Health Communication: Evidence for Behavior Change.* Mahwah, NJ: Erlbaum, 2008b.

Hosein, E. "Communication for Behavioral Impact (COMBI): An Overview of WHO's Model for Strategic Social Mobilization and Communication." Presented at the American Public Health Association 136th Annual Meeting, San Diego, Oct. 28, 2008. https://apha.confex.com/apha/136am/webprogram/Paper188764.html. Retrieved Jan. 2013.

Hosein, E., Parks, W., and Schiavo, R. "Communication-for-Behavioral-Impact: An Integrated Model for Health and Social Change." In R. J. DiClemente, R. A. Crosby, and M. C. Kegler (eds.), *Emerging Theories in Health Promotion Practice and Research: Strategies for Improving Public Health.* (2nd ed.) San Francisco: Jossey-Bass, 2009.

Hospitals and Health Networks. "Clinical Communication and Patient Safety." www.hhnmag.com/hhnmag_app/jsp/articledisplay.jsp?dcrpath=HHNMAG/ PubsNewsArticle/data/2006August/0608HHN_gatefold&domain=HHNMAG. Retrieved July 2012.

Houston, S. D. "The Archaeology of Communication Technologies." *Annual Review of Anthropology*, 2004, *33*, 223–250.

Hsu, M. H., Ju, T. L., Yen, C. H., and Chang, C. M. "Knowledge Sharing Behavior in Virtual Communities: The Relationship Between Trust, Self-Efficacy, and Outcome Expectations." *International Journal of Human-Computer Studies*, 2007, *65*(2), 153–169.

Hufford, M. "American Folklife: A Commonwealth of Cultures." 1991. www.loc .gov/folklife/cwc. Retrieved Oct. 2005.

Huhman, M. "New Media and the VERB Campaign: Tools to Motivate Tweens to Be Physically Active." *Cases in Public Health Communication & Marketing*, 2008, *2*, 126–139. www.casesjournal.org/volume2. Retrieved Oct. 2012.

Hustig, H. H., and Norrie, P. "Managing Schizophrenia in the Community." *Medical Journal of Australia*; 1998, *168*(4), 186–191.

Hwa-Froelich, D. A., and Vigil, D. "Three Aspects of Cultural Influence on Communication: A Literature Review." *Communication Disorders Quarterly*, 2004, *25*(3), 107.

Institute of Medicine. *Crossing the Quality Chasm.* Washington, DC: National Academies Press, 2001.

Institute of Medicine. *Speaking of Health Assessing Health Communication Strategies for Diverse Populations.* Washington, DC: The National Academies Press, 2002.

Institute of Medicine. Committee on Understanding and Eliminating Racial and Ethnic Disparities in Health Care. *Unequal Treatment: Confronting Racial and Ethnic Disparities in Health Care.* (full printed version) Washington, DC: The National Academies Press, 2003a.

Institute of Medicine. *Who Will Keep the Public Healthy?* Washington, DC: The National Academies Press, 2003b.

Institute of Medicine. "Report Brief. Apr. 2004. Health Literacy: A Prescription to End Confusion." Washington, DC: National Academies Press. www.iom.edu /~/media/Files/Report%20Files/2004/Health-Literacy-A-Prescription-to-End -Confusion/healthliteracyfinal.pdf. Retrieved June 2013.

Institute of Medicine. Board on International Health. *America's Vital Interest in Global Health: Protecting Our People, Enhancing Our Economy, and Advancing Our International Interests.* Washington, DC: The National Academies Press, 2007.

Institute of Medicine. "SMART Objectives." www.iom.edu/About-IOM/Making-a-Difference/Community-Outreach/~/media/Files/About%20the%20IOM/SmartBites/Planning/P1%20SMART%20Objectives.ashx. Retrieved Mar. 2013.

Institute for Public Relations. "Guidelines for Measuring the Effectiveness of PR Programs and Activities." 1997, 2003. www.instituteforpr.org/iprwp/wp-content/uploads/2002_MeasuringPrograms.pdf. Retrieved June 2013.

Institute for Public Relations. "Dictionary for Public Relations Measurement and Research." 2006. www.instituteforpr.org/iprwp/wp-content/uploads/PRMR_Dictionary.pdf. Retrieved June 2013.

International Center for Research on Women. "Disentangling HIV and AIDS Stigma in Ethiopia, Tanzania and Zambia." 2003. www.icrw.org/docs/stigmareport 093003.pdf. Retrieved Feb. 2006.

International Telecommunication Union. "Key Global Telecom Indicators for the World Telecommunication Service Sector." June 2012. www.itu.int/ITU-D/ict/statistics/at_glance/KeyTelecom.html. Retrieved Feb. 2013.

Internet World Stats. "Internet World Stats. Usage and Population Statistics." 2012. www.internetworldstats.com/stats.htm. Retrieved Feb. 2013.

ISeek Education. "Field of Study: Mass Communication Studies." www.iseek.org/education/fieldOfStudy?id=300103. Retrieved Feb. 2013.

Issue Management Council. "What Is Issue Management?" www.issuemanagement.org/documents/im_details.html#clarification%20of%20terms. Retrieved Dec. 2005.

Jack, B. W., and Culpepper, L. "Preconception Care: Risk Reduction and Health Promotion in Preparation for Pregnancy." *JAMA*, 1990, *264*(9), 1147–1149.

Janz, N. K., and Becker, M. H. "The Health Belief Model: A Decade Later." *Health Education Quarterly*, 1984, *11*(1), 1–47.

Javidi, M., Long, L. W., Long, P. N., and Javidi, A. "*An Examination of Interpersonal Communication Motives Across Age Groups.*" Paper presented at the meeting of the Speech Communication Association, Chicago, Nov. 1990.

Jernigan, D. B., and others. "Investigation of Bioterrorism-Related Anthrax, United States, 2001: Epidemiologic Findings." *Emergency Infectious Diseases*, 2002, *8*(10), 1019–1028.

Jette, A. M., and others. "The Structure and Reliability of Health Belief Indices." *Health Services Research*, 1981, *16*(1), 81–98.

Jitaru, E., Moisil, I., and Jitaru, M. C. "Criteria for Evaluating the Quality of Health Related Sites on Internet." Paper presented at the Twenty-Second Romanian Conference on Medical Informatics Towards the Millennium, Nov. 1999. http://atlas.ici.ro/ehto/medinf99/papers/criteria_for_evaluating_the_qual.htm. Retrieved Feb. 2006.

Johns Hopkins University. Center for Communication Programs. "Avian Flu." 2005. www.jhuccp.org/topics/avian_flu.shtml. Retrieved May 2008.

Johnson & Johnson. "*Campaign for Nursing's Future Initiative.*" Unpublished case study, 2005.

Jones, N., and Walsh, C. "Policy Briefs as a Communication Tool for Development Research." Overseas Development Institute Background Note. May 2008. www.odi.org.uk/sites/odi.org.uk/files/odi-assets/publications-opinion-files /594.pdf. Retrieved Mar. 2013.

Joppe, M. "The Research Process." www.ryerson.ca/~mjoppe/ResearchProcess. Retrieved Feb. 2006.

Joyner, A. M. "Eradication of a Disease: Keys to Success." July−Sept. 2001. www.popline.org/node/186790. Retrieved Mar. 2006.

Kahn, R., and Kellner, D. "New Media and Internet Activism: From the 'Battle of Seattle' to Blogging." *New Media and Society*, 2004, *6*(1), 87−95.

Kamateh, L. "Seven Must Haves to Launch an Effective Social Media Health Campaign." HealthCetera—Blog of Center for Health Media & Policy at Hunter College (CHMP), 2013. http://centerforhealthmediapolicy.com/2013/01/25 /seven-must-haves-to-launch-an-effective-social-media-health-campaign. Retrieved Feb. 2013.

Kapoor, S. C. "DOTS, NTP AND HIV." *Indian Journal of Pediatrics*, 1996, *43*(4), 177−222.

Kasperson, R. E., and others. "The Social Amplification of Risk: A Conceptual Framework." *Risk Analysis*, 1988, *8*(2), 177−187.

Katz, R., Mesfin, T., and Barr, K. "Lessons From a Community-Based m-Health Diabetes Self-Management Program: "It's Not Just About the Cell Phone." *Journal of Health Communication*, 2012, *17*(1), 67−72.

Kaur, H., Hyder, M. L., and Poston, W. S. "Childhood Overweight: An Expanding Problem." *Treatments in Endocrinology*, 2003, *2*(6), 375−388.

Kellermann, K., and Reynolds, R. "When Ignorance Is Bliss: The Role of Motivation to Reduce Uncertainty in Uncertainty Reduction Theory." *Human Communication Research*, 1990, *17*, 5−75.

Kelman, I. "Linked Cultures: Breaking Out of the 'Disaster Management Rut.'" *UN Chronicle Online Edition*, 2004, *41*(3).

Kelmanson, I. A. "Risk Factors for Sudden Infant Death Syndrome and Risk Factors for Sleep Disturbances." *Early Child Development and Care*, 2011, *181*(5), 681−690.

Kennedy, M. G., and Abbatangelo, J. "Guidance for Evaluating Mass Communication Health Initiatives: Summary of an Expert Panel Discussion." 2005. www.cdc.gov/communication/practice/epreport.pdf. Retrieved Mar. 2006.

Kim, P., Eng, T., Deering, M. J., and Maxfield, A. "Published Criteria for Evaluating Health Related Web Sites: Review." *British Medical Journal*, 1999, *318*(7184), 647−649.

Kimbrell, J. D. "Coalition, Partnership, and Constituency Building by a State Public Health Agency: A Retrospective." *Journal of Public Health Management and Practice*, 2000, *6*(2), 55−61.

Kincaid, D. L. *The Convergence Model of Communication.* Honolulu: East-West Communication Institute, 1979.

Kincaid, D. L., and Figueroa, M. E. "Ideation and Communication for Social Change." Health Communication Partnership Seminar. Apr. 23, 2004. www .hcpartnership.org/Topics/Communication/theory/2004–04–23.ppt. Retrieved Oct. 2006.

Kincaid, D. L., Figueroa, M. E., Storey, D., and Underwood, C. *Communication and Behavior Change: The Role of Ideation.* Baltimore: Johns Hopkins University, Bloomberg School of Public Health, Center for Communication Programs, 2001.

Knowledge Networks and MediaPost Communications. "The Faces of Social Media—Wave 2." June 2011.

Korioth, T. "Podcasts a Convenient CME Option." *AAP News*, 2007, *28*(5), 18.

Kotler, P., and Roberto, E. L. *Social Marketing: Strategies for Changing Public Behavior.* New York: Free Press, 1989.

Krauss, R. M., and Fussell, S. R. "Social Psychological Models of Interpersonal Communication." In E. T. Higgins and A. W. Kruglanski (eds.), *Social Psychology: Handbook of Basic Principles.* New York: Guilford Press, 1996.

Kraut, R. E. "Social and Emotional Messages of Smiling: An Ethological Approach." *Journal of Personality and Social Psychology*, 1979, *37*, 1539–1553.

Krenn, S., and Limaye, R. "The Role of Social and Behavior Change Communication in Combating HIV/AIDS." In R. G. Marlink and S. T. Teitelman (eds.), *From the Ground Up: Building Comprehensive HIV/AIDS Care Programs in Resource-Limited Settings.* Washington, DC: Elizabeth Glaser Pediatric AIDS Foundation, 2009. http://ftguonline.org/ftgu-232/index.php/ftgu/article/view/2037/4070.

Kreps, G. L. "Engaging Health Communication." In T. J. Socha and M. J. Pitts (eds.), *The Positive Side of Interpersonal Communication.* New York: Routledge, 2012a.

Kreps, G. L. "The Maturation of Health Communication Inquiry: Directions for Future Development and Growth." *Journal of Health Communication*, 2012b, *17*(5), 495–497.

Kreps, G. L., Query, J. L., and Bonaguro, E. W. "The Interdisciplinary Study of Health Communication and Its Relationship to Communication Science." In L. Lederman (ed.), *Beyond These Walls: Readings in Health Communication.* Los Angeles: Roxbury, 2007.

Kreuter, M. W., and McClure, M. S. "The Role of Culture in Health Communication." *Annual Review of Public Health*, 2004, *25*, 439–455.

Kreuter, M. W., and Skinner, C. "Tailoring: What's in a Name?" *Health Education Research*, 2000, *15*, 1–4.

Krugman, D. M., Fox, R. J., and Fischer, P. M. "Do Cigarette Warnings Warn? Understanding What It Will Take to Develop More Effective Warnings." *Journal of Health Communication*, 1999, *4*, 95–104.

Kunst, H., Groot, D., Latthe, P. M., Latthe, M., and Khan, K. S. "Accuracy of Information on Apparently Credible Websites: Survey of Five Common Health Topics." *BMJ*, 2002, *324*, 581–582.

Laine, C., and Davidoff, F. "Patient Centered Medicine: A Professional Evaluation." *JAMA*, 1996, *275*(2), 152–156.

Lara, M., Allen, F., and Lange, L. "Physician Perceptions of Barriers to Care for Inner-City Latino Children with Asthma." *Journal of Healthcare for the Poor and Underserved*, 1999, *10*(1), 27–44.

Laulajainen, T. "*Tackling Oral Polio Vaccine Refusals Through Volunteer Community Mobilizer Network in Northern Nigeria.*" Unpublished case study, 2012.

Lavery, S. H., and others. "The Community Action Model: A Community-Driven Model Designed to Address Disparities in Health." *American Journal of Public Health*, 2005, *95*(4), 611–616.

Lay, J. "Household Survey Data Basics." Kiel Institute for the World Economy. www.gtap.agecon.purdue.edu/events/conferences/2006/documents/HH SurveyBasics_GTAP_POSTCW06.pdf. Retrieved Mar. 2013.

Le, M. H., and Nguyen, T. U. "Social and Cultural Influences on the Health of the Vietnamese American Population." In G. J. Yoo, M. N. Le, and A. Y. Oda (eds.), *Handbook of Asian American Health.* New York: Springer, 2013.

Lea, M., Spears, R., and de Groot, D. "Knowing Me, Knowing You: Anonymity Effects on Social Identity Processes Within Groups." *Personality and Social Psychology Bulletin*, 2001, *27*(5), 526–537. http://personalpages.manchester.ac.uk/staff /martin.lea/papers/2001-EJ%20Lea%20Spears%20DeGroot%20Knowing%20 PSPB.pdf. Retrieved Jan. 2013.

Ledingham, J. A. "Explicating Relationship Management as a General Theory of Public Relations." *Journal of Public Relations Research*, 2003, *15*(2), 181–198.

Lee, K. K. "Healthy and Green Design." www.nyc.gov/html/hpd/downloads/pdf /Karen-Lee-presentation.pdf. Retrieved Dec. 2012.

Lefebvre, R. C. "The New Technology: The Consumer as Participant Rather than Target Audience." *Social Marketing Quarterly*, 2007, *13*(3), 31–42.

Lefebvre, R. C. Social *Marketing and Social Change: Strategies and Tools for Improving Health, Well-Being, and the Environment.* San Francisco: Jossey-Bass, 2013.

Lewin, F., and others. "Smoking Tobacco, Oral Snuff, and Alcohol in the Etiology of Squamous Cell Carcinoma of the Head and Neck." *Cancer*, 2000, *82*(7), 1367–1375.

Lewis, A. "Health as a Social Concept." *British Journal Society*, 1953, *4*, 110–115.

LexisNexis. "Search Terms: Baby and Sleep." www.lexisnexis.com. Retrieved Mar. 27, 2006.

Li, K. "African Immunization Campaign Strikes Back Against Global Polio Epidemic." 2005. UNICEF www.unicef.org/immunization/index_26945.html. Retrieved May 2005.

Lim, E.H.Y., Liu, J.N.K., and Lee, R.S.T. *Knowledge Seeker—Ontology Modelling for Information Search and Management: A Compendium.* Intelligence Systems Reference Library. (vol. *8*) Berlin: Springer-Verlag, 2011.

Lind, P., and Finley, D. "County Commissioners as a Key Constituency for Public Health." *Journal of Public Health Management and Practice*, 2000, *6*(2), 30–38.

Lipkin, M. J. "Patient Education and Counseling in the Context of Modern Patient-Physician-Family Communication." *Patient Education and Counseling*, 1996, *27*(1), 5–11.

Littlejohn, S. W., and Foss, K. A. "Anxiety/Uncertainty Management Theory" In *Encyclopedia of Communication Theory*. September 17, 2009a. http://knowledge.sagepub.com/view/communicationtheory/n15.xml.

Littlejohn, S. W., and Foss, K. A. "Problematic Integration Theory" In *Encyclopedia of Communication Theory*. September 17, 2009b. http://knowledge.sagepub.com/view/communicationtheory/n304.xml.

Liu, S., and Chen, G. M. "Communicating Health: People, Culture and Context." *China Media Research*, 2010, *6*(4), 1–2. www.chinamediaresearch.net/readmore/vol6no4/CMR100400%20Editor%20Introduction%20Liu%20and%20Chen%20Communication%20Health.pdf. Retrieved Jan. 2013.

Lu, M. C., and Lu, J. S. "Maternal Nutrition and Infant Mortality in the Context of Relationality." Joint Center for Political and Economic Studies, Health Policy Institute, 2007. www.jointcenter.org/sites/default/files/upload/research/files/MATERNAL%20FINAL%20-%2087%20pages.pdf. Retrieved Jan. 2013.

Lukoschek, P., Fazzari, M., and Marantz, P. "Patient and Physician Factors Predict Patients' Comprehension of Health Information." *Patient Education and Counseling*, 2003, *50*, 201–210.

Lund, S., and others. "Mobile Phones as a Health Communication Tool to Improve Skilled Attendance at Delivery in Zanzibar: A Cluster-Randomized Controlled Trial." *BJOG: An International Journal of Obstetrics & Gynaecology*, 2012, *119*, 1256–1264.

Lunn, M. R., and Sanchez, J. P. "Prioritizing Health Disparities in Medical Education to Improve Care." *Academic Medicine*, 2011, *86*(11), 1343.

Macartney, K. K., and Durrheim, D. N. "NSW Immunisation Performance: Continuing Progress but No Room for Complacency." *New South Wales Public Health Bulletin*, 2011, *22*(10), 169–170.

Macnamara, J. "PR Metrics: Research for Planning & Evaluation of PR & Corporate Communication." *Media Monitors*. Research Paper. 2006. http://195.130.87.21:8080/dspace/bitstream/123456789/231/1/Macnamara-PR%20metrics.pdf. Retrieved Feb. 2013.

Maibach, E. "Pan-Canadian Healthy Living Strategy: The Roles of Communication and Social Marketing." *Presentation at the Pan-Canadian Healthy Living Strategy, Public Information Strategic Direction: Social Marketing Roundtable*, Sept. 23–24, 2003. Ottawa, Canada. www.phac-aspc.gc.ca/hl-vs-strat/ppt/ed_maibach/index-fra.php. Retrieved June 2013.

Maibach, E., and Holtgrave, D. R. "Advances in Public Health Communication." *Annual Review of Public Health*, 1995, *16*, 219–238.

Malmo University. "Communication for Development Portal." http://wpmu.mah.se/comdev. Retrieved Jan. 2013.

Marcus, J. *Mesoamerican Writing Systems: Propaganda, Myth, and History in Four Ancient Civilizations.* Princeton, NJ: Princeton University Press, 1992.

Mashberg, A., and Samit, A. "Early Diagnosis of Asymptomatic Oral and Pharyngeal Squamous Cancers." *CA: A Cancer Journal for Clinicians*, 1995, *45*(6), 328–351.

Mashberg, A., and others. "Tobacco Smoking, Alcohol Drinking, and Cancer of the Oral Cavity and Oropharynx Among US Veterans." *Cancer*, 2006, *72*(4), 1369–1375.

Mass in Motion. www.mass.gov/eohhs/consumer/wellness/healthy-living/mass-in-motion-english.html. Retrieved Dec. 2012.

Mass in Motion New Bedford. http://massinmotionnewbedford.org. Retrieved Dec. 2012.

Massachusetts Department of Public Health. www.mass.gov/eohhs/gov/departments/dph. Retrieved Dec. 2012.

Mast, R. C., and Smith, A. B. "Elimination Disorders: Enuresis and Encopresis." In W. M. Klykylo and J. Kay (eds.), *Clinical Child Psychiatry.* (3rd ed.) Chichester, UK: Wiley, 2012.

Matiella, A. C., Middleton, K., and Thaker, N. *Guidebook to Effective Materials Development for Health Education.* Scotts Valley, CA: Tobacco Education Clearinghouse of California, California Department of Health Services, Tobacco Control Section, 1991.

Matsunaga, D. S., Yamada, S., and Macabeo, A. "Cross-Cultural Tuberculosis Manual." Kalihi-Palama Health Center, Association of Asian and Pacific Community Health Organizations, US Centers for Disease Control, Oct. 1998. www.hawaii.edu/hivandaids/Cross%20Cultural%20TB%20Manual.pdf. Retrieved June 2013.

Mayfield, Z. "Fear Appeal Messages and their Effectiveness in Advertising." Yahoo! Contributor Network, 2006. http://voices.yahoo.com/fear-appeal-messages-their-effectiveness-advertising-31626.html?cat=70. Retrieved Mar. 2013.

McDivitt, J. A., Zimicki, S., and Hornik, R. C. "Explaining the Impact of a Communication Campaign to Change Vaccination Knowledge and Coverage in the Philippines." *Health Communication*, 1997, *9*, 95–118.

McEwen, E., and Anton-Culver, H. "The Medical Communication of Deaf Patients." *Journal of Family Practice*, 1988, *13*, 51–57.

McGuire, W. J. "Public Communication as a Strategy for Inducing Health-Promoting Behavioral Change." *Preventive Medicine*, 1984, *13*(3), 299–313.

McMorrow, S., and Howell, E. M. "State Mental Health Systems for Children. A Review of the Literature and Available Data Sources." Urban Institute. Aug. 2010. www.urban.org/uploadedpdf/412207-state-mental.pdf. Retrieved Feb. 2013.

McQuail, D. *Mass Communication Theory.* (3rd ed.) Thousand Oaks, CA: Sage, 1994.

Medscape. "How Stigma Interferes with Mental Healthcare: An Expert Interview with Patrick W. Corrigan, PsyD." *Medscape Psychiatry and Mental Health*, 2004, *9*(2). www.medscape.com/viewarticle/494548. Retrieved Jan. 2006.

Meetoo, D., and Meetoo, L. "Explanatory Models of Diabetes Among Asian and Caucasian Participants." *British Journal of Nursing*, 2005, *14*(3), 154–159.

Mercer, S. L., Potter, M. A., and Green, L. W. *"Participatory Research: Guidelines and Lessons from the CDC's Extramural Prevention Research Program."* Paper presented at the American Public Health Association 130th Annual Meeting, Philadelphia, Nov. 2002.

Mercuri, M., and Gafni, A. "Medical Practice Variations: What the Literature Tells Us (or Does Not) About What Are Warranted and Unwarranted Variations." *Journal of Evaluation in Clinical Practice*, 2011, *17*(4), 671–677.

Mercy Corps. "Guide to Community Mobilization Programming." www.mercy corps.org/sites/default/files/CoMobProgrammingGd.pdf. Retrieved Feb. 2013.

Mermelstein, R., and others. "Social Support and Smoking Cessation and Maintenance." *Journal of Consulting and Clinical Psychology*, 1986, *54*(4), 447–453.

Metzger, M. J., Flanagin, A. J., and Medders, R. B. "Social and Heuristic Approaches to Credibility Evaluation Online." *Journal of Communication*, 2010, *60*(3), 413–439.

Michau, L. "Community Mobilization: Preventing Partner Violence by Changing Social Norms." *Expert paper prepared for Expert Group Meeting Prevention of Violence against Women and Girls*, Bangkok, Thailand, Sept. 17–20, 2012. www.unwomen.org/wp-content/uploads/2012/09/EGM-paper-Lori-Michau.pdf. Retrieved Feb. 2013.

Mintzes, B., and Baraldi, R. "Direct-to-Consumer Prescription Drug Advertising: When Public Health Is No Longer a Priority." www.whp-apsf.ca/en/documents /dtca_priority.html. Retrieved Jan. 2006.

Mo, P.K.H., and Coulson, N. S. "Developing a Model for Online Support Group Use, Empowering Processes and Psychosocial Outcomes for Individuals Living with HIV/AIDS." *Psychology & Health*, 2012, *27*(4), 445–459.

Mokhtar, N., and others. "Diet, Culture and Obesity in Northern Africa." *Journal of Nutrition*, 2001, *131*, 887S–892S.

Moment, D., and Zaleznik, A. *The Dynamics of Interpersonal Behavior*. Hoboken, NJ: Wiley, 1964.

Monfrecola, G., Fabbrocini, G., Posteraro, G., and Pini, D. "What Do Young People Think About the Dangers of Sunbathing, Skin Cancer, and Sunbeds? A Questionnaire Survey Among Italians." *Photodermatology, Photoimmunology and Photomedicine*, 2000, *16*, 15–18.

Montecino, V. "Criteria to Evaluate the Credibility of WWW Resources." Aug. 1998. http://mason.gmu.edu/~montecin/web-eval-sites.htm. Retrieved Feb. 2006.

Moon, R. Y., Oden, R. P., Joyner, B. L., and Ajao, T. I. "Qualitative Analysis of Beliefs and Perceptions About Sudden Infant Death Syndrome in African-American Mothers: Implications for Safe Sleep Recommendations." *The Journal of Pediatrics*, 2010, *157*(1), 92–97.

Morris, J. N. (ed.). *The Socio-Ecological Model: Uses of Epidemiology*. New York: Churchill Livingstone, 1975.

Morzinski, J. A., and Montagnini, M. L. "Logic Modeling: A Tool for Improving Educational Programs." *Journal of Palliative Medicine*, 2002, 5(4), 566–570.

Moss, H. B., Kirby, S. D., and Donodeo, F. "Characterizing and Reaching High-Risk Drinkers Using Audience Segmentation." *Alcoholism: Clinical and Experimental Research*, 2009, 33(8), 1336–1345.

Mshana, G., Dotchin, C. L., and Walker, R. W. "'We Call It the Shaking Illness': Perceptions and Experiences of Parkinson's Disease in Rural Northern Tanzania." *BMC Public Health*, 2011, 11, 219. www.biomedcentral.com/content/pdf/1471–2458–11–219.pdf. Retrieved Jan. 2013.

MSNBC. "Trans Fat Free—The Next Food Fad? Companies Rush to Get Rid of Artery-Clogging Ingredient." www.msnbc.msn.com/id/6840122. Retrieved Jan. 2006.

Mueller, P. S., Plevak, D. J., and Rummans, T. A. "Religious Involvement, Spirituality and Medicine: Implications for Clinical Practice." *Mayo Clinic Proceedings*, 2001, 76, 1225–1235.

Museum of Public Relations. "1992: The Case for PR Licensing." www.prmuseum.com/bernays/bernays_1990.html. Retrieved Nov. 2005.

Muturi, N. "Communication for HIV/AIDS Prevention in Kenya: Socio-Cultural Considerations." *Journal of Health Communication*, 2005, 10, 77–98.

Nacinovich Jr., M. R., and MacDonald, M. *Preparing for a Nightmare in the Calgary Health Region—Planning for Pandemic Influenza.* Unpublished case study, 2012.

National Alliance on Mental Illness. "Mental Illness: Facts and Numbers." www.nami.org/Template.cfm?Section=About_Mental_Illness&Template=/ContentManagement/ContentDisplay.cfm&ContentID=53155. Retrieved Feb. 2013.

National Association of Chain Drug Stores. "How to Effectively Communicate with Policymakers." http://meetings.nacds.org/rxImpact/pdfs/FS11_HowToCommunicate.pdf. Retrieved Feb. 2013.

National Association of Community Health Centers. "Press Kit." www.nachc.com/press-kit.cfm. Retrieved Feb. 2013.

National Association of Pediatric Nurse Practitioners. "HIB Disease." www.hibdisease.com. Retrieved Nov. 2005.

National Board of Public Health Examiners. www.nbphe.org/index.cfm. Retrieved Dec. 2011.

National Cancer Institute at the National Institutes of Health. *Making Health Communication Programs Work.* Bethesda, MD: National Institutes of Health, 2002.

National Cancer Institute. "Theory at a Glance: A Guide for Health Promotion Practice." www.cancer.gov/cancertopics/cancerlibrary/theory.pdf. Retrieved Oct. 2005a.

National Cancer Institute. "What You Need to Know About Skin Cancer: Cause and Prevention." www.cancer.gov/cancertopics/wyntk/skin/page5. Retrieved Oct. 2005b.

National Cancer Institute. "Pink Book—Making Health Communication Programs Work." www.cancer.gov/cancertopics/cancerlibrary/pinkbook/page1 /AllPages. Retrieved Mar. 2013.

National Center for Safe Routes to School. www.saferoutesinfo.org. Retrieved Dec. 2012.

National CNS Competency Task Force. "Clinical Nurse Specialist Core Competencies. Executive Summary 2006–2008." 2010. www.nacns.org/docs /CNSCoreCompetenciesBroch.pdf. Retrieved Feb. 2013.

National Council for Public-Private Partnerships. "How Partnerships Work." http://ncppp.org/howpart/index.html. Retrieved Mar. 2006.

National Foundation for Infectious Diseases. "NFID Urges Use of New Childhood Vaccine Schedule." *Double Helix*, 1997, *22*(2).

National Foundation for Infectious Diseases. *"Flu Fight for Kids."* Unpublished case study, 2005.

National Institute of Child Health and Human Development. "Safe Sleep for Your Baby: Reduce the Risk of Sudden Infant Death Syndrome (SIDS) (African American Outreach)." Oct. 2005. www.nichd.nih.gov/publications/pubs /Documents/safe_sleep_general_brochure_2012.pdf. Retrieved Feb. 2006.

National Institute of Mental Health. "NIMH Outreach Partnership Program." www.nimh.nih.gov/outreach/partnership-program/index.shtml. Retrieved Feb. 2013a.

National Institute of Mental Health. "Office of Constituency Relations and Public Liaison (OCRPL)." www.nimh.nih.gov/about/organization/od/office-of-constituency-relations-and-public-liaison-ocrpl.shtml. Retrieved Feb. 2013b.

National Institutes of Health. "NIH News Release, February 28, 2003." 2003. www.nichd.nih.gov/new/releases/infant_sids_risk.cfm. Retrieved June 2005.

National Institutes of Health. "Improving Health Literacy." www.health.gov /communication/literacy. Retrieved Oct. 2005.

National Institutes of Health. "Human Subjects Research and IRBs." http://bioethics .od.nih.gov/IRB.html. Retrieved Mar. 2006.

National League for Nursing. "Core Competencies of Nurse Educators with Task Statements." 2005. www.nln.org/profdev/corecompetencies.pdf. Retrieved June 2013.

National Network for Election Reform. "Removing Voting Barriers for Citizens with Mental Disabilities." www.lawv.net/system/files/Removing%20Barriers %20Voters%20Mental%20Disabilities.pdf. Retrieved Mar. 2013.

National Opinion Research Center. University of Chicago. "Understanding the Impact of Health IT in Underserved Communities and those with Health Disparities." *Briefing Paper*. 2010. www.healthit.gov/sites/default/files/pdf/hit-underserved-communities-health-disparities.pdf. Retrieved Feb. 2013.

National Patient Safety Foundation. "Partnership for Clear Health Communication Joins Forces with the National Patient Safety Foundation." 2007. www.npsf.org /updates-news-press/press/partnership-for-clear-health-communication -joins-forces-with-the-national-patient-safety-foundation. Retrieved Jan. 2013.

National Planning Council, Colombia. "Traditional vs. Participatory Plan-ning." Communication Initiative. 2003. www.comminit.com/polio/content /traditional-vs-participatory-planning. Retrieved June 2013.

National Pork Board. "Activist Groups and Your Kids." *Pork Checkoff Report*, 2008a, *27*(1). www.pork.org/filelibrary/PorkCheckoffReport/2008SpringCheck offReport.pdf. Retrieved Feb. 2013.

National Pork Board. "Checkoff Tracks Activist Groups' Influence on Kids." 2008b. www.pork.org/News/645/Feature325.aspx#.USaKAB2−1Bk. Retrieved Feb. 2013.

National Research Council and Institute of Medicine. (2009). *Preventing Mental, Emotional, and Behavioral Disorders Among Young People: Progress and Pos-sibilities.* Committee on the Prevention of Mental Disorders and Substance Abuse Among Children, Youth, and Young Adults: Research Advances and Promising Interventions. (Mary Ellen O'Connell, Thomas Boat, and Kenneth E. Warner, eds.) Board on Children, Youth, and Families, Division of Behavioral and Social Sciences and Education. Washington, DC: The National Academies Press.

National Public Radio. "Profile: How Sigmund Freud's Ideas Helped to Create the New Field of Public Relations." *Morning Edition*, Apr. 22, 2005.

National SIDS/Infant Death Resource Center. "SIDS Deaths by Race and Eth-nicity 1995−2001." www.californiasids.com/UploadedFiles/Forms/SIDS%20 Race%20and%20Ethnicity.pdf. Retrieved June 2013.

New School for Public Engagement. www.newschool.edu/public-engagement. Retrieved Feb. 2013.

New South Wales Department of Health, Australia. "Health Promotion Glossary." www.health.nsw.gov.au/public-health/health-promotion/abouthp /glossary.html. Retrieved Feb. 2006.

New York Academy of Sciences. "Prioritizing Health Disparities in Medical Education to Improve Care." www.nyas.org/Events/Detail.aspx?cid=cb76f217 −8ed4−4e0b-8c9f-29b25483b181. Retrieved Dec. 2012.

New York City Department of Health and Mental Hygiene. "Health Department Launches New Smoking Cessation Campaign, Suffering Every Minute, Which Depicts the Health Consequences of Smoking." Sept. 2012. www.nyc.gov/html /doh/html/pr2012/pr023−12.shtml.

New York Times Company. "The New York Times Circulation Data." www.nytco .com/investors/financials/nyt-circulation.html. Retrieved Feb. 2013.

New York University. "Integrated Marketing Communication for Behavioral Impact in Health and Social Development 2006." http://steinhardt.nyu.edu/imc. Retrieved Jan. 2013.

Ngo-Metzger, Q., and others. "Surveying Minorities with Limited-English Pro-ficiency: Does Data Collection Method Affect Data Quality Among Asian Americans?" *Medical Care*, 2004, *42*(9), 893−900.

Nielsen. "Three Screen Report." (vol. *8*) 1st Quarter 2010. 2010. www.nielsen .com/content/dam/corporate/us/en/reports-downloads/3%20Screen/2010/ Three%20Screen%20Report%20(Q1%202010).pdf. Retrieved Feb. 2013.

Nielsen Norman Group. "Participation Inequality: Encouraging More Users to Contribute." Oct. 2006. www.nngroup.com/articles/participation-inequality. Retrieved Feb. 2013.

Nilsen, W., and others. "Advancing the Science of mHealth." *Journal of Health Communication*, 2012, *17*(Supp. 1), 5–10.

Nivet, M. "Commentary: Diversity and Inclusion in the 21st Century: Bridging the Moral and Excellence Imperatives." *Academic Medicine*, 2012, *87*(11), 1458–1460.

Nowak, G., and others. "The Application of 'Integrated Marketing Communications' to Social Marketing and Health Communication: Organizational Challenges and Implications." *Social Marketing Quarterly*, 1998, *4*(4), 12–16.

Nuzum, E. "On-Air Program Promotions Insight Study—Final Report." May 2004. www.aranet.com/library/pdf/doc-0111.pdf. Retrieved Jan. 2013.

Obayelu, A., and Ogunlade, I. "Analysis of the Uses of Information Communication Technology (ICT) for Gender Empowerment and Sustainable Poverty Alleviation in Nigeria." *International Journal of Education and Development using ICT*, 2006, *2*(3). http://ijedict.dec.uwi.edu/viewarticle.php?id=172.

Obregon, R., and Waisbord, S. "The Complexity of Social Mobilization in Health Communication: Top-Down and Bottom-Up Experiences in Polio Eradication." *Journal of Health Communication: International Perspectives*, 2010, *15*(Suppl. 1), 25–47.

O'Connell, M. E., Boat, T., and Warner, K. E. (eds.). *Preventing Mental, Emotional, and Behavioral Disorders Among Young People.* Committee on the Prevention of Mental Disorders and Substance Abuse Among Children, Youth, and Young Adults: Research Advances and Promising Interventions. (Mary Ellen O'Connell, Thomas Boat, and Kenneth E. Warner, eds.) Board on Children, Youth, and Families, Division of Behavioral and Social Sciences and Education. Washington, DC: The National Academies Press.

Office for Human Research Protections. "Office for Human Research Protections." www.hhs.gov/ohrp/about/facts/index.html. Retrieved Mar. 2006.

Office of Adolescent Pregnancy Programs. "Instructions for Completing the Adolescent Family Life Prevention Demonstration Project End of Year Report Template." www.hhs.gov/ocio/infocollect/pending/EOYInstructionsPrev.doc. Retrieved Mar. 2006.

Office of Behavioral and Social Sciences Research. National Institutes of Health. "Mobile Health (mHealth) Training Institutes." http://obssr.od.nih.gov/training_and_education/mhealth/. Retrieved Feb. 2013.

101PublicRelations.com. "Public Relations: How to Make Your Story Pitch Stand Out in the Email Jungle." http://101publicrelations.com/blog/cat_marketing_and_sales.html. Retrieved Dec. 2005.

101PublicRelations. "The Good, The Bad, and the Atrocious." http://101publicrelations.com/blog/the_good_the_bad_and_the_atrocious_000099.html. Retrieved Feb. 2013.

Ohio University. "Communication & Development Studies." www.commdev.ohio .edu. Retrieved Jan. 2013.

O'Sullivan, G. A., Yonkler, J. A., Morgan, W., and Merritt, A. P. *A Field Guide to Designing a Health Communication Strategy*. Baltimore: Johns Hopkins Bloomberg School of Public Health, Center for Communication Programs, 2003.

Paek, H. J., and others. "Applying Theories of Behavior Change to Public Emergency Preparedness: Implications for Effective Health and Risk Communication." Paper presented at the Annual Meeting of the NCA 94th Annual Convention, San Diego, Nov. 2008. www.allacademic.com/meta/p259806_index.html.

Painter, A. F., and Lemkau, J. P. "Turning Roadblocks into Stepping Stones: Teaching Psychology to Physicians." *Teaching of Psychology*, 1992, *19*(3), 183–184.

Paletz, D. L. *The Media in American Politics: Contents and Consequences*. New York: Longman, 1999.

Paletz, D. L., Owen, D., and Cook, T. E. "Saylor.org's Comparative Politics/ Understanding Diverse Populations and Public Opinion. Public Opinion." 2012. http://en.wikibooks.org/wiki/Saylor.org's_Comparative_Politics /Understanding_Diverse_Populations_and_Public_Opinion. Retrieved June 2013.

Pang, C. "The Koreans." In N. Palafox and A. Warren (eds.), *Cross Cultural Caring: A Handbook for Health Care Professions in Hawaii*. Honolulu: Transcultural Healthcare Forum, 1980.

Park, H. S., and Raile, A.N.W. "Perspective Taking and Communication Satisfaction in Coworker Dyads." *Journal of Business and Psychology*, 2010, *25*(4), 569–581.

Parkin, D. M., and others (eds.). *Cancer Incidence in Five Continents*. Lyon: IARC, 1997.

Parks, W., and Lloyd, L. *Planning Social Mobilization and Communication for Dengue Fever: A Step-By-Step Guide*. Geneva: World Health Organization, 2004. www.who.int/tdr/publications/documents/planning_dengue.pdf.

Parks, W., Shrestha, S., and Chitnis, K. Essentials for Excellence: Research, Monitoring and Evaluating Strategic Communication for Behaviour and Social Change with Special Reference to the Prevention and Control of Avian Influenza/Pandemic Influenza. UNICEF Pacific Office, Fiji, 2008.

Partnering for Patient Empowerment Through Community Awareness (PPECA). "PPECA Home Page." www.galter.northwestern.edu/ppeca. Retrieved June 2005.

Partnership at Drugfree.org. "Germans Defy Smoking Ban, and Enforcement Is Lax." Jan. 16, 2008. www.drugfree.org/uncategorized/germans-defy-smoking-ban-and. Retrieved Mar. 2013.

Partnership for Health in Aging. "Multidisciplinary Competencies in the Care of Older Adults at the Completion of the Entry-Level Health Professional Degree." www.americangeriatrics.org/files/documents/health_care_pros/PHA_Multi disc_Competencies.pdf. Retrieved Feb. 2013.

Patel, D. "Social Mobilization as a Tool for Outreach Programs in the HIV/AIDS Crisis." In M. Haider (ed.), *Global Public Health Communication: Challenges, Perspectives, and Strategies*. Sudbury, MA: Jones and Bartlett, 2005.

Paunio, M., and others. "Increase of Vaccination Coverage by Mass Media and Individual Approach: Intensified Measles, Mumps, and Rubella Prevention Program in Finland." *American Journal of Epidemiology*, 1991, *133*(11), 1152–1160.

Peace Corps. "Culture Matters. The Peace Corps Cross-Cultural Workbook." 2011. wws.peacecorps.gov/wws/publications/culture/pdf/workbook.pdf. Retrieved Jan. 2013.

Pearson, J. C., and Nelson, P. E. *Understanding and Sharing*. (5th ed.) Dubuque, IA: Wm. C. Brown, 1991.

Pechmann, C. "A Comparison of Health Communication Models: Risk Learning Versus Stereotype Priming." *Media Psychology*, 2001, *3*(2), 189–210.

Perlotto, M. "The Invisible Partner: How the Marketing Department Supports Your Sales Efforts." 2005. www.spectroscopyonline.com/spectroscopy/article/articleDetail.jsp?id=160030. Retrieved June 2013.

Pernice, D., and others. "Italian Validation of the Royal Free Interview for Religious and Spiritual Beliefs." *Functional Neurology*, 2005, *20*(2), 77–84.

Pew Internet & American Life Project. "Bloggers: A Portrait of the Internet's New Storytellers." July 2006. http://pewinternet.org/~/media/Files/Reports/2006/PIP%20Bloggers%20Report%20July%2019%202006.pdf.pdf. Retrieved Feb. 2013.

Pew Internet & American Life Project. "E-patients with a Disability or Chronic Disease." Oct. 2007. www.pewinternet.org/~/media/Files/Reports/2007/EPatients_Chronic_Conditions_2007.pdf.pdf. Retrieved Feb. 2013.

Pew Internet & American Life Project. "Demographics of Teen Internet Users." 2011a. http://pewinternet.org/Static-Pages/Trend-Data-(Teens)/Whos-Online.aspx.

Pew Internet & American Life Project. "Health Topics." 2011b. http://pewinternet.org/~/media//Files/Reports/2011/PIP_Health_Topics.pdf.

Pew Internet & American Life Project. "71% of Online Adults Now Use Video-Sharing Sites." 2011c. http://pewinternet.org/Reports/2011/Video-sharing-sites/Report.aspx.

Pew Internet & American Life Project. "Smartphone Adoption and Usage: Key Findings." 2011d. http://pewinternet.org/Reports/2011/Smartphones/Summary.aspx.

Pew Internet & American Life Project. "The Social Life of Health Information, 2011." 2011e. www.pewinternet.org/~/media//Files/Reports/2011/PIP_Social_Life_of_Health_Info.pdf.

Pew Internet & American Life Project. "Demographics of Internet Users." 2012a. http://pewinternet.org/Trend-Data-(Adults)/Whos-Online.aspx. Retrieved Feb. 2013.

Pew Internet & American Life Project. "Older Adults and Internet Use." 2012b. www.pewinternet.org/Reports/2012/Older-adults-and-internet-use.aspx. Retrieved Feb. 2013.

Pew Internet & American Life Project. "Teens, Smartphones & Texting: Summary of Findings." 2012c. http://pewinternet.org/Reports/2012/Teens-and-smartphones/Summary-of-findings.aspx. Retrieved Feb. 2013.

Pew Internet & American Life Project. "Blogs." http://pewinternet.org/Topics/Activities-and-Pursuits/Blogs.aspx?typeFilter=5. Retrieved Feb. 2013a.

Pew Internet & American Life Project. "Pew Internet: Health." 2013b. http://pewinternet.org/Commentary/2011/November/Pew-Internet-Health.aspx. Retrieved Feb. 2013.

Pew Internet & American Life Project. "Pew Internet: Mobile." 2013c. http://pewinternet.org/Commentary/2012/February/Pew-Internet-Mobile.aspx. Retrieved Feb. 2013.

Pew Internet & American Life Project. "Pew Internet: Social Networking (Full Detail)." 2013d. http://pewinternet.org/Commentary/2012/March/Pew-Internet-Social-Networking-full-detail.aspx. Retrieved Feb. 2013.

Pew Research Center. "Are We Happy Yet?" Feb. 2006. http://pewsocialtrends.org/files/2010/10/AreWeHappyYet.pdf. Retrieved Jan. 2013.

Phillips, B. "5 Factors That Determine Whether a Journalist Will Cover Your Story." Dec. 2012. www.prdaily.com/Main/Articles/5_factors_that_determine_whether_a_journalist_will_10531.aspx#. Retrieved June 2013.

Photovoice. www.photovoice.org. Retrieved Mar. 2013.

Physicians for Human Rights. "An Action Plan to Prevent Brain Drain: Building Equitable Health Systems in Africa." *Health Action AIDS.* June 2004. http://allafrica.com/download/resource/main/main/idatcs/00010242:21e6b22646882263f8b7aa73a71c810c.pdf. Retrieved June 2013.

Pikoulis, E., Waasdorp, B. S., Leppaniemi, A., and Burris, D. "Hippocrates: The True Father of Medicine." *American Surgeon*, 1998, *64*(3), 274–275.

Pinto E. "KAP Study: Common Practices and Attitudes Toward Malaria, 1998." Unpublished report. UNICEF, Luanda, Angola.

Piotrow, P. T., Kincaid, D. L., Rimon, J. G., and Rinehart, W. *Health Communication: Lessons from Family Planning and Reproductive Health.* Westport, CT: Praeger, 1997.

Piotrow, P. T., Rimon, J. G. II, Payne Merritt, A., and Saffitz, G. *Advancing Health Communication: The PCS Experience in the Field.* Baltimore: Johns Hopkins Bloomberg School of Public Health, Center for Communication Programs, 2003.

Population Reference Bureau. "Policy Communication Fellows." www.prb.org/EventsTraining/InternationalTraining/PolicyFellows.aspx. Retrieved Feb. 2013.

Porter, R. W., and others. "Role of Health Communications in Russia's Diphtheria Immunization Program." *Journal of Infectious Diseases*, 2000, *181*(Supp. 1), S220–S227.

Porter, S., and ten Brinke, L. "Reading Between the Lies: Identifying Concealed and Falsified Emotions in Universal Facial Expressions." *Psychological Science*, 2008, *19*(5), 508–514.

Powell, H. L., and Segrin, C. "The Effect of Family and Peer Communication on College Students' Communication with Dating Partners about HIV and AIDS." *Health Communication*, 2004, *16*(4), 427–449.

PPP Bulletin International. "What Is a Public Private Partnership?" 2012. www.pppbulletin.com/pages/whatisappp. Retrieved Feb. 2013.

Prochaska, J., and DiClemente, C. C. "Stages and Process of Self-Change of Smoking: Toward an Integrative Model of Change." *Journal of Consulting and Clinical Psychology*, 1983, *51*, 390–395.

Prochaska, J. O., and Vleicer, W. F. "The Transtheoretical Model of Health Behavior Change." *American Journal of Health Promotion*, 1997, *12*(1), 38–48.

Program for Appropriate Technology in Health. "Community Theater in Benin: Taking the Show on the Road." Unpublished case study, 2005a.

Program for Appropriate Technology in Health. *"How Bingwa Changed His Ways."* Unpublished case study, 2005b.

ProQuest. Search term: "Babies and Sleep." Retrieved April 2013. www.proquest .com/en-US.

Public Health Agency of Canada. "The Canadian Pandemic Influenza Plan for the Health Sector." www.phac-aspc.gc.ca/cpip-pclcpi/index-eng.php. Retrieved Nov. 2012.

Public-Private Partnership for Handwashing. "Mission." www.globalhandwashing .org/mission. Retrieved June 2013.

Public Relations Society of America. "PRSA Member Code of Ethics 2000." www.prssa.org/downloads/codeofethics.pdf. Retrieved Nov. 2005a.

Public Relations Society of America. "The Public Relations Profession: About Public Relations." www.prsa.org/_Resources/Profession/index.asp?ident=prof1. Retrieved Nov. 2005b.

Quebral, N. C. "Development Communication in the Agricultural Context." Paper presented at the symposium *In Search of Breakthroughs in Agricultural Development.* Laguna: University of the Philippines, College of Agriculture, 1971.

Quebral, N. "What Do We Mean by Development Communication?" *International Development Review*, 1972, *15*(2), 25–28.

Quebral, N. "Development Communication in a Borderless World." Paper presented at the national conference-workshop on the undergraduate development communication curriculum, *New Dimensions, Bold Decisions.* Los Baños: University of the Philippines, College of Development Communication, 2001, 15–28.

QuickMBA. "Marketing Research." www.quickmba.com/marketing/research. Retrieved Feb. 2006.

Ramirez, A. G., and others. "Advancing the Role of Participatory Communication in the Diffusion of Cancer Screening Among Hispanics." *Journal of Health Communication*, 1999, *4*(1), 31–36.

Randall, V. R. "Racial Discrimination in Health Care and CERD." Dayton, OH: Institute on Race, Health Care and the Law, University of Dayton School of Law. 2002. http://academic.udayton.edu/health/07HumanRights/racial01.htm. Retrieved Mar. 2006.

Ratzan, C., and others. "Education for the Health Communication Professional." *American Behavioral Scientist*, 1994, *38*(2), 361–380.

Raven, J. H., Chen, Q., Tolhurst, R. J., and Garner, P. "Traditional Beliefs and Practices in the Postpartum Period in Fujian Province, China: A Qualitative Study." *BMC Pregnancy & Childbirth*, 2007, *7*, 8.

Reeves, P. M. "Coping in Cyberspace: The Impact of Internet Use on the Ability of HIV-Positive Individuals to Deal with Their Illness." *Journal of Health Communication*, 2000, *5*(Suppl.), 47–59.

Reich, M. R. "Public-Private Partnerships for Public Health." In M. R. Reich (ed.), *Public-Private Partnerships for Public Health*. Cambridge, MA: Harvard Center for Population and Development Studies, 2002.

Reid, E. "Understanding the Word 'Advocacy' Context and Use." Online article. Urban Institute. Advocacy Research Seminars. www.urban.org/advocacy research/seminar1/Reid.pdf. Retrieved June 2013.

Renganathan, E., and others. "Communication-for–Behavioral-Impact (COMBI): A Review of WHO's Experiences with Strategic Social Mobilization and Communication in the Prevention and Control of Communicable Diseases." In M. Haider (ed.), *Global Public Health Communication: Challenges, Perspectives, and Strategies*. Sudbury, MA: Jones and Bartlett, 2005.

Reynolds, B. "Crisis and Emergency Risk Communication." *Applied Biosafety*, 2005, *10*(1), 47-56. www.absa.org/abj/abj/051001reynolds.pdf. Retrieved Feb. 2013.

Reynolds, B., and Seeger, M. W. "Crisis and Emergency Risk Communication as an Integrative Model." *Journal of Health Communication*, 2005, *10*, 43–55.

Rhode Island Department of Health. "Office of Minority Health African-American/Black Culture and Health." www.health.ri.gov/chic/minority/afr_cul.php. Retrieved Oct. 2005a.

Rhode Island Department of Health. "Office of Minority Health Latino/Hispanic Culture and Health." www.health.ri.gov/chic/minority/lat_cul.php. Retrieved Oct. 2005b.

Rhode Island Department of Health. "Office of Minority Health Native American Culture and Health." www.health.ri.gov/chic/minority/natcul.php. Retrieved Oct. 2005c.

Rhode Island Department of Health. "Office of Minority Health Southeast Asian Culture and Health." www.health.ri.gov/chic/minority/asi_cul.php. Retrieved Oct. 2005d.

Richardson, A. "New Media: A Potential Mechanism to Exacerbate Health-Related Disparities." *Journal of Mass Communication and Journalism*, 2012, *2*(1), e107. www.omicsgroup.org/journals/2165–7912/2165–7912–2-e107.php?aid= 3755. Retrieved June 2013.

Rienks, J., and others. "Evidence That Social Marketing Campaigns Can Effectively Increase Awareness of Infant Mortality Disparities." Paper presented at the Annual Meeting of the American Public Health Association, Philadelphia, Dec. 13, 2005.

Rimal, R. N., and Lapinski, M. K. "Why Health Communication Is Important in Public Health." *Bulletin of the World Health Organization*, 2009, *87*(4), 247. www.who.int/bulletin/volumes/87/4/08−056713/en. Retrieved June 2013.

Rimon, J. G. "Behaviour Change Communication in Public Health. Beyond Dialogue: Moving Toward Convergence." The Communication Initiative. 2002. www.comminit.com/strategicthinking/stnicroundtable/sld-1744.html. Retrieved Nov. 2005.

Robberson, M. R., and Rogers, R. W. "Beyond Fear Appeals: Negative and Positive Persuasive Appeals to Health and Self-Esteem." *Journal of Applied Social Psychology*, July 2006, 277−287.

Robert Graham Center. Policy Studies in Family Practice and Primary Care. "Patterns of Visits to Physicians' Offices, 1980 to 2003." *American Academy of Family Physicians*, 2005, *72*(5), 762.

Robert Wood Johnson Foundation. "Using ECHO (Extension for Community Healthcare Outcomes) to Train Primary Care Providers in Best Practices for Complex Health Conditions." www.rwjf.org/en/grants/grant-records/2009/02/using-echo—extension-for-community-healthcare-outcomes-to-trai.html. Retrieved June 2013.

Robinson, T. N., Patrick, K., Eng, T. R., and Gustafson, D. "An Evidence-Based Approach to Interactive Health Communication: A Challenge to Medicine in the Information Age." *Journal of the American Medical Association*, 1998, *280*, 1264−1269.

Rockefeller Foundation Communication and Social Change Network. "Measuring and Evaluating Communication for Social Change." Communication Initiative. June 2001. www.comminit.com/node/1849. Retrieved June 2013.

Rogers, E. M. *Diffusion of Innovations.* New York: Free Press, 1962.

Rogers, E. M. "Communication and Development: The Passing of the Dominant Paradigm." *Communication Research*, 1976, *3*(2), 213−240.

Rogers, E. M. *Diffusion of Innovations.* (3rd ed.) New York: Free Press, 1983.

Rogers, E. M. *Diffusion of Innovations.* (4th ed.) New York: Free Press, 1995.

Rogers, E. M., and Kincaid, D. L. *Communication Networks: Towards a New Paradigm for Research.* New York: Free Press, 1981.

Rogers, R. W. "A Protection Motivation Theory of Fear Appeals and Attitude Change." *Journal of Psychology*, 91, 1975, 93−114.

Rogers, R. W. "Cognitive and Physiological Processes in Fear Appeals and Attitude Change: A Revised Theory of Protection Motivation." In J. Cacioppo and R. Petty (eds.), *Social Psychophysiology.* New York: Guilford Press, 1983.

Roll Call. "Senate Yet to Limit Smoking." June 12, 2012. www.rollcall.com/issues/57_149/Senate-Yet-to-Limit-Smoking-215259−1.html. Retrieved June 2013.

Roloff, M. E. *Interpersonal Communication: The Social Exchange Approach.* Thousand Oaks, CA: Sage, 1987.

Rosen, D., Stefanone, M. A., and Lackaff, D. "Online and Offline Social Networks: Investigating Culturally Specific Behavior and Satisfaction." In *Proceedings of the 43rd Hawai'i International Conference on System Sciences.* New Brunswick: Institute of Electrical and Electronics Engineers, Inc. (IEEE), 2010.

Rosenstock, I. M., and Kirscht, J. P. "The Health Belief Model and Personal Health Behavior." *Health Education Monographs*, 1974, *2*, 470–473.

Royce, R. "Health Care Reform in England—Commercial Opportunity or Another False Dawn?" *Managed Care*, 2012, *21*(8), 32. http://ftp.managedcaremag .com/archives/1208/1208.UK_Royce.html. Retrieved Jan. 2013.

Rubin, R. B., Perse, E. M., and Barbato, C. A. "Conceptualization and Measurement of Interpersonal Communication Motives." *Human Communication Research*, 1988, *14*, 602–628.

Ruxin, J., and others. "Emerging Consensus in HIV/AIDS, Malaria, Tuberculosis, and Access to Essential Medicines." *Lancet*, 2005, *356*(9459), 618--621.

Saba, W. "Why Invest in Health Communication?" The Communication Initiative. Feb. 21, 2006. http://forums.comminit.com/viewtopic.php?t=60061 andpostdays=0andpostorder=ascandandstart=45andsid=e3887d65f69451e3 949aae2a487b9601andstyle=1. Retrieved Mar. 2006.

Saba, W. "The Added-Value of Theoretical Models in Evaluating Mass Media Campaigns." Unpublished case study, 2012a.

Saba, W. "Using Process Evaluation Data to Refine an Entertainment-Education Program in Bolivia." Unpublished case study, 2012b.

Saba, W., and others. "The Mass Media and Health Beliefs: Using Media Campaigns to Promote Preventive Behavior." Unpublished case study, 1992, 1–25.

Sarriot, E. "Sustaining Child Survival: Many Roads to Choose, but Do We Have a Map. Background Document for the Child Survival Sustainability Assessment (CSSA)." Sept. 2002. http://projectlaunch.promoteprevent.org /resources/sustaining-child-survival-many-roads-choose-do-we-have-map. Retrieved June 2013.

Saunders, M.N.K., Lewis, P., and Thornhill, A. *Research Methods for Business Students.* (3rd ed.) Upper Saddle River, NJ: Prentice Hall, 2003.

Sawyer, R. "The Impact of New Social Media on Intercultural Adaptation." 2011. Senior Honor Projects, Paper 242. http://digitalcommons.uri.edu /srhonorsprog/242.

Schepens Eye Research Institute. "Media and Public Relations." 2003. www.schepens.harvard.edu/news-room/newsroom/newsroom.html. Retrieved Nov. 2005.

Schiavo, R. "UNICEF Marketing and Production Study Preliminary Analysis/Research Protocol: The Marketing and Distribution of Insecticide-Treated Mosquito Nets in Angola—A National Program." Unpublished report. Luanda, Angola: UNICEF, National Malaria Control Program, Dec. 18, 1998.

Schiavo, R. "Marketing and Production Study Final Report/Research Results: The Marketing and Distribution of Insecticide-Treated Mosquito Nets in Angola—A National Program." Unpublished report. Luanda, Angola: UNICEF, National Malaria Control Program, May 4, 2000.

Schiavo, R. "Strategies to Build Successful Multi-Sectoral Partnerships." Presented at Support Center for Nonprofit Management, 2006; Strategic Communication Resources, 2007; and Health Equity Initiative, 2012.

Schiavo, R. "Why Invest in Health Communication?" The Communication Initiative. http://forums.comminit.com/viewtopic.php?t=60061andpostdays=0and postorder=ascandandstart=60andstyle=1. Retrieved Mar. 2006.

Schiavo, R. "Communication Strategies to Influence Policy Makers: The Role of Media Advocacy in Policy and Social Change." Presented at the American Public Health Association 135th Annual Meeting and Expo, Washington, DC, Nov. 6, 2007a.

Schiavo, R. *Health Communication: From Theory to Practice.* San Francisco: Jossey-Bass, 2007b.

Schiavo, R. "The Rise of E-Health: Current Topics and Trends on Online Health Communications." *Journal of Medical Marketing*, 2008, 8, 9–18.

Schiavo, R. "E-Health: Current Trends, Strategies, and Tools for Online Health Communications." Presented at the Office of Minority Health Resource Center, Rockville, MD, Mar. 24–25, 2009a.

Schiavo, R. Mapping & Review of Existing Guidance and Plans for Community- and Household-Based Communication to Prepare and Respond to Pandemic Flu. Research Report. New York: UNICEF, 2009b. www.unicef.org /influenzaresources/index_1072.html. Retrieved Jan. 2013.

Schiavo, R. *"Public Health Communications: Conceptual Frameworks and Models Relevant to Public Health Emergencies."* Presented at a WHO consultation, Geneva, Switzerland, Dec. 2009c.

Schiavo, R. *"Thinking Globally About Health Literacy: Looking at Key Issues and Multiple Communication Settings."* Presented at New York University, New York, Oct. 2009d.

Schiavo, R. "Public Health Communications: Conceptual Frameworks and Models Relevant to Public Health Emergencies." In World Health Organization *Social Mobilization in Public Health Emergencies: Preparedness, Readiness and Response.* Report of an Informal Consultation. Geneva: WHO, 2010a. http://whqlibdoc.who.int/hq/2010/WHO_HSE_GAR_BDP_2010.1_eng .pdf. Retrieved Jan. 2013.

Schiavo, R. "Training Paradigms for Health Communication in Urban Health Setting." Presented at the Ninth International Conference on Urban Health, New York, Oct. 2010b.

Schiavo, R. "Emerging Trends and Strategies on Evaluating New Media-Based Programs." Presented at the International Conference on Technology, Knowledge and Society, Bilbao, Spain, Mar. 25–27, 2011a. www.youtube.com/watch?v= DoKiGkuIn1g. Retrieved Feb. 2013.

Schiavo, R. "Health Equity and Health Communication: A New Dawn?" *Journal of Communication in Healthcare*, 2011b, *4*(2), 67−69.

Schiavo, R. "Implementing a Social Determinants of Health Agenda: New Trends, Strategies and Case Studies." *Health Equity Initiative.* 2012a.

Schiavo, R. "Health Communication in the New Media Age: What Has Changed and What Should Not Change." Workshop presented at Health Equity Initiative, 2012b.

Schiavo, R. "Strategies to Build Successful Multi-Sectoral Partnerships." *Health Equity Initiative.* 2012c.

Schiavo, R., Boahemaa, O., Watts, B., and Hoeppner, E. "Raising the Influence of Community Voices on Health Equity: Introducing Health Equity Exchange." *Journal of Communication in Healthcare*, Aug. 2012a. http://maneypublishing .com/images/pdf_site/Health_Equity_Exchange_-_Renata_Schiavo.pdf. Retrieved Jan. 2013.

Schiavo, R., Boahemaa, O., Watts, B., and Hoeppner, E. "Raising the Influence of Community Voices on Health Equity via an Integrated Communication and Community Engagement Approach." Poster presented at the 2012 Summit on the Science of Eliminating Health Disparities, National Harbor, MD, *Dec. 18*, 2012b.

Schiavo, R., Estrada-Portales, I., and Hoeppner, E. "Preconception Health and Peer-to-Peer Communication: Assessing Results of a National Program for Infant Mortality Prevention." Presentation at the 2012 NIH Summit on the Science of Eliminating Health Disparities, National Harbor, MD, Dec. 17, 2012.

Schiavo, R., Estrada-Portales, I., Hoeppner, E., and Ormaza, D. "Building Community-Campus Partnerships to Prevent Infant Mortality: Lessons Learned from Building Capacity in Four U.S. Cities." Presented at the American Public Health Association 140th Annual Meeting and Expo, San Francisco, Oct. 29, 2012. https://apha.confex.com/apha/140am/webprogram /Paper268579.html. Retrieved Feb. 2013.

Schiavo, R., Gonzalez-Flores, M., Ramesh, R., and Estrada-Portales, I. "Taking the Pulse of Progress Toward Preconception Health: Preliminary Assessment of a National OMH Program for Infant Mortality Prevention." *Journal of Communication in Healthcare*, 2011, *4*(2), 106−117.

Schiavo, R., and Kapil, N. "Mapping and Review of Existing Guidance and Plans for Community and Household-Based Communication to Prepare and Respond to Pandemic Influenza." Poster presented at American Public Health Association 137th Annual Meeting and Expo, Philadelphia, Nov. 2009.

Schiavo, R., and Ramesh, R. "Strategic Communication in Urban Health Settings: Taking the Pulse of Emerging Needs and Trends." Online Report. New York: Strategic Communication Resources, May 2010. www.renataschiavo.com /surveyresultsnew.html. Retrieved Jan. 2013.

Schiavo, R., and Robson, P. *Workshop Sobre Estrategias de Proteção Contra a Malária em Angola* [Workshop on malaria protection strategies in Angola]. Unpublished report. Luanda, Angola: UNICEF, National Malaria Control Program, 1999.

Schober, M. F., and Clark, H. H. "Understanding by Addressees and Observers." *Cognitive Psychology*, 1989, *21*, 211–232.

Schoch-Spana, M., and others. "Disease, Disaster, and Democracy: The Public's Stake in Health Emergency Planning." *Biosecurity and Bioterrorism: Biodefense Strategy, Practice, and Science*, 2006, *4*(3), 313–319.

Scholl, H. J. "Applying Stakeholder Theory to E-Government: Benefits and Limits." Paper presented at the First IFIP Conference on E-commerce, E-business, E-government, Zurich, Switzerland, Oct. 2001. www.albany.edu/~hjscholl /Scholl_IFIP_2001.pdf. Retrieved July 2006.

Schultz, D., and Schultz, H. *IMC: The Next Generation*. New York: McGraw-Hill, 2003.

Schultz, D., Tannerbaum, S. I., and Lauterborn, R. F. *The New Marketing Paradigm: Integrated Marketing Communications*. Chicago: NTC Business Books, 1994.

Schuster, M., McGlynn, E., and Brook, R. "How Good Is the Quality of Care in the United States?" *Milbank Quarterly*, 1998, *76*, 517–563.

Schutz, W. C. *The Interpersonal Underworld*. Palo Alto, CA: Science and Behavioral Books, 1966.

Search Engine Land. "Infographic: The Top Three US Search Engines." 2011. http://searchengineland.com/infographic-the-top-three-us-search-engines -99036. Retrieved Mar. 2013.

Sebeok. T. A. *Signs: An Introduction to Semiotics*. Toronto: University of Toronto Press, 2001.

Sekhri, N., Feachem, R., and Ni, A. "Public-Private Integrated Partnerships Demonstrate the Potential to Improve Health Care Access, Quality, and Efficiency." *Health Affairs*, 2011, *30*(8), 1498–1507.

Selden, C. R., and others (eds.). *Health Literacy, January 1990 Through 1999*. Bethesda, MD: National Library of Medicine, Feb. 2000.

Sellors, J. W., and others. "Incidence, Clearance and Predictors of Human Papillomavirus Infection in Women." *Canadian Medical Association Journal*, 2003, *168*(4), 421–425.

Sengupta, S., and others. "HIV Interventions to Reduce HIV/AIDS Stigma: A Systematic Review." *AIDS and Behavior*, 2011, *15*(6), 1075–1087.

Sesame Workshop. "Healthy Teeth, Healthy Me." www.sesameworkshop.org /news/pressroom/oralhealth.html. Retrieved Mar. 2013.

Sheikh, A. "Book of the Month: Religion, Health and Suffering." *Journal of the Royal Society of Medicine*, 1999, *92*, 600–601.

Sindel, D. "Text Messaging Simplifies Communication for Nurses and Hospitals." *AMN Healthcare 2009*. 2009. www.nursezone.com/nursing-news -events/devices-and-technology/Text-Messaging-Simplifies-Communication -for-Nurses-and-Hospitals_24668.aspx. Retrieved Feb. 2013.

Skevington, S. M., Lotfy, M., and O'Connell, K. A. "The World Health Organization's WHOQOL-BREF Quality of Life Assessment: Psychometric Properties and Results of the International Field Trial. A Report from the WHOQOL Group." *Quality of Life Research*, 2004, *13*, 299–310.

Slater, M. D. "Theory and Method in Health Audience Segmentation." *Journal of Health Communication*, 1996, *1*, 267–283.

Slotnick, H. B., and Shershneva, M. B. "Use of Theory to Interpret Elements of Change." *Journal of Continuing Education in the Health Professions*, 2002, 22, 197–204.

Smith, A. "Technology Trends Among People of Color." Pew Internet & American Life Project. Sept. 2010. www.pewinternet.org/Commentary/2010/September/Technology-Trends-Among-People-of-Color.aspx. Retrieved Feb. 2013.

Smith, R. D. "Psychological Type and Public Relations: Theory, Research, and Applications." *Journal of Public Relations Research*, 1993, 5(3), 177–199.

Smith, W. A., and Hornik, R. "Marketing, Communication, and Advocacy for Large-Scale STD/HIV Prevention and Control." In K. K. Holmes and others (eds.), *Sexually Transmitted Diseases*. New York: McGraw-Hill, 1999.

Society for Neuroscience. "Programs." http://web.sfn.org/Template.cfm?Section= Programs. Retrieved Mar. 2006.

Solomon, M. Z. "The Enormity of Task: Support and Changing Practice." *Hastings Center Report*, 1995, 25(6), S28–S32.

Solomon, M. Z., and others. "Toward an Expanded Vision of Clinical Ethics Education: From the Individual to the Institution." *Kennedy Institute of Ethics Journal*, 1991, *1*(3), 225–245.

Solomon, M. Z., and others. "Learning That Leads to Action: Impact and Characteristics of a Professional Education Approach to Improve the Care of Critically Ill Children and Their Families." *Archives of Pediatrics and Adolescent Medicine*, 2010, *164*(4), 315–322.

Solving Kids' Cancer. "Podcasts: This Week in Pediatric Oncology." http://solvingkidscancer.org/podcasts. Retrieved Dec. 2012.

Soul Beat Africa. "Situation Analysis Report on STD/HIV/AIDS in Nigeria." Communication Initiative. www.comminit.com/red-salud/node/214288. Retrieved Feb. 2006.

Southwest Center for the Application of Prevention Technologies. "Community Based Social Marketing." 2001. http://captus.samhsa.gov/southwest/resources/documents/307,12,Slide12. Retrieved Feb. 2006.

SPAN Consultants. Evaluation of Avian Influenza Community Education Interventions in Rural Egypt. Summary Report. Egypt: UNICEF, 2010.

Spickard Jr., A., and others. "Changes Made by Physicians Who Misprescribed Controlled Substances." Nashville: Vanderbilt University Medical Center. 2001. www.mc.vanderbilt.edu/root/vumc.php?site=cph&doc=1094. Retrieved Feb. 2006.

Spiegel, A. "Freud's Nephew and the Origins of Public Relations." www.npr.org/templates/story/story.php?storyId=4612464. Retrieved Nov. 2005.

Springston, J. K., Keyton, J., Leichty, G., and Metzger, J. "Field Dynamics and Public Relations Theory: Toward the Management of Multiple Publics." *Journal of Public Relations Research*, 1992, *4*(2), 81–100.

Springston, J. K., and Lariscy, R. A. "Health as Profit: Public Relations in Health Communication." Paper presented at the American Public Health Association 129th Annual Meeting, Atlanta, Oct. 2001. http://apha.confex .com/apha/129am/techprogram/paper_26391.htm. Retrieved Jan. 2006.

Standing Committee of European Doctors. "On Information to Patients and Patient Empowerment." July 2004. http://cpme.dyndns.org:591/adopted/CPME_AD _Brd_110904_080_EN.pdf. Retrieved Nov. 2005.

Steenholdt, D. "Enhancing Patient Outcomes Through the Utilization of Evidenced Based Best Practices." www.sdfmc.org/ClassLibrary/Page/Information/Data Instances/235/Files/1235/Enhancing_Patient_Outcomes_through_Utilization _of_Evidenced_Based_Best_Practices.pdf. Retrieved Jan. 2006.

Stelzner, M. "Social Media vs. Social Networking: What's the Difference?" May 2009. www.examiner.com/article/social-media-vs-social-networking-what-s -the-difference.

Step, M. M., and Finucane, M. O. "Interpersonal Communication Motives in Everyday Interactions." *Communication Quarterly*, 2002, *50*(1), 93–109.

Stock-Iwamoto, C., and Korte, R. "Primary Health Workers in North East Brazil." *Social Science and Medicine*, 1993, *36*(6), 775–782.

Strecher, V. J., and Rosenstock, I. M. *The Health Belief Model.* San Francisco: Jossey-Bass, 1997.

Suárez, E., and others. "Age-Standardized Incidence and Mortality Rates of Oral and Pharyngeal Cancer in Puerto Rico and Among Non-Hispanics Whites, Non-Hispanic Blacks, and Hispanics in the USA." *BMC Cancer*, 2009, 9, 129.

Sundar, S. "The MAIN Model: A Heuristic Approach to Understanding Technology Effects on Credibility." In M. Metzger and A. Flanagin (eds.), *Digital Media, Youth, and Credibility.* Cambridge, MA: MIT Press, 2008.

Sussman, M. State of the Blogosphere 2009. "Day 1: Who are the Bloggers? SOTB 2009." Oct. 2009. http://technorati.com/social-media/article/day-1-who-are-the-bloggers1. Retrieved Feb. 2013.

Swallow, E. "The Future of Public Relations and Social Media." Aug. 2010. http:// mashable.com/2010/08/16/pr-social-media-future. Retrieved Feb. 2013.

Tan, T. "Summary: Epidemiology of Pertussis." *Pediatric Infectious Disease Journal*, 2005, *24*(5 Suppl.), S35–S38.

Tan, T., and others. "*Applying C4D to Curb Maternal Mortality in Cambodia.*" Unpublished case study, 2012.

Tannebaum, R. D. "Emergency Medicine in Brazil." *Emedicine.* www.emedicine .com/emerg/topic930.htm. Retrieved Feb. 2006.

Tucker-Brown, A. "CDC Coffee Break: Using Mixed Methods in Program Evaluation." *Presentation by the Division for Heart Disease and Stroke Prevention at the Centers for Disease Control and Prevention. July* 10, 2012.

Tufts University Student Services. "Exploring the Health Professions Handbook." http://studentservices.tufts.edu/hpa/handbook.shtm. Retrieved Feb. 2006.

Twaddle, A. G., and Hessler, R. M. *A Sociology of Health.* New York: Auburn House, 1987.

Twitter. "Barack Obama @BarackObama." https://twitter.com/BarackObama. Retrieved Mar. 2013a.

Twitter. Search for "#gunviolence." https://twitter.com/search. Feb 27. 2013b.

UCLA Department of Epidemiology. School of Public Health and CNN. "Six Months Later: Anthrax Lessons Learned." www.ph.ucla.edu/epi/bioter /sixmoanthraxlessons.html. Retrieved Mar. 2002.

Ukrainian Catholic Church in Australia, New Zealand, and Oceania. "What Is the Meaning of Illness?" http://catholicukes.org.au/tiki/tiki-print_article.php? articleId=160. Retrieved Jan. 2006.

UMass Medical School. "Macy Initiative in Health Communication." www .umassmed.edu/macy. Retrieved Mar. 2006.

UNAIDS. "Community Mobilization." www.unaids.org/en/Issues/Prevention _treatment/community_mobilization.asp. Retrieved Sept. 2005.

UNAIDS. Promising Practices in Community Engagement for Elimination of New HIV Infections Among Children by 2015 and Keeping Their Mothers Alive. Geneva: UNAIDS, 2012.

Underhill, C., and Mckeown, L. "Getting a Second Opinion: Health Information and the Internet." *Health Reports*, 2008, *19*(1), 65–69.

UNFPA. "Linking Population, Poverty and Development." www.unfpa.org/pds /urbanization.htm. Retrieved Dec. 2012.

UNICEF. Division of Communication, Health Communication Materials. "Communication Programme Planning Work Sheet." Communication Initiative. 2001. www.stoptb.org/assets/documents/getinvolved/resmob /Communication%20Programme%20Planning%20Work%20Sheet.pdf. Retrieved June 2013.

UNICEF. National Immunization Day for the Eradication of Polio in Egypt: Post Assessment. Final Report. Egypt: UNICEF, 2006a.

UNICEF. "Right to Know Initiative: Communication Strategy Development Hand-book." www.actforyouth.net/documents/comstrat_toolkit.pdf. Retrieved Mar. 2006b.

UNICEF. Strategic Communication for Behavior and Social Change in South Asia. Kathmandu, Nepal: Regional Office of South Asia, 2006c.

UNICEF. "Communication for Development. The Big Picture" www.unicef.org /cbsc/index.html. Retrieved Dec. 2012.

UNICEF. "Communication for Development. C4D Approaches." www.unicef .org/cbsc/index_42148.html. Retrieved Feb. 2013a.

UNICEF. "Negative and Positive Clichés." www3.extranet.unicef.org/myFolder/c -rights/neg-pos-imagery.html. Retrieved Mar. 2013b.

Unilever. "Unilever to Make Country Crock Soft Spreads Trans-Fat-Free." www .unileverusa.com/media-center/pressreleases/2005/Country_Crock_TFF.aspx. Retrieved Jan. 2006.

United Nations Development Programme. "The Legislature and Constituency Relations." http://mirror.undp.org/magnet/Docs/parliaments/notes /Constituency%20Relations%205%20.htm. Retrieved Feb. 2006.

United Nations Foundation. "Understanding Public-Private Partnerships." 2003. www.globalproblems-globalsolutions-files.org/unf_website/PDF/understand _public_private_partner.pdf.

United Nations Foundation. "mHealth Alliance." www.unfoundation.org/what-we -do/campaigns-and-initiatives/mhealth-alliance. Retrieved Feb. 2013.

United States Census Bureau. "New Bedford (city), Massachusetts". http:// quickfacts.census.gov/qfd/states/25/2545000.html. Retrieved Dec. 2012.

University of British Columbia. "Evaluating Information Sources." 2012. http:// help.library.ubc.ca/evaluating-and-citing-sources/evaluating-information-sources. Retrieved Mar. 2013.

University of Michigan Health System. Program for Multicultural Health. www.med.umich.edu/multicultural. Retrieved Oct. 2005.

University of Utah. "IMC: Integrated Marketing Communication Certificate Program." Communication Institute. University of Utah. http://communication .utah.edu/programs/integrated-marketing/index.php. Retrieved Jan. 2013.

University of Wisconsin, Extension Program Development. "Program Development and Evaluation." www.uwex.edu/ces/pdande/evaluation/evallogicmodel.html. Retrieved Dec. 2005.

US Agency for International Development. "Behavior Change Interventions." 1999. www.jhpiego.org/files/bcireport.pdf. Retrieved Feb. 2006.

US Department of Health and Human Services. *The Health Consequences of Using Smokeless Tobacco. A Report of the Advisory Committee to the Surgeon General.* Washington, DC: US Department of Health and Human Services, 1986.

US Department of Health and Human Services. *Preventing Tobacco Use Among Young People: A Report of the Surgeon General.* Washington, DC: US Department of Health and Human Services, 1994.

US Department of Health and Human Services. "Communicating in a Crisis: Risk Communication Guidelines for Public Officials." Washington, DC: US Department of Health and Human Services, 2002. www.hhs.gov/od/documents /RiskCommunication.pdf. Retrieved Apr. 2010.

US Department of Health and Human Services. Office of Disease Prevention and Health Promotion. *Healthy People 2010.* (vols. 1 and 2). 2005. www.healthy people.gov/2010/Document/tableofcontents.htm#parta. Retrieved Oct. 2012.

US Department of Health and Human Services. Office of Disease Prevention and Health Promotion. "Making Better Health Communication a Reality: A Midcourse Check on *Healthy People 2010* Objectives." *Prevention Report*, 2006a, *20*(3, 4). http://odphp.osophs.dhhs.gov/pubs/prevrpt/Volume20/Issue3pr.htm. Retrieved July 2006.

US Department of Health and Human Services. Office of Minority Health. "What Is Cultural Competency?" 2006b. http://minorityhealth.hhs.gov/templates/ browse.aspx?lvl=2&lvlID=11. Retrieved June 2013.

US Department of Health and Human Services. Office of Minority Health. "Evaluation Planning Guidelines for Grant Applicants." 2010. http://minorityhealth.hhs.gov/Assets/pdf/Checked/1/Evaluation%20Planning%20Guidelines%20for%20Grant%20Applicants.pdf. Retrieved Mar. 2013.

US Department of Health and Human Services. "Health Communication." www.health.gov/communication/resources/Default.asp. Retrieved July 2012a.

US Department of Health and Human Services. *Healthy People 2020.* "Health Communication and Health Information Technology." http://healthypeople.gov/2020/topicsobjectives2020/overview.aspx?topicid=18. Retrieved July 2012b.

US Department of Health and Human Services. Office of Minority Health. "Preconception Peer Educators (PPE) Program." http://minorityhealth.hhs.gov/templates/content.aspx?ID=8394. Retrieved Feb. 2013.

US Food and Drug Administration. "FDA Licenses New Vaccine for Prevention of Cervical Cancer and Other Diseases in Females Caused by Human Papillomavirus." *FDA News,* June 8, 2006. www.fda.gov/NewsEvents/Newsroom/PressAnnouncements/2006/ucm108666.htm. Retrieved June 2013.

US Food and Drug Administration. "FDA Approves New Indication for Gardasil to Prevent Genital Warts in Men and Boys." *FDA News Release,* Oct. 16, 2009. www.fda.gov/NewsEvents/Newsroom/PressAnnouncements/ucm187003.htm. Retrieved Mar. 2013.

Vancouver/Richmond Early Psychosis Intervention. "Early Intervention: Why Is It Needed?" www.hopevancouver.com/Early_Intervention-Why_is_it_Needed.html. Retrieved Mar. 2013.

Vanderford, M. L. "Communication Lessons Learned in the Emergency Operations Center During CDC's Anthrax Response: A Commentary." *Journal of Health Communication,* 2003, *8*(Suppl. 1), 11–12.

VanLeeuwen, J. A., Waltner-Toews, D., Abernathy, T., and Smit, B. "Evolving Models of Human Health Toward an Ecosystem Context." *Ecosystem Health,* 1999, *5*(3), 204–219.

Vartanian, T. P. *Secondary Data Analysis.* New York: Oxford University Press, 2011.

Veenhoven, R. "Healthy Happiness: Effects of Happiness on Physical Health and the Consequences for Preventive Health Care." *Journal of Happiness Studies,* 2008, *9*(3), 449–469. www.instituteofcoaching.org/images/pdfs/VeenhovenHealthHappiness2006.pdf. Retrieved June 2013.

Ventola, C. L. "Direct-to-Consumer Pharmaceutical Advertising." *Pharmacy and Therapeutics,* 2011, *36*(10), 669–674, 681–684.

Vernon, J. G. "Immunisation Policy: From Compliance to Concordance?" *British Journal of General Practice,* 2003, *53,* 399–404.

Vieira, D. L. *"The Role of the Health Sciences Librarian in Health Communication: Continuity in Evidence-Based Public Health Training for Future Public Health Practitioners."* Unpublished Case Study, 2013.

Virginia Public Health Association. "Events." http://vapha.org/events. Retrieved Mar. 2013.

Viswanathan, M., *and others.* Community-Based Participatory Research: Assessing the Evidence. Rockville, MD: Agency for Healthcare Research and Quality, Aug. 2004.

Vlahov, D., and others. "Urban as a Determinant of Health." *Journal of Urban Health*, 2007, *84*(Suppl. 1), 16–26.

Vlassoff, C., and Manderson, L. "Incorporating Gender in the Anthropology of Infectious Diseases." *Tropical Medicine and International Health*, 1998, *3*(12), 1011–1019.

Vovici. "Response Rates Driven by 16 Major Factors." 2010. http://blog.vovici.com /blog/bid/26604/Response-Rates-Driven-by-16-Major-Factors. Retrieved Mar. 2013.

Waelkens, M-P., and Greindl, I. *Urban Health: Particularities, Challenges, Experiences and Lessons Learnt.* Eschborn, Germany: Deutsche Gesellschaft für Technische Zusammenarbeit, 2001.

Waisbord, S. "Family Tree of Theories, Methodologies and Strategies in Development Communication." May 2001. Prepared for the Rockefeller Foundation. The Communication Initiative. www.comminit.com/?q=global/node/1547. Retrieved June 2013.

Waisbord, S., and Larson, H. *Why Invest in Communication for Immunization: Evidence and Lessons Learned.* Baltimore: Johns Hopkins Bloomberg School of Public Health, Center for Communication Programs, and New York: United Nations Children's Fund, June 2005.

The Waiting Room: 24 Hours, 241 Patients, One Stretched ER. Waiting Room. 2012. www.whatruwaitingfor.com. Retrieved Feb. 2013.

Wakefield, M. A., Loken, B., and Hornik, R. C. "Use of Mass Media Campaigns to Change Health Behavior." *Lancet*, 2010, *376*(9748), 1261–1271.

Wall Street Journal. "The Growing Clout of Online Patient Groups." June 2007. http://online.wsj.com/article/SB118168968368633094.html. Retrieved Feb. 2013.

Wallace Foundation. "Workbook H: Self-Administered Surveys: Conducting Surveys via Mail and Email." www.wallacefoundation.org/knowledge-center /after-school/collecting-and-using-data/Documents/Workbook-H-Self -Administered.pdf. Retrieved Mar. 2013.

Wang, C. C. "Photovoice: A Participatory Action Research Strategy Applied to Women's Health." *Journal of Women's Health*, 1999, *8*(2), 185–192.

Wang, C., and Burris, M. "Empowerment Through Photo Novella: Portraits of Participation." *Health Education Quarterly*, 1994, *21*(2), 171–186.

Wang, C., and Burris, M. "Photovoice: Concept, Methodology, and Use for Participatory Needs Assessment." *Health Education & Behavior*, 1997, *25*(3), 369–387.

Wang, S. S., Brownell, K. D., and Wadden, T. A. "The Influence of the Stigma of Obesity on Overweight Individuals." *International Journal of Obesity*, 2004, *28*(10), 1333–1337.

Washington State Department of Health. "Guidelines for Developing Easy-to-Read Health Education Materials." June 2000. www3.doh.wa.gov/here/howto/images/easy2.html. Retrieved Mar. 2006.

Watson, S. "Using Results to Improve the Lives of Children and Families: A Guide for Public-Private Child Care Partnerships." Fairfax, VA: National Child Care Information Center, 2000. www.eric.ed.gov/ERICWebPortal/search/detailmini.jsp?_nfpb=true&_&ERICExtSearch_SearchValue_0=ED449892&ERICExtSearch_SearchType_0=no&accno=ED449892. Retrieved June 2013.

Weinreich, N. K. *Hands-on Social Marketing: A Step-by-Step Guide.* Newbury Park, CA: Sage, 1999.

Weinreich, N. K. *Hands-on Social Marketing: A Step-by-Step Guide to Designing Change for Good.* (2nd ed.) Thousand Oaks, CA: Sage, 2011.

Weinstock, H., Berman, S., and Cates, W., Jr. "Sexually Transmitted Diseases Among American Youth: Incidence and Prevalence Estimates, 2000." *Perspectives on Sexual and Reproductive Health*, 2004, *36*(1), 6–10.

Weir, S. J., DeGennaro, L. J., and Austin, C. P. "Repurposing Approved and Abandoned Drugs for the Treatment and Prevention of Cancer Through Public-Private Partnership." *Cancer Research*, 2012, *72*(5), 1055–1058.

White House. "Engage and Connect." www.whitehouse.gov/engage/office. Retrieved Feb. 2013.

Wiggins, B. B., and Deeb-Sossa, N. "Conducting Telephone Surveys." 2000. www.irss.unc.edu/irss/bwiggins/shortcourses/telephonehandout.pdf. Retrieved Mar. 2006.

Wikipedia. "Blog." http://en.wikipedia.org/wiki/Blog. Retrieved Feb. 2013.

Williams, A., Zraik, D., Schiavo, R., and Hatz, D. "Raising Awareness of Sustainable Food Issues and Building Community via the Integrated Use of New Media with Other Communication Approaches." *Cases in Public Health Communication and Marketing*, 2008, *2*, 159–177. http://sphhs.gwu.edu/departments/pch/phcm/casesjournal/volume2/invited/cases_2_10.cfm. Retrieved Feb. 2013.

Winau, R. "The Hippocratic Oath and Ethics in Medicine." *Forensic Science International*, 1994, *9*(3), 285–289.

Witte, K., and Allen, M. "A Meta-Analysis of Fear Appeals: Implications for Effective Public Health Campaigns." *Health Education and Behavior*, 2000, *27*(5), 591–615.

Wood. J. T. *Gendered Lives: Communication, Gender, and Culture.* Boston: Wadsworth Cengage Learning, 2009.

Woods, J. E., and Kiely, J. M. "Short-Term International Medical Services." *Mayo Clinic's Proceedings*, 2000, *75*, 311–313.

World Bank, "Development Communication." http://web.worldbank.org/WBSITE/EXTERNAL/TOPICS/EXTDEVCOMMENG/0,,menuPK:34000201~pagePK:34000189~piPK:34000199~theSitePK:423815,00.html. Retrieved Feb. 2013.

World Health Organization. "Constitution of the World Health Organization." New York, July 22, 1946. www.who.int/governance/eb/who_constitution_en.pdf. Retrieved Oct. 2005.

World Health Organization. Mediterranean Centre for Vulnerability Reduction. "Mobilizing for Action, Communication-for-Behavioural-Impact (COMBI)." 2003. The Communication Initiative. www.comminit.com/combi/content /mobilizing-action-communication-behavioural-impact-combi.   Retrieved June 2013.

World Health Organization. Mediterranean Center for Vulnerability Reduction. "COMBI in Action: Country Highlights." 2004a. http://wmc.who.int/pdf /COMBI_in_Action_04.pdf. Retrieved Apr. 2006.

World Health Organization and Global Polio Eradication Initiative. "Polio Eradication in India." www.sciencedirect.com/science/article/pii/S0264410 X12018476. Retrieved Nov. 2004.

World Health Organization. "Social Mobilization to Fight Ebola in Yambio, Southern Sudan." Action Against Infection, 2004c. http://wmc.who.int/pdf /Action_Against_Infection.pdf. Retrieved Jan. 2006.

World Health Organization and Joint United Nations Programme on HIV/AIDS. "Access to HIV Treatment Continues to Accelerate in Developing Countries, but Bottlenecks Persist, Says WHO/UNAIDS Report." 2005a. www.who.int /3by5/progressreportJune2005/en. Retrieved Jan. 2006.

World Health Organization. Social Mobilization and Training Team. "Guidelines for Social Mobilization, Planning Communication-for-Behavioural-Impact (COMBI) in TB Control." www.stoptb.org/assets/documents/countries /acsm/TB-COMBI%20Guide%202.pdf. Retrieved Nov. 2005b.

World Health Organization. *Preventing Chronic Disease: A Vital Investment. WHO Global Report.* Geneva: WHO, 2005c. www.who.int/chp/chronic _disease_report/contents/part1.pdf. Retrieved Jan. 2013.

World Health Organization. "Responding to the Avian Influenza Pandemic Threat—Recommended Strategic Actions." 2005d. www.who.int/csr /resources/publications/influenza/WHO_CDS_CSR_GIP_05_8-EN.pdf. Retrieved Nov. 2012.

World Health Organization. "Malaria and Travelers." www.who.int/malaria /preventionmethods.html. Retrieved Feb. 2006.

World Health Organization. "Appropriate Information-Communications Technologies for Developing Countries." *Bulletin of the World Health Organization,* 2007, *85*(4). www.who.int/bulletin/volumes/85/4/07−041475/en. Retrieved Feb. 2013.

World Health Organization. "Defining Objectives and Preparing an Action Plan. 6.1 Defining Objectives." *Managing WHO Humanitarian Response in the Field.* 2008. www.who.int/hac/techguidance/tools/manuals/who_field _handbook/6/en/index1.html.

World Health Organization. *Social Mobilization in Public Health Emergencies: Preparedness, Readiness, and Response.* Geneva: WHO, 2010.

World Health Organization. "Communication for Behavioural Impact (COMBI). A Toolkit for Behavioural and Social Communication in Outbreak Response." 2012a. www.who.int/ihr/publications/combi_toolkit_outbreaks/en.

World Health Organization. "Global Polio Emergency Action Plan 2012–2013. Web Annex 1: List of Innovations in the India Polio Eradication Program." 2012b. www.polioeradication.org/Portals/0/Document/Resources/StrategyWork/EAP/EAP_annex1.pdf. Retrieved Jan. 2013a.

World Health Organization. "Polio Eradication Initiative. 3.2 Million Children Vaccinated in South Sudan." www.emro.who.int/polio/polio-news/3-million-children-vaccinated-south-sudan.html. Retrieved Jan. 2013b.

Wu, S. "Department of Health Targets Asians with Anti-Smoking Ads." *NYU-LOCAL.* March 6, 2012. http://nyulocal.com/city/2012/03/06/department-of-health-targets-asians-with-anti-smoking-ads. Retrieved Mar. 2013.

Yaxley, H. "Monitoring and Evaluation." In A. Theaker and H. Yaxley, *The Public Relations Strategic Toolkit: An Essential Guide to Successful Public Relations Practice.* New York: Routledge, 2013.

Zagaria, M.A.E. "Low Health Literacy: Raising Awareness for Optimal Health Communication." *U.S. Pharmacist,* 2004, *10,* 41–48.

Zaman, F., and Underwood, C. *The Gender Guide for Health Communication Programs.* Baltimore: Johns Hopkins Bloomberg School of Public Health, Center for Communication Programs, Mar. 2003.

Zarcadoolas, C. "The Simplicity Complex: Exploring Simplified Health Messages in a Complex World." *Health Promotion International,* 2011, *26*(3), 338–350.

Zarcadoolas, C., Pleasant, A. and Greer, D. S. *Advancing Health Literacy: A Framework for Understanding and Action.* San Francisco: Jossey-Bass, 2006.

Zolnierek, K.B.H., and DiMatteo, M. R. "Physician Communication and Patient Adherence to Treatment: A Meta-Analysis." *Medical Care,* 2009, *47*(8), 826–834.

Zorn, M., Allen, M. P., and Horowitz, A. M. "Understanding Health Literacy and Its Barriers: Bibliography on the Internet." Bethesda, MD: National Library of Medicine, May 2004. www.nlm.nih.gov/archive/20040830/pubs/cbm/healthliteracybarriers.htmle. Retrieved June 2013.

Zuger, A. "Doctors Learn How to Say What No One Wants to Hear." *New York Times,* Jan. 10, 2006.

Zunker, C., Rutt, C., and Meza, G. "Perceived Health Needs of Elderly Mexicans Living on the U.S.–Mexico Border." *Journal of Transcultural Nursing,* 2005, *16*(1), 50–56.

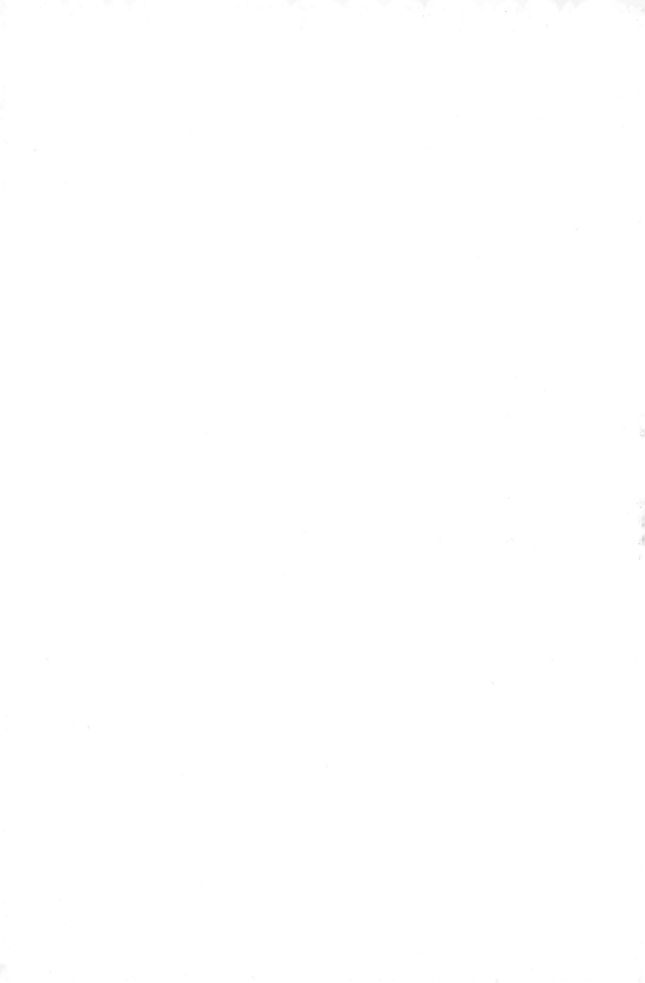